The Urologic Surgery Volume

Interpretation
of Clinical Pathway
2018年 版

临床路径释义
INTERPRETATION OF CLINICAL PATHWAY
泌尿外科分册

周利群　王行环 主编

中国协和医科大学出版社

图书在版编目（CIP）数据

临床路径释义．泌尿外科分册/周利群，王行环主编. —北京：中国协和医科大学出版社，2018.7

ISBN 978-7-5679-1078-2

Ⅰ．①临…　Ⅱ．①周…②王…　Ⅲ．①临床医学-技术操作规程 ②泌尿外科学-诊疗-技术操作规程　Ⅳ.①R4-65

中国版本图书馆 CIP 数据核字（2018）第 102291 号

临床路径释义·泌尿外科分册

主　　　编：周利群　王行环
责 任 编 辑：许进力　王朝霞
丛书总策划：林丽开
本 书 策 划：张晶晶　许进力

出版发行：**中国协和医科大学出版社**
　　　　　（北京东单三条九号　邮编 100730　电话 65260431）
网　　址：www.pumcp.com
经　　销：新华书店总店北京发行所
印　　刷：北京文昌阁彩色印刷有限责任公司

开　　本：787×1092　　1/16 开
印　　张：34.75
字　　数：820 千字
版　　次：2018 年 7 月第 1 版
印　　次：2018 年 7 月第 1 次印刷
定　　价：175.00 元

ISBN 978-7-5679-1078-2

《临床路径释义》丛书指导委员会名单

主 任 委 员 王贺胜

副主任委员（按姓氏笔画排序）

王　辰	刘志红	孙颖浩	吴孟超	邱贵兴	陈香美	陈赛娟	郎景和
赵玉沛	赵继宗	郝希山	胡盛寿	钟南山	高润霖	曹雪涛	葛均波
韩德民	曾益新	詹启敏	樊代明				

委　　　员（按姓氏笔画排序）

丁燕生	于　波	马　丁	马芙蓉	马晓伟	王兴伟	王　杉	王　群
王大勇	王天有	王宁利	王伊龙	王行环	王拥军	王宝玺	王建祥
王春生	支修益	牛晓辉	文卫平	方贻儒	方唯一	巴　一	石远凯
申昆玲	田　伟	田光磊	代华平	冯　华	冯　涛	宁　光	母义明
邢小平	吕传真	吕朝晖	朱　兰	朱　军	向　阳	庄　建	刘　波
刘又宁	刘玉兰	刘宏伟	刘俊涛	刘洪生	刘惠亮	刘婷婷	刘潮中
闫永建	那彦群	孙　琳	杜立中	李　明	李立明	李仲智	李单青
李树强	李晓明	李陵江	李景南	杨爱明	杨慧霞	励建安	肖　毅
吴新宝	吴德沛	邹和建	沈　铿	沈　颖	宋宏程	张　伟	张力伟
张为远	张在强	张学军	张宗久	张星虎	张振忠	陆　林	岳　林
岳寿伟	金　力	金润铭	周　兵	周一新	周利群	周宗玫	郑　捷
郑忠伟	单忠艳	房居高	房静远	赵　平	赵　岩	赵金垣	赵性泉
胡　豫	胡大一	侯晓华	俞光岩	施慎逊	姜可伟	姜保国	洪天配
晋红中	夏丽华	夏维波	顾　晋	钱家鸣	倪　鑫	徐一峰	徐建明
徐保平	殷善开	黄晓军	葛立宏	董念国	曾小峰	蔡广研	黎晓新
霍　勇							

指导委员会办公室

主　　任 王海涛

秘　　书 张　萌

《临床路径释义》丛书编辑委员会名单

主任委员

赵玉沛　中国医学科学院北京协和医院

副主任委员

于晓初　中国医学科学院北京协和医院
郑忠伟　中国医学科学院
袁　钟　中国医学科学院
高文华　中国医学科学院北京协和医院
王海涛　中国医学科学院
刘爱民　中国医学科学院北京协和医院

委　员

俞桑丽　中国医学科学院
韩　丁　中国医学科学院北京协和医院
王　怡　中国医学科学院北京协和医院
吴欣娟　中国医学科学院北京协和医院
孙　红　中国医学科学院北京协和医院
李志远　中国医学科学院阜外医院
李　琳　中国医学科学院阜外医院
李庆印　中国医学科学院阜外医院
郝云霞　中国医学科学院阜外医院
王　艾　中国医学科学院肿瘤医院
何铁强　中国医学科学院肿瘤医院
徐　波　中国医学科学院肿瘤医院
李　睿　中国医学科学院血液病医院
马新娟　中国医学科学院血液病医院
吴信峰　中国医学科学院皮肤病医院
曹春燕　中国医学科学院皮肤病医院

《临床路径释义·泌尿外科分册》编审专家名单

编写指导专家委员会（按姓氏笔画排序）

马潞林　北京大学第三医院

王东文　山西医科大学第一医院

王建业　北京医院

孔垂泽　中国医科大学附属第一医院

叶章群　华中医科大学同济医学院附属同济医院

孙　光　天津医科大学第二医院

那彦群　北京大学首钢医院

齐　琳　中南大学湘雅医院

许克新　北京大学第一医院

李　虹　四川大学华西医院

李汉忠　中国医学科学院北京协和医院

陈　山　首都医科大学附属北京同仁医院

张　旭　中国人民解放军总医院

宋　波　第三军医大学附属西南医院

金　杰　北京大学第一医院

贺大林　西安交通大学医学院第一附属医院

夏术阶　上海交通大学附属第一人民医院

徐　勇　天津医科大学第二医院

黄　健　中山大学附属第二医院

谢立平　浙江大学医学院附属第一医院

潘铁军　广州军区武汉总医院

名誉主编

郭应禄　孙颖浩　叶章群

主　编

周利群　王行环

副主编

黄　健　王建业　李　虹

编　委（按姓氏笔画排序）

丁　强　复旦大学附属华山医院

王　平　中国医科大学附属第四医院

王玉杰　新疆医科大学第一附属医院
王东文　山西医科大学第一医院
王共先　南昌大学第一附属医院
王行环　武汉大学中南医院
王志平　兰州大学第二医院
王建业　北京医院
王晓峰　北京大学人民医院
孔垂泽　中国医科大学附属第一医院
邓耀良　广西医科大学第一附属医院
石家齐　贵州医科大学附属医院
田　野　首都医科大学附属北京友谊医院
史本康　山东大学齐鲁医院
邢金春　厦门大学附属第一医院
邢念增　首都医科大学附属北京朝阳医院
刘同族　武汉大学中南医院
刘春晓　南方医科大学珠江医院
刘修恒　武汉大学人民医院
刘爱民　中国医学科学院北京协和医院
齐　琳　中南大学湘雅医院
江　军　陆军军医大学大坪医院
许传亮　第二军医大学附属长海医院
李　虹　四川大学华西医院
李汉忠　中国医学科学院北京协和医院
李学松　北京大学第一医院
李建兴　北京清华长庚医院
李晓峰　广西医科大学第二附属医院
杨　勇　北京大学肿瘤医院
吴韬宏　广西医科大学第二附属医院
沈柏华　浙江大学医学院附属第一医院
张　旭　中国人民解放军总医院
陈凌武　中山大学附属第一医院
周利群　北京大学第一医院
郑军华　上海市第十人民医院
孟　洁　首都医科大学附属北京友谊医院
赵常建　山西医科大学第一医院
侯建全　苏州大学附属第一医院
贺大林　西安交通大学第一附属医院
秦安京　首都医科大学附属复兴医院
夏术阶　上海交通大学附属第一人民医院
徐　勇　天津医科大学第二医院
高　新　中山大学附属第三医院

黄　健　中山大学孙逸仙纪念医院
黄翼然　上海交通大学医学院附属仁济医院
商学军　南京军区南京总医院
韩宝泉　首都医科大学附属北京友谊医院
曾国华　广州医科大学附属第一医院
谢立平　浙江大学医学院附属第一医院
潘铁军　广州军区武汉总医院
薛　蔚　上海交通大学医学院附属仁济医院
魏　强　四川大学华西医院

总 序

作为公立医院改革试点工作的重要任务之一，实施临床路径管理对于促进医疗服务管理向科学化、规范化、专业化、精细化发展，落实国家基本药物制度，降低不合理医药费用，和谐医患关系，保障医疗质量和医疗安全等都具有十分重要的意义，是继医院评审、"以患者为中心"医院改革之后第三次医院管理的新发展。

临床路径是应用循证医学证据，综合多学科、多专业主要临床干预措施所形成的"疾病医疗服务计划标准"，是医院管理深入到病种管理的体现，主要功能是规范医疗行为、增强治疗行为和时间计划、提高医疗质量和控制不合理治疗费用，具有很强的技术指导性。它既包含了循证医学和"以患者为中心"等现代医疗质量管理概念，也具有重要的卫生经济学意义。临床路径管理起源于西方发达国家，至今已有30余年的发展历史。美国、德国等发达国家以及我国台湾、香港地区都已经应用了大量常见病、多发病的临床路径，并取得了一些成功的经验。20世纪90年代中期以来，我国北京、江苏、浙江和山东等部分医院也进行了很多有益的尝试和探索。截至目前，全国8400余家公立医院开展了临床路径管理工作，临床路径管理范围进一步扩大；临床路径累计印发数量达到1212个，涵盖30余个临床专业，基本实现临床常见、多发疾病全覆盖，基本满足临床诊疗需要。国内外的实践证明，实施临床路径管理，对于规范医疗服务行为，促进医疗质量管理从粗放式的质量管理，进一步向专业化、精细化的全程质量管理转变具有十分重要的作用。

经过一段时间临床路径试点与推广工作，对适合我国国情的临床路径管理制度、工作模式、运行机制以及质量评估和持续改进体系进行了探索。希望通过《临床路径释义》一书，对临床路径相关内容进行答疑解惑及补充说明，帮助医护人员和管理人员准确地理解、把握和正确运用临床路径，起到一定的作用。

中华医学会 会长

序 一

公立医院综合改革是保障和改善民生的重要举措，是深化医药卫生体制改革的重中之重。2009 年起，我国将临床路径作为深化医改和推进公立医院工作改革的重要任务。临床路径是指"由医疗、护理及相关专业人员在疾病诊断明确以后，针对某种疾病或某种手术制定的具有科学性（或合理性）和时间顺序性的患者照顾计划"。临床路径管理实施至今，其作用已经远远超过最初的目的——控制费用增长，已成为医院质量管理有效模式和工具。截止至 2016 年，临床路径累计印发数量达 1212 个，其中泌尿外科临床路径达 47 个。

《临床路径释义》即对临床路径的规范化解读。《临床路径释义》编写工作是推广临床路径的重要措施之一。鉴于此，周利群、王行环教授组织国内四十余位知名专家认真研讨并总结泌尿外科疾病在临床路径执行过程中遇到的问题，从临床实际出发，在《临床路径释义·泌尿外科分册》（2015 年版）基础上，组织专家编撰完成《临床路径释义·泌尿外科分册》（2018 年版）。

在通读《临床路径释义·泌尿外科分册》（2018 年版）一书后，我认为本书有几个非常鲜明的特点：一是指导性。本书编者均为国内知名泌尿外科专家，其中大部分编者参与过临床路径的制定，他们临床经验丰富，解读的临床路径极具科学性、专业性和权威性；二是实用性。本书内容覆盖全面，所含疾病均为临床常见病、多发病，涵盖了泌尿系肿瘤、泌尿系结石、前列腺增生及常见男科疾病。临床路径原表单拆分为医师表单、护士表单和患者表单，职责分明、内容明确，极具操作性；三是系统性。依据临床路径，释义针对每一疾病的住院流程中"适用对象"、"诊断依据"、"治疗方案的选择"、"住院"、"出院标准"、"变异及原因分析"等几个方面进行逐项释义，对其中的关键点、疑问点进行重点解读，条理分明、详略得当。此外，在对现有路径内容进行解释说明的同时，本书还就临床路径及释义的"治疗方案选择"、"选择用药方案"中所涉及药物相关信息进行了补充说明，为临床工作提供参考。

由于疾病本身的不可预知性及患者的个体差异性，对于不同的医院、不同的临床科室，临床路径的遵循状况也存在一定的变异可能。我们希望本书能够协助各位临床路径参与者准确理解路径内容，在路径变异的允许范围内，针对特定的疾病或手术选择最佳的顺序性和时间性路径方案。实现规范医疗行为、降低医疗成本、提高医疗质量的最终目标。

当然，临床路径如同其他指南性文献一样，随着科学技术的进步将会动态变化，这在新药物、新器械、新技术层出不穷的泌尿外科领域尤为明显。我们也希望这本书既能成为泌尿外科医师的参考工具，也能在未来不断更新，与临床医师共同进步。

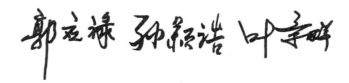

序 二

临床路径在规范医疗行为、保证医疗安全、提高诊疗质量、控制医疗费用等方面具有重要作用。自 2009 年起，我国临床路径管理试点工作开始推行。对绝大多数医院而言，这是一项全新的、有挑战性的工作。临床路径实施的过程，实际是对医院现有的疾病治疗及管理模式重新整合的过程，不仅有赖于科学管理方法的指导，更有赖于临床路径参与者对路径本身的深入了解。

鉴于此，受国家卫生和计划生育委员会医政医管局委托，中国医学科学院组织专家编写了《临床路径释义》系列丛书，旨在推进各级医疗机构的临床路径管理工作，《临床路径释义·泌尿外科分册》就是其中重要的一本。目前《临床路径释义·泌尿外科分册》（2018 年版）即将面世，本书是在《临床路径释义·泌尿外科分册》（2015 年版）的基础上，对已出版的 8 个病种临床路径释义进行修订，同时新增 29 个病种，此 37 个病种的临床路径释义是对目前已发布的泌尿外科临床路径较完整的总结和解读。需要说明的是，由于临床路径发布时间跨度较长，其中不乏有更新版本的临床路径，为保证图书内容的可读性，最终从 39 个新发布临床路径中遴选出 29 个。

本次《临床路径释义·泌尿外科分册》图书再版历时一年，为保证内容的专业性、科学性，参与本书编写、审定专家均为国内知名泌尿外科专家。他们既有丰富的临床经验，又有丰富的管理经验；既保证了图书内容的科学性，又保证了临床实践的可操作性。在图书结构上，鉴于可能存在同一疾病、手术操作方式不同的两个临床路径，作者统一将标题细化为"疾病名称—手术操作名称临床路径释义"，极大地方便了读者阅读，同时避免了读者狭义的理解。延续上一版的图书体例，本次再版图书内容更加细化，进一步明确了给药方案等内容，既反映了泌尿外科诊疗实践的进展，也在现有循证医学证据评价基础上对泌尿外科临床医疗实践提出了相对最优指导意见，更有利于泌尿外科医务人员合理运用临床路径，以惠及更多患者。

衷心希望本书能为泌尿外科临床医师执行临床路径提供参考，因时间、条件所限，本书不足之处在所难免，恳请各位读者提出批评指正，以便再版时更新改进。

衷心感谢郭应禄院士、孙颖浩院士、叶章群教授对本书编撰工作的指导和支持，感谢全体编委对本书出版付出的辛勤劳动！

前　言

开展临床路径工作是我国医药卫生改革的重要举措。临床路径在医疗机构中的实施为医院管理提供标准和依据，是医院管理的抓手，是实实在在的医院内涵建设的基础，是一场重要的医院管理革命。

为更好地贯彻国务院办公厅医疗卫生体制改革的有关精神，帮助各级医疗机构开展临床路径管理，保证临床路径试点工作顺利进行，自 2011 年起，受国家卫生和计划生育委员会委托，中国医学科学院承担了组织编写《临床路径释义》的工作。

在医院管理实践中，提高医疗质量、降低医疗费用、防止过度医疗是世界各国都在努力解决的问题。重点在于规范医疗行为，抑制成本增长与有效利用资源。研究与实践证实，临床路径管理是解决上述问题的有效途径，尤其在整合优化资源、节省成本、避免不必要检查与药物应用、建立较好医疗组合、提高患者满意度、减少文书作业、减少人为疏失等诸多方面优势明显。因此，临床路径管理在医改中扮演着重要角色。2016 年 11 月，中共中央办公厅、国务院办公厅转发《国务院深化医药卫生体制改革领导小组关于进一步推广深化医药卫生体制改革经验的若干意见》，提出加强公立医院精细化管理，将推进临床路径管理作为一项重要的经验和任务予以强调。国家卫生计生委也提出了临床路径管理"四个结合"的要求，即：临床路径管理与医疗质量控制和绩效考核相结合、与医疗服务费用调整相结合、与支付方式改革相结合、与医疗机构信息化建设相结合。

到目前为止，临床路径管理工作对绝大多数医院而言，是一项有挑战性的工作，不可避免地会遇到若干问题，既有临床方面的问题，也有管理方面的问题，最主要是对临床路径的理解一致性问题。这就需要统一思想，在实践中探索解决问题的最佳方案。《临床路径释义》是对临床路径的答疑解惑及补充说明，通过解读每一个具体操作流程，提高医疗机构和医务人员对临床路径管理工作的认识，帮助相关人员准确地理解、把握和正确运用临床路径，合理配置医疗资源规范医疗行为，提高医疗质量，保证医疗安全。

本书由周利群、王行环教授等数位知名专家亲自编写审定。编写前，各位专家认真研讨了临床路径在试行过程中各级医院所遇到的有普遍性的问题，在专业与管理两个层面，从医师、药师、护士、患者多个角度进行了释义和补充，供临床路径管理者和实践者参考。

对于每个病种，我们补充了"疾病编码"和"检索方法"两个项目，将临床路径表单细化为"医师表单""护士表单"和"患者表单"，并对临床路径及释义中涉及的"给药方案"进行了详细地解读，即细化为"给药流程图""用药选择""药学提示""注意事项"，并附以参考文献。同时，为帮助实现临床路径病案质量的全程监控，我们在附录中增设

"病案质量监控表单"，作为医务人员书写病案时的参考，同时作为病案质控人员在监控及评估时评定标准的指导。

疾病编码可以看作适用对象的释义，兼具标准化意义，使全国各医疗机构能够有统一标准，明确进入临床路径的范围。对于临床路径公布时个别不准确的编码我们也给予了修正和补充。增加"检索方法"是为了使医院运用信息化工具管理临床路径时，可以全面考虑所有因素，避免漏检、误检数据。这样医院检索获取的数据能更完整，也有助于卫生行政部门的统计和考核。

依国际惯例，临床路径表单细化为"医师表单""护士表单"和"患者表单"，责权分明，便于使用。这些仅为专家的建议方案，具体施行起来，各医疗单位还需根据实际情况修改。

根据最新公布的《医疗机构抗菌药物管理办法》，2009 年路径中涉及的抗菌药物均应按照要求进行调整。

实施临床路径管理意义重大，但也艰巨而复杂。在组织编写这套释义的过程中，我们对此深有体会。本书附录对制定/修订《临床路径释义》的基本方法与程序进行了详细的描述，因时间和条件限制，书中不足之处难免，欢迎同行诸君批评指正。

编　者
2018 年 5 月

目　录

第一章

肾上腺无功能腺瘤——腹腔镜肾上腺无功能腺瘤切除术临床路径释义

一、肾上腺无功能腺瘤——腹腔镜肾上腺无功能腺瘤切除术编码

1. 原编码：

疾病名称及编码：肾上腺无功能腺瘤（ICD-10：D35.0 除外 E05.8，E07.0，E16-E13，E34）

手术操作及编码：腹腔镜肾上腺无功能腺瘤切除术（ICD-9-CM-3：07.2102）

2. 修改编码：

疾病名称及编码：肾上腺无功能腺瘤（ICD-10：D35.001）

手术操作及编码：腹腔镜肾上腺无功能腺瘤切除术（ICD-9-CM-3：07.2102）

二、临床路径检索方法

D35.001 伴 07.2102

三、肾上腺无功能腺瘤——腹腔镜肾上腺无功能腺瘤切除术临床路径标准住院流程

（一）适用对象

第一诊断为肾上腺无功能腺瘤（ICD-10：D35.0 除外 E05.8，E07.0，E16-E13，E34）。

行腹腔镜肾上腺无功能腺瘤切除术（ICD-9-CM-3：07.2102）。

> 释义
>
> ■ 本路径适用对象为临床诊断为肾上腺无功能腺瘤。
>
> ■ 肾上腺无功能腺瘤的手术治疗方法有多种，包括开放肾上腺无功能腺瘤切除术等。本路径针对的是腹腔镜肾上腺无功能腺瘤切除术（包括经腹腔入路和经后腹腔入路），其他治疗方式见另外的路径指南。

（二）诊断依据

根据《2009 版中国泌尿外科疾病诊断治疗指南》（人民卫生出版社，2009）。

1. 病史。

2. 体格检查。

3. 实验室检查及影像学检查，包括肾上腺功能相关的内分泌检查等。

> 释义
>
> ■《2009 版中国泌尿外科疾病诊断治疗指南》已更新为《2014 版中国泌尿外科疾病诊断治疗指南》（人民卫生出版社，2014）。

■ 病史一般无特殊，可以有某些与肿瘤增大或出血、坏死有关的非特异性症状，如腰痛、食欲不振、消瘦、发热等；体检或其他疾病影像学检查偶然发现肾上腺无功能腺瘤的患者越来越多。

■ 肾上腺无功能腺瘤的定性诊断主要依靠内分泌激素检测以及功能试验，定位诊断主要依靠影像学检查，体格检查一般无特殊。

■ 实验室检查作为对患者术前一般状况、肾上腺腺瘤内分泌功能的评价指标。影像学检查、肾上腺疾病内分泌生化检验和功能试验是肾上腺无功能腺瘤诊断的主要依据，包括腹部 B 超、腹部 CT 平扫和增强扫描以及下丘脑-垂体-肾上腺相关激素或者代谢产物水平以及功能试验。

（三）选择治疗方案的依据

据《2009 版中国泌尿外科疾病诊断治疗指南》（人民卫生出版社，2009）和《临床诊疗指南泌尿外科分册》（中华医学会编著，人民卫生出版社，2006）。

1. 适合行腹腔镜肾上腺无功能腺瘤切除术。
2. 能够耐受手术。

释义

■ 腹腔镜手术适用于多数肾上腺无功能腺瘤切除。对于伴有出血周围粘连等不适合腹腔镜手术的患者不适合本路径。

■ 由于患者年龄、实验室检查或存在禁忌证，如心、肺功能不全等不适合本路径。

（四）临床路径标准住院日

≤10 天。

释义

■ 患者入院后，常规实验室及完善影像学检查等准备 1~3 天，术后恢复 4~6 天，总住院时间小于 10 天的均符合本路径要求。若无其他明显应退出本路径的变异，仅在住院日数上有小的出入，并不影响纳入路径。

（五）进入路径标准

1. 第一诊断必须符合 ICD-10：D35.0 除外 E05.8，E07.0，E16-E13，E34 肾上腺无功能腺瘤疾病编码。
2. 当患者合并其他疾病，但住院期间不需要特殊处理也不影响第一诊断的临床路径流程实施时，可以进入路径。

> **释义**
> ■ 本路径适用对象为临床诊断为肾上腺无功能腺瘤且适合行腹腔镜手术。
> ■ 患者如果可以确诊为原发性高血压的患者可以纳入，糖尿病、冠心病等其他慢性疾病，需要术前对症治疗时，如果不影响麻醉和手术，不影响术前准备的时间，可进入本路径。上述慢性疾病如果需要经治疗稳定后才能手术，术前准备过程先进入其他相应内科疾病的诊疗路径。

（六）术前准备

≤3 天。

1. 必须检查的项目

（1）血常规、尿常规、便常规+潜血试验；

（2）电解质、肝肾功能、血型、凝血功能、肾上腺功能相关的内分泌检查；

（3）感染性疾病筛查（乙型肝炎、丙型肝炎、艾滋病、梅毒等）；

（4）X 线胸片、心电图；

（5）相关影像学检查；

（6）肾上腺功能检查。

2. 根据患者病情可选择的检查项目 超声心动图、心功能测定〔如 B 型钠尿肽（BNP）测定、B 型钠尿肽前体（PRO-BNP）测定等〕、肺功能、葡萄糖测定、血气分析等。

> **释义**
> ■ 必查项目是确保手术治疗安全、有效开展的基础，术前必须完成。根据病情需要，可选择性完成肾血管造影等肾上腺功能影像学检查。
> ■ 高龄患者或有心肺功能异常患者，术前根据病情增加心脏彩超、肺功能、血气分析等检查。
> ■ 为缩短患者住院等待时间，检查项目可以在患者入院前于门诊完成。

（七）抗菌药物选择与使用时间

按照《抗菌药物临床应用指导原则》（卫医发〔2004〕285 号）执行，并结合患者的病情决定抗菌药物的选择与使用时间。建议使用第一、二代头孢菌素，环丙沙星。如可疑感染，需做相应的微生物学检查，必要时做药敏试验。

> **释义**
> ■ 腹腔镜肾上腺无功能腺瘤切除术手术切口属于 I 类，一般不预防使用抗菌药物。确需使用时，要严格掌握适应证、药物选择、用药起始与持续时间。总预防用药时间一般不超过 24 小时，个别情况可延长至 48 小时。

（八）手术日

入院≤3 天。

1. 麻醉方式　全身麻醉或联合硬膜外麻醉。
2. 手术方式　腹腔镜肾上腺无功能腺瘤切除术。
3. 术中用药　麻醉用药等。
4. 输血　必要时。输血前需行血型鉴定、抗体筛选和交叉合血。

> **释义**
>
> ■ 本路径规定的腹腔镜肾上腺无功能腺瘤切除术均是在全身麻醉下实施。
> ■ 术中应用抗菌药物参考《抗菌药物临床应用指导原则》执行。
> ■ 手术是否输血依照术中出血量而定，可根据医院条件采用自体血回输系统，必要时输异体血。

（九）术后住院恢复

≤7天。

1. 必须复查的检查项目　血常规、尿常规。
2. 根据患者病情变化可选择相应的检查项目。
3. 术后抗菌药物用药　按照《抗菌药物临床应用指导原则》（卫医发〔2004〕285号）执行，建议使用第一、二代头孢菌素，环丙沙星。如可疑感染，需做相应的微生物学检查，必要时做药敏试验。

> **释义**
>
> ■ 术后可根据患者恢复情况做必须复查的检查项目，包括血、尿常规、肝肾功能及肾上腺相关激素。同时可根据病情变化增加检查项目以及频次。
> ■ 腹腔镜肾上腺无功能腺瘤切除术手术切口属于Ⅰ类，一般不预防使用抗菌药物。确需使用时，要严格掌握适应证、药物选择、用药起始与持续时间。总预防用药时间一般不超过24小时，个别情况可延长至48小时。

（十）出院标准

1. 一般情况良好。
2. 切口无感染。

> **释义**
>
> ■ 主管医师应在出院前，通过复查的各项检查并结合患者恢复情况决定是否能出院。如果出现术后感染、出血等需要继续留院治疗的情况，超出了路径所规定的时间，应先处理并发症并符合出院条件后再准许患者出院。
> ■ 无手术并发症或并发症治愈后出院。

（十一）变异及原因分析

1. 术中、术后出现并发症，需要进一步诊治，导致住院时间延长、费用增加。

2. 术后原伴随疾病控制不佳，需请相关科室会诊和治疗，进一步诊治。

3. 住院后出现其他内、外科疾病需进一步明确诊断，可进入其他路径。

释义

　　■腹腔镜肾上腺无功能腺瘤切除术可能发生出血、感染、肾上腺周围脏器损伤（肾脏、肝、脾、胰腺、胃肠道）、胸膜损伤、肺栓塞、肝衰竭、肾衰竭、肾上腺功能不全等并发症。部分并发症会导致住院时间延长、费用增加出现变异，需在表单中说明。

　　■患者伴随有其他疾病，如心脑血管疾病，不能立即进行手术治疗的可能需请相关科室会诊调整后进行手术，延长住院时间并增加费用。若手术前后出现其他内、外科情况需要进一步明确诊断及治疗，可进入其他路径。

　　■因患者方面的主观原因导致执行路径出现变异，也需要在表单中予以说明。

　　■因医院设备故障、节假日等原因导致手术推迟或住院时间延长出现变异，需在表单中说明。

四、肾上腺无功能腺瘤——腹腔镜肾上腺无功能腺瘤切除术临床路径给药方案

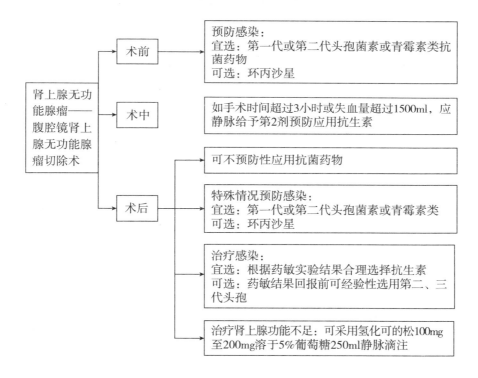

【用药选择】

1. 肾上腺手术属清洁手术，术前预防性使用抗菌药物应在术前半小时至 2 小时或麻醉开始时静脉滴注给药。如手术时间超过 3 小时或失血量超过 1500ml，应手术中给予第 2 剂。应选择第一代或第二代头孢菌素或青霉素类抗菌药物，如患者青霉素和（或）头孢菌素过敏［包括既往过敏史和（或）皮试阳性］则可选择环丙沙星。

2. 术后可不预防性使用抗菌药物。总预防用药时间一般不宜超过术后 24 小时。个别情况如肿瘤巨大，手术创伤大、出血多等特殊情况，术后预防性使用抗菌药物可适当延长至 48 小时。

3. 术后出现感染征象需使用抗菌药物时，在经验性用药的同时应尽快完成药敏实验，依据药敏实验结果选择合理抗菌药物使用。经验性用药可选择第二代或第三代头孢菌素类抗菌药物。

4. 术后如出现头晕、乏力、恶心、腹胀、发热、心悸、低血压等表现，临床考虑肾上腺功能不足时，可给予氢化可的松 100~200mg 溶于 5% 葡萄糖 250ml 静脉快速滴注，待症状减轻后改为缓慢滴注维持。

【药学提示】

1. 头孢菌素类抗菌药物使用期间严禁饮酒，以免发生双硫仑样反应。

2. 头孢菌素类抗菌药物多数经肾脏排泄，中度以上肾功能不全患者应根据肾功能适当调整剂量；中度以上肝功能减退时，头孢哌酮、头孢曲松可能需要调整剂量。

3. 氢化可的松静脉滴注不宜过快，避免心悸、潮红等不良反应。此外，用药过程中可能有欣快感、激动、谵妄、不安、定向力障碍等不良反应。

【注意事项】

1. 头孢菌素类及青霉素类抗菌药物在使用前必须皮试，皮试阴性者方可使用。

2. 并发感染及有结核病史者需慎用氢化可的松，有复发加重等风险。

五、推荐表单

（一）医师表单

肾上腺无功能腺瘤——腹腔镜肾上腺无功能腺瘤切除术临床路径医师表单

适用对象：第一诊断为肾上腺腺无功能腺瘤（ICD-10：D35.001）

行腹腔镜肾上腺无功能腺瘤切除术（ICD-9-CM-3：07.2102）

患者姓名：	性别： 年龄： 门诊号：	住院号：
住院日期： 年 月 日	出院日期： 年 月 日	标准住院日：≤10 天

时间	住院第 1~2 天	住院第 3 天（手术日）	住院第 4 天（术后第 1 天）
主要诊疗工作	□ 询问病史，体格检查 □ 完成病历及上级医师查房 □ 完成医嘱 □ 向患者及家属交代围术期注意事项 □ 签署手术知情同意书、输血同意书	□ 术前预防使用抗菌药物 □ 实施手术 □ 术后标本送病理 □ 术后向患者及家属交代病情及注意事项 □ 完成术后病程记录及手术记录	□ 观察病情 □ 上级医师查房 □ 完成病程记录 □ 嘱患者可以下地活动，以预防下肢静脉血栓
重点医嘱	**长期医嘱** □ 泌尿外科疾病护理常规 □ 三级护理 □ 饮食 ◎普食 ◎糖尿病饮食 ◎其他 □ 基础用药（糖尿病、心脑血管疾病等） □ 测血压，每日 3 次 **临时医嘱** □ 血常规、尿常规、便常规+隐血试验，肾上腺激素 □ 肝肾功能、电解质、血型 □ 感染性疾病筛查、凝血功能 □ X 线胸片、心电图 □ 手术医嘱 □ 常规备血 □ 准备术中预防用抗菌药物 □ 必要时留置胃管	**长期医嘱** □ 腹腔镜肾上腺无功能腺瘤切除术后护理常规 □ 一级护理 □ 禁食，心电监护 □ 6 小时后恢复部分基础用药（心脑血管药） □ 切口引流管接无菌袋 □ 留置尿管并接无菌袋 **临时医嘱** □ 输液 □ 抗菌药物 □ 必要时用抑酸剂	**长期医嘱** □ 一级护理 □ 禁食 **临时医嘱** □ 输液 □ 抗菌药物 □ 更换敷料 □ 必要时用抑酸剂 □ 可拔尿管 □ 可拔引流管
病情变异记录	□ 无 □ 有，原因： 1. 2.	□ 无 □ 有，原因： 1. 2.	□ 无 □ 有，原因： 1. 2.
医师签名			

时间	住院第 5 天（术后第 2 天）	住院第 6 天（术后第 3 天）	住院第 7 天（术后第 4 天）
主要 诊疗 工作	□ 观察病情 □ 观察引流量 □ 完成病程记录	□ 观察病情 □ 观察切口情况 □ 完成病程记录	□ 观察病情 □ 完成病程记录
重 点 医 嘱	**长期医嘱** □ 二级护理 □ 可拔引流管 □ 可拔尿管 **临时医嘱** □ 输液 □ 必要时用抑酸剂	**长期医嘱** □ 二级护理 □ 半流食，可拔引流管 □ 切口换药 □ 恢复其他基础用药 **临时医嘱** □ 输液 □ 酌情使用抗菌药物	**长期医嘱** □ 二级护理 □ 普食 **临时医嘱** □ 酌情复查化验项目
病情 变异 记录	□ 无　□ 有，原因： 1. 2.	□ 无　□ 有，原因： 1. 2.	□ 无　□ 有，原因： 1. 2.
医师 签名			

时间	住院第 9~11 天（术后第 5~7 天）	住院第 12 天（术后第 8 天，出院日）
主要诊疗工作	□ 观察病情 □ 观察伤口情况 □ 完成病程记录	□ 观察病情 □ 上级医师查房 □ 出院 □ 向患者及家属交代出院后注意事项 □ 完成出院病程记录 □ 病理结果出来后告知患者 □ 根据病理结果决定是否辅助治疗 □ 定期复查
重点医嘱	**长期医嘱** □ 伤口拆线（术后第 7 天） **临时医嘱** □ 复查肾功能	**出院医嘱** □ 今日出院 □ 出院带药：基础药
病情变异记录	□ 无　□ 有，原因： 1. 2.	□ 无　□ 有，原因： 1. 2.
医师签名		

（二）护士表单

肾上腺无功能腺瘤——腹腔镜肾上腺无功能腺瘤切除术临床路径护士表单

适用对象：第一诊断为肾上腺腺无功能腺瘤（ICD-10：D35.001）

行腹腔镜肾上腺无功能腺瘤切除术（ICD-9-CM-3：07.2102）

患者姓名：	性别： 年龄： 门诊号：	住院号：
住院日期： 年 月 日	出院日期： 年 月 日	标准住院日：≤10 天

时间	住院第1天	住院第2天	住院第3天（手术当天）
健康宣教	□ 入院宣教 □ 介绍主管医师、护士 □ 介绍环境、设施 □ 介绍住院注意事项	□ 术前宣教 □ 宣教疾病知识、术前准备及手术过程 □ 告知准备物品、沐浴 □ 告知术后饮食、活动及探视注意事项 □ 告知术后可能出现的情况及应对方式 □ 主管护士与患者沟通，了解并指导心理应对 □ 告知家属等候区位置	□ 术后当日宣教 □ 告知监护设备、管路功能及注意事项 □ 告知饮食、体位要求 □ 告知疼痛注意事项 □ 告知术后可能出现情况的应对方式 □ 给予患者及家属心理支持 □ 再次明确探视陪伴须知
护理处置	□ 核对患者，佩戴腕带 □ 建立入院护理病历 □ 卫生处置：剪指（趾）甲、沐浴，更换病号服	□ 协助医师完成术前检查化验 □ 术前准备 □ 配血 □ 抗菌药物皮试 □ 备皮手术区域 □ 禁食、禁水	□ 药物灌肠1次 □ 送手术 □ 摘除患者各种活动物品 □ 核对患者资料及带药 □ 填写手术交接单，签字确认 □ 接手术 □ 核对患者及资料，签字确认
基础护理	□ 三级护理 □ 晨晚间护理 □ 患者安全管理	□ 三级护理 □ 晨晚间护理 □ 患者安全管理	□ 特级护理 □ 卧位护理：协助翻身、床上移动、预防压疮 □ 排泄护理 □ 患者安全管理
专科护理	□ 护理查体 □ 需要时，填写跌倒及压疮防范表 □ 需要时，请家属陪伴 □ 心理护理	□ 尿量监测 □ 遵医嘱完成相关检查 □ 心理护理	□ 病情观察，写特护记录 □ q2h 评估生命体征、意识、体征、肢体活动、皮肤情况、伤口敷料、尿量及引流液性质及量、出入量 □ 遵医嘱予抗感染、镇痛治疗 □ 心理护理
病情变异记录	□ 无 □ 有，原因： 1. 2.	□ 无 □ 有，原因： 1. 2.	□ 无 □ 有，原因： 1. 2.
护士签名			

时间	时间住院第 4 天（术后第 1 天）	住院第 5~12 天（术后第 2~9 天）
健康宣教	□ 术后宣教 □ 药物作用及频率 □ 饮食、活动指导 □ 复查患者对术前宣教内容的掌握程度 □ 疾病恢复期注意事项 □ 拔尿管后注意事项 □ 下床活动注意事项	□ 出院宣教 □ 复查时间 □ 服药方法 □ 活动休息 □ 指导饮食 □ 指导办理出院手续
护理处置	□ 遵医嘱完成相关检查 □ 夹闭导尿管，锻炼膀胱功能	□ 办理出院手续 □ 书写出院小结
基础护理	□ 特级/一级护理 （根据患者病情和生活自理能力确定护理级别） □ 晨晚间护理 □ 协助进食、进水 □ 协助翻身、床上移动、预防压疮 □ 排泄护理 □ 床上温水擦浴 □ 协助更衣 □ 患者安全管理	□ 二级护理 □ 晨晚间护理 □ 协助或指导进食、进水 □ 协助或指导床旁活动 □ 患者安全管理
专科护理	□ 病情观察，写特护记录 □ q2h 评估生命体征、肢体活动、皮肤情况、伤口敷料、尿量及引流液量性质 □ 遵医嘱予抗感染及镇痛治疗 □ 需要时，联系主管医师给予相关治疗及用药 □ 心理护理	□ 病情观察 □ 评估生命体征及尿量情况 □ 心理护理
重点医嘱	□ 详见医嘱执行单	□ 详见医嘱执行单
病情变异记录	□ 无　□ 有，原因： 1. 2.	□ 无　□ 有，原因： 1. 2.
护士签名		

（三）患者表单

肾上腺无功能腺瘤——腹腔镜肾上腺无功能腺瘤切除术临床路径患者表单

适用对象：第一诊断为肾上腺腺无功能腺瘤（ICD-10：D35.001）

行腹腔镜肾上腺无功能腺瘤切除术（ICD-9-CM-3：07.2102）

患者姓名：	性别： 年龄： 门诊号：	住院号：
住院日期： 年 月 日	出院日期： 年 月 日	标准住院日：≤10 天

时间	住院第 1 天	住院第 2 天	住院第 3 天（手术当天）
医患配合	□ 配合询问病史、收集资料，请务必详细告知既往史、用药史、过敏史 □ 如服用抗凝剂，请明确告知 □ 配合进行体格检查 □ 有任何不适请告知医师	□ 配合完善术前相关检查、化验，如采血、留尿、心电图、X 线胸片、B 超、CT □ 医师与您及家属介绍病情及手术谈话、术前签字 □ 麻醉师与您进行术前访视	□ 如病情需要，配合术后转入监护病房 □ 配合评估手术效果 □ 配合监测对侧肾功能 □ 有任何不适请告知医师
护患配合	□ 配合测量体温、脉搏、呼吸、血压、体重 1 次 □ 配合完成入院护理评估（简单询问病史、过敏史、用药史） □ 接受入院宣教（环境介绍、病室规定、订餐制度、贵重物品保管等） □ 有任何不适请告知护士	□ 配合测量体温、脉搏、呼吸、询问排便 1 次 □ 接受术前宣教 □ 接受配血，以备术中需要时用 □ 接受剃除手术区域毛发 □ 自行沐浴 □ 准备好必要用物，吸水管、纸巾等 □ 取下义齿、饰品等，贵重物品交家属保管	□ 清晨测量体温、脉搏、呼吸、血压 1 次 □ 接受药物灌肠 1 次 □ 送手术室前，协助完成核对，带齐影像资料，脱去衣物，上手术车 □ 返回病房后，协助完成核对，配合上病床 □ 配合检查意识、肢体活动，询问出入量 □ 配合术后吸氧、监护仪监测、输液、排尿用导尿管、肾区有引流管 □ 遵医嘱采取正确体位 □ 配合缓解疼痛 □ 有任何不适请告知护士
饮食	□ 正常普食	□ 术前 12 小时禁食、禁水	□ 麻醉清醒前禁食、禁水 □ 麻醉清醒后未排气前禁食、禁水
排泄	□ 正常排尿、便	□ 正常排尿、便	□ 保留尿管
活动	□ 正常活动	□ 正常活动	□ 根据医嘱平卧位或半卧位 □ 卧床休息，保护管路 □ 双下肢活动

时间	时间住院第 4 天（术后第 1 天）	住院第 5~12 天（术后第 2~10 天）
医患配合	□ 配合抽血检查血常规、血生化情况 □ 需要时，配合伤口换药 □ 配合拔除引流管、尿管 □ 配合伤口拆线	□ 接受出院前指导 □ 了解复查程序 □ 获取出院诊断书
护患配合	□ 配合定时测量生命体征、每日询问排便 □ 配合抽血检查血常规、血生化，询问出入量 □ 接受输液、服药等治疗 □ 配合夹闭导尿管，锻炼膀胱功能 □ 接受进食、进水、排便等生活护理 □ 配合活动，预防皮肤压力伤 □ 注意活动安全，避免坠床或跌倒 □ 配合执行探视及陪伴	□ 接受出院宣教 □ 办理出院手续 □ 获取出院带药 □ 了解服药方法、作用、注意事项 □ 了解照顾伤口方法 □ 了解复印病历方法
饮食	□ 根据医嘱，由流食逐渐过渡到普食	□ 根据医嘱，正常普食
排泄	□ 保留导尿管-正常排尿、便 □ 避免便秘	□ 正常排尿、便 □ 避免便秘
活动	□ 根据医嘱，半坐位、床边或下床活动 □ 注意保护管路，勿牵拉、脱出等	□ 正常适度活动，避免疲劳

附：原表单（2010 年版）

肾上腺无功能腺瘤临床路径表单

适用对象：第一诊断为肾上腺无功能腺瘤（ICD-10：D35.0 除外 E05.8，E07.0，E16-E13，E34）

行腹腔镜肾上腺无功能腺瘤切除术（ICD-9-CM-3：07.2102）

| 患者姓名： | 性别： | 年龄： | 门诊号： | 住院号： |

| 住院日期： 年 月 日 | 出院日期： 年 月 日 | 标准住院日：≤10 天 |

时间	住院第 1~2 天	住院第 3 天（手术日）	住院第 4 天（术后第 1 天）
主要诊疗工作	□ 询问病史，体格检查 □ 完成病历及上级医师查房 □ 完成医嘱 □ 向患者及家属交代围术期注意事项 □ 签署手术知情同意书、输血同意书	□ 术前预防使用抗菌药物 □ 实施手术 □ 术后标本送病理 □ 术后向患者及家属交代病情及注意事项 □ 完成术后病程记录及手术记录	□ 观察病情 □ 上级医师查房 □ 完成病程记录 □ 嘱患者可以下地活动，以预防下肢静脉血栓
重点医嘱	**长期医嘱** □ 泌尿外科疾病护理常规 □ 三级护理 □ 饮食 ◎普食 ◎糖尿病饮食 ◎其他 □ 基础用药（糖尿病、心脑血管疾病等） □ 测血压 **临时医嘱** □ 血常规、尿常规、便常规+隐血试验 □ 肝肾功能、电解质、血型 □ 感染性疾病筛查、凝血功能 □ X 线胸片、心电图 □ 手术医嘱 □ 常规备血 □ 准备术中预防用抗菌药物 □ 必要时留置胃管	**长期医嘱** □ 腹腔镜肾上腺无功能腺瘤切除术后护理常规 □ 一级护理 □ 禁食 □ 6 小时后恢复部分基础用药（心脑血管药） □ 切口引流管接无菌袋 □ 留置尿管并接无菌袋 **临时医嘱** □ 输液 □ 抗菌药物 □ 必要时用抑酸剂	**长期医嘱** □ 一级护理 □ 禁食 **临时医嘱** □ 输液 □ 抗菌药物 □ 更换敷料 □ 必要时用抑酸剂 □ 可拔尿管 □ 可拔引流管
主要护理工作	□ 入院介绍 □ 相关检查指导 □ 术前常规准备及注意事项	□ 麻醉后护理指导及病情观察 □ 术后引流管护理指导 □ 术后生活指导 □ 术后活动指导	□ 术后病情观察 □ 麻醉后饮食原则 □ 术后生活指导 □ 术后活动指导
病情变异记录	□ 无 □ 有，原因： 1. 2.	□ 无 □ 有，原因： 1. 2.	□ 无 □ 有，原因： 1. 2.
护士签名			
医师签名			

时间	住院第 5 天（术后第 2 天）	住院第 6 天（术后第 3 天）	住院第 7 天（术后第 4 天）
主要诊疗工作	□ 观察病情 □ 观察引流量 □ 完成病程记录	□ 观察病情 □ 观察切口情况 □ 完成病程记录	□ 观察病情 □ 完成病程记录
重点医嘱	**长期医嘱** □ 二级护理 □ 可拔切口引流管 □ 可拔尿管 **临时医嘱** □ 输液 □ 必要时用抑酸剂	**长期医嘱** □ 二级护理 □ 半流食 □ 切口换药 □ 恢复其他基础用药 **临时医嘱** □ 输液 □ 酌情使用抗菌药物	**长期医嘱** □ 二级护理 □ 普食 **临时医嘱** □ 酌情复查化验项目
主要护理工作	□ 术后病情观察 □ 术后饮食指导 □ 术后活动指导 □ 观察拔尿管后排尿情况 □ 用药指导	□ 术后病情观察 □ 用药指导 □ 术后活动指导 □ 术后饮食指导	□ 术后病情观察 □ 用药指导 □ 术后活动指导 □ 术后饮食指导
病情变异情况	□ 无 □ 有，原因： 1. 2.	□ 无 □ 有，原因： 1. 2.	□ 无 □ 有，原因： 1. 2.
护士签名			
医师签名			

时间	住院第 9~11 天（术后第 5~7 天）	住院第 12 天（术后第 8 天，出院日）
主要诊疗工作	□ 观察病情 □ 观察伤口情况 □ 完成病程记录	□ 观察病情 □ 上级医师查房 □ 出院 □ 向患者及家属交代出院后注意事项 □ 完成出院病程记录 □ 病理结果出来后告知患者 □ 根据病理结果决定是否辅助治疗 □ 定期复查
重点医嘱	**长期医嘱** □ 伤口拆线（术后第 7 天） **临时医嘱** □ 复查肾功能	**出院医嘱** □ 今日出院 □ 出院带药：基础药
主要护理工作	□ 术后病情观察 □ 用药指导 □ 术后活动指导 □ 术后饮食指导	□ 指导办理出院手续 □ 出院带药指导 □ 出院后活动饮食注意事项 □ 遵医嘱按时复查
病情变异情况	□ 无　□ 有，原因：	□ 无　□ 有，原因：
护士签名		
医师签名		

第二章

肾结核——肾切除术临床路径释义

一、肾结核——肾切除术编码

1. 原编码：

疾病名称及编码：肾结核（ICD-10：A18.103†N29.1*）

手术操作名称及编码：肾切除术（ICD-9-CM-3：55）

2. 修改编码：

疾病名称及编码：肾结核（ICD-10：A18.103†N29.1*）

手术操作名称及编码：肾切除术（ICD-9-CM-3：55.51）

二、临床路径检索方法

（A18.103†N29.1*）伴 55.51

三、肾结核——肾切除术临床路径标准住院流程

（一）适用对象

第一诊断为肾结核（ICD-10：A18.103+N29.1*）。

行肾切除术（ICD-9-CM-3：55）。

> **释义**
>
> ■ 本路径适用对象为肾结核病例。
>
> ■ 肾结核的治疗手段有多种，本路径仅适用于肾结核需行肾切除术患者，其他治疗方式流程不在本路径指南。

（二）诊断依据

根据《中国泌尿外科疾病诊断治疗指南》（那彦群等著，人民卫生出版社，2013）。

1. 症状　尿频、尿急、尿痛、血尿，全身症状如消瘦、乏力、发热、盗汗等。

2. 体征　脓尿、蛋白尿、血尿。

3. 影像学检查　B 超，CT。

4. 膀胱镜检查。

> **释义**
>
> ■ 膀胱刺激症状：尿频，尿急，尿痛是肾结核的典型症状之一。晚期膀胱发生挛缩，容量显著缩小，尿频更加严重，每日排尿次数达数十次，甚至出现尿失禁现象。

■局部症状：腰痛和肿块。

肾结核虽然主要病变在肾，但一般无明显腰痛。仅少数肾结核病变破坏严重和梗阻，发生结核性脓肾或继发肾周感染，或输尿管被血块、干酪样物质堵塞时，可引起腰部钝痛或绞痛。较大肾积脓或对侧巨大肾积水时，腰部可触及肿块。

■全身症状：多数不明显。

病情严重可出现午后低热、盗汗、乏力、消瘦和血沉快等全身症状。

肾结核晚期可出现对侧肾积水、膀胱挛缩、结核性膀胱阴道瘘和直肠瘘等。

■血尿是肾结核的重要症状，常为终末血尿，是结核性膀胱炎及溃疡，在排尿终末膀胱收缩时出血所致。少数肾结核因病变侵及血管，也可以出现全程肉眼血尿；出血严重时，血块通过输尿管偶可引起肾绞痛。肾结核的血尿常在尿频、尿急、尿痛症状发生以后出现，但也有以血尿为初发症状者。

■脓尿是肾结核的常见症状。肾结核患者均有不同程度的脓尿，严重者尿呈洗米水样，内含有干酪样碎屑或絮状物，显微镜下可见大量脓细胞。也可以出现脓血尿或脓尿中混有血丝。

■脓尿、蛋白尿和血尿是最常见的实验室检查异常，结核活动期可出现血沉增快。常见的检查项目如下：

1. 结核菌素试验（tuberculin test）。

2. 尿液检查及其他检查方法（推荐）。

（1）尿常规和尿沉渣涂片。

（2）尿结核杆菌培养。

（3）尿结核菌 DNA 检测。

（4）免疫学及其他分子生物学诊断方法（不推荐）。

■影像学检查

1. B 超检查　对于早期肾结核，病变微小并局限于肾皮质，超声检查较难发现。超声还可以用于监测药物治疗期间病变肾脏大小和挛缩膀胱的体积。B 超操作简便、价廉、快速、阳性率较高，可推荐作为初选检查手段。

2. KUB+IVU（推荐）　泌尿系腹部平片非常重要，因为它可以显示肾区以及下尿路的钙化灶。肾脏钙化灶是尿路结核最常见的 KUB 表现，约 50% 患者会出现多种形式的钙化灶。肾输尿管全程钙化可诊断肾结核。肾脏钙化不代表结核不活动，其意义还需要进一步评价。

静脉尿路造影（IVU）是早期肾结核最敏感的检查方法。典型表现为肾盏破坏，边缘不整如虫蚀样，或由于肾盏颈部狭窄肾盏变形，严重形成空洞者，肾盏完全消失。中晚期肾输尿管结核典型 IVU 表现为：①一个或多个肾盏变形、消失，或与肾盏连接的脓肿空腔形成；②肾盂纤维化、变小、形态不规则，肾门狭窄导致多个肾盏扩张，肾积水；③输尿管僵直且多段狭窄，典型的呈串珠样狭窄及其上段输尿管扩张。狭窄最多见于膀胱输尿管连接处；④肾功能损害及肾自截。⑤静脉尿路造影的膀胱造影可评价膀胱的情况，可表现为小而挛缩的膀胱、不规则灌注缺损或膀胱不对称。

3. 胸部及脊柱　患者应做 X 线胸片及脊柱片 X 线检查（推荐）：泌尿系结核，可以排除陈旧性或活动性肺结核和脊柱结核。多数泌尿系结核患者 X 线胸片会有异常。

4.CT 检查（推荐，临床诊断金标准） CT 在显示肾脏和输尿管的解剖方面优于超声和静脉尿路造影。CT 冠状面扫描能清楚显示整个肾脏的横断面图像，对肾实质及肾盂、肾盏的形态结构显示良好，且有很高的密度分辨率。它对发现钙化和伴随的淋巴结病变更敏感。对于肾内异常空洞的清晰显示是 CT 的一个突出优点。CT 同样可以清晰显示自截肾、尿路钙化、输尿管积水、增厚的肾盂壁、输尿管壁和膀胱壁。增厚的肾盂壁和输尿管壁是肾结核的又一病理特点。

■ 膀胱镜检查是诊断泌尿男生殖系统结核的重要手段，可以直接看到膀胱内的典型结核病变，必要时行活体组织检查而确立诊断。在膀胱镜检查的同时还可做两侧逆行插管，分别将输尿管导管插入双侧肾盂，收集两侧肾盂尿液进行镜检和结核菌培养及动物接种。由于这些是分肾检查数据，故其诊断价值更有意义。在逆行插管后还可在双侧输尿管导管内注入造影剂进行逆行肾盂造影，了解双肾情况。大多数患者可以明确病变性质、发生部位和严重程度。若膀胱结核严重，膀胱挛缩，容量小于 100ml 时难以看清膀胱内情况，不宜进行此项检查。

（三）进入路径标准

1. 第一诊断必须符合 ICD-10：A18.103+N29.1＊肾结核疾病编码。
2. 当患者合并其他疾病，但住院期间不需要特殊处理也不影响第一诊断的临床路径流程实施时，可以进入路径。

> [释义]
>
> ■ 肾切除术的适应证：①广泛破坏、功能丧失的肾结核；②肾结核伴肾盂输尿管梗阻，继发感染；③肾结核合并大出血；④肾结核合并难以控制的高血压；⑤钙化的无功能肾结核；⑥双侧肾结核一侧广泛破坏，对侧病变较轻时，可将重病侧肾切除。
>
> ■ 一般情况下，只要全身情况稳定，肾结核应在药物治疗至少 2 周后择期手术。肾结核病变广泛、结核性脓肾导致患者高热而药物不能控制时应及时手术。

（四）标准住院日

12 天。

> [释义]
>
> ■ 肾结核行肾切除术患者，入院前需行标准抗结核治疗 2 周后经判断适合手术再进入本路径，包括实验室检查和影像学检查等准备 1~3 天，术后恢复 5~8 天，总住院时间小于 12 天的均符合本路径要求。

（五）住院期间的检查项目

1. 必需的检查项目

（1）血常规、尿常规、血沉。

（2）生化全套、凝血功能、术前三项疾病筛查等。

（3）心电图、胸部 X 线检查。

（4）结核菌素试验、尿沉渣抗酸染色、尿培养、B 超、CTU 或 KUB+IVU、肾动态显像扫描。

> **释义**
>
> ■ 必查项目是确保手术治疗安全、有效开展的基础，术前必须完成。根据病情需要，影像学检查包括超声波、平片（KUB 平片、X 线胸片、脊柱 X 线片）、静脉尿路造影（IVU）、CT、肾动态显像扫描等，根据病情可选择性完成。
>
> ■ 尿沉渣涂片做齐尼（Ziehl-Neelsem）抗酸染色，检查前 1 周停用抗结核药物和抗菌药物，留取清晨第 1 次新鲜尿液送检，连续检查 3~5 次，或留取 24 小时尿液送检。为减少其他抗酸杆菌影响诊断，男性患者应注意清洁会阴部，以减少包皮垢分枝杆菌污染。其阳性检出率约为 5.8%~42.7%。但应注意，尿沉渣涂片抗酸染色检查并不可靠。
>
> ■ 尿结核杆菌培养最有诊断价值，但阳性率低，操作复杂、耗时长，需 4~8 周。若是耐药结核菌，则更不易培养。
>
> ■ 为缩短患者住院等待时间，检查项目可以在患者入院前于门诊完成。

2. 根据患者病情进行的检查项目

（1）尿结核杆菌 DNA 检测。

（2）逆行泌尿系造影、经皮肾穿刺造影、磁共振尿路成像。

（3）肺功能、超声心动图等。

> **释义**
>
> ■ 尿结核菌 DNA 检测（PCR-TB-DNA）是对结核杆菌较特异和敏感的方法。但由于标本中存在某些扩增抑制药物、DNA 变性，或检测操作不规范等，使部分病例出现假阳性或假阴性结果。因此，尿结核菌 DNA 检测结果必须结合阳性的培养、影像学或活检标本的组织学检查结果方能确立诊断。对绝大多数患者，若活组织检查标本结核菌培养阳性或组织学检测阳性，同时 PCR 检测结果阳性可确定结核病的诊断。
>
> ■ 高龄患者或有心肺功能异常患者，术前根据病情增加心脏彩超、24 小时动态心电图、肺功能、血气分析等检查。并请相关科室会诊。

（六）治疗方案的选择

根据《中国泌尿外科疾病诊断治疗指南》（那彦群等著，人民卫生出版社，2013）。

1. 药物治疗　早期、联用、适量、规律、全程使用敏感药物。

2. 手术治疗　肾切除术。

> **释义**
>
> ■ 单纯药物治疗：适用于早期肾结核或虽已发生空洞破溃，但病变不超过 1~2 个肾盏，且无输尿管梗阻者。
>
> ■ 根据 WHO 推荐，现代短程抗结核药物方案在所有结核都有效。因此，泌尿系统结核的标准化方案是 6 个月短程化疗。它是由一线抗结核药物组合而成，其基本原理是初始 2 个月每日 3~4 种药物的强化治疗，包括利福平、异烟肼、吡嗪酰胺及乙胺丁醇（或链霉素），目的是破坏几乎所有结核杆菌。随后 4 个月仅用两种药物维持治疗，多数采用利福平和异烟肼。在维持治疗期，药物可每周 2 次或 3 次。

（七）预防性抗菌药物选择与使用时机

按照《抗菌药物临床应用指导原则》（卫医发〔2004〕285 号）执行。通常需预防用抗菌药物。

> **释义**
>
> ■ 围术期用药：为了防止手术促成结核菌播散，手术前必须应用抗结核药物，一般用药 2~4 周，手术后继续用抗结核药物短程化疗。

（八）手术日

入院第 2~4 天。

1. 麻醉方式　全身麻醉。
2. 手术方式　肾切除术。
3. 术中用药　麻醉常规用药。
4. 手术内固定物　无。
5. 输血　根据术前血红蛋白状况及术中出血情况而定。
6. 病理　术后标本送病理学检查。

> **释义**
>
> ■ 手术方式：①开放肾、输尿管切除术；②后腹腔镜下肾、输尿管切除术；③粘连重，不易与周边组织分离的，可以行包膜下肾切除术。
>
> ■ 切除范围：①充分暴露以便减少对肝肾的挤压，从而避免结核扩散；②尽量切除肾周脂肪和病变输尿管；③合并附睾结核的，如患者情况允许，应同时切除附睾。

（十）出院标准

1. 伤口对和好，无积血，无感染征象，拔除引流。
2. 没有需要住院处理的并发症和（或）合并症。

> **释义**
>
> ■ 主治医师应在出院前，通过复查的各项检查并结合患者恢复情况决定是否能出院。如果出现各种特殊情况等需要继续留院治疗，超出了路径所规定的时间，应先处理并符合出院条件后再准许患者出院。

（九）术后恢复：住院恢复

7~8 天。

1. 术后用药

抗菌药物：按照《抗菌药物临床应用指导原则》（卫医发〔2004〕285 号）执行。通常需预防用抗菌药物。

2. 严密观察有无出血等并发症，并作相应处理。

> **释义**
>
> ■ 为了防止手术促成结核菌播散，手术后继续用抗结核药物短程化疗。
>
> ■ 术后用药不仅仅是抗菌药物，还应根据病情使用镇痛、止血药物等。

（十一）变异及原因分析

1. 有影响手术的合并症，需要进行相关的诊断和治疗。

2. 病理报告为恶性病变，需要按照泌尿系肿瘤进入相应路径治疗。

> **释义**
>
> ■ 变异是指入选临床路径的患者未能按路径流程完成医疗行为或未达到预期的医疗质量控制目标。肾切除术主要的并发症是出血、肾周脏器损伤以及感染等。如果术中术后出血经积极处理，可按路径规定时间出院或略延长，费用轻度增加，属轻微变异。如果术后出血较多，需行介入治疗止血或者再次探查止血等均属重大变异。
>
> 　　如出现伤口感染，反复不愈，导致出院时间延长，显著增加住院时间和费用，则属重大变异。
>
> ■ 医师认可的变异原因主要指患者入选路径后，医师在检查及治疗过程中发现患者合并存在一些事前未预知的对本路径治疗可能产生影响的情况，需要中止执行路径或者是延长治疗时间、增加治疗费用。如高血压、糖尿病、心肺疾患以及其他内、外科疾病需会诊，但未影响手术或术后仅延长 1~2 天出院属轻微变异。如伴发疾病影响手术，或术后需相关专科进一步诊治者，属重大变异。
>
> ■ 因患者方面的主观原因导致执行路径出现变异。
>
> ■ 变异情况医师需在表单中明确说明。重大变异需退出本路径。

四、肾结核——肾切除术临床路径给药方案

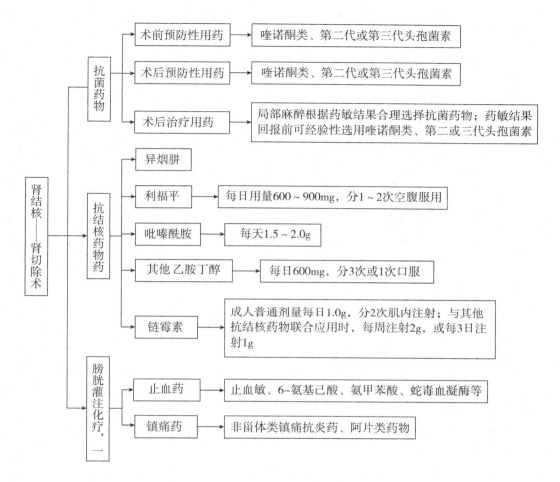

【用药选择】

1. 肾切除术属于Ⅱ类切口，因此可预防性和术后应用抗菌药物。术前预防性使用抗菌药物应在术前24小时静脉滴注给药，必要时可延长至术前48小时。可选择喹诺酮类、第二代或第三代头孢菌素类抗菌药物。

2. 术后预防性使用抗菌药物仅限于术后3天内。可选择喹诺酮类、第二代或第三代头孢菌素类抗菌药物。

3. 术后出现感染征象需使用抗菌药物时，在经验性用药的同时应尽快完成药敏实验，依据药敏实验结果选择合理抗菌药物使用。经验性用药可选择喹诺酮类、第二代或第三代头孢菌素类抗菌药物。

4. 抗结核治疗的常用一线药物　一线抗结核药物有五种：异烟肼（H）、利福平（R），吡嗪酰胺（Z）、链霉素（S）、乙胺丁醇（E）。除E为抑菌药外，其余均是杀菌药。

5. 根据WHO推荐，现代短程抗结核药物方案在所有结核都有效。因此，泌尿系统结核的标准化方案是6个月短程化疗。它是由一线抗结核药物组合而成，其基本原理是初始2个月每日3~4种药物的强化治疗，包括利福平、异烟肼、吡嗪酰胺及乙胺丁醇（或链霉素），目的是破坏几乎所有结核杆菌。随后4个月仅2种药物维持治疗，多数采用利福平和异烟肼。在维持治疗期，药物可每周2次或3次。

【药学提示】

1. 头孢菌素类抗菌药物使用期间严禁饮酒，以免发生双硫仑样反应。

2. 头孢菌素类抗菌药物多数经肾脏排泄，中度以上肾功能不全患者应根据肾功能适当调整剂量；中度以上肝功能减退时，头孢哌酮、头孢曲松可能需要调整剂量。

3. 异烟肼（INH，雷米封）：对结核杆菌有抑制和杀灭作用。其主要不良反应为精神兴奋和多发性末梢神经炎，据认为与维生素 B_6 排出增加或干扰吡哆醇代谢有关，因此服异烟肼时应加服维生素 B_6 5~l0mg，可防止不良反应的发生。服药时血清转氨酶可升高，但不造成肝脏损害。

4. 利福平为半合成的口服广谱抗菌药物，与其他抗结核药物无交叉抗药性，同异烟肼或乙胺丁醇合用可相互增强作用，不良反应很少，偶有消化道反应及皮疹。近年来发现少数病例有肝功能损害，血清转氨酶升高、黄疸等。皮肤症候群（cutaneous syndrome）多发生用药早期，于服药后 2~3 小时出现，以面部常见，皮肤红、痒，眼部发红、流泪，如果持续发作，进行脱敏治疗。肝炎的发病率约为 1%，用药数周后可出现转氨酶增高，早期的无症状性转氨酶增高，一般能自行恢复正常，无需停药。肝炎的临床症状为乏力、恶心，黄疸对判断肝炎比转氨酶更为重要。少数患者可发生血小板减少、紫癜，多与间歇大剂量用药（1200mg，每周 2 次）有关，减为 900mg 或 600mg，每周 2 次，则很少发生。发生血小板减少、紫癜的患者，以后应禁用利福平。个别患者于间歇用药或不规则用药时，利福平可加强肝细胞内的 P-450 氧化酶系统，加强一些药物的分解代谢，使药物的血浆浓度下降，如抗凝药物、口服避孕药、肾上腺皮质激素、口服血糖药及酮康唑等。应用利福平时，尿液及体液可变为红色，甚至可使皮肤变红。

5. 吡嗪酰胺是一种新用的老药。20 世纪 70 年代后发现口服吸收后产生吡嗪酸，对人型结核菌有效，可杀死深藏在细胞内的顽固细菌。耐药性表现很快，一般在用药后 1~3 个月即可发生。与利福平、异烟肼合用可缩短疗程。副作用为对肝脏有毒性，严重时可引起急性黄色肝萎缩。常用剂量每天 1.5~2.0g。

6. 乙胺丁醇对各型结核杆菌均有抑菌作用。口服 2~4 小时后血浆浓度出现高峰，24 小时后由肾脏排出 50%，少部分由粪便排出。肾功能正常者无蓄积作用。该药吸收及组织渗透性较好，对干酪纤维病灶也能透入。其毒性作用主要是球后视神经炎，出现视物模糊，不能辨别颜色（尤其对绿色）或有视野缩小等，严重者可致失明。视神经炎是可逆性的，停药后多能恢复。毒性反应的发生率与剂量有关。一般用量为每日 600mg，分 3 次或 1 次口服，在此范围内产生毒性反应者较少。在治疗过程中应定期检查视力与辨色力。

7. 链霉素对结核杆菌有杀菌作用，浓度在 1.0μg/ml 时有效。肌内注射后 1 小时血清浓度最大，3 小时后下降 50%，约 60%~90% 经肾脏自尿内排出。制菌作用在 pH7.7~7.8 时最强，低于 5.5~6.0 时作用明显减弱。如同时服用碳酸氢钠碱化尿液可增强其疗效。注射链霉素后可出现口周麻木，如不严重可继续应用，常在使用中逐渐消失。主要的副作用是对第 8 对脑神经前庭支的影响。少数病例可出现过敏性休克。链霉素可经胎盘传至胎儿，引起其第 8 对脑神经的损害。

【注意事项】

1. 头孢菌素类及青霉素类抗菌药物在使用前必须皮试，皮试阴性者方可使用。

2. 抗结核治疗期间需监测肝肾功能。

五、推荐表单

（一）医师表单

肾结核——肾切除术临床路径医师表单

适用对象：第一诊断为肾结核（ICD-10：A18.103†N29.1*）

行肾切除术（ICD-9-CM-3：55.51）

患者姓名：	性别：　　　年龄：　　　门诊号：	住院号：
住院日期：　　年　月　日	出院日期：　　年　月　日	标准住院日：12 天

日期	住院第 1~3 天	住院第 2~4 天 （手术日）	住院第 3~5 天 （术后第 1 天）
主要诊疗工作	□ 询问病史，体格检查 □ 完成病历及上级医师查房 □ 完成医嘱 □ 向患者及家属交代围术期注意事项 □ 签署手术知情同意书、输血同意书	□ 术前预防使用抗菌药物 □ 实施手术 □ 术后标本送病理 □ 术后向患者及家属交代病情及注意事项 □ 完成术后病程记录及手术记录	□ 观察病情 □ 上级医师查房 □ 完成病程记录 □ 嘱患者可以下地活动，以预防下肢静脉血栓
重点医嘱	**长期医嘱** □ 泌尿外科疾病护理常规 □ 三级护理 □ 饮食 ◎普食 ◎糖尿病饮食 ◎其他 □ 基础用药（糖尿病、心脑血管疾病等） □ 抗结核治疗 **临时医嘱** □ 血常规、尿常规、便常规+隐血试验 □ 肝肾功能、电解质、血型 □ 感染性疾病筛查、凝血功能 □ X 线胸片、心电图 □ 手术医嘱 □ 常规备血 □ 准备术中预防用抗菌药物	**长期医嘱** □ 开放、腹腔肾切除术术后护理常规 □ 一级护理 □ 禁食 □ 6 小时后恢复部分基础用药（心脑血管药） □ 切口引流管接无菌袋 □ 留置尿管并接无菌袋，记尿量 **临时医嘱** □ 输液 □ 抗菌药物 □ 必要时用抑酸剂	**长期医嘱** □ 一级护理 □ 禁食 **临时医嘱** □ 输液 □ 抗菌药物 □ 更换敷料 □ 必要时用抑酸剂 □ 留置尿管并接无菌袋，记尿量
病情变异记录	□ 无　□ 有，原因： 1. 2.	□ 无　□ 有，原因： 1. 2.	□ 无　□ 有，原因： 1. 2.
医生签名			

日期	住院第 6 天（术后第 2 天）	住院第 7 天（术后第 3 天）	住院第 8 天（术后第 4 天）
主要 诊疗 工作	□ 观察病情 □ 观察引流量 □ 完成病程记录	□ 观察病情 □ 观察切口情况 □ 完成病程记录	□ 观察病情 □ 完成病程记录
重 点 医 嘱	**长期医嘱** □ 二级护理 □ 可拔肾窝引流管 □ 留置尿管并接无菌袋，记 　尿量 **临时医嘱** □ 输液 □ 抗菌药物 □ 必要时用抑酸剂	**长期医嘱** □ 二级护理 □ 半流食 □ 可拔肾窝引流管 □ 切口换药 □ 恢复其他基础用药 □ 留置尿管并接无菌袋，记 　尿量 □ 酌情使用抗菌药物 **临时医嘱** □ 输液 □ 抗菌药物	**长期医嘱** □ 二级护理 □ 普食 □ 留置尿管并接无菌袋，记 　尿量 **临时医嘱** □ 酌情复查化验项目
病情 变异 记录	□ 无　□ 有，原因： 1. 2.	□ 无　□ 有，原因： 1. 2.	□ 无　□ 有，原因： 1. 2.
医生 签名			

日期	住院第 9~11 天（术后第 5~7 天）	住院第 12 天（术后第 8 天，出院日）
主要诊疗工作	□ 观察病情 □ 观察伤口情况 □ 完成病程记录	□ 观察病情 □ 上级医师查房 □ 出院 □ 向患者及家属交代出院后注意事项 □ 完成出院病程记录 □ 病理结果出来后告知患者 □ 根据病理结果决定是否辅助治疗 □ 定期复查
重点医嘱	**长期医嘱** □ 伤口拆线（术后第 7 天） **临时医嘱** □ 复查肾功能	**出院医嘱** □ 今日出院 □ 出院带药：基础药
病情变异记录	□ 无　□ 有，原因： 1. 2.	□ 无　□ 有，原因： 1. 2.
医生签名		

（二）护士表单

肾结核——肾切除术临床路径护士表单

适用对象：第一诊断为肾结核（ICD-10：A18.103†N29.1*）

行肾切除术（ICD-9-CM-3：55.51）

患者姓名：	性别： 年龄： 门诊号：	住院号：
住院日期：　年　月　日	出院日期：　年　月　日	标准住院日：12 天

日期	住院第 1~3 天	住院第 2~4 天（手术日）	住院第 3~5 天（术后第 1 天）
健康宣教	□ 入院宣教 □ 介绍主管医师、护士 □ 介绍环境、设施 □ 介绍住院注意事项 □ 术前宣教 □ 宣教疾病知识、术前准备及手术过程 □ 告知准备物品、洗澡 □ 告知术后饮食、活动及探视注意事项 □ 告知术后可能出现的情况及应对方式 □ 主管护士与患者沟通，了解并指导心理应对 □ 告知家属等候区位置	□ 术后当日宣教 □ 告知监护设备、管路功能及注意事项 □ 告知饮食、体位要求 □ 告知疼痛注意事项 □ 告知术后可能出现情况的应对方式 □ 给予患者及家属心理支持 □ 再次明确探视陪伴须知	□ 术后宣教 □ 药物作用及频率 □ 饮食、活动指导 □ 复查患者对术前宣教内容的掌握程度 □ 疾病恢复期注意事项 □ 下床活动注意事项
护理处置	□ 核对患者，佩戴腕带 □ 建立入院护理病历 □ 卫生处置：剪指（趾）甲、沐浴，更换病号服 □ 协助医师完成术前检查化验 □ 术前准备 □ 配血 □ 抗菌药物皮试 □ 备皮手术区域 □ 禁食、禁水	□ 药物灌肠 1 次 □ 送手术 □ 摘除患者各种活动物品 □ 核对患者资料及带药 □ 填写手术交接单，签字确认 □ 接手术 □ 核对患者及资料，签字确认	□ 遵医嘱完成相关检查
基础护理	□ 三级护理 □ 晨晚间护理 □ 患者安全管理	□ 特级护理 □ 卧位护理：协助翻身、床上移动、预防压疮 □ 排泄护理 □ 患者安全管理	□ 特级或一级护理 　（根据患者病情和生活自理能力确定护理级别） □ 晨晚间护理 □ 协助进食、进水 □ 协助翻身、床上移动、预防压疮 □ 排泄护理 □ 床上温水擦浴 □ 协助更衣 □ 患者安全管理

续　表

日期	住院第 1~3 天	住院第 2~4 天（手术日）	住院第 3~5 天（术后第 1 天）
专科护理	□ 护理查体 □ 需要时，填写跌倒及压疮防范表 □ 需要时，请家属陪伴 □ 心理护理 □ 遵医嘱完成相关检查 □ 心理护理	□ 病情观察，写特护记录 □ q2h 评估生命体征、意识、体征、肢体活动、皮肤情况、伤口敷料、尿量及引流液性质及量、出入量 □ 遵医嘱予抗感染、止血治疗 □ 心理护理	□ 病情观察，写特护记录 □ q2h 评估生命体征、肢体活动、皮肤情况、伤口敷料、尿量及引流液量及性质 □ 遵医嘱予抗感染及镇痛治疗 □ 需要时，联系主管医师给予相关治疗及用药 □ 心理护理
病情变异记录	□ 无　□ 有，原因： 1. 2.	□ 无　□ 有，原因： 1. 2.	□ 无　□ 有，原因： 1. 2.
护士签名			

日期	住院第 6 天（术后第 2 天）	住院第 7 天（术后第 3 天）	住院第 8 天（术后第 4 天）
健康宣教	□ 术后宣教 □ 饮食、活动指导 □ 复查患者对术前宣教内容的掌握程度 □ 疾病恢复期注意事项 □ 下床活动注意事项	□ 术后宣教 □ 药物作用及频率 □ 饮食、活动指导 □ 复查患者对术前宣教内容的掌握程度 □ 疾病恢复期注意事项 □ 下床活动注意事项	□ 术后宣教 □ 药物作用及频率 □ 饮食、活动指导 □ 复查患者对术前宣教内容的掌握程度 □ 疾病恢复期注意事项 □ 下床活动注意事项
护理处置	□ 术后病情观察 □ 术后饮食指导 □ 术后活动指导	□ 术后病情观察 □ 用药指导 □ 术后活动指导	□ 术后病情观察 □ 用药指导 □ 术后活动指导
基础护理	□ 一级或二级护理 （根据患者病情和生活自理能力确定护理级别） □ 晨晚间护理 □ 协助进食、进水 □ 协助翻身、床上移动、预防压疮 □ 排泄护理 □ 床上温水擦浴 □ 协助更衣 □ 患者安全管理	□ 二级护理 □ 晨晚间护理 □ 协助进食、进水 □ 协助翻身、床上移动、预防压疮 □ 排泄护理 □ 床上温水擦浴 □ 协助更衣 □ 患者安全管理	□ 二级护理 □ 晨晚间护理 □ 协助进食、进水 □ 协助翻身、床上移动、预防压疮 □ 排泄护理 □ 床上温水擦浴 □ 协助更衣 □ 患者安全管理
专科护理	□ 病情观察，评估生命体征、肢体活动、皮肤情况、伤口敷料、尿量及引流液量及性质 □ 遵医嘱予抗感染及镇痛治疗 □ 需要时，联系主管医师给予相关治疗及用药 □ 心理护理	□ 病情观察 □ 评估生命体征及尿液及引流液的量及性质 □ 心理护理	□ 病情观察 □ 评估生命体征及尿量 □ 心理护理
病情变异记录	□ 无　□ 有，原因： 1. 2.	□ 无　□ 有，原因： 1. 2.	□ 无　□ 有，原因： 1. 2.
护士签名			

日期	住院第 9~11 天（术后第 5~7 天）	住院第 12 天（术后第 8 天，出院日）
健康宣教	□ 术后宣教 □ 饮食、活动指导 □ 复查患者对术前宣教内容的掌握程度 □ 疾病恢复期注意事项 □ 下床活动注意事项	□ 出院宣教 □ 复查时间 □ 服药方法 □ 活动休息 □ 指导饮食 □ 指导办理出院手续
护理处置	□ 术后病情观察 □ 术后饮食指导 □ 术后活动指导	□ 办理出院手续 □ 书写出院小结
基础护理	□ 二级护理 □ 晨晚间护理 □ 协助进食、进水 □ 协助翻身、床上移动、预防压疮 □ 排泄护理 □ 床上温水擦浴 □ 协助更衣 □ 患者安全管理	□ 二级护理 □ 晨晚间护理 □ 协助或指进食、进水 □ 协助或指导床旁活动 □ 患者安全管理
专科护理	□ 病情观察 □ 评估生命体征及尿液及引流液的量及性质 □ 心理护理	□ 病情观察 □ 评估生命体征 □ 心理护理
病情变异记录	□ 无　□ 有，原因： 1. 2.	□ 无　□ 有，原因： 1. 2.
护士签名		

（三）患者表单

肾结核——肾切除术临床路径患者表单

适用对象：第一诊断为肾结核（ICD-10：A18.103†N29.1*）
行肾切除术（ICD-9-CM-3：55.51）

| 患者姓名： | | 性别： 年龄： 门诊号： | | 住院号： |
| 住院日期： 年 月 日 | | 出院日期： 年 月 日 | | 标准住院日：12 天 |

时间	入院	手术前	手术当天
医患配合	□ 配合询问病史、收集资料，请务必详细告知既往史、用药史、过敏史 □ 如服用抗凝剂，请明确告知 □ 配合进行体格检查 □ 有任何不适请告知医师	□ 配合完善术前相关检查、化验，如采血、留尿、心电图、X 线胸片、B 超、CT 等 □ 医师与患者及家属介绍病情及手术谈话、术前签字 □ 麻醉师与患者进行术前访视 □ 配合俯卧位要求训练	□ 配合评估手术效果 □ 配合卧位要求 □ 需要时，配合抽血查肾功能 □ 有任何不适请告知医师
护患配合	□ 配合测量体温、脉搏、呼吸、血压、体重 1 次 □ 配合完成入院护理评估（简单询问病史、过敏史、用药史） □ 接受入院宣教（环境介绍、病室规定、订餐制度、贵重物品保管等） □ 有任何不适请告知护士	□ 配合测量体温、脉搏、呼吸、询问排便 1 次 □ 接受术前宣教 □ 接受配血，以备术中需要时用 □ 接受剃除手术区域毛发 □ 自行沐浴 □ 准备好必要用物，吸水管、纸巾等 □ 取下义齿、饰品等，贵重物品交家属保管	□ 清晨测量体温、脉搏、呼吸、血压 1 次 □ 接受药物灌肠 1 次 □ 送手术室前，协助完成核对，带齐影像资料，脱去衣物，上手术车 □ 返回病房后，协助完成核对，配合上病床 □ 配合检查意识、肢体活动，询问出入量 □ 配合术后吸氧、监护仪监测、输液、排尿用导尿管、肾区有引流管 □ 遵医嘱采取正确体位 □ 配合缓解疼痛 □ 有任何不适请告知护士
饮食	□ 正常普食	□ 术前 12 小时禁食、禁水	□ 麻醉清醒前禁食、禁水 □ 麻醉清醒后未排气前禁食、禁水 □ 次日晨进食少量水或流食
排泄	□ 正常排尿、便	□ 正常排尿、便	□ 保留尿管
活动	□ 正常活动	□ 正常活动	□ 根据医嘱平卧位 □ 卧床休息，保护管路 □ 双下肢活动

时间	手术后	出院
医患配合	□ 配合卧位要求 □ 需要时，配合伤口换药 □ 配合拔除引流管、导尿管 □ 配合伤口拆线	□ 接受出院前指导 □ 了解复查程序 □ 获取出院诊断书
护患配合	□ 配合定时测量生命体征、每日询问大便 □ 配合卧床 3~5 天 □ 接受输液、服药等治疗 □ 接受进食、进水、排便等生活护理 □ 配合活动，预防皮肤压力伤 □ 注意活动安全，避免坠床或跌倒 □ 配合执行探视及陪伴	□ 接受出院宣教 □ 办理出院手续 □ 获取出院带药 □ 了解服药方法、作用、注意事项 □ 了解照顾伤口方法 □ 了解复印病历方法
饮食	□ 根据医嘱，由流食逐渐过渡到普食	□ 根据医嘱，正常普食
排泄	□ 保留导尿管-正常排便 □ 避免便秘	□ 正常排尿便 □ 避免便秘
活动	□ 根据医嘱，半坐位、床边或下床活动 □ 注意保护管路，勿牵拉、脱出等	□ 正常适度活动，避免疲劳

附：原表单（2016 年版）

肾结核临床路径表单

适用对象：第一诊断为肾结核（ICD-10：A18.103+N29.1*）

行肾切除术（ICD-9-CM-3：55）

患者姓名：	性别： 年龄： 门诊号：	住院号：
住院日期： 年 月 日	出院日期： 年 月 日	标准住院日：12 天

日期	住院第 1~3 天	住院第 2~4 天（手术日）	住院第 3~5 天（术后第 1 天）
主要诊疗工作	□ 询问病史，体格检查 □ 完成病历及上级医师查房 □ 完成医嘱 □ 向患者及家属交代围术期注意事项 □ 签署手术知情同意书、输血同意书	□ 术前预防使用抗菌药物 □ 实施手术 □ 术后标本送病理 □ 术后向患者及家属交代病情及注意事项 □ 完成术后病程记录及手术记录	□ 观察病情 □ 上级医师查房 □ 完成病程记录 □ 嘱患者可以下地活动，以预防下肢静脉血栓
重点医嘱	**长期医嘱** □ 泌尿外科疾病护理常规 □ 三级护理 □ 饮食 ◎普食 ◎糖尿病饮食 ◎其他 □ 基础用药（糖尿病、心脑血管疾病等） □ 抗结核治疗 **临时医嘱** □ 血常规、尿常规、便常规+隐血试验 □ 肝肾功能、电解质、血型 □ 感染性疾病筛查、凝血功能 □ X 线胸片、心电图 □ 手术医嘱 □ 常规备血 □ 准备术中预防用抗菌药物	**长期医嘱** □ 腹腔镜肾输尿管全长切除术后护理常规 □ 一级护理 □ 禁食 □ 6 小时后恢复部分基础用药（心脑血管药） □ 切口引流管接无菌袋 □ 留置尿管并接无菌袋，记尿量 **临时医嘱** □ 输液 □ 抗菌药物 □ 必要时用抑酸剂	**长期医嘱** □ 一级护理 □ 禁食 **临时医嘱** □ 输液 □ 抗菌药物 □ 更换敷料 □ 必要时用抑酸剂 □ 留置尿管并接无菌袋，记尿量
主要护理工作	□ 入院介绍 □ 相关检查指导 □ 术前常规准备及注意事项	□ 麻醉后护理指导及病情观察 □ 术后引流管护理指导 □ 术后生活指导 □ 术后活动指导	□ 术后病情观察 □ 麻醉后饮食原则 □ 术后生活指导 □ 术后活动指导
病情变异记录	□ 无 □ 有，原因： 1. 2.	□ 无 □ 有，原因： 1. 2.	□ 无 □ 有，原因： 1. 2.
护士签名			
医生签名			

日期	住院第6天（术后第2天）	住院第7天（术后第3天）	住院第8天（术后第4天）
主要诊疗工作	□ 观察病情 □ 观察引流量 □ 完成病程记录	□ 观察病情 □ 观察切口情况 □ 完成病程记录	□ 观察病情 □ 完成病程记录
重点医嘱	**长期医嘱** □ 二级护理 □ 可拔肾窝引流管 □ 留置尿管并接无菌袋，记尿量 **临时医嘱** □ 输液 □ 抗菌药物 □ 必要时用抑酸剂	**长期医嘱** □ 二级护理 □ 半流食 □ 可拔肾窝引流管 □ 切口换药 □ 恢复其他基础用药 □ 留置尿管并接无菌袋，记尿量 □ 酌情使用抗菌药物 **临时医嘱** □ 输液 □ 抗菌药物	**长期医嘱** □ 二级护理 □ 普食 □ 留置尿管并接无菌袋，记尿量 **临时医嘱** □ 酌情复查化验项目
主要护理工作	□ 术后病情观察 □ 术后饮食指导 □ 术后活动指导	□ 术后病情观察 □ 用药指导 □ 术后活动指导	□ 术后病情观察 □ 用药指导 □ 术后活动指导
病情变异记录	□ 无 □ 有，原因： 1. 2.	□ 无 □ 有，原因： 1. 2.	□ 无 □ 有，原因： 1. 2.
护士签名			
医生签名			

日期	住院第 9~11 天（术后第 5~7 天）	住院第 12 天（术后第 8 天，出院日）
主要诊疗工作	□ 观察病情 □ 观察伤口情况 □ 完成病程记录	□ 观察病情 □ 上级医师查房 □ 出院 □ 向患者及家属交代出院后注意事项 □ 完成出院病程记录 □ 病理结果出来后告知患者 □ 根据病理结果决定是否辅助治疗 □ 定期复查
重点医嘱	**长期医嘱** □ 伤口拆线（术后第 7 天） **临时医嘱** □ 复查肾功能	**出院医嘱** □ 今日出院 □ 出院带药：基础药
主要护理工作	□ 术后病情观察 □ 用药指导 □ 术后活动指导 □ 术后饮食指导	□ 指导办理出院手续 □ 出院带药指导 □ 出院后活动饮食注意事项 □ 遵医嘱按时复查
病情变异记录	□ 无　□ 有，原因： 1. 2.	□ 无　□ 有，原因： 1. 2.
护士签名		
医生签名		

第三章

肾结石——经皮肾镜碎石术临床路径释义

一、肾结石——经皮肾镜碎石术编码

疾病名称及编码：肾结石（ICD-10：N20.0）

肾积水伴肾结石（ICD-10：N13.201）

手术操作及编码：行经皮肾镜碎石术（PCNL）（ICD-9-CM-3：55.0402）

二、临床路径检索方法

（N20.0/N13.201）伴55.0402

三、肾结石——经皮肾镜碎石术临床路径标准住院流程

（一）适用对象

第一诊断为肾结石（ICD-10：N20.0，N13.201）。

行经皮肾镜碎石术（PCNL）（ICD-9-CM-3：55.0402）。

> **释义**
>
> ■ 本路径适用对象为肾结石病例。
>
> ■ 肾结石的治疗手段有多种，本路径仅适用于经皮肾镜碎石术，其他治疗方式见本病其他手术入路的路径指南。

（二）诊断依据

根据《中国泌尿外科疾病诊断治疗指南》（中华医学会泌尿外科学分会编著，人民卫生出版社，2014）。

1. 病史。

2. 体格检查。

3. 实验室检查、影像学检查。

> **释义**
>
> ■ 肾结石可无明显症状，特别是较大的鹿角状结石，有时为查体时发现。肾结石的主要症状为患侧腰部疼痛、血尿及泌尿系感染。肾结石引起的疼痛可表现为间歇发作的疼痛，分为钝痛和绞痛。血尿多表现为镜下血尿。可有排石史，合并尿路梗阻和泌尿系感染时可出现相应的临床表现。
>
> ■ 可有肾区的叩击痛。多数没有梗阻的肾结石病例可无明显体征。

■影像学检查：对所有肾结石患者都应该做影像学检查，其结果对于肾结石的治疗具有重要的价值。肾结石患者的影像学检查，包括超声波、尿路平片（KUB平片）、静脉尿路造影（IVU）、CT、逆行或经皮肾穿刺造影、CT水成像（CTU）、磁共振水成像（MRU）、放射性核素等，均可根据病情适当选择。

超声波检查可以显示结石及其大小，还可了解肾积水的程度，间接了解肾实质和集合系统的情况；尿路平片可以发现90%左右的肾结石，能够大致判断结石的位置、形态、大小和数量，并且初步地提示结石的成分。CT能够显示X线阴性结石、肾脏积水的程度和肾实质的厚度，螺旋CT还能够同时对所获取的图像进行二维及三维重建，显示肾脏与邻近组织的关系，为穿刺部位选择提供参考。IVU可了解尿路的解剖结构，确定结石在尿路的位置，发现尿路平片上不能显示的X线阴性结石，鉴别平片上可疑的钙化灶，还可以了解分侧肾脏的功能，确定肾积水程度，还有助于PCNL术后出血时的DSA栓塞的应用。CT尿路造影可以起到同样的作用，在一定程度上可以替代IVU检查。超声、KUB、IVU/CTU、平扫CT应作为肾结石PCNL手术前的常规检查。

■肾结石患者的实验室检查应包括血液常规分析、尿常规和结石成分分析、24小时尿液分析，以及尿培养等。

（三）选择治疗方案的依据

根据《中国泌尿外科疾病诊断治疗指南》（中华医学会泌尿外科学分会编著，人民卫生出版社，2014）。

1. 适合行经皮肾镜碎石术（PCNL）。
2. 能够耐受手术。

释义

■目前肾结石常用的治疗方法包括体外冲击波碎石术（ESWL）、输尿管软镜碎石术（RIRS）、经皮肾镜碎石术（PCNL）、腹腔镜切开取石术以及开放手术等。上述的这些治疗方法都可供临床选择使用，但是，对于具体的患者来说，应该根据结石在肾脏的具体位置，结石大小，结石质地，以及集合系统解剖结构选择最有效的治疗方式。本路径仅适用于经皮肾镜碎石术，其他手术方式进入该病的其他路径。

■患者全身状况能够耐受手术，无绝对手术禁忌证。

（四）标准住院日

≤12天。

释义

■肾结石患者入院后，常规检查，包括实验室检查和影像学检查等准备2~4天，术后恢复6~8天，总住院时间小于12天的均符合本路径要求。

（五）进入路径标准

1. 第一诊断必须符合 ICD-10：N20.0，N13.201 肾结石疾病编码。
2. 当患者同时具有其他疾病诊断，但在住院期间不需要特殊处理也不影响第一诊断的临床路径流程实施时，可以进入路径。

> 释义
>
> ■ 进入本临床路径的患者需符合肾结石的诊断标准，包括：
>
> （1）完全性和不完全性鹿角结石、≥2cm 的肾结石、肾多发结石、有症状的肾盏或憩室内结石、体外冲击波难以粉碎及软镜手术等治疗失败的结石。
>
> （2）特殊类型的肾结石，包括梗阻明显的小儿肾结石、肥胖患者的肾结石、肾结石合并肾盂输尿管连接部梗阻或输尿管狭窄、孤立肾合并结石梗阻、马蹄肾合并结石梗阻、移植肾合并结石梗阻以及无积水的肾结石及不适合体外碎石者等。
>
> ■ 患者同时具有其他疾病诊断，如高血压、糖尿病、冠心病等，但如果其他疾病病情稳定，在住院期间不需要特殊处理也不影响第一诊断的临床路径流程实施时，则可以进入路径。需要术前对症治疗的，需要经治疗稳定后才能手术，术前准备过程先进入其他相应内科疾病的临床路径。若不需对症治疗，且不影响麻醉和手术，不影响术前准备的时间，也可进入本路径。

（六）术前准备（术前评估）

≤4 天。
必需的检查项目：
1. 血常规、尿常规。
2. 肝肾功能、电解质、血型、凝血功能。
3. 感染性疾病筛查（乙型肝炎、丙型肝炎、艾滋病、梅毒等）。
4. X 线胸片、心电图。

> 释义
>
> ■ 必查项目是确保手术治疗安全、有效开展的基础，术前必须完成。根据病情需要，影像学检查包括超声波、尿路平片（KUB 平片）、静脉尿路造影（IVU）或 CTU（MRU）、CT、逆行或经皮肾穿刺造影、放射性核素等，根据病情可选择性完成。
>
> ■ 尿培养加药敏试验。
>
> ■ 为缩短患者住院等待时间，检查项目可以在患者入院前于门诊完成。
>
> ■ 高龄患者或有心肺功能异常患者，术前根据病情增加心脏彩超、24 小时动态心电图、肺功能、血气分析等检查。并请相关科室会诊。

（七）预防性抗菌药物选择与使用时机

按照《抗菌药物临床应用指导原则》（卫医发〔2004〕285 号）执行，并结合患者的病情决定抗菌药物的选择与使用时间。

> **释义**
>
> ■ 经皮肾镜碎石术的手术切口属于Ⅱ类切口，因此可预防性和术后应用抗菌药物。例如二代头孢菌素或根据药敏结果选择敏感抗菌药物等。

（八）手术日

入院第≤5 天。

1. 麻醉方式　硬膜外麻醉或全身麻醉。
2. 手术方式　经皮肾镜碎石术（PCNL）。
3. 术中用药　麻醉用药、抗菌药物等。
4. 输血　必要时。

> **释义**
>
> ■ 本路径规定的经皮肾镜碎石术均是在硬膜外麻醉或全身麻醉下实施。
>
> ■ 术前用抗菌药物参考《抗菌药物临床应用指导原则》执行。对手术时间较长的患者，术中可加用一次抗菌药物。必要时可选用止血药，如注射用尖吻蝮蛇血凝酶。
>
> ■ 术中用药不仅仅是抗菌药物，还应根据病情使用激素、利尿药、止血药等。
>
> ■ 手术是否输血依照术中出血量而定。

（九）术后住院恢复

≤8 天。

1. 必须复查的检查项目　血常规、肾功能；根据患者病情变化可选择相应的检查项目。
2. 术后抗菌药物应用　按照《抗菌药物临床应用指导原则》（卫医发〔2004〕285 号）执行。

> **释义**
>
> ■ 术后可根据患者恢复情况做必须复查的检查项目，并根据病情变化增加检查的频次。复查项目并不仅局限于路径中的项目，术后患者恢复情况可时复查尿路平片（KUB 平片）或 CT。
>
> ■ 术后用药不仅仅是抗菌药物，还应根据病情使用激素、退热药、镇痛药、止血药、排石药物、解痉药物等，如间苯三酚注射液，缓解肾绞痛。

（十）出院标准

1. 一般情况良好。
2. 肾造瘘无漏尿。
3. D-J 管位置正常。

释义

■ 主治医师应在出院前，通过复查的各项检查并结合患者恢复情况决定是否能出院。如果出现各种特殊情况等需要继续留院治疗，超出了路径所规定的时间，应先处理并符合出院条件后再准许患者出院。

(十一) 变异及原因分析

1. 术前尿培养阳性需长时间应用抗菌药物，术中发现脓肾或手术时间过长以及集合系统内压力过高诱发术后高热及感染，术后抗感染病程较长，费用增加。
2. 术中、术后出现并发症，需要进一步诊治，导致住院时间延长、费用增加。
3. 术后出现结石残留，需要进一步诊治，导致住院时间延长、费用增加。
4. 术后原伴随疾病控制不佳，需请相关科室会诊，进一步诊治。
5. 住院后出现其他内、外科疾病需进一步明确诊断，可进入其他路径。

释义

■ 变异是指入选临床路径的患者未能按路径流程完成医疗行为或未达到预期的医疗质量控制目标。肾结石经皮肾镜碎石术主要的并发症是出血、感染、肾周脏器损伤等。如果术中术后出血经积极处理，可按路径规定时间出院或略延长，费用轻度增加，属轻微变异。如果术中出血较多，则需停止操作，并放置肾造瘘管，择期行二期手术；或持续的、大量的出血需行血管造影、进行超选择性栓塞；以及出血凶险难以控制，改开放手术，以便探查止血，必要时切除患肾等均属重大变异。

■ 结石残留，无需治疗或者经排石治疗可排出者属轻微变异，如需体外碎石、软性输尿管镜手术或再次 PCNL 者属重大变异。

■ 术后发热多由泌尿系感染引起，如感染能够通过药物控制，可按路径规定时间出院或略延长，费用轻度增加，属轻微变异，如术后存在持续的需进一步明确病因或二期治疗者属于重大变异。

■ 肾周脏器损伤多为胸膜、肝脾或结肠穿刺伤，如经积极处理，能按路径规定出院，仅费用轻度增加，属轻微变异；如需再次手术、重症监护治疗，显著增加住院时间和费用，则属重大变异。

■ 医师认可的变异原因主要指患者入选路径后，医师在检查及治疗过程中发现患者合并存在一些事前未预知的对本路径治疗可能产生影响的情况，需要中止执行路径或者是延长治疗时间、增加治疗费用。如高血压、糖尿病、心肺疾患以及其他内、外科疾病需会诊，但未影响手术或术后仅延长 1~2 天出院属轻微变异。如伴发疾病影响手术，需延长较长时间用于术前准备及术后治疗者，或术后需相关专科进一步诊治者，属重大变异。

■ 因患者方面的主观原因导致执行路径出现变异。

■ 轻度变异情况医师需在表单中明确说明。重大变异需退出本路径。

四、肾结石——经皮肾镜碎石术临床路径给药方案

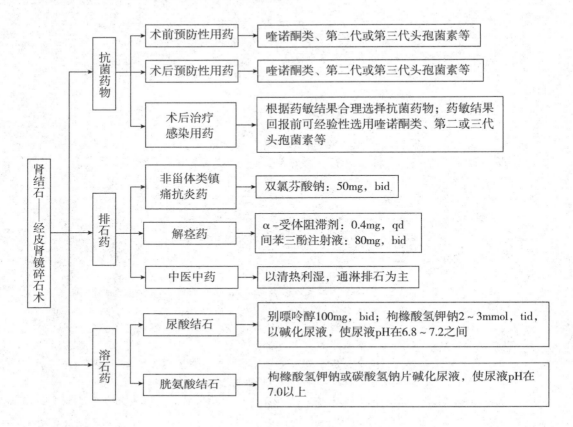

【用药选择】

1. 经皮肾镜碎石术的手术切口属于Ⅱ类切口，因此可预防性和术后应用抗菌药物。术前预防性使用抗菌药物应在术前24小时静脉滴注给药，必要时可延长至术前48小时。可选择喹诺酮类、第二代或第三代头孢菌素类抗菌药物。合并严重的泌尿系感染患者可适当延长用药时间至尿路感染情况明显好转。

2. 术后预防性使用抗菌药物仅限于术后3天内。可选择喹诺酮类、第二代或第三代头孢菌素类抗菌药物。

3. 术后出现感染征象需使用抗菌药物时，在经验性用药的同时应尽快完成药敏实验，依据药敏实验结果选择合理抗菌药物使用。经验性用药可选择喹诺酮类、第二代或第三代头孢菌素类抗菌药物。严重的泌尿系感染合并脓毒血症时可使用更高级抗菌药物（碳青霉烯类等）。

4. 术后若有少量无意义残石碎片，可酌情考虑合并使用物理排石及药物等综合治疗。

【药学提示】

1. 头孢菌素类抗菌药物使用期间严禁饮酒，以免发生双硫仑样反应。

2. 头孢菌素类抗菌药物多数经肾脏排泄，中度以上肾功能不全患者应根据肾功能适当调整剂量；中度以上肝功能减退时，头孢哌酮、头孢曲松可能需要调整剂量。

【注意事项】

头孢菌素类及青霉素类抗菌药物在使用前需皮试，皮试阴性者方可使用。

五、推荐表单

(一) 医师表单

肾结石——经皮肾镜碎石术临床路径医师表单

适用对象：第一诊断为肾结石（ICD-10：N20.0）/肾积水伴肾结石（ICD-10：N13.201）

行经皮肾镜碎石术（PCNL）（ICD-9-CM-3：55.0402）

患者姓名：	性别：　　年龄：　　门诊号：	住院号：
住院日期：　年　月　日	出院日期：　年　月　日	标准住院日：≤10 天

时间	住院第 1~3 天	住院第 4 天（手术日）	住院第 5 天（术后第 1 天）
主要诊疗工作	□ 询问病史，体格检查 □ 完成病历及上级医师查房 □ 完成医嘱 □ 向患者及家属交代围术期注意事项 □ 签署手术知情同意书	□ 术前预防用抗菌药物 □ 手术 □ 术后标本送结石分析 □ 术后向患者及家属交代病情及注意事项 □ 完成术后病程记录及手术记录	□ 观察病情 □ 嘱患者下地活动，拍腹部X 线平片 □ 上级医师查房 □ 完成病程记录 □ 嘱患者多饮水
重点医嘱	**长期医嘱** □ 泌尿外科疾病护理常规 □ 二/三级护理 □ 饮食 ◎普食 ◎糖尿病饮食◎低盐低脂饮食 ◎其他 □ 基础用药（糖尿病、心脑血管疾病等） **临时医嘱** □ 血常规、尿常规 □ 肝肾功能、电解质、血型 □ 感染筛查、凝血功能 □ X 线胸片，心电图 □ 24 小时尿分析 □ 手术医嘱 □ 手术用抗菌药物 □ 备血医嘱 □ 其他	**长期医嘱** □ PCNL 术后护理常规 □ 一级护理 □ 排气后恢复术前饮食 □ 6 小时后恢复基础用药 □ 肾造瘘管接无菌袋 □ 导尿管接无菌袋 □ 静脉使用抗菌药物 **临时医嘱** □ 输液 □ 静脉使用抗菌药物 □ 酌情使用止血药 □ 必要时使用抑酸剂、镇痛药物、止吐药物等	**长期医嘱** □ 二级护理 □ 夹闭肾造瘘管 □ 静脉使用抗菌药物 □ 饮食 ◎普食 ◎糖尿病饮食 ◎低盐低脂饮食 ◎其他 □ 其他 **临时医嘱** □ 输液 □ 酌情使用止血药 □ 必要时使用抑酸剂
病情变异记录	□ 无　□ 有，原因： 1. 2.	□ 无　□ 有，原因： 1. 2.	□ 无　□ 有，原因： 1. 2.
医师签名			

时间	住院第 6~7 天（术后第 2~3 天）	住院第 9~10 天（术后第 4~5 天）	住院第 11~12 天（出院日）
主要诊疗工作	□ 观察病情 □ 上级医师查房 □ 观察肾造瘘部位是否漏尿 □ 完成病程记录 □ 嘱患者多饮水	□ 观察病情 □ 上级医师查房 □ 完成病程记录 □ 嘱患者多饮水	□ 观察病情 □ 上级医师查房 □ 出院（不需二次手术） □ 向患者及家属交代出院后注意事项 □ 完成出院病程记录 □ 嘱患者 1 个月左右拔 D-J 管（如果留置） □ 待结石分析结果后告知患者，指导饮食
重点医嘱	**长期医嘱** □ 二级护理 □ 酌情拔肾造瘘管 □ 静脉使用抗菌药物 **临时医嘱** □ 输液	**长期医嘱** □ 口服抗菌药物 □ 酌情拔肾造瘘管 □ 酌情拔导尿管	**出院医嘱** □ 口服抗菌药物 □ 今日出院 □ 出院带药：抗菌药物、基础药 □ 酌情应用预防结石及排石药物
病情变异记录	□ 无　□ 有，原因： 1. 2.	□ 无　□ 有，原因： 1. 2.	□ 无　□ 有，原因： 1. 2.
医师签名			

（二）护士表单

肾结石——经皮肾镜碎石术临床路径护士表单

适用对象：第一诊断为肾结石（ICD-10：N20.0）/肾积水伴肾结石（ICD-10：N13.201）

行经皮肾镜碎石术（PCNL）（ICD-9-CM-3：55.0402）

患者姓名：	性别： 年龄： 门诊号：	住院号：
住院日期： 年 月 日	出院日期： 年 月 日	标准住院日：≤10天

时间	时间住院第1天	住院第2~3天	住院第4天（手术当天）
健康宣教	□ 入院宣教 □ 介绍主管医师、护士 □ 介绍环境、设施 □ 介绍住院注意事项	□ 术前宣教 □ 宣教疾病知识、术前准备及手术过程 □ 告知准备物品、洗澡 □ 告知术后饮食、活动及探视注意事项 □ 告知术后可能出现的情况及应对方式 □ 主管护士与患者沟通，了解并指导心理应对 □ 告知家属等候区位置 □ 俯卧位要求训练	□ 术后当日宣教 □ 告知监护设备、管路功能及注意事项 □ 告知饮食、体位要求 □ 告知疼痛注意事项 □ 告知术后可能出现情况的应对方式 □ 给予患者及家属心理支持 □ 再次明确探视陪伴须知
护理处置	□ 核对患者，佩戴腕带 □ 建立入院护理病历 □ 卫生处置：剪指（趾）甲、沐浴，更换病号服	□ 协助医师完成术前检查化验 □ 术前准备 □ 配血 □ 抗菌药物皮试 □ 备皮手术区域 □ 禁食、禁水	□ 药物灌肠1次 □ 送手术 □ 摘除患者各种活动物品 □ 核对患者资料及带药 □ 填写手术交接单，签字确认 □ 接手术 □ 核对患者及资料，签字确认
基础护理	□ 三级护理 □ 晨晚间护理 □ 患者安全管理	□ 三级护理 □ 晨晚间护理 □ 患者安全管理	□ 特级护理 □ 卧位护理：协助翻身、床上移动、预防压疮 □ 排泄护理 □ 患者安全管理
专科护理	□ 护理查体 □ 需要时，填写跌倒及压疮防范表 □ 需要时，请家属陪伴 □ 心理护理	□ 监测导尿管及引流管量及性质 □ 遵医嘱完成相关检查 □ 心理护理	□ 病情观察，写特护记录 □ q2h评估生命体征、意识、体征、肢体活动、皮肤情况、伤口敷料、尿量及引流液性质及量、出入量 □ 遵医嘱予抗感染、止血治疗 □ 心理护理
病情变异记录	□ 无 □ 有，原因： 1. 2.	□ 无 □ 有，原因： 1. 2.	□ 无 □ 有，原因： 1. 2.
护士签名			

时间	时间住院第 5 天（术后第 1 天）	住院第 6~12 天（术后第 2~6 天）
健康宣教	□ 术后宣教 □ 药物作用及频率 □ 饮食、活动指导 □ 复查患者对术前宣教内容的掌握程度 □ 疾病恢复期注意事项 □ 下床活动注意事项	□ 出院宣教 □ 复查时间 □ 服药方法 □ 活动休息 □ 拔导尿管后注意事项 □ 指导饮食 □ 指导办理出院手续
护理处置	□ 遵医嘱完成相关检查	□ 办理出院手续 □ 书写出院小结
基础护理	□ 特级/一级护理 　（根据患者病情和生活自理能力确定护理级别） □ 晨晚间护理 □ 协助进食、进水 □ 协助翻身、床上移动、预防压疮 □ 排泄护理 □ 床上温水擦浴 □ 协助更衣 □ 患者安全管理	□ 二级护理 □ 晨晚间护理 □ 协助或指进食、进水 □ 协助或指导床旁活动 □ 患者安全管理
专科护理	□ 病情观察，写特护记录 □ q2h 评估生命体征、肢体活动、皮肤情况、伤口敷料、尿量及引流液量及性质 □ 遵医嘱予抗感染及镇痛治疗 □ 需要时，联系主管医师给予相关治疗及用药 □ 心理护理	□ 病情观察 □ 评估生命体征及尿液及引流液的量及性质 □ 心理护理
病情变异记录	□ 无　□ 有，原因： 1. 2.	□ 无　□ 有，原因： 1. 2.
护士签名		

（三）患者表单

肾结石——经皮肾镜碎石术临床路径患者表单

适用对象：第一诊断为肾结石（ICD-10：N20.0）/肾积水伴肾结石（ICD-10：N13.201）

行经皮肾镜碎石术（PCNL）（ICD-9-CM-3：55.0402）

患者姓名：	性别： 年龄： 门诊号：	住院号：
住院日期： 年 月 日	出院日期： 年 月 日	标准住院日：≤10 天

时间	入院	手术前	手术当天
医患配合	□ 配合询问病史、收集资料，请务必详细告知既往史、用药史、过敏史 □ 如服用抗凝剂，请明确告知 □ 配合进行体格检查 □ 有任何不适请告知医师	□ 配合完善术前相关检查、化验，如采血、留尿、心电图、X 线胸片、B 超、CT、腹平片等 □ 医师与患者及家属介绍病情及手术谈话、术前签字 □ 麻醉师与患者进行术前访视 □ 必要时配合俯卧位训练	□ 配合评估手术效果 □ 配合卧位要求 □ 配合抽血化验 □ 有任何不适请告知医师
护患配合	□ 配合测量体温、脉搏、呼吸、血压、体重 1 次 □ 配合完成入院护理评估（简单询问病史、过敏史、用药史） □ 接受入院宣教（环境介绍、病室规定、订餐制度、贵重物品保管等） □ 有任何不适请告知护士	□ 配合测量体温、血压、脉搏、呼吸等 □ 接受术前宣教 □ 接受备血，以备术中需要 □ 接受剃除手术区域毛发 □ 自行沐浴 □ 准备好必要用物，吸水管、纸巾等 □ 取下义齿、饰品等，贵重物品交家属保管 □ 接受药物灌肠 1 次	□ 清晨测量体温、脉搏、呼吸、血压 1 次 □ 送手术室前，协助完成核对，带齐影像资料，脱去衣物，上手术车 □ 返回病房后，协助完成核对，配合上病床 □ 配合检查意识、肢体活动，询问出入量 □ 配合术后吸氧、监护仪监测、输液、排尿用导尿管、肾区有引流管 □ 遵医嘱采取正确体位 □ 配合缓解疼痛 □ 有任何不适请告知护士
饮食	□ 饮食 ◎普食 ◎糖尿病饮食 ◎低盐低脂饮食 ◎其他	□ 术前 12 小时禁食、禁水	□ 麻醉清醒前禁食、禁水 □ 麻醉清醒后未排气前禁食、禁水 □ 6 小时后进食少量水或流食
排泄	□ 正常排尿便	□ 正常排尿便	□ 保留尿管
活动	□ 正常活动	□ 正常活动	□ 根据医嘱平卧位 □ 卧床休息，保护管路 □ 双下肢活动

时间	手术后	出院
医患配合	□ 配合卧位要求 □ 需要时，配合伤口换药 □ 配合拔除引流管、导尿管 □ 配合伤口拆线	□ 接受出院前指导 □ 了解复查程序 □ 获取出院诊断书
护患配合	□ 配合定时测量生命体征、每日询问大便 □ 配合卧床 3~5 天 □ 接受输液、服药等治疗 □ 接受进食、进水、排便等生活护理 □ 配合活动，预防皮肤压力伤 □ 注意活动安全，避免坠床或跌倒 □ 配合执行探视及陪伴	□ 接受出院宣教 □ 办理出院手续 □ 获取出院带药 □ 了解服药方法、作用、注意事项 □ 了解照顾伤口方法 □ 了解复印病历方法
饮食	□ 根据医嘱，由流食逐渐过渡到普食	□ 根据医嘱，正常普食
排泄	□ 保留导尿管-正常排便 □ 避免便秘	□ 正常排尿便 □ 避免便秘
活动	□ 根据医嘱，半坐位，床边或下床活动 □ 注意保护管路，勿牵拉、脱出等	□ 正常适度活动，避免疲劳

附：原表单（2009年版）

肾结石临床路径表单

适用对象：第一诊断为肾结石（ICD-10：N20.0/N13.201）

行经皮肾镜碎石术（PCNL）（ICD-9-CM-3：55.0402）

患者姓名：	性别：　　　年龄：　　　门诊号：	住院号：
住院日期：　　年　月　日	出院日期：　　年　月　日	标准住院日：≤10天

时间	时间住院第1~2天	住院第3天（手术日）	住院第4天（术后第1天）
主要诊疗工作	□ 询问病史，体格检查 □ 完成病历及上级医师查房 □ 完成医嘱 □ 向患者及家属交代围术期注意事项 □ 签署手术知情同意书	□ 术前预防用抗菌药物 □ 手术 □ 术后标本送结石分析 □ 术后向患者及家属交代病情及注意事项 □ 完成术后病程记录及手术记录	□ 观察病情 □ 嘱患者下地活动，拍腹部平片 □ 上级医师查房 □ 完成病程记录 □ 嘱患者多饮水
重点医嘱	**长期医嘱** □ 泌尿外科疾病护理常规 □ 三级护理 □ 饮食 ◎普食 ◎糖尿病饮食 ◎其他 □ 基础用药（糖尿病、心脑血管疾病等） **临时医嘱** □ 血常规、尿常规 □ 肝肾功能、电解质、血型 □ 感染筛查、凝血功能 □ X线胸片，心电图 □ 手术医嘱 □ 手术用抗菌药物 □ 备术中使用导尿管、D-J管	**长期医嘱** □ PCNL术后护理常规 □ 一级护理 □ 6小时后恢复术前饮食 □ 6小时后恢复基础用药 □ 肾造瘘管接无菌袋 □ 导尿管接无菌袋 **临时医嘱** □ 输液 □ 静脉使用抗菌药物 □ 酌情使用止血药 □ 必要时使用抑酸剂	**长期医嘱** □ 二级护理 □ 夹闭肾造瘘管 **临时医嘱** □ 输液 □ 静脉使用抗菌药物 □ 酌情使用止血药 □ 必要时使用抑酸剂
主要护理工作	□ 入院介绍 □ 相关检查指导 □ 术前常规准备及注意事项 □ 手术体位练习指导	□ 麻醉后注意事项及病情观察 □ 术后引流管护理方法 □ 术后饮食饮水指导 □ 术后生活指导	□ 病情观察 □ 术后饮食饮水指导 □ 术后活动指导 □ 指导引流管护理方法
病情变异记录	□ 无　□ 有，原因： 1. 2.	□ 无　□ 有，原因： 1. 2.	□ 无　□ 有，原因： 1. 2.
护士签名			
医师签名			

时间	住院第 5~6 天（术后第 2~3 天）	住院第 7~8 天（术后第 4~5 天）	住院第 9~10 天（出院日）
主要诊疗工作	□ 观察病情 □ 上级医师查房 □ 观察肾造瘘部位是否漏尿 □ 完成病程记录 □ 嘱患者多饮水	□ 观察病情 □ 上级医师查房 □ 完成病程记录 □ 嘱患者多饮水	□ 观察病情 □ 上级医师查房 □ 出院（不需二次手术） □ 向患者及家属交代出院后注意事项 □ 完成出院病程记录 □ 嘱患者 1 个月左右拔 D-J 管（如果留置） □ 待结石分析结果后告知患者，指导饮食
重点医嘱	**长期医嘱** □ 二级护理 □ 酌情拔肾造瘘管 **临时医嘱** □ 输液 □ 静脉使用抗菌药物	**长期医嘱** □ 口服抗菌药物 □ 酌情拔肾造瘘管 □ 酌情拔导尿管	**出院医嘱** □ 口服抗菌药物 □ 今日出院 □ 出院带药：抗菌药物、基础药 □ 酌情应用预防结石及排石药物
主要护理工作	□ 病情观察 □ 术后饮食饮水指导 □ 术后活动指导 □ 指导引流管护理方法	□ 病情观察 □ 术后饮食饮水指导 □ 术后活动指导	□ 观察病情变化 □ 指导引流管护理方法 □ 指导办理出院手续 □ 用药指导 □ 遵医嘱定期复查
病情变异记录	□ 无 □ 有，原因： 1. 2.	□ 无 □ 有，原因： 1. 2.	□ 无 □ 有，原因： 1. 2.
护士签名			
医师签名			

第四章

肾素瘤——手术切除术临床路径释义

一、肾素瘤——手术切除术编码

疾病名称及编码：肾素瘤（ICD-10：D41.0 M8361/1）

手术操作名称及编码：开放性肾部分切除术（ICD-9-CM-3：55.4x00）

腹腔镜下肾部分切除术（ICD-9-CM-3：55.4x03）

开放性单侧肾切除术（ICD-9-CM-3：55.5101）

腹腔镜下单侧肾切除术（ICD-9-CM-3：55.5103）

开放性双侧肾切除术（ICD-9-CM-3：55.5400）

腹腔镜下双侧肾切除术（ICD-9-CM-3：55.5401）

二、临床路径检索方法

D41.0+M8361/1 伴 55.4/55.51/55.54

三、肾素瘤——手术切除术临床路径标准住院流程

（一）适用对象

第一诊断为肾素瘤。

行开放肾部分切除术/腹腔镜肾部分切除术/机器人辅助下腹腔镜肾部分切除术或开放肾根治切除术/腹腔镜肾根治切除术/机器人辅助下腹腔镜肾根治切除术。

> 释义
>
> ■ 肾素瘤，肾球旁细胞瘤，肾素分泌瘤，原发性肾素增多症，指起源于肾小球旁细胞的肿瘤，能够自主性地分泌大量肾素，而肾素是分子量为 40 000 的一种羧基蛋白水解酶，由肾小球旁细胞产生、贮存、分泌，能作用血管紧张素原转变为血管紧张素Ⅰ，再通过转化酶的作用形成血管紧张素Ⅱ。肾素-血管紧张素系统在机体血压、水和电解质平衡的调节中起重要作用。造成高血压和低血钾，是一种少见的肾脏良性肿瘤。肾上腺疾病导致的原发性醛固酮增多症或因为其他原因使肾血流量减少，肾入球小动脉内压力降低等引起的继发性肾素分泌增多不进入此路径；无法手术处理的肾素瘤不进入此路径。

（二）诊断依据

根据《Campbell-Walsh Urology》（第11版）（Alan J. Wein, Louis R. Kavoussi, Alan W. Partin, Craig A. Peters 著，Elsevier 出版，2016）。

1. 烦渴、多尿、肌痛和头痛。

2. 高血压。

3. 实验室显示　高肾素、继发醛固酮升高、低血钾。

4. 影像学提示肾脏肿物。

> **释义**
>
> ■ 肾素瘤患者多以高血压就诊，常见症状包括头晕、头痛及视物模糊等，血压可高达 200/100mmHg 以上，同时多伴有口渴、夜尿频多、乏力等高醛固酮血症及低钾血症等表现。需要除外原发性高血压、嗜铬细胞瘤、醛固酮瘤、肾上腺腺瘤等疾病。
>
> ■ 实验室检查表现为立卧位血肾素活性，血管紧张素Ⅱ及醛固酮水平均明显高于正常，可达到正常值的 2~10 倍以上，而血钾多低于正常值。
>
> ■ 同时需要鉴别诊断排除以下疾病：
>
> 1. 原发性醛固酮增多症　原发性醛固酮增多症（原醛）亦存在高血压、低血钾、醛固酮增多的迹象。已报道的病例中近一半在术前疑为原醛，但肾素瘤血压水平常更高，周围血浆肾素活性显著升高。而原醛一般为低肾素，无论立位或低钠激发均呈低反应，螺内酯（安体舒通）可以明显降压并提高血钾浓度。CT 或 MRI 能显示肾上腺病变。
>
> 2. 恶性高血压　原发性高血压恶性型由于肾脏普遍缺血会引起肾素分泌过多，也导致继发性醛固酮增多，但肾功能常明显受损。而肾素瘤患者肾功能一般无损害，降压治疗后肾素和醛固酮分泌仍高于正常，分侧肾静脉肾素测定示两侧差异显著。
>
> 3. 肾动脉狭窄　此病由于肾动脉供血不足致继发性醛固酮增多，部分患者会出现低血钾。但除肾动脉造影可发现肾血管病变外，肾功能检查，如血清肌酐、同位素肾图、快速静脉肾盂造影等常示异常。
>
> 4. 肾肿瘤体积较大的其他肾脏肿瘤可因压迫肾动脉后产生类似表现，肾动脉造影有助于鉴别。肾外分泌肾素性肿瘤如未分化性肺癌等常伴有累及系统的症状而肾动脉造影和肾静脉肾素测定则呈正常结果。
>
> 5. 其他肾外分泌肾素性肿瘤如未分化性肺癌等常伴有累及系统的症状而肾动脉造影和肾静脉肾素测定则呈正常结果。肾胚胎瘤（Wilms 瘤）则在临床上难以和肾素瘤加以区分。

（三）进入路径标准

1、第一诊断必须符合 ICD-10，肾素瘤。

2、当患者同时具有其他疾病诊断，但在住院期间不需要特殊处理也不影响第一诊断的临床路径实施时，可以进入路径。

> **释义**
>
> ■ 本路径适用对象为临床诊断为肾素瘤且需要手术治疗的患者；合并全身疾病但住院期间不需要特殊处理，并且可耐受手术的肾素瘤患者，也可以进入本路径。
>
> ■ 如肾素升高继发于其他疾病，不进入本路径，建议先治疗原发病。

（四）标准住院日

≤10 天。

释义

　　■ 如果患者条件允许，住院时间可以低于上述住院天数。手术中仔细分离，缝合确切，可减少术后引流时间。若无其他明显应退出本路径的变异，仅在住院日数上有小的出入，并不影响纳入路径。

（五）住院期间的检查项目

1. 必需的检查项目

（1）血常规、尿常规；

（2）电解质、肝肾功能、凝血、血型；

（3）感染疾病筛查（乙型肝炎、丙型肝炎、梅毒、艾滋病等）；

（4）立、卧位，血清肾素-醛固酮检查；

（5）X 线胸片，心电图；

（6）泌尿系 B 超，泌尿系增强 CT。

释义

　　■ 立卧位血清肾素-醛固酮检查：醛固酮（Ald）是肾上腺皮质球状带分泌的盐皮质激素，具有保钠排钾和调节水电解质平衡的作用。升高见于原发性 Ald 增多症、肾素分泌性肿瘤、肝硬化、肾性高血压、心力衰竭等；降低见于 Addison 病、liddle 综合征等。但是，Ald 的正常参考值却分为立位与卧位两组，并且绝对值相差很大，一般来说：平卧位持续 1 小时以上即可认定为卧位。立位与卧位 Ald 的调控机制不同：立位的 Ald 受肾素、血管紧张素的节制，卧位的 Ald 受促肾上腺素（ACTH）的支配。

　　常用测定方法：肾素活性：放免法。血管紧张素、醛固酮：化学发光法。

　　标本采集要求：①卧位：睡眠（入睡不要晚于午夜）后，次日早晨 7：00~9：00 取卧位，采集静脉血 8~10ml，分别置特殊抗凝管及肝素管，并及时检测；②直立位：在患者直立位或步行 2 小时后，采集静脉血 8~10ml，分别置特殊抗凝管及肝素管，并及时检测。

　　参考范围：见医院检验报告单（不同实验室有自己的参考范围）。

　　临床意义：①在健康个体中，肾素、醛固酮在睡眠后可上升到基础水平的150%~300%。故必须严格遵守标本采集的时间；②醛固酮基础水平升高，而在直立位一定时间后不升高反而下降，则可以提示：

　　- 醛固酮腺瘤或醛固酮分泌性癌

　　- 特发性醛固酮增多症

　　- 糖皮质激素可治疗的醛固酮增多症

　　特发性醛固酮增多症患者直立位一段时间后可见醛固酮基础水平轻度升高。

　　在直立位一定时间后不升高或低于正常升高时可以提示存在继发性醛固酮增多症。

　　■ 问题和注释：

　　（1）目前肾素、血管紧张素、醛固酮测定未经标准化，所以会导致同一份标本若使用不同检测方法或在不同实验室检测会得到不同的结果，故高血压方面的检测结果仅供临床参考。疾病的诊断还需结合患者的症状及其他检测结果综合判断。

（2）利尿剂、抗高血压药、避孕药和皮质类固醇对醛固酮和肾素的分泌有影响，如果可能的话应该在采血前 8 天停用。电解质也能引起变化，所以电解质摄入也应在样品采集前 3 天尽量保持平衡。

（3）女性肾素和醛固酮水平与月经周期有关。在黄体期水平较高，随变化周期回落到正常参考范围。

■肾素瘤的影像学检查特征（以下内容来自：徐海东，满凤媛，潘晶晶等．八例肾肾素瘤的 CT、MRI 表现及临床特征分析［J］．中华放射学杂志，2016，50（9）：672-676）。

（1）包膜：以往认为假包膜提示肾癌，但实际上肾素瘤亦可存在假包膜，假包膜的存在并不能作为鉴别二者的依据。MRI 对于肾素瘤包膜的检出优于 CT。

（2）钙化：肾素瘤可合并点状及斑片样钙化，但对于钙化的意义尚需积累更多患者证实。

（3）坏死、出血：肾素瘤继发坏死、出血可能并不少见，但坏死、出血与肿瘤大小的相关性有待后续大样本量研究进一步验证。

（4）密度、信号特征：CT 平扫呈等密度，诊断价值有限。以往有学者报道增强 CT 扫描呈现早期无强化、延迟渐进性强化的特点，可能与肾素引起血管收缩以及肿瘤小动脉及微动脉血管内膜和中层增殖等因素导致血流量减少有关，但目前亦有研究发现增强 CT 扫描时皮质期或皮髓质期即有不同程度强化。MRI 检查时，T_2WI 实性部分多呈等、稍低信号，提示 T_2WI 信号不高可能是 JGCT 的特征之一。

2. 根据患者病情进行的检查项目 超声心动图、血气分析、当存在造影剂禁忌时，可使用泌尿平扫 CT 或肾脏 MR 对肿瘤及肾血管进行评估。

> **释义**
>
> ■通过影像学检查，需要明确肿瘤的部位、大小、与周围血管的关系，进而为决定手术方案提供依据。

（六）治疗方案的选择

依据肿瘤大小及位置，可能选择开放肾部分切除术/腹腔镜肾部分切除术/机器人辅助下腹腔镜肾部分切除术，或开放肾根治切除术/腹腔镜肾根治切除术/机器人辅助下腹腔镜肾根治切除术。

> **释义**
>
> ■肾素瘤的主要治疗方法是手术切除。但具体的手术方式可依据本单位的手术条件，结合肿瘤的大小及位置进行选择，可选择开放肾部分切除术、腹腔镜肾部分切除术、机器人辅助下腹腔镜肾部分切除术，也可选择开放肾根治切除术、腹腔镜肾根治切除术、机器人辅助下腹腔镜肾根治切除术。

■药物治疗：

（1）降压治疗：本病典型的临床表现为高血压、血浆肾素活性及醛固酮水平增高和低血钾。高血压为本病的最主要症状，多数较严重，大于200/120mmHg，常伴有头痛、头胀及头晕等症状。一般的降压药效果不明显，需要以血管紧张素转化酶抑制剂（ACEI）为主的多种降压药联合应用。

（2）纠正低血钾：2/3的患者有低血钾，可出现疲劳无力、口渴、多饮和多尿等症状，主要由于肾素-血管紧张素-醛固酮系统激活所致，单纯补钾效果不佳，需要同时给予醛固酮抑制剂螺内酯（安体舒通）治疗。

（七）预防性抗菌药物选择与使用时机

按照《抗菌药物临床引用指导原则》（卫医发〔2015〕43号）执行，并结合患者的病情决定抗菌药物的选择与使用时间。

> 释义

> ■按照《抗菌药物临床引用指导原则》（卫医发〔2015〕43号）执行，可选择一代头孢菌素、二代头孢菌素、喹诺酮类进行预防性用药。用药时间一般不超过48小时。

（八）手术日

入院第≤3天。

1. 麻醉方式　全身麻醉。
2. 手术方式　开放肾部分切除术/腹腔镜肾部分切除术/机器人辅助下腹腔镜肾部分切除术，或开放肾根治切除术/腹腔镜肾根治切除术/机器人辅助下腹腔镜肾根治切除术。
3. 术中用药　麻醉用药，必要时用抗菌药物。
4. 输血　必要时。

> 释义

> ■肾素瘤的麻醉方式为全身麻醉，术中需开通深静脉通路及实时动态血压监测。手术方式可根据当地具体条件采取开放肾部分切除术、腹腔镜肾部分切除术、机器人辅助下腹腔镜肾部分切除术，或开放肾根治切除术、腹腔镜肾根治切除术、机器人辅助下腹腔镜肾根治切除术。

（九）术后恢复

≤7天。

1. 必须复查的检查项目　血常规、电解质；根据患者病情变化可选择相应检查项目。
2. 术后抗菌药物　按《抗菌药物临床应用指导原则》（卫医发〔2015〕43号）执行。

> 释义
>
> ■ 术后需要定期复查血常规、血生化，同时定期监测血压变化。必要时复查肾脏 CT 和血清肾素-醛固酮检查，了解局部术后和恢复情况。同时应注意预防深静脉血栓及肺栓塞。

（十）出院标准

1. 一般情况良好。
2. 拔除尿管后，排尿通畅。
3. 拔除伤口引流管。
4. 伤口愈合良好。

> 释义
>
> ■ 如果患者恢复顺利，手术切口愈合良好，可先予以出院，然后门诊复查换药或拆线。

（十一）变异及原因分析

1. 术中、术后出现并发症，需要进一步诊治，导致住院时间延长、费用增加。
2. 术后原伴随疾病控制不佳，需请相关科室会诊，进一步诊治。
3. 住院后出现其他内、外科疾病需要进一步明确诊断，可进入其他路径。

四、推荐表单

(一) 医师表单

肾素瘤——手术切除术临床路径医师表单

适用对象：第一诊断为肾素瘤 (ICD-10：D41.0 M8361/1)

行开放性肾部分切除术 (ICD-9-CM-3：55.4x00) /腹腔镜下肾部分切除术 (ICD-9-CM-3：55.4x03) /开放性单侧肾切除术 (ICD-9-CM-3：55.5101) /腹腔镜下单侧肾切除术 (ICD-9-CM-3：55.5103) /开放性双侧肾切除术 (ICD-9-CM-3：55.5400) /腹腔镜下双侧肾切除术 (ICD-9-CM-3：55.5401)

患者姓名：		性别： 年龄： 门诊号：	住院号：
住院日期： 年 月 日		出院日期： 年 月 日	标准住院日：≤10 天

时间	住院第 1 天	住院第 1~2 天
诊疗工作	□ 询问病史，体格检查 □ 完成病历及首次病程记录 □ 开出常规医嘱 □ 申请心电图、X 线胸片、CT 或 MRI 申请单及各项化验检查 □ 上级医师查房，初步确定手术方式	□ 向患者及家属交代围术期注意事项 □ 签署手术知情同意书、输血同意书
重点医嘱	**长期医嘱** □ 泌尿外科疾病护理常规 □ 三级护理 □ 饮食基础用药（糖尿病、心血管病等） **临时医嘱** □ 血常规、尿常规 □ 肝肾功能、电解质、血型、感染疾病筛查、凝血功能 □ 立卧位血清肾素-醛固酮检查 □ X 线胸片、心电图 □ 可能需要完善的检查	**长期医嘱** □ 泌尿外科疾病护理常规 □ 三级护理 □ 监测血压 □ 饮食基础用药（糖尿病、心血管病等） □ 降压药物、纠正低血钾药物 **临时医嘱** □ 手术医嘱 □ 常规备血 400ml □ 准备术中预防用抗菌药物
病情变异记录	□ 无 □ 有，原因： 1. 2.	□ 无 □ 有，原因： 1. 2.
医师签名		

时间	住院第 3 天（手术日）	
	术前	术后
诊疗工作	□ 术前预防用抗菌药物 □ 手术	□ 术后标本送病理 □ 术后向患者及家属交代病情及注意事项 □ 完成术后病程记录及手术记录
重点医嘱	**长期医嘱** **临时医嘱** □ 必要时术前补液 □ 必要时术前使用抗菌药物	**长期医嘱** □ 肾部分切除术后护理常规/肾根治切除术后护理常规 □ 一级护理 □ 禁食水 □ 尿管接尿袋 □ 引流管接引流袋 **临时医嘱** □ 补液 □ 抗菌药物 □ 酌情使用止血药 □ 必要时使用镇痛药相关药物
病情变异记录	□ 无　□ 有，原因： 1. 2.	□ 无　□ 有，原因： 1. 2.
医师签名		

时间	住院第 4~6 天（手术后第 1~3 天）	住院第 7~10 天（术后第 4 天，出院日）
诊疗工作	□ 观察病情 □ 上级医师查房 □ 完成病程记录 □ 嘱患者下地活动、预防下肢静脉血栓 □ 恢复进食、进水 □ 拔除尿管 □ 观察引流液情况	□ 观察病情 □ 观察伤口情况 □ 视引流液情况，拔除引流管 □ 必要时伤口拆线 □ 上级医师查房 □ 出院 □ 向患者及家属交代出院后注意事项 □ 完成出院病程记录 □ 病理结果告知患者
重点医嘱	**长期医嘱** □ 二级护理 □ 酌情拔尿管 **临时医嘱** □ 补液 □ 抗菌药物 □ 酌情使用止血药	**长期医嘱** □ 必要时使用抗菌药物 □ 酌情拔除伤口引流管 **临时医嘱** □ 今日出院 □ 出院带药 □ 定期复查
病情变异记录	□ 无　□ 有，原因： 1. 2.	□ 无　□ 有，原因： 1. 2.
医师签名		

（二）护士表单

肾素瘤——手术切除术临床路径护士表单

适用对象：第一诊断为肾素瘤（ICD-10：D41.0 M8361/1）

行开放性肾部分切除术（ICD-9-CM-3：55.4x00）/腹腔镜下肾部分切除术（ICD-9-CM-3：55.4x03）/开放性单侧肾切除术（ICD-9-CM-3：55.5101）/腹腔镜下单侧肾切除术（ICD-9-CM-3：55.5103）/开放性双侧肾切除术（ICD-9-CM-3：55.5400）/腹腔镜下双侧肾切除术（ICD-9-CM-3：55.5401）

患者姓名：	性别： 年龄： 门诊号：	住院号：
住院日期： 年 月 日	出院日期： 年 月 日	标准住院日：≤10 天

时间	住院第 1 天	住院第 1~2 天
健康宣教	□ 入院宣教 □ 介绍主管医师、护士 □ 介绍环境、设施 □ 介绍住院注意事项	□ 术前宣教 □ 宣教疾病知识、术前准备及手术过程 □ 告知准备物品、洗澡 □ 告知术后饮食、活动及探视注意事项 □ 告知术后可能出现的情况及应对方式 □ 主管护士与患者沟通，指导心理应对 □ 告知家属等候区位置
护理处置	□ 核对患者，佩戴腕带 □ 建立入院护理病历 □ 卫生处置：剪指（趾）甲，洗澡，更换病号服 □ 未成年人需陪住 1 人	□ 协助医生完成术前检查化验 □ 术前准备 □ 未成年者禁食、禁水
基础护理	□ 三级护理 □ 晨晚间护理 □ 患者安全管理	□ 三级护理 □ 晨晚间护理 □ 患者安全管理
专科护理	□ 护理查体 □ 需要时，填写跌倒及压疮防范表 □ 需要时，请家属陪伴 □ 遵医嘱给予监测血压 □ 心理护理	□ 协助完成相关检查 □ 血压监测，观察血压波动情况 □ 心理护理 □ 遵抗菌药物
重点医嘱	□ 详见医嘱执行单	□ 详见医嘱执行单
病情变异记录	□ 无 □ 有，原因： 1. 2.	□ 无 □ 有，原因： 1. 2.
护士签名		

时间	住院第 3 天（手术日）	
	术前	术后
健康宣教	□ 术前用药 □ 心理疏导	□ 术后当日宣教 □ 告知术后注意事项 □ 告知术后饮食、活动及探视注意事项 □ 告知术后可能出现情况的应对方式 □ 给予患者及家属心理支持 □ 再次明确探视陪伴须知
护理处置	□ 送手术 □ 摘除患者各种活动物品 □ 核对患者资料及带药 □ 填写手术交接单，签字确认	□ 接手术 □ 核对患者及资料，签字确认
基础护理	□ 三级护理 □ 术前生命体征监测	□ 一级护理 □ 麻醉术后注意事项 □ 术后饮食饮水指导 □ 术后活动指导
专科护理		□ 术后尿管注意事项 □ 术后引流管注意事项
重点医嘱	□ 详见医嘱执行单	□ 详见医嘱执行单
病情变异记录	□ 无　□ 有，原因： 1. 2.	□ 无　□ 有，原因： 1. 2.
护士签名		

时间	住院第 4~6 天（手术后第 1~3 天）	住院第 7~10 天（术后第 4 天，出院日）
健康宣教	□ 术后宣教 □ 告知术后恢复早期注意事项 □ 告知术后恢复期饮食、活动注意事项 □ 告知术后恢复过程中可能出现情况的应对方式 □ 给予患者及家属心理支持 □ 再次明确探视陪伴须知	□ 出院宣教 □ 复查时间 □ 活动休息 □ 指导饮食 □ 指导办理出院手续
护理处置	□ 协助完成各项检查、化验	□ 办理出院手续
基础护理	□ 术后饮食、饮水指导 □ 术后活动指导	□ 二级护理 □ 晨晚间护理 □ 患者安全管理
专科护理	□ 术后引流管护理 □ 术后导尿管护理	□ 病情观察 □ 遵医嘱观察血压波动情况 □ 心理护理
重点医嘱	□ 详见医嘱执行单	□ 详见医嘱执行单
病情变异记录	□ 无　□ 有，原因： 1. 2.	□ 无　□ 有，原因： 1. 2.
护士签名		

（三）患者表单

肾素瘤——手术切除术临床路径患者表单

适用对象：第一诊断为肾素瘤（ICD-10：D41.0 M8361/1）

行开放性肾部分切除术（ICD-9-CM-3：55.4x00）/腹腔镜下肾部分切除术（ICD-9-CM-3：55.4x03）/开放性单侧肾切除术（ICD-9-CM-3：55.5101）/腹腔镜下单侧肾切除术（ICD-9-CM-3：55.5103）/开放性双侧肾切除术（ICD-9-CM-3：55.5400）/腹腔镜下双侧肾切除术（ICD-9-CM-3：55.5401）

患者姓名：	性别： 年龄： 门诊号：	住院号：
住院日期： 年 月 日	出院日期： 年 月 日	标准住院日：≤10 天

时间	入院	手术前
医患配合	□ 配合询问病史、收集资料，请务必详细告知既往史、用药史、过敏史 □ 如服用抗凝剂，请明确告知 □ 配合进行体格检查 □ 有任何不适请告知医师	□ 配合完善术前相关检查、化验，如采血、留尿、心电图、X 线胸片 □ 特殊检查：肾脏 B 超、CT、MRI、立卧位醛固酮试验等 □ 医生与患者及家属介绍病情及手术谈话、术前签字 □ 麻醉师对患者进行术前访视
护患配合	□ 配合测量体温、脉搏、呼吸、血压、体重 1 次 □ 配合完成入院护理评估（简单询问病史、过敏史、用药史） □ 接受入院宣教（环境介绍、病室规定、订餐制度、贵重物品保管等） □ 有任何不适请告知护士 □ 配合进行各项常规化验、检查	□ 配合测量体温、脉搏、呼吸、询问 □ 接受术前宣教 □ 自行沐浴，剪指甲 □ 准备好必要用物，吸水管 □ 取下义齿、饰品等，贵重物品交家属保管
饮食	□ 正常普食	□ 全身麻醉需要术前 12h 禁食、禁水
排泄	□ 正常排尿排便	□ 正常排尿排便
活动	□ 正常活动	□ 正常活动

时间	手术当日	手术后	出院
医患配合	□ 配合评估手术效果 □ 有任何不适请告知医生	□ 配合术后补液治疗 □ 配合手术切口换药 □ 配合检查切口愈合情况	□ 接受出院前指导 □ 了解复查程序 □ 获取出院诊断书 □ 预约复诊日期
护患配合	□ 清晨测量体温、脉搏、呼吸、血压 □ 送手术室前，协助完成核对，带齐影像资料和术中带药 □ 返回病房后，协助完成核对 □ 配合血压测量 □ 配合检查意识 □ 配合术后输液 □ 遵医嘱采取正确体位 □ 配合缓解疼痛 □ 有任何不适请告知护士	□ 配合定时测量体温、脉搏、呼吸、每日询问排便 □ 注意活动安全，避免坠床或跌倒 □ 配合执行探视及陪伴	□ 接受出院宣教 □ 办理出院手续 □ 获取出院带药 □ 了解出院带药的用法及注意事项 □ 了解复印病历方法
饮食	□ 禁饮食	□ 正常饮食	□ 正常饮食
排尿排便	□ 导尿管引流尿液 □ 避免用力排便	□ 可自行排尿 □ □ 避免用力排便	□ 可自行排尿 □ 避免用力排便
活动	□ 可床上活动四肢、翻身	□ 正常活动	□ 正常活动

附：原表单（2016 年版）

肾素瘤临床路径表单

适用对象：第一诊断肾素瘤（ICD-10：）
　　　　　行肾部分切除术/肾根治性切除术

患者姓名：	性别：　　年龄：　　门诊号：	住院号：
住院日期：　　年　月　日	出院日期：　　年　月　日	标准住院日：≤10 天

时间	住院第 1~2 天
诊疗工作	□ 询问病史，体格检查 □ 完成病理及上级医师查房 □ 完成医嘱 □ 向患者及家属交代围术期注意事项，签署手术知情同意书、输血同意书
重点医嘱	**长期医嘱** □ 泌尿外科疾病护理常规 □ 三级护理 □ 饮食基础用药（糖尿病、心血管病等） **临时医嘱** □ 血常规、尿常规、肝肾功能、电解质、血型、感染疾病筛查、凝血功能 □ 立、卧位，血清肾素-醛固酮检查 □ X 线胸片、心电图及可能需要完善的检查 □ 手术医嘱 □ 常规备血 400ml □ 准备术中预防用抗菌药物
护理工作	□ 入院介绍，术前相关检查指导 □ 术前常规准备注意事项 □ 术后所带尿管及腹带等用品
病情变异记录	□ 无　□ 有，原因： 1. 2.
护士签名	
医师签名	

时间	住院第3天（手术日）	
	术前	术后
诊疗工作	□ 术前预防用抗菌药物 □ 手术	□ 术后标本送病理 □ 术后向患者及家属交代病情及注意事项 □ 完成术后病程记录及手术记录
重点医嘱	**长期医嘱** □ **临时医嘱** □ 必要时术前补液 □ 必要时术前使用抗菌药物	**长期医嘱** □ 肾部分切除术后护理常规/肾根治切除术后护理常规 □ 一级护理 □ 禁食水 □ 尿管接尿袋 □ 引流管接引流袋 **临时医嘱** □ 补液 □ 抗菌药物 □ 酌情使用止血药 □ 必要时使用镇痛药相关药物
护理工作	□ 术前生命体征监测	□ 麻醉术后注意事项 □ 术后尿管注意事项 □ 术后引流管注意事项
病情变异记录	□ 无　□ 有，原因： 1. 2.	□ 无　□ 有，原因： 1. 2.
护士签名		
医师签名		

时间	住院第 4~6 天（手术后第 1~3 天）	住院第 7~10 天
诊疗工作	□ 观察病情 □ 上级医师查房 □ 完成病程记录 □ 嘱患者下地活动、预防下肢静脉血栓 □ 恢复进食、进水 □ 拔除尿管 □ 观察引流液情况	□ 观察病情 □ 观察伤口情况 □ 视引流液情况，拔除引流管 □ 必要时伤口拆线 □ 上级医师查房 □ 出院 □ 向患者及家属交代出院后注意事项 □ 完成出院病程记录 □ 病理结果告知患者
重点医嘱	**长期医嘱** □ 二级护理 □ 酌情拔尿管 **临时医嘱** □ 补液 □ 抗菌药物 □ 酌情使用止血药	**长期医嘱** □ 口服抗菌药物 □ 酌情拔除伤口引流管 **临时医嘱** □ 出院 □ 出院带药：基础药 □ 定期复查
护理工作	□ 术后尿管注意事项 □ 术后引流管注意事项 □ 术后饮食饮水指导 □ 术后活动指导	□ 拔引流管后护理指导 □ 饮食指导 □ 活动指导 □ 指导患者办理出院 □ 出院后活动饮食指导 □ 用药指导 □ 出院后复查及紧急状况就诊指导 □ 定期复查
变异	□ 无 □ 有，原因： 1. 2.	□ 无 □ 有，原因： 1. 2.
护士签名		
医师签名		

第五章

肾肿瘤——根治性肾切除术/肾部分切除术临床路径释义

一、肾肿瘤——根治性肾切除术/肾部分切除术编码

1. 原编码：

疾病名称及编码：肾肿瘤（ICD-10：D41.001）

手术操作名称及编码：根治性肾切除术（ICD-9-CM-3：55.51006）

保留肾单位手术（ICD-9-CM-3：55.4002）

2. 修改编码：

疾病名称及编码：肾恶性肿瘤（ICD-10：C64）

手术操作名称及编码：根治性肾切除术（ICD-9-CM-3：55.51）

肾部分切除术（ICD-9-CM-3：55.4）

二、临床路径检索方法

C64 伴（55.51/55.4）

三、肾肿瘤——根治性肾切除术/肾部分切除术临床路径标准住院流程

（一）适用对象

第一诊断为肾肿瘤（ICD-10：D41.001）。

行根治性肾切除术或保留肾单位手术（55.51006，55.4 002）。

> **释义**
>
> ■ 本路径适用对象为临床诊断为肾肿瘤的患者。
>
> ■ 肾肿瘤的手术治疗方法有多种，包括保留肾单位手术，根治性肾切除手术及消融治疗等。上述治疗方法可以通过开放手术、腹腔镜手术或经皮穿刺等方式完成。本路径针对的是根治性肾切除术或保留肾单位手术，其他治疗方式见另外的路径指南。

（二）诊断依据

根据《中国泌尿外科疾病诊断治疗指南 2014 版》（那彦群等编著，人民卫生出版社，2014），本组疾病包括肾细胞癌。

1. 症状　血尿、腰痛、腹部肿块。

2. 体征　肾区叩痛。

3. 影像学检查　B 超，CT。

4. 病理检查　肾肿瘤穿刺活检术。

> **释义**
>
> ■ 目前，血尿、腰痛、腹部肿块肾癌三联征的临床出现率不到 6%～10%，这些患者诊断时往往已为晚期。无症状肾癌的发现率逐年升高，体检或其他疾病影像学检查偶然发现肾肿瘤的患者越来越多，一般无明显症状体征。
>
> ■ 肾癌的诊断主要依靠影像学检查，体格检查一般无特殊。
>
> ■ 影像学检查是肾癌诊断的主要依据，包括腹部 B 超、胸部 X 线片或肺 CT、腹部 CT 平扫和增强扫描。其中腹部 CT 平扫和增强扫描及胸部 X 线片或肺 CT 是术前临床分期的主要依据。
>
> ■ CT 检查对诊断有决定意义。CT 检查可以准确测定肾癌的大小、测定肿瘤的 CT 值，并了解肿瘤强化情况。

（三）进入路径标准

1. 第一诊断必须符合肾脏肿瘤疾病编码。
2. 当患者合并其他疾病，但住院期间不需要特殊处理也不影响第一诊断的临床路径流程实施时，可以进入路径。

> **释义**
>
> ■ 本路径适用对象为临床诊断为肾肿瘤，临床分期为 Ⅰ～Ⅲ 期，即局限性肾癌或局部进展性肾癌。
>
> ■ 患者如果合并高血压、糖尿病、冠心病等其他慢性疾病，需要术前对症治疗时，如果不影响麻醉和手术，不影响术前准备的时间，可进入本路径。上述慢性疾病如果需要经治疗稳定后才能手术，术前准备过程先进入其他相应内科疾病的诊疗路径。

（四）标准住院日

7～9 天。

> **释义**
>
> ■ 患者入院后，常规实验室及完善影像学检查等准备 1～3 天，术后恢复 4～9 天。

（五）住院期间的检查项目

1. 必需的检查项目
（1）血常规、尿常规；
（2）生化全套、凝血功能、术前三项疾病筛查等；
（3）心电图、胸部 X 线检查；
（4）泌尿系 B 超 泌尿系 CT 平扫+增强。
2. 根据患者病情进行的检查项目

（1）核素肾图 IVU、CTA；

（2）考虑转移时行核素骨扫描、PET-CT 检查；

（3）肺功能、超声心动图、阿托品试验等。

> **释义**
>
> ■ 必查项目是确保手术治疗安全、有效开展的基础，术前必须完成。根据病情需要，可选择性完成肾血流图、肾血管造影和肿瘤血管栓塞、胸部 CT、ECT 骨扫描检查和治疗。
>
> ■ 高龄患者或有心肺功能异常患者，术前根据病情增加 24 小时动态心电图、肺功能、血气分析等检查。
>
> ■ 静脉肾盂造影检查可协助进一步排除肾盂癌可能；肾脏动静脉增强 CT 造影进一步明确肾动、静脉情况，协助术中肾脏血管的处理。
>
> ■ 核素肾图或 IVU 检查指征：未行 CT 增强扫描，无法评价对侧肾功能者。
>
> ■ 为缩短患者住院等待时间，检查项目可以在患者入院前于门诊完成。

（六）治疗方案的选择

根据《中国泌尿外科疾病诊断治疗指南 2014 版》（那彦群等编著，人民卫生出版社，2014）。

1. 根治性肾切除术　临床分期 T1N0M0 不适于肾部分切除及 T2N0M0 的患者。

2. 肾部分切除术　低分期特别是 T1aN0M0 患者。

> **释义**
>
> ■ 外科手术是局限性肾癌首选治疗方法，局限性肾癌是指 TNM 分期中的 T1~T2N0M0 期肾癌，临床分期为Ⅰ、Ⅱ期。经典的根治性肾切除范围包括：肾周筋膜、肾周脂肪、患肾、同侧肾上腺、从膈肌脚至腹主动脉分叉处腹主动脉或下腔静脉旁淋巴结以及髂血管分叉以上输尿管。
>
> ■ 目前，根治术患者不常规行同侧肾上腺切除术，但在以下情况下推荐同时行同侧肾上腺切除术：术前 CT 检查发现肾上腺异常或术中发现同侧肾上腺异常考虑肾上腺转移或直接受侵。
>
> ■ 不推荐对局限性肾癌患者行区域或扩大淋巴结清扫术。但是，若术中可触及明显增大的淋巴结或 CT 扫描发现增大淋巴结时，为明确病理分期可行肿大淋巴结切除术。
>
> ■ 根据肿瘤大小位置患者情况医生经验决定是否行保留肾单位手术，其疗效同根治性肾切除术。对于（T1N0M0 期）特别是 T1aN0M0 期患者，若适合进行保留肾单位手术，则建议为首选。
>
> ■ 局部进展性肾癌是指伴有区域淋巴结转移和（或）肾静脉瘤栓和（或）下腔静脉瘤栓和（或）肾上腺转移或肿瘤侵及肾周脂肪组织和（或）肾窦脂肪组织（但未超过肾周筋膜），无远处转移的肾癌，临床分期为Ⅲ期。局部进展期肾癌首选治疗方法为根治性肾切除术；但合并血管瘤栓的Ⅲ期患者不适合本路径。
>
> ■ 由于患者年龄、实验室检查或存在禁忌证如心、肺功能不全等的不适合本路径。

（七）预防性抗菌药物选择与使用时机

按照《抗菌药物临床应用指导原则》（卫医发〔2004〕285号）执行。通常不需预防用抗菌药物。建议使用第一、二代头孢菌素，环丙沙星。如可疑感染，需做相应的微生物学检查，必要时做药敏试验。

> **释义**
>
> ■ 目前使用的《抗菌药物临床应用指导原则》是（卫医发〔2015〕43号）。
>
> ■ 根治性肾切除手术及保留肾单位手术切口均属于Ⅱ类，对于开放性手术，术后可常规应用抗菌药物预防感染，一般选择二代头孢，时间在3天以内；对于腔镜手术，术中、术后可不使用抗菌药物或术中单次应用抗菌药物预防感染，一般选择二代头孢。

（八）手术日为入院2~3天

1. 麻醉方式　全身麻醉。
2. 手术方式　根治性肾切除术或肾部分切除术。
3. 术中用药　麻醉常规用药。
4. 手术内固定物　无。
5. 输血　根据术前血红蛋白状况及术中出血情况而定。
6. 病理　术后标本送病理学检查。

> **释义**
>
> ■ 本路径规定的根治性肾切除术或肾部分切除术均是在全身麻醉下实施。
>
> ■ 术中应用抗菌药物参考《抗菌药物临床应用指导原则》执行。一般可于术中加用一次抗菌药物。
>
> ■ 病理检查具有极高的特异性和敏感性。

（九）术后住院恢复

4~5天。

1. 术后用药

抗菌药物：按照《抗菌药物临床应用指导原则》（卫医发〔2004〕285号）执行。通常需预防用抗菌药物。

2. 严密观察有无出血等并发症，并作相应处理。

> **释义**
>
> ■ 目前使用的《抗菌药物临床应用指导原则》是（卫医发〔2015〕43号）。
>
> ■ 术后可根据患者恢复情况复查必需的检查项目，包括血尿常规及肾功能。同时可根据病情变化增加检查项目以及频次。

　　■ 根治性肾切除术或保留肾单位手术切口均属于Ⅱ类，开放性手术术后可常规应用抗菌药物预防感染，一般选择二代头孢，时间 3 天以内；腔镜手术术中、术后可不使用抗菌药物或术中单次应用抗菌药物预防感染，一般选择二代头孢。

　　■ 术后有可能发生出血，感染等并发症，应注意预防和适当处理。

（十）出院标准

1. 伤口对和好　无积血，无感染征象，拔除引流。
2. 没有需要住院处理的并发症和（或）合并症。

> **释义**
>
> 　　■ 主管医师应在出院前，通过复查的各项检查并结合患者恢复情况决定是否能出院。如果出现术后感染、出血、肾功能不全等需要继续留院治疗的情况，超出了路径所规定的时间，应先处理并发症并符合出院条件后再准许患者出院。

（十一）变异及原因分析

有影响手术的合并症，需要进行相关的诊断和治疗。

> **释义**
>
> 　　■ 患者伴随有其他疾病，如心脑血管疾病，不能立即进行手术治疗的可能需请相关科室会诊调整后进行手术，延长住院时间并增加费用。若手术前后出现其他内、外科情况需要进一步明确诊断及治疗，可进入其他路径。
>
> 　　■ 因患者方面的主观原因导致执行路径出现变异，也需要在表单中说明。

四、肾肿瘤——根治性肾切除术/肾部分切除术临床路径给药方案

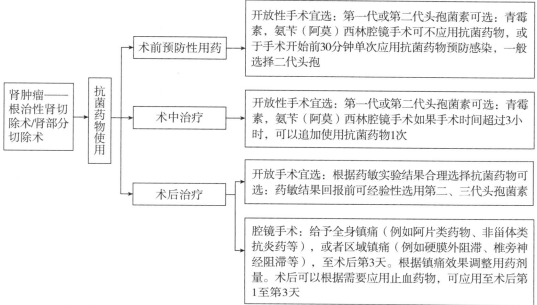

【用药选择】

于腔镜手术：

1. 术中、术后可不使用抗菌药物或术中单次应用抗菌药物预防感染，一般选择二代头孢。如手术时间超过 3 小时，术中可追加用药一次。如术后体温升高，切口感染，可继续用药。

对于开放性手术：

1. 术前预防性使用抗菌药物应在术前 24 小时静脉滴注给药，必要时可延长至术前 48 小时。可选择第一代或第二代头孢菌素。

2. 术后预防性使用抗菌药物仅限于术后 3 天内。可选择第一代或第二代头孢菌素。

3. 术后出现感染征象需使用抗菌药物时，在经验性用药的同时应尽快完成药敏实验，依据药敏实验结果选择合理抗菌药物使用。经验性用药可选择第二代或第三代头孢菌素类抗菌药物。

【药学提示】

1. 头孢菌素类抗菌药物使用期间严禁饮酒，以免发生双硫仑样反应。

2. 头孢菌素类抗菌药物多数经肾脏排泄，中度以上肾功能不全患者应根据肾功能适当调整剂量；中度以上肝功能减退时，头孢哌酮、头孢曲松可能需要调整剂量。

3. 镇痛药物 术后可给予全身镇痛（例如阿片类药物、非甾体类抗炎药等），或者区域镇痛（例如硬膜外阻滞、椎旁神经阻滞等），至术后第 3 天。根据镇痛效果调整用药剂量。全身镇痛可能出现中枢神经系统抑制、恶心呕吐、呼吸抑制等不良反应；硬膜外阻滞可能出现低血压、全脊髓麻醉、脊髓损伤、麻醉药中毒等不良反应。

4. 止血药物 术中术后可以根据需要应用止血药，可应用至术后第 1 至第 3 天。

【注意事项】

头孢菌素类及青霉素类抗菌药物在使用前必须皮试，皮试阴性者方可使用。

五、推荐表单

（一）医师表单

肾肿瘤——根治性肾切除术/肾部分切除术临床路径医师表单

适用对象：第一诊断为肾恶性肿瘤（ICD-10：C64）

行根治性肾切除术（ICD-9-CM-3：55.51）/肾部分切除术（ICD-9-CM-3：55.4）

患者姓名：	性别： 年龄： 门诊号：	住院号：
住院日期： 年 月 日	出院日期： 年 月 日	标准住院日：≤12 天

时间	住院第 1~2 天	住院第 3 天（手术日）	住院第 4 天（术后第 1 天）
主要诊疗工作	□ 询问病史，体格检查 □ 完成病历及上级医师查房 □ 完成医嘱 □ 向患者及家属交代围术期注意事项 □ 签署手术知情同意书、输血同意书	□ 术前预防使用抗菌药物 □ 实施手术 □ 术后标本送病理 □ 术后向患者及家属交代病情及注意事项 □ 完成术后病程记录及手术记录	□ 观察病情 □ 上级医师查房 □ 完成病程记录 □ 嘱患者可以下地活动，以预防下肢静脉血栓
重点医嘱	**长期医嘱** □ 泌尿外科疾病护理常规 □ 三级护理 □ 饮食 ◎普食 ◎糖尿病饮食◎其他 □ 基础用药（糖尿病、心脑血管疾病等） **临时医嘱** □ 血、尿、便常规，肝肾功能、电解质、血型 □ 感染筛查、凝血功能 □ X 线胸片，心电图 □ 手术医嘱 □ 常规备血 800~1200ml □ 准备术中预防用抗菌药物 □ 必要时留置胃管	**长期医嘱** □ 开放肾癌根治术后护理常规 □ 一级护理 □ 禁食 □ 6 小时后恢复部分基础用药（心脑血管药） □ 切口引流管接无菌袋 □ 留置尿管并接无菌袋 **临时医嘱** □ 输液 □ 抗菌药物 □ 必要时用抑酸剂 □ 酌情复查化验项目	**长期医嘱** □ 二级护理 □ 酌情可拔切口引流管 **临时医嘱** □ 输液 □ 酌情使用抗菌药物 □ 更换敷料 □ 必要时用抑酸剂 □ 酌情复查化验项目
病情变异记录	□ 无 □ 有，原因： 1. 2.	□ 无 □ 有，原因： 1. 2.	□ 无 □ 有，原因： 1. 2.
医师签名			

时间	住院第 5 天（术后第 2 天）	住院第 6 天（术后第 3 天）	住院第 7 天（术后第 4 天）
主要诊疗工作	□ 观察病情 □ 观察引流量 □ 完成病程记录	□ 观察病情 □ 观察切口情况 □ 完成病程记录	□ 观察病情 □ 完成病程记录
重点医嘱	**长期医嘱** □ 二级护理 □ 酌情可拔切口引流管 **临时医嘱** □ 输液 □ 酌情使用抗菌药物 □ 必要时用抑酸剂 □ 酌情复查化验项目	**长期医嘱** □ 二级护理 □ 半流食 □ 酌情可拔切口引流管 □ 拔导尿管 □ 切口换药 □ 恢复其他基础用药 **临时医嘱** □ 输液 □ 酌情使用抗菌药物 □ 酌情复查化验项目	**长期医嘱** □ 二级护理 □ 普食 □ 酌情使用抗菌药物 **临时医嘱** □ 酌情复查化验项目
病情变异记录	□ 无　□ 有，原因： 1. 2.	□ 无　□ 有，原因： 1. 2.	□ 无　□ 有，原因： 1. 2.
医师签名			

时间	住院第 8~9 天（术后第 5~6 天）	住院第 10~11 天（术后第 7~8 天）	住院第 12 天（出院日）
主要诊疗工作	□ 观察病情 □ 完成病程记录	□ 观察病情 □ 观察切口情况 □ 完成病程记录	□ 观察病情 □ 上级医师查房 □ 出院 □ 向患者及家属交代出院后注意事项 □ 完成出院病程记录 □ 病理结果告知患者 □ 根据病理结果决定是否辅助治疗 □ 定期复查
重点医嘱	**长期医嘱** □ 二级护理 □ 普食 **临时医嘱** □ 酌情复查化验项目	**长期医嘱** □ 二级/三级护理 □ 普食 **临时医嘱** □ 切口拆线	**出院医嘱** □ 今日出院 □ 出院带药：基础药，酌情使用抗菌药物
病情变异记录	□ 无　□ 有，原因： 1. 2.	□ 无　□ 有，原因： 1. 2.	□ 无　□ 有，原因： 1. 2.
医师签名			

（二）护士表单

肾肿瘤——根治性肾切除术/肾部分切除术临床路径护士表单

适用对象：第一诊断为肾恶性肿瘤（ICD-10：C64）

行根治性肾切除术（ICD-9-CM-3：55.51）/肾部分切除术（ICD-9-CM-3：55.4）

患者姓名：	性别：　　年龄：　　门诊号：	住院号：
住院日期：　　年　月　日	出院日期：　　年　　月　　日	标准住院日：≤12 天

时间	住院第 1 天	住院第 2 天	住院第 3 天（手术当天）
健康宣教	□ 入院宣教 □ 介绍主管医师、护士 □ 介绍环境、设施 □ 介绍住院注意事项	□ 术前宣教 □ 宣教疾病知识、术前准备及手术过程 □ 告知准备物品、沐浴 □ 告知术后饮食、活动及探视注意事项 □ 告知术后可能出现的情况及应对方式 □ 主管护士与患者沟通，了解并指导心理应对 □ 告知家属等候区位置	□ 术后当日宣教 □ 告知监护设备、管路功能及注意事项 □ 告知饮食、体位要求 □ 告知疼痛注意事项 □ 告知术后可能出现情况的应对方式 □ 给予患者及家属心理支持 □ 再次明确探视陪伴须知
护理处置	□ 核对患者，佩戴腕带 □ 建立入院护理病历 □ 卫生处置：剪指（趾）甲、沐浴，更换病号服	□ 协助医师完成术前检查化验 □ 术前准备 □ 配血 □ 抗菌药物皮试 □ 备皮手术区域 □ 禁食、禁水	□ 药物灌肠 1 次 □ 送手术 □ 摘除患者各种活动物品 □ 核对患者资料及带药 □ 填写手术交接单，签字确认 □ 接手术 □ 核对患者及资料，签字确认
基础护理	□ 三级护理 □ 晨晚间护理 □ 患者安全管理	□ 三级护理 □ 晨晚间护理 □ 患者安全管理	□ 特级护理 □ 卧位护理：协助翻身、床上 □ 移动、预防压疮 □ 排泄护理 □ 患者安全管理
专科护理	□ 护理查体 □ 需要时，填写跌倒及压疮防范表 □ 需要时，请家属陪伴 □ 心理护理	□ 尿量监测 □ 遵医嘱完成相关检查 □ 心理护理	□ 病情观察，写特护记录 □ q2h 评估生命体征、意识、体征、肢体活动、皮肤情况、伤口敷料、尿量及引流液性质及量、出入量 □ 遵医嘱予抗感染、镇痛治疗 □ 心理护理
病情变异记录	□ 无　□ 有，原因： 1. 2.	□ 无　□ 有，原因： 1. 2.	□ 无　□ 有，原因： 1. 2.
护士签名			

时间	时间住院第 4 天（术后第 1 天）	住院第 5~12 天（术后第 2~9 天）
健康宣教	□ 术后宣教 □ 药物作用及频率 □ 饮食、活动指导 □ 复查患者对术前宣教内容的掌握程度 □ 疾病恢复期注意事项 □ 拔尿管后注意事项 □ 下床活动注意事项	□ 出院宣教 □ 复查时间 □ 服药方法 □ 活动休息 □ 指导饮食 □ 指导办理出院手续
护理处置	□ 遵医嘱完成相关检查 □ 夹闭导尿管，锻炼膀胱功能	□ 办理出院手续 □ 书写出院小结
基础护理	□ 特级/一级护理 　（根据患者病情和生活自理能力确定护理级别） □ 晨晚间护理 □ 协助进食、进水 □ 协助翻身、床上移动、预防压疮 □ 排泄护理 □ 床上温水擦浴 □ 协助更衣 □ 患者安全管理	□ 二级护理 □ 晨晚间护理 □ 协助或指进食、进水 □ 协助或指导床旁活动 □ 患者安全管理
专科护理	□ 病情观察，写特护记录 □ q2h 评估生命体征、肢体活动、皮肤情况、伤口敷料、尿量及引流液量性质 □ 遵医嘱予抗感染及镇痛治疗 □ 需要时，联系主管医师给予相关治疗及用药 □ 心理护理	□ 病情观察 □ 评估生命体征及尿量情况 □ 心理护理
病情变异记录	□ 无　□ 有，原因： 1. 2.	□ 无　□ 有，原因： 1. 2.
护士签名		

（三）患者表单

肾肿瘤——根治性肾切除术/肾部分切除术临床路径患者表单

适用对象：第一诊断为肾恶性肿瘤（ICD-10：C64）

行根治性肾切除术（ICD-9-CM-3：55.51）/肾部分切除术（ICD-9-CM-3：55.4）

患者姓名：	性别： 年龄： 门诊号：	住院号：
住院日期： 年 月 日	出院日期： 年 月 日	标准住院日：≤12 天

时间	入院	手术前	手术当天
医患配合	□ 配合询问病史、收集资料，请务必详细告知既往史、用药史、过敏史 □ 如服用抗凝剂，请明确告知 □ 配合进行体格检查 □ 有任何不适请告知医师	□ 配合完善术前相关检查、化验，如采血、留尿、心电图、X 线胸片、B 超、CT □ 医师与患者及家属介绍病情及手术谈话、术前签字 □ 麻醉师对患者进行术前访视	□ 如病情需要，配合术后转入监护病房 □ 配合评估手术效果 □ 配合监测对侧肾功能 □ 需要时，配合抽血查肾功能 □ 有任何不适请告知医师
护患配合	□ 配合测量体温、脉搏、呼吸、血压、体重 1 次 □ 配合完成入院护理评估（简单询问病史、过敏史、用药史） □ 接受入院宣教（环境介绍、病室规定、订餐制度、贵重物品保管等） □ 有任何不适请告知护士	□ 配合测量体温、脉搏、呼吸、询问排便 1 次 □ 接受术前宣教 □ 接受配血，以备术中需要时用 □ 接受剃除手术区域毛发 □ 自行沐浴 □ 准备好必要用物，吸水管、纸巾等 □ 取下义齿、饰品等，贵重物品交家属保管	□ 清晨测量体温、脉搏、呼吸、血压 1 次 □ 接受药物灌肠 1 次 □ 送手术室前，协助完成核对，带齐影像资料，脱去衣物，上手术车 □ 返回病房后，协助完成核对，配合上病床 □ 配合检查意识、肢体活动，询问出入量 □ 配合术后吸氧、监护仪监测、输液、排尿用导尿管、肾区有引流管 □ 遵医嘱采取正确体位 □ 配合缓解疼痛 □ 有任何不适请告知护士
饮食	□ 正常普食	□ 术前 12h 禁食、禁水	□ 麻醉清醒前禁食、禁水 □ 麻醉清醒后未排气前禁食、禁水
排泄	□ 正常排尿、便	□ 正常排尿、便	□ 保留尿管
活动	□ 正常活动	□ 正常活动	□ 根据医嘱平卧位或半卧位 □ 卧床休息，保护管路 □ 双下肢活动

时间	手术后	出院
医患配合	□ 配合抽血检查对侧肾脏功能情况 □ 需要时，配合伤口换药 □ 配合拔除引流管、尿管 □ 配合伤口拆线	□ 接受出院前指导 □ 了解复查程序 □ 获取出院诊断书
护患配合	□ 配合定时测量生命体征、每日询问排便 □ 配合抽血检查肾功，询问出入量 □ 接受输液、服药等治疗 □ 配合夹闭导尿管，锻炼膀胱功能 □ 接受进食、进水、排便等生活护理 □ 配合活动，预防皮肤压力伤 □ 注意活动安全，避免坠床或跌倒 □ 配合执行探视及陪伴	□ 接受出院宣教 □ 办理出院手续 □ 获取出院带药 □ 了解服药方法、作用、注意事项 □ 了解照顾伤口方法 □ 了解复印病历方法
饮食	□ 根据医嘱，由流食逐渐过渡到普食	□ 根据医嘱，正常普食
排泄	□ 保留导尿管-正常排尿、便 □ 避免便秘	□ 正常排尿、便 □ 避免便秘
活动	□ 根据医嘱，半坐位，床边或下床活动 □ 注意保护管路，勿牵拉、脱出等	□ 正常适度活动，避免疲劳

附：原表单（2016 年版）

肾肿瘤临床路径表单

适用对象：第一诊断为肾肿瘤（ICD-10：C64）

行根治性肾切除术或保留肾单位手术（55.51006，55.4 002）

患者姓名：	性别：　年龄：　门诊号：	住院号：
住院日期：　　年　月　日	出院日期：　　年　月　日	标准住院日：≤12 天

日期	住院第 1~2 天	住院第 3 天（手术日）	住院第 4 天（术后第 1 天）
主要诊疗工作	□ 询问病史，体格检查 □ 完成病历及上级医师查房 □ 完成医嘱 □ 向患者及家属交代围术期注意事项 □ 签署手术知情同意书、输血同意书	□ 术前预防使用抗菌药物 □ 实施手术 □ 术后标本送病理 □ 术后向患者及家属交代病情及注意事项 □ 完成术后病程记录及手术记录	□ 观察病情 □ 上级医师查房 □ 完成病程记录 □ 嘱患者可以下地活动，以预防下肢静脉血栓
重点医嘱	**长期医嘱** □ 泌尿外科疾病护理常规 □ 三级护理 □ 饮食 ◎普食 ◎糖尿病饮食 ◎其他 □ 基础用药（糖尿病、心脑血管疾病等） **临时医嘱** □ 血、尿常规，肝肾功能、电解质、血型 □ 感染筛查、凝血功能 □ X 线胸片，心电图 □ 手术医嘱 □ 常规备血 400ml □ 准备术中预防用抗菌药物 □ 必要时留置胃管	**长期医嘱** □ 腹腔镜肾癌根治术后护理常规 □ 一级护理 □ 禁食 □ 6 小时后恢复部分基础用药（心脑血管药） □ 切口引流管接无菌袋 □ 留置尿管并接无菌袋 **临时医嘱** □ 输液 □ 抗菌药物 □ 必要时用抑酸剂	**长期医嘱** □ 二级护理 □ 可拔切口引流管 **临时医嘱** □ 输液 □ 抗菌药物 □ 更换敷料 □ 必要时用抑酸剂
主要护理工作	□ 入院介绍 □ 相关检查指导 □ 术前常规准备及注意事项	□ 麻醉后护理指导及病情观察 □ 术后引流管护理指导 □ 术后生活指导 □ 术后活动指导	□ 术后病情观察 □ 麻醉后饮食原则 □ 术后生活指导
病情变异记录	□ 无　□ 有，原因： 1. 2.	□ 无　□ 有，原因： 1. 2.	□ 无　□ 有，原因： 1. 2.
护士签名			
医生签名			

日期	住院第 5 天（术后第 2 天）	住院第 6 天（术后第 3 天）	住院第 7 天（术后第 4 天）
主要 诊疗 工作	□ 观察病情 □ 观察引流量 □ 完成病程记录	□ 观察病情 □ 观察切口情况 □ 完成病程记录	□ 观察病情 □ 完成病程记录
重 点 医 嘱	**长期医嘱** □ 二级护理 □ 可拔切口引流管 **临时医嘱** □ 输液 □ 抗菌药物 □ 必要时用抑酸剂	**长期医嘱** □ 二级护理 □ 半流食 □ 拔尿管 □ 切口换药 □ 恢复其他基础用药 **临时医嘱** □ 输液 □ 抗菌药物	**长期医嘱** □ 二级护理 □ 普食 □ 酌情使用抗菌药物 **临时医嘱** □ 酌情复查化验项目
主要 护理 工作	□ 术后病情观察 □ 术后饮食指导 □ 术后活动指导 □ 观察拔尿管后排尿情况 □ 用药指导	□ 术后病情观察 □ 用药指导 □ 观察拔尿管后排尿情况 □ 术后活动指导 □ 术后饮食指导	□ 术后病情观察 □ 用药指导 □ 术后活动指导 □ 术后饮食指导
病情 变异 记录	□ 无　□ 有，原因： 1. 2.	□ 无　□ 有，原因： 1. 2.	□ 无　□ 有，原因： 1. 2.
护士 签名			
医生 签名			

日期	住院第8~9天（术后第5~6天）	住院第10~11天（术后第7~8天）	住院第12天（出院日）
主要诊疗工作	□ 观察病情 □ 完成病程记录	□ 观察病情 □ 观察切口情况 □ 完成病程记录	□ 观察病情 □ 上级医师查房 □ 出院 □ 向患者及家属交代出院后注意事项 □ 完成出院病程记录 □ 病理结果告知患者 □ 根据病理结果决定是否辅助治疗 □ 定期复查
重点医嘱	长期医嘱 □ 二级护理 □ 普食 临时医嘱 □ 酌情复查化验项目	长期医嘱 □ 二级/三级护理 □ 普食 临时医嘱 □ 切口拆线	出院医嘱 □ 今日出院 □ 出院带药：基础药，酌情使用抗菌药物
主要护理工作	□ 术后病情观察 □ 术后饮食指导 □ 术后活动指导 □ 用药指导	□ 术后病情观察 □ 用药指导 □ 术后活动指导 □ 术后饮食指导	□ 指导办理出院手续 □ 出院带药指导 □ 出院后活动饮食注意事项 □ 遵医嘱按时回院拆线 □ 遵医嘱按时复查
病情变异记录	□ 无　□ 有，原因： 1. 2.	□ 无　□ 有，原因： 1. 2.	□ 无　□ 有，原因： 1. 2.
护士签名			
医生签名			

第六章

肾癌——腹腔镜肾癌根治术临床路径释义

一、肾癌——腹腔镜肾癌根治术编码

1. 原编码：

疾病名称及编码：肾癌（ICD-10：C64）

手术操作及编码：腹腔镜肾癌根治术（ICD-9-CM-3：55.51）

2. 修改编码：

疾病名称及编码：肾癌（ICD-10：C64）

手术操作及编码：腹腔镜下单侧肾切除术（ICD-9-CM-3：55.5103）

腹腔镜下单侧肾输尿管切除术（ICD-9-CM-3：55.5104）

腹腔镜膀胱镜下肾输尿管切除术（ICD-9-CM-3：55.5106）

二、临床路径检索方法

C64 伴（55.5103/55.5104/55.5106）

三、肾癌——腹腔镜肾癌根治术临床路径标准住院流程

（一）适用对象

第一诊断为肾癌（ICD-10：C64）。

行腹腔镜肾癌根治术（ICD-9-CM-3：55.5107）。

> **释义**
>
> ■ 本路径适用对象为临床诊断为肾癌。
>
> ■ 肾癌的手术治疗方法有多种，包括肾部分切除术，肾癌根治手术及消融治疗等。上述治疗方法可以通过开放手术、腹腔镜手术或经皮穿刺等方式完成。本路径针对的是腹腔镜肾癌根治术，其他治疗方式见另外的路径指南。

（二）诊断依据

根据《中国泌尿外科疾病诊断治疗指南》（中华医学会泌尿外科学分会编著，人民卫生出版社，2007）。

1. 病史。

2. 体格检查。

3. 实验室检查及影像学检查。

> **释义**
>
> ■《中国泌尿外科疾病诊断治疗指南》（中华医学会泌尿外科学分会编著，人民卫生出版社，2007）已更新为 2014 版。

■ 目前，临床出现血尿、腰痛、腹部肿块肾癌三联征已经不到 6%～10%，这些患者诊断时往往已为晚期。无症状肾癌的发现率逐年升高，病史一般无特殊，体检或其他疾病影像学检查偶然发现肾肿瘤的患者越来越多，一般无明显症状体征。

■ 肾癌的诊断主要依靠影像学检查，体格检查一般无特殊，确诊则需病理学检查。

■ 实验室检查作为对患者术前一般状况、肝肾功能以及预后判定的评价指标。

■ 影像学检查是肾癌诊断的主要依据，包括腹部 B 超、胸部 X 线片或肺 CT、腹部 CT 平扫和增强扫描。其中腹部 CT 平扫和增强扫描及胸部 X 线片或肺 CT 是术前临床分期的主要依据。

■ CT 检查对诊断有决定意义。CT 检查可以准确测定肾癌的大小、测定肿瘤的 CT 值，并了解肿瘤强化情况。

■ 对于腹腔镜肾癌根治术，基于 CT 影像的 3D 血管重建可以了解肾脏动静脉的分布及走行，有利于手术操作。

■ 基于 MRI 的相关检查有时有助于肿瘤性质的判断。

（三）选择治疗方案的依据

根据《中国泌尿外科疾病诊断治疗指南》（中华医学会泌尿外科学分会编著，人民卫生出版社，2007）。

1. 适合腹腔镜手术。
2. 能够耐受手术。

释义

■ 外科手术是局限性肾癌首选治疗方法。局限性肾癌（localized renal cell carcinoma）是指 TNM 分期中的 T1-T2N0M0 期肾癌，临床分期为Ⅰ、Ⅱ期。本路径所指腹腔镜肾癌根治术适用于 T1-T2N0M0 期的肾癌。

■ 由于患者年龄、实验室检查异常或存在禁忌证，如心、肺功能不全等的不适合本路径。既往有腹腔或后腹腔手术史的不适合本路径。

（四）标准住院日

≤12 天。

释义

■ 患者入院后，常规实验室及完善影像学检查等准备 1～3 天，术后恢复 4～9 天，总住院时间小于 12 天的均符合本路径要求。

（五）进入路径标准

1. 第一诊断必须符合 ICD-10：C64，D09.101 肾癌疾病编码。
2. 当患者合并其他疾病，但住院期间无需特殊处理也不影响第一诊断的临床路径流程实施时，可以进入路径。

> **释义**
>
> ■ 本路径适用对象为临床诊断为肾癌，分期为 T1～T2N0M0 期。
>
> ■ 患者如果合并高血压、糖尿病、冠心病等其他慢性疾病，需要术前对症治疗时，如果不影响麻醉和手术，不影响术前准备的时间，可进入本路径。上述慢性疾病如果需要经治疗稳定后才能手术，术前准备过程先进入其他相应内科疾病的诊疗路径。

（六）术前准备（术前评估）

≤3 天。

必需检查的项目：

1. 血、尿常规。
2. 电解质、肝肾功能、血型、凝血功能。
3. 感染性疾病筛查（乙型肝炎、丙型肝炎、艾滋病、梅毒等）。
4. X 线胸片、心电图。

> **释义**
>
> ■ 必查项目是确保手术治疗安全、有效开展的基础，术前必须完成。肺 CT 较 X 线胸片能够早期发现转移灶，最好选择肺 CT 检查。肾 ECT 用于了解分肾功能。术前还应检查血沉、血糖、心肺功能（如心脏彩超、肺功能、血气分析），以及腹部 B 超（肝、胆、脾、胰）。
>
> ■ 术前还可进行静脉肾盂造影、肾脏动静脉增强 CT 造影等检查，其中静脉肾盂造影检查、肾脏增强扫描协助进一步排除肾盂癌可能。临床上 IVP 已逐渐为 CTU 所替代；肾脏动静脉增强 CT 造影进一步明确肾动、静脉情况，协助术中肾脏血管的处理；根据病情还可选择肾血管造影和核素骨显像检查。
>
> ■ 为缩短患者住院等待时间，检查项目可以在患者入院前于门诊完成。

（七）预防性抗菌药物选择与使用时机

按照《抗菌药物临床应用指导原则》（卫医发〔2004〕285 号）执行，并结合患者的病情决定抗菌药物的选择与使用时间。

> **释义**
>
> ■ 目前使用的《抗菌药物临床应用指导原则》是（卫医发〔2015〕43 号）。
>
> ■ 腹腔镜肾癌根治手术切口属于 Ⅱ 类，术前需预防性应用抗菌药物术中、术后可不使用抗菌药物或术中单次应用抗菌药物预防感染，一般选择二代头孢。

（八）手术日

入院 ≤3 天。

1. 麻醉方式　全身麻醉或联合硬膜外麻醉。
2. 手术方式　腹腔镜肾癌根治术。
3. 术中用药　麻醉用药，必要时用抗菌药物。
4. 输血　必要时。

> **释义**
>
> ■本路径规定的腹腔镜肾癌根治术均是在全身麻醉下实施。
>
> ■术中应用抗菌药物参考《抗菌药物临床应用指导原则》执行。
>
> ■手术是否输血依照术中出血量而定，可根据医院条件采用自体血回输系统，必要时输异体血。

（九）术后住院恢复

≤9天。
1. 必须复查的检查项目　血尿常规；根据患者病情变化可选择相应的检查项目。
2. 术后抗菌药物用药　按照《抗菌药物临床应用指导原则》（卫医发〔2004〕285号）执行。

> **释义**
>
> ■目前使用的《抗菌药物临床应用指导原则》是（卫医发〔2015〕43号）。
>
> ■术后可根据患者恢复情况做必须复查的检查项目，包括血尿常规及电解质、肝功能、肾功能，同时可根据病情变化增加检查项目以及频次。
>
> ■腹腔镜肾癌根治手术切口属于Ⅱ类切口，术中、术后可不使用抗菌药物或术中单次应用抗菌药物预防感染，一般选择二代头孢菌素。

（十）出院标准

1. 一般情况良好。
2. 切口愈合好。

> **释义**
>
> ■主管医师应在出院前，通过复查的各项检查并结合患者恢复情况决定是否能出院。如果出现术后感染、出血、肾功能不全等需要继续留院治疗的情况，超出了路径所规定的时间，应先处理并发症并符合出院条件后再准许患者出院。

（十一）变异及原因分析

1. 术中、术后出现并发症，需要进一步诊治，导致住院时间延长、费用增加。
2. 术后原伴随疾病控制不佳，需请相关科室会诊，进一步诊治。
3. 住院后出现其他内、外科疾病需进一步明确诊断，可进入其他路径。

释义

■ 腹腔镜肾癌根治手术可能发生出血、感染、肾周脏器损伤（肝、脾、胰腺、胃肠道）、胸膜损伤、肺栓塞、肾衰竭、肝衰竭等并发症，部分并发症会导致住院时间延长、费用增加出现变异。需在表单中说明。

■ 患者伴随有其他疾病，如心脑血管疾病，不能立即进行手术治疗的可能需请相关科室会诊调整后进行手术，延长住院时间并增加费用。若手术前后出现其他内、外科情况需要进一步明确诊断及治疗，可进入其他路径。

■ 因患者方面的主观原因导致执行路径出现变异，也需要在表单中予以说明。

四、肾癌——腹腔镜肾癌根治术临床路径给药方案

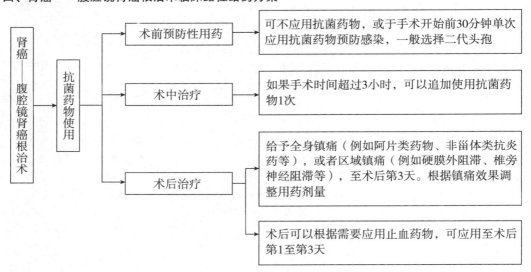

【用药选择】
腹腔镜肾癌根治手术切口属于Ⅱ类切口，术中、术后可不使用抗菌药物或术中单次应用抗菌药物预防感染，一般选择二代头孢。如手术时间超过 3 小时，术中可追加用药 1 次。如术后体温升高，切口感染，可继续用药。

【药学提示】
1. 头孢菌素类抗菌药物使用期间严禁饮酒，以免发生双硫仑样反应。
2. 头孢菌素类抗菌药物多数经肾脏排泄，中度以上肾功能不全患者应根据肾功能适当调整剂量；中度以上肝功能减退时，头孢哌酮、头孢曲松可能需要调整剂量。
3. 镇痛药物　术后可给予全身镇痛（例如阿片类药物、非甾体类抗炎药等），或者区域镇痛（例如硬膜外阻滞、椎旁神经阻滞等），至术后第 3 天。根据镇痛效果调整用药剂量。全身镇痛可能出现中枢神经系统抑制、恶心呕吐、呼吸抑制等不良反应；硬膜外阻滞可能出现低血压、全脊髓麻醉、脊髓损伤、麻醉药中毒等不良反应。
4. 止血药物　术中术后可以根据需要应用止血药物，可应用至术后第 1 至第 3 天。

【注意事项】
头孢菌素类及青霉素类抗菌药物在使用前必须皮试，皮试阴性者方可使用。

五、推荐表单

（一）医师表单

肾癌——腹腔镜肾癌根治术临床路径医师表单

适用对象：第一诊断为肾癌（ICD-10：C64）

行腹腔镜下单侧肾切除术（ICD-9-CM-3：55.5103）/腹腔镜下单侧肾输尿管切除术（ICD-9-CM-3：55.5104）/腹腔镜膀胱镜下肾输尿管切除术（ICD-9-CM-3：55.5106）

患者姓名：	性别： 年龄： 门诊号：	住院号：
住院日期： 年 月 日	出院日期： 年 月 日	标准住院日：≤12天

时间	住院第1~2天	住院第3天（手术日）	住院第4天（术后第1天）
主要诊疗工作	□ 询问病史，体格检查 □ 完成病历及上级医师查房 □ 完成医嘱 □ 向患者及家属交代围术期注意事项 □ 签署手术知情同意书、输血同意书	□ 术前预防使用抗菌药物 □ 实施手术 □ 术后标本送病理 □ 术后向患者及家属交代病情及注意事项 □ 完成术后病程记录及手术记录	□ 观察病情 □ 上级医师查房 □ 完成病程记录 □ 嘱患者可以下地活动，以预防下肢静脉血栓
重点医嘱	**长期医嘱** □ 泌尿外科疾病护理常规 □ 三级护理 □ 饮食 ◎普食 ◎糖尿病饮食 ◎其他 □ 基础用药（糖尿病、心脑血管疾病等） **临时医嘱** □ 血、尿、便常规，肝肾功能、血糖、电解质、血型 □ 感染筛查、凝血功能 □ X线胸片、肺CT、心电图、心脏彩超、血气、肺功能、肾ECT、腹部超声（肝胆脾胰） □ 手术医嘱 □ 常规备血800~1200ml □ 准备术中预防用抗菌药物 □ 必要时留置胃管	**长期医嘱** □ 腹腔镜肾癌根治术后护理常规 □ 特级护理 □ 禁食 □ 6小时后恢复部分基础用药（心脑血管药） □ 切口引流管接无菌袋 □ 留置尿管并接无菌袋 **临时医嘱** □ 输液 □ 抗菌药物 □ 必要时用抑酸剂 □ 酌情复查化验项目	**长期医嘱** □ 一级护理 □ 酌情可拔切口引流管 **临时医嘱** □ 输液 □ 酌情使用抗菌药物 □ 更换敷料 □ 必要时用抑酸剂 □ 酌情复查化验项目
病情变异记录	□ 无 □ 有，原因： 1. 2.	□ 无 □ 有，原因： 1. 2.	□ 无 □ 有，原因： 1. 2.
医师签名			

时间	住院第 5 天（术后第 2 天）	住院第 6 天（术后第 3 天）	住院第 7 天（术后第 4 天）
主要 诊疗 工作	□ 观察病情 □ 观察引流量 □ 完成病程记录	□ 观察病情 □ 观察切口情况 □ 完成病程记录	□ 观察病情 □ 完成病程记录
重 点 医 嘱	**长期医嘱** □ 二级护理 □ 酌情可拔切口引流管 **临时医嘱** □ 输液 □ 酌情使用抗菌药物 □ 必要时用抑酸剂 □ 酌情复查化验项目	**长期医嘱** □ 二级护理 □ 半流食 □ 酌情可拔切口引流管 □ 拔导尿管 □ 切口换药 □ 恢复其他基础用药 **临时医嘱** □ 输液 □ 酌情使用抗菌药物 □ 酌情复查化验项目	**长期医嘱** □ 二级护理 □ 普食 □ 酌情使用抗菌药物 **临时医嘱** □ 酌情复查化验项目
病情 变异 记录	□ 无　□ 有，原因： 1. 2.	□ 无　□ 有，原因： 1. 2.	□ 无　□ 有，原因： 1. 2.
医师 签名			

时间	住院第 8~9 天（术后第 5~6 天）	住院第 10~11 天（术后第 7~8 天）	住院第 12 天（出院日）
主要诊疗工作	□ 观察病情 □ 完成病程记录	□ 观察病情 □ 观察切口情况 □ 完成病程记录	□ 观察病情 □ 上级医师查房 □ 出院 □ 向患者及家属交代出院后注意事项 □ 完成出院病程记录 □ 病理结果告知患者 □ 根据病理结果决定是否辅助治疗 □ 定期复查
重点医嘱	**长期医嘱** □ 二级护理 □ 普食 **临时医嘱** □ 酌情复查化验项目	**长期医嘱** □ 二级/三级护理 □ 普食 **临时医嘱** □ 切口拆线	**出院医嘱** □ 今日出院 □ 出院带药：基础药，酌情使用抗菌药物
病情变异记录	□ 无　□ 有，原因： 1. 2.	□ 无　□ 有，原因： 1. 2.	□ 无　□ 有，原因： 1. 2.
医师签名			

（二）护士表单

肾癌——腹腔镜肾癌根治术临床路径护士表单

适用对象：第一诊断为肾癌（ICD-10：C64）

　　　　行腹腔镜下单侧肾切除术（ICD-9-CM-3：55.5103）/腹腔镜下单侧肾输尿管切除术（ICD-9-CM-3：55.5104）/腹腔镜膀胱镜下肾输尿管切除术（ICD-9-CM-3：55.5106）

患者姓名：	性别： 年龄： 门诊号：	住院号：
住院日期： 年 月 日	出院日期： 年 月 日	标准住院日：≤12 天

时间	住院第 1 天	住院第 2 天	住院第 3 天（手术当天）
健康宣教	□ 入院宣教 □ 介绍主管医师、护士 □ 介绍环境、设施 □ 介绍住院注意事项	□ 术前宣教 □ 宣教疾病知识、术前准备及手术过程 □ 告知准备物品、沐浴 □ 告知术后饮食、活动及探视 □ 注意事项 □ 告知术后可能出现的情况及应对方式 □ 主管护士与患者沟通，了解并指导心理应对 □ 告知家属等候区位置	□ 术后当日宣教 □ 告知监护设备、管路功能及注意事项 □ 告知饮食、体位要求 □ 告知疼痛注意事项 □ 告知术后可能出现情况的应对方式 □ 给予患者及家属心理支持 □ 再次明确探视陪伴须知
护理处置	□ 核对患者，佩戴腕带 □ 建立入院护理病历 □ 卫生处置：剪指（趾）甲、沐浴，更换病号服	□ 协助医师完成术前检查化验 □ 术前准备 □ 配血 □ 抗菌药物皮试 □ 备皮手术区域 □ 禁食、禁水	□ 药物灌肠 1 次 □ 送手术 □ 摘除患者各种活动物品 □ 核对患者资料及带药 □ 填写手术交接单，签字确认 □ 接手术 □ 核对患者及资料，签字确认
基础护理	□ 三级护理 □ 晨晚间护理 □ 患者安全管理	□ 三级护理 □ 晨晚间护理 □ 患者安全管理	□ 特级护理 □ 卧位护理：协助翻身、床上移动、预防压疮 □ 排泄护理 □ 患者安全管理 □ 风险评估
专科护理	□ 入院评估，护理查体 □ 需要时，填写跌倒及压疮防范表 □ 需要时，请家属陪伴 □ 心理护理	□ 尿量监测 □ 遵医嘱完成相关检查 □ 心理护理	□ 病情观察，写特护记录 □ 根据病情变化监测生命体征、意识、体征、肢体活动、皮肤情况、伤口敷料、尿量及引流液性质及量、出入量 □ 遵医嘱予抗感染、镇痛治疗 □ 心理护理

时间	住院第 1 天	住院第 2 天	住院第 3 天（手术当天）
病情 变异 记录	□ 无 □ 有，原因： 1. 2.	□ 无 □ 有，原因： 1. 2.	□ 无 □ 有，原因： 1. 2.
护士 签名			

时间	住院第 4 天（术后第 1 天）	住院第 5~12 天（术后第 2~9 天）
健康宣教	□ 术后宣教 □ 药物作用及频率 □ 饮食、活动指导 □ 复查患者对术前宣教内容的掌握程度 □ 疾病恢复期注意事项 □ 拔尿管后注意事项 □ 下床活动注意事项	□ 出院宣教 □ 复查时间 □ 服药方法 □ 活动休息 □ 指导饮食 □ 指导办理出院手续
护理处置	□ 遵医嘱完成相关检查 □ 夹闭导尿管，锻炼膀胱功能	□ 办理出院手续 □ 书写出院小结
基础护理	□ 特级/一级护理 　（根据患者病情和生活自理能力确定护理级别） □ 晨晚间护理 □ 排气前禁食水 □ 协助翻身、床上移动、预防压疮 □ 排泄护理 □ 床上温水擦浴 □ 协助更衣 □ 患者安全管理	□ 二级护理 □ 晨晚间护理 □ 排气后协助或指导进食、进水 □ 协助或指导床旁活动 □ 患者安全管理
专科护理	□ 病情观察，写特护记录 □ 随时或每小时评估生命体征、肢体活动、皮肤情况、伤口敷料、尿量及引流液量性质 □ 遵医嘱予抗感染及镇痛治疗 □ 需要时，联系主管医师给予相关治疗及用药 □ 心理护理	□ 病情观察 □ 评估生命体征及尿量情况 □ 心理护理 □ 记录引流液量及性质
病情变异记录	□ 无　□ 有，原因： 1. 2.	□ 无　□ 有，原因： 1. 2.
护士签名		

（三）患者表单

肾癌——腹腔镜肾癌根治术临床路径患者表单

适用对象：第一诊断为肾癌（ICD-10：C64）

行腹腔镜下单侧肾切除术（ICD-9-CM-3：55.5103）/腹腔镜下单侧肾输尿管切除术（ICD-9-CM-3：55.5104）/腹腔镜膀胱镜下肾输尿管切除术（ICD-9-CM-3：55.5106）

患者姓名：	性别： 年龄： 门诊号：	住院号：
住院日期： 年 月 日	出院日期： 年 月 日	标准住院日：≤12天

时间	入院	手术前	手术当天
医患配合	□ 配合询问病史、收集资料，请务必详细告知既往史、用药史、过敏史 □ 如服用抗凝剂，请明确告知 □ 配合进行体格检查 □ 有任何不适请告知医师	□ 配合完善术前相关检查、化验，如采血、留尿、心电图、X线胸片或肺CT、B超、CT、肾ECT、心脏彩超、肺功能、腹部超声（肝胆脾胰） □ 医师与患者及家属介绍病情及手术谈话、术前签字 □ 麻醉师与患者进行术前访视	□ 如病情需要，配合术后转入监护病房 □ 配合评估手术效果 □ 配合监测对侧肾功能 □ 需要时，配合抽血查肾功能 □ 有任何不适请告知医师
护患配合	□ 配合测量体温、脉搏、呼吸、血压、体重1次 □ 配合完成入院护理评估（简单询问病史、过敏史、用药史） □ 接受入院宣教（环境介绍、病室规定、订餐制度、贵重物品保管等） □ 有任何不适请告知护士	□ 配合测量体温、脉搏、呼吸、询问排便1次 □ 接受术前宣教 □ 接受配血，以备术中需要时用 □ 接受剃除手术区域毛发 □ 自行沐浴 □ 准备好必要用物，吸水管、纸巾等 □ 取下义齿、饰品等，贵重物品交家属保管	□ 清晨测量体温、脉搏、呼吸、血压1次 □ 接受药物灌肠1次 □ 送手术室前，协助完成核对，带齐影像资料，脱去衣物，上手术车 □ 返回病房后，协助完成核对，配合上病床 □ 配合检查意识、肢体活动，询问出入量 □ 配合术后吸氧、监护仪监测、输液、排尿用导尿管、肾区有引流管 □ 遵医嘱采取正确体位 □ 配合缓解疼痛 □ 有任何不适请告知护士
饮食	□ 正常普食	□ 术前12小时禁食、禁水	□ 麻醉清醒前禁食、禁水 □ 麻醉清醒后未排气前禁食、禁水
排泄	□ 正常排尿便	□ 正常排尿便	□ 保留尿管
活动	□ 正常活动	□ 正常活动	□ 根据医嘱平卧位或半卧位 □ 卧床休息，保护管路 □ 双下肢活动

时间	手术后	出院
医患配合	□ 配合抽血检查对侧肾脏功能情况 □ 需要时，配合伤口换药 □ 配合拔除引流管、尿管 □ 配合伤口拆线	□ 接受出院前指导 □ 了解复查程序 □ 获取出院诊断书
护患配合	□ 配合定时测量生命体征、每日询问排便 □ 配合抽血检查肾功能，询问出入量 □ 接受输液、服药等治疗 □ 配合夹闭导尿管，锻炼膀胱功能 □ 接受进食、进水、排便等生活护理 □ 配合活动，预防皮肤压力伤 □ 注意活动安全，避免坠床或跌倒 □ 配合执行探视及陪伴制度	□ 接受出院宣教 □ 办理出院手续 □ 获取出院带药 □ 了解服药方法、作用、注意事项 □ 了解照顾伤口方法 □ 了解复印病历方法
饮食	□ 根据医嘱，由流食逐渐过渡到普食	□ 根据医嘱，正常普食
排泄	□ 保留导尿管-正常排尿便 □ 避免便秘	□ 正常排尿便 □ 避免便秘
活动	□ 根据医嘱，半坐位，床边或下床活动 □ 注意保护管路，勿牵拉、脱出等	□ 正常适度活动，避免疲劳

附：原表单（2009 年版）

肾癌临床路径表单

适用对象：第一诊断为第一诊断为肾癌（ICD-10：C64，D09.101）
行腹腔镜肾癌根治术（ICD-9-CM-3：55.5107）

| 患者姓名： | 性别： | 年龄： | 门诊号： | 住院号： |

| 住院日期： 年 月 日 | 出院日期： 年 月 日 | 标准住院日：≤12 天 |

时间	住院第 1~2 天	住院第 3 天 （手术日）	住院第 4 天 （术后第 1 天）
主要诊疗工作	□ 询问病史，体格检查 □ 完成病历及上级医师查房 □ 完成医嘱 □ 向患者及家属交代围术期注意事项 □ 签署手术知情同意书、输血同意书	□ 术前预防使用抗菌药物 □ 实施手术 □ 术后标本送病理 □ 术后向患者及家属交代病情及注意事项 □ 完成术后病程记录及手术记录	□ 观察病情 □ 上级医师查房 □ 完成病程记录 □ 嘱患者可以下地活动，以预防下肢静脉血栓
重点医嘱	**长期医嘱** □ 泌尿外科疾病护理常规 □ 三级护理 □ 饮食 ◎普食 ◎糖尿病饮食◎其他 □ 基础用药（糖尿病、心脑血管疾病等） **临时医嘱** □ 血、尿常规，肝肾功能、电解质、血型 □ 感染筛查、凝血功能 □ X 线胸片，心电图 □ 手术医嘱 □ 常规备血 400ml □ 准备术中预防用抗菌药物 □ 必要时留置胃管	**长期医嘱** □ 腹腔镜肾癌根治术后护理常规 □ 一级护理 □ 禁食 □ 6 小时后恢复部分基础用药（心脑血管药） □ 切口引流管接无菌袋 □ 留置尿管并接无菌袋 **临时医嘱** □ 输液 □ 抗菌药物 □ 必要时用抑酸剂	**长期医嘱** □ 二级护理 □ 可拔切口引流管 **临时医嘱** □ 输液 □ 抗菌药物 □ 更换敷料 □ 必要时用抑酸剂
主要护理工作	□ 入院介绍 □ 相关检查指导 □ 术前常规准备及注意事项	□ 麻醉后护理指导及病情观察 □ 术后引流管护理指导 □ 术后生活指导 □ 术后活动指导	□ 术后病情观察 □ 麻醉后饮食原则 □ 术后生活指导 □ 术后活动指导
病情变异记录	□ 无 □ 有，原因： 1. 2.	□ 无 □ 有，原因： 1. 2.	□ 无 □ 有，原因： 1. 2.
护士签名			
医师签名			

时间	住院第 5 天（术后第 2 天）	住院第 6 天（术后第 3 天）	住院第 7 天（术后第 4 天）
主要 诊疗 工作	□ 观察病情 □ 观察引流量 □ 完成病程记录	□ 观察病情 □ 观察切口情况 □ 完成病程记录	□ 观察病情 □ 完成病程记录
重 点 医 嘱	**长期医嘱** □ 二级护理 □ 可拔切口引流管 **临时医嘱** □ 输液 □ 抗菌药物 □ 必要时用抑酸剂	**长期医嘱** □ 二级护理 □ 半流食 □ 拔导尿管 □ 切口换药 □ 恢复其他基础用药 **临时医嘱** □ 输液 □ 抗菌药物	**长期医嘱** □ 二级护理 □ 普食 □ 酌情使用抗菌药物 **临时医嘱** □ 酌情复查化验项目
主要 护理 工作	□ 术后病情观察 □ 术后饮食指导 □ 术后活动指导 □ 观察拔导尿管后排尿情况 □ 用药指导	□ 术后病情观察 □ 用药指导 □ 观察拔导尿管后排尿情况 □ 术后活动指导 □ 术后饮食指导	□ 术后病情观察 □ 用药指导 □ 术后活动指导 □ 术后饮食指导
病情 变异 记录	□ 无　□ 有，原因： 1. 2.	□ 无　□ 有，原因： 1. 2.	□ 无　□ 有，原因： 1. 2.
护士 签名			
医师 签名			

时间	住院第 8~9 天 （术后第 5~6 天）	住院第 10~11 天 （术后第 7~8 天）	住院第 12 天 （出院日）
主要诊疗工作	□ 观察病情 □ 完成病程记录	□ 观察病情 □ 观察切口情况 □ 完成病程记录	□ 观察病情 □ 上级医师查房 □ 出院 □ 向患者及家属交代出院后注意事项 □ 完成出院病程记录 □ 病理结果告知患者 □ 根据病理结果决定是否辅助治疗 □ 定期复查
重点医嘱	**长期医嘱** □ 二级护理 □ 普食 **临时医嘱** □ 酌情复查化验项目	**长期医嘱** □ 二级/三级护理 □ 普食 **临时医嘱** □ 切口拆线	**出院医嘱** □ 今日出院 □ 出院带药：基础药，酌情使用抗菌药物
主要护理工作	□ 术后病情观察 □ 术后饮食指导 □ 术后活动指导 □ 用药指导	□ 术后病情观察 □ 用药指导 □ 术后活动指导 □ 术后饮食指导	□ 指导办理出院手续 □ 出院带药指导 □ 出院后活动饮食注意事项 □ 遵医嘱按时回院拆线 □ 遵医嘱按时复查
病情变异记录	□ 无 □ 有，原因： 1. 2.	□ 无 □ 有，原因： 1. 2.	□ 无 □ 有，原因： 1. 2.
护士签名			
医师签名			

第七章

肾癌——开放性肾癌根治术临床路径释义

一、肾癌——开放性肾癌根治术编码

疾病名称及编码：肾癌（ICD-10：C64）

手术操作及编码：开放性肾癌根治术（ICD-9-CM-3：55.51）

二、临床路径检索方法

C64 伴 55.51

三、肾癌——开放性肾癌根治术临床路径标准住院流程

（一）适用对象

第一诊断为肾癌（ICD-10：C64）。

行开放肾癌根治术（ICD-9-CM-3：55.5101）。

> **释义**
>
> ■ 本路径适用对象为临床诊断为肾癌的患者。
>
> ■ 肾癌的手术治疗方法有多种，包括肾部分切除术、肾癌根治手术及消融治疗等。上述治疗方法可以通过开放手术、腹腔镜手术或经皮穿刺等方式完成。本路径针对的是开放肾癌根治术，其他治疗方式见另外的路径指南。

（二）诊断依据

根据《2009 版中国泌尿外科疾病诊断治疗指南》（人民卫生出版社，2009）。

1. 病史。

2. 体格检查。

3. 实验室检查及影像学检查，包括尿常规尤其是尿有形成分分析等。

> **释义**
>
> ■《2009 版中国泌尿外科疾病诊断治疗指南》已更新为 2014 版。
>
> ■ 目前临床出现血尿、腰痛、腹部肿块肾癌三联征已经不到 6%~10%，这些患者诊断时往往已为晚期。无症状肾癌的发现率逐年升高，病史一般无特殊，体检或其他疾病影像学检查偶然发现肾肿瘤的患者越来越多，一般无明显症状体征。
>
> ■ 肾癌的诊断主要依靠影像学检查，体格检查一般无特殊。
>
> ■ 实验室检查作为对患者术前一般状况、肝肾功能以及预后判定的评价指标，确诊则需病理学检查。

■影像学检查是肾癌诊断的主要依据，包括腹部 B 超、腹部 CT 平扫和增强扫描、胸部 X 线片或 CT 平扫。其中腹部 CT 平扫和增强扫描，以及胸部 X 线片或 CT 平扫是术前临床分期的主要依据。

■CT 检查对诊断有决定意义。CT 检查可以准确测定肾癌的大小、测定肿瘤的 CT 值，并了解肿瘤强化情况。

■对于肾癌根治术，基于 CT 影像的 3D 血管重建可以了解肾脏动静脉的分布及走行，有利于手术操作。

（三）选择治疗方案的依据

根据《2009 版中国泌尿外科疾病诊断治疗指南》（人民卫生出版社，2009）。

1. 适合行开放肾癌根治术。
2. 能够耐受手术。

释义

■《2009 版中国泌尿外科疾病诊断治疗指南》已更新为 2014 版。

■外科手术是局限性肾癌首选治疗方法，局限性肾癌（localized renal cell carcinoma）是指 TNM 分期中的 T1~T2N0M0 期肾癌，临床分期为 Ⅰ、Ⅱ 期。经典的根治性肾切除范围包括：肾周筋膜、肾周脂肪、患肾、同侧肾上腺、从膈肌脚至腹主动脉分叉处腹主动脉或下腔静脉旁淋巴结以及髂血管分叉以上输尿管。

■目前，根治术患者不常规行同侧肾上腺切除术，但在以下情况下推荐同时行同侧肾上腺切除术：术前 CT 检查发现肾上腺异常或术中发现同侧肾上腺异常考虑肾上腺转移或直接受侵。

■不推荐对局限性肾癌患者行区域或扩大淋巴结清扫术。但是，若术中可触及明显增大的淋巴结或 CT 扫描发现增大淋巴结时，为明确病理分期可行肿大淋巴结切除术。

■局部进展性肾癌（locally advanced renal cell carcinoma）是指伴有区域淋巴结转移和（或）肾静脉瘤栓和（或）下腔静脉瘤栓和（或）肿瘤侵及肾周脂肪组织和（或）肾窦脂肪组织（但未超过肾周筋膜），无远处转移的肾癌，临床分期为 Ⅲ 期。局部进展期肾癌首选治疗方法为根治性肾切除术；但合并血管瘤栓的 Ⅲ 期患者不适本路径。

■对于适合行保留肾单位的患者（具体参考《中国泌尿外科疾病诊断治疗指南》）不适合本路径。

■由于患者年龄、实验室检查或存在禁忌证如心、肺功能不全等的不适合本路径。

（四）标准住院日

≤12 天。

> **释义**
>
> ■ 患者入院后，常规实验室及完善影像学检查等准备1~3天，术后恢复4~9天，总住院时间小于12天的均符合本路径要求。

（五）进入路径标准

1. 第一诊断必须符合 ICD-10：C64 肾癌疾病编码。
2. 当患者合并其他疾病，但住院期间不需要特殊处理也不影响第一诊断的临床路径流程实施时，可以进入路径。

> **释义**
>
> ■ 本路径适用对象为临床诊断为肾癌，临床分期为Ⅰ~Ⅲ期，即局限性肾癌或局部进展性肾癌。
>
> ■ 患者如果合并高血压、糖尿病、冠心病等其他慢性疾病，需要术前对症治疗时，如果不影响麻醉和手术，不影响术前准备的时间，可进入本路径。上述慢性疾病如果需要经治疗稳定后才能手术，术前准备过程先进入其他相应内科疾病的诊疗路径。

（六）术前准备（术前评估）

≤3天。

1. 必须检查的项目：
（1）血常规、尿常规、便常规+隐血试验；
（2）电解质、肝肾功能、血型、凝血功能；
（3）感染性疾病筛查（乙型肝炎、丙型肝炎、艾滋病、梅毒等）；
（4）X线胸片、心电图；
（5）相关影像学检查。
2. 根据患者病情可选择的检查项目：肿瘤标志物测定、超声心动图、心功能测定［如B型钠尿肽（BNP）测定、B型钠尿肽前体（PRO-BNP）测定等］、肺功能、葡萄糖测定、血气分析、放射性核素肾功能检查、放射性核素骨扫描等。

> **释义**
>
> ■ 术前还可进行静脉肾盂造影、肾脏动静脉增强CT造影等检查，其中静脉肾盂造影检查、肾脏增强扫描可协助进一步排除肾盂癌可能另外，临床上 IVP 已逐渐为CTU 所替代；肾脏动静脉增强CT造影进一步明确肾动、静脉情况，协助术中肾脏血管的处理。
>
> ■ 必查项目是确保手术治疗安全、有效开展的基础，术前必须完成。根据病情需要，可选择性完成肾血流图、肾血管造影和肿瘤血管栓塞、胸部CT、ECT骨扫描检查和治疗。

　　■ 高龄患者或有心肺功能异常患者，术前根据病情增加心脏彩超、肺功能、血气分析等检查。
　　■ 为缩短患者住院等待时间，检查项目可以在患者入院前于门诊完成。

（七）预防性抗菌药物选择与使用时机

按照《抗菌药物临床应用指导原则》（卫医发〔2004〕285 号）执行，并结合患者的病情决定抗菌药物的选择与使用时间。建议使用第一、二代头孢菌素，环丙沙星。如可疑感染，需做相应的微生物学检查，必要时做药敏试验。

> **释义**
>
> 　　■ 目前使用的《抗菌药物临床应用指导原则》是（卫医发〔2015〕43 号）。
> 　　■ 肾癌根治手术切口属于Ⅱ类，术前可常规应用抗菌药物预防感染，一般选择二代头孢，术后可酌情延长，原则上不超过 24 小时，个别情况可延长至 48 小时。

（八）手术日

入院 ≤3 天。
1. 麻醉方式　全身麻醉和（或）硬膜外麻醉。
2. 手术方式　开放肾癌根治术。
3. 术中用药　麻醉用药等。
4. 输血　必要时。输血前需行血型鉴定、抗体筛选和交叉合血。

> **释义**
>
> 　　■ 本路径规定的开放性肾癌根治术均是在全身麻醉下实施。
> 　　■ 术中应用抗菌药物参考《抗菌药物临床应用指导原则》执行。手术期间较长，超过 3 小时或失血量大于 1500mL，可于术中加用一次抗菌药物。
> 　　■ 手术是否输血依照术中出血量而定。

（九）术后住院恢复

≤9 天。
1. 必须复查的检查项目　血常规、尿常规、肾功能测定。
2. 根据患者病情变化可选择相应的检查项目。
3. 术后抗菌药物用药　按照《抗菌药物临床应用指导原则》（卫医发〔2004〕285 号）执行，建议使用第一、二代头孢菌素，环丙沙星。如可疑感染，需做相应的微生物学检查，必要时做药敏试验。

> **释义**
>
> ■ 目前使用的《抗菌药物临床应用指导原则》是（卫医发〔2015〕43号）。
> ■ 术后可根据患者恢复情况复查必需的检查项目，包括血尿常规及肾功能。同时可根据病情变化增加检查项目以及频次。
> ■ 肾癌根治手术切口属于Ⅱ类，时间在3天以内。

（十）出院标准

1. 一般情况良好。
2. 切口无感染。

> **释义**
>
> ■ 主管医师应在出院前，通过复查的各项检查并结合患者恢复情况决定是否能出院。如果出现术后感染、出血、肾功能不全等需要继续留院治疗的情况，超出了路径所规定的时间，应先处理并发症并符合出院条件后再准许患者出院。

（十一）变异及原因分析

1. 术中、术后出现并发症，需要进一步诊治，导致住院时间延长、费用增加。
2. 术后原伴随疾病控制不佳，需请相关科室会诊和治疗，进一步诊治。
3. 住院后出现其他内、外科疾病需进一步明确诊断，可进入其他路径。
4. 合并瘤栓的诊治不进入本路径。

> **释义**
>
> ■ 肾癌根治手术可能发生出血、感染、肾周脏器损伤（肝、脾、胰腺、胃肠道）、胸膜损伤、肺栓塞、肝衰竭、肾衰竭、尿瘘等并发症，部分并发症会导致住院时间延长、费用增加出现变异，需在表单中说明。
> ■ 合并瘤栓的Ⅲ期病例不进入本路径，TNM分期、瘤栓长度、瘤栓是否浸润腔静脉壁与预后有直接关系，因此对临床分期为T3bN0M0的患者可行肾和（或）腔静脉瘤栓取出术，肾静脉或腔静脉瘤栓取出术死亡率约为9%；但是不推荐对CT或MRI扫描检查提示有腔静脉壁受侵或伴淋巴结转移或远处转移的患者行肾和（或）腔静脉瘤栓取出术。
> ■ 患者伴随有其他疾病，如心脑血管疾病，不能立即进行手术治疗的可能需请相关科室会诊调整后进行手术，延长住院时间并增加费用。若手术前后出现其他内、外科情况需要进一步明确诊断及治疗，可进入其他路径。
> ■ 因患者方面的主观原因导致执行路径出现变异，也需要在表单中予以说明。

四、肾癌——开放性肾癌根治术临床路径给药方案

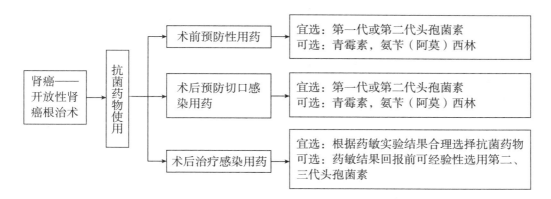

【用药选择】

1. 开放肾癌根治术属清洁-污染手术，术前预防性使用抗菌药物应在术前 0.5~2 小时静脉滴注给药，必要时可延长至术前 48 小时。可选择第一代或第二代头孢菌素或青霉素类抗菌药物。

2. 术后预防性使用抗菌药物仅限于术后 3 天内。可选择第一代或第二代头孢菌素或青霉素类抗菌药物。

3. 术后出现感染征象需使用抗菌药物时，在经验性用药的同时应尽快完成药敏实验，依据药敏实验结果选择合理抗菌药物使用。经验性用药可选择第二代或第三代头孢菌素类抗菌药物。

【药学提示】

1. 头孢菌素类抗菌药物使用期间严禁饮酒，以免发生双硫仑样反应。

2. 头孢菌素类抗菌药物多数经肾脏排泄，中度以上肾功能不全患者应根据肾功能适当调整剂量；中度以上肝功能减退时，头孢哌酮、头孢曲松可能需要调整剂量。

【注意事项】

头孢菌素类及青霉素类抗菌药物在使用前必须皮试，皮试阴性者方可使用。

五、推荐表单

(一) 医师表单

肾癌——开放性肾癌根治术临床路径医师表单

适用对象：第一诊断为肾癌 (ICD-10：C64)

　　　　　行开放性肾癌根治术 (ICD-9-CM-3：55.51)

患者姓名：	性别：　年龄：　门诊号：	住院号：
住院日期：　　年　月　日	出院日期：　　年　月　日	标准住院日：≤12 天

时间	住院第 1~2 天	住院第 3 天（手术日）	住院第 4 天（术后第 1 天）
主要诊疗工作	□ 询问病史，体格检查 □ 完成病历及上级医师查房 □ 完成医嘱 □ 向患者及家属交代围术期注意事项 □ 签署手术知情同意书、输血同意书	□ 术前预防使用抗菌药物 □ 实施手术 □ 术后标本送病理 □ 术后向患者及家属交代病情及注意事项 □ 完成术后病程记录及手术记录	□ 观察病情 □ 上级医师查房 □ 完成病程记录 □ 嘱患者可以下地活动，以预防下肢静脉血栓
重点医嘱	**长期医嘱** □ 泌尿外科疾病护理常规 □ 三级护理 □ 饮食 ◎普食 ◎糖尿病饮食 ◎其他 □ 基础用药（糖尿病、心脑血管疾病等） **临时医嘱** □ 血、尿、便常规，肝肾功能、电解质、血型 □ 感染筛查、凝血功能 □ X 线胸片，心电图 □ 手术医嘱 □ 常规备血 800~1200ml □ 准备术中预防用抗菌药物 □ 必要时留置胃管	**长期医嘱** □ 开放肾癌根治术后护理常规 □ 一级护理 □ 禁食 □ 6 小时后恢复部分基础用药（心脑血管药） □ 切口引流管接无菌袋 □ 留置尿管并接无菌袋 **临时医嘱** □ 输液 □ 抗菌药物 □ 必要时用抑酸剂 □ 酌情复查化验项目	**长期医嘱** □ 二级护理 □ 酌情可拔切口引流管 **临时医嘱** □ 输液 □ 酌情使用抗菌药物 □ 更换敷料 □ 必要时用抑酸剂 □ 酌情复查化验项目
病情变异记录	□ 无　□ 有，原因： 1. 2.	□ 无　□ 有，原因： 1. 2.	□ 无　□ 有，原因： 1. 2.
医师签名			

时间	住院第 5 天（术后第 2 天）	住院第 6 天（术后第 3 天）	住院第 7 天（术后第 4 天）
主要诊疗工作	□ 观察病情 □ 观察引流量 □ 完成病程记录	□ 观察病情 □ 观察切口情况 □ 完成病程记录	□ 观察病情 □ 完成病程记录
重点医嘱	**长期医嘱** □ 二级护理 □ 酌情可拔切口引流管 **临时医嘱** □ 输液 □ 酌情使用抗菌药物 □ 必要时用抑酸剂 □ 酌情复查化验项目	**长期医嘱** □ 二级护理 □ 半流食 □ 酌情可拔切口引流管 □ 拔导尿管 □ 切口换药 □ 恢复其他基础用药 **临时医嘱** □ 输液 □ 酌情使用抗菌药物 □ 酌情复查化验项目	**长期医嘱** □ 二级护理 □ 普食 □ 酌情使用抗菌药物 **临时医嘱** □ 酌情复查化验项目
病情变异记录	□ 无　□ 有，原因： 1. 2.	□ 无　□ 有，原因： 1. 2.	□ 无　□ 有，原因： 1. 2.
医师签名			

时间	住院第 8~9 天（术后第 5~6 天）	住院第 10~11 天（术后第 7~8 天）	住院第 12 天（出院日）
主要诊疗工作	□ 观察病情 □ 完成病程记录	□ 观察病情 □ 观察切口情况 □ 完成病程记录	□ 观察病情 □ 上级医师查房 □ 出院 □ 向患者及家属交代出院后注意事项 □ 完成出院病程记录 □ 病理结果告知患者 □ 根据病理结果决定是否辅助治疗 □ 定期复查
重点医嘱	**长期医嘱** □ 二级护理 □ 普食 **临时医嘱** □ 酌情复查化验项目	**长期医嘱** □ 二级/三级护理 □ 普食 **临时医嘱** □ 切口拆线	**出院医嘱** □ 今日出院 □ 出院带药：基础药，酌情使用抗菌药物
病情变异记录	□ 无 □ 有，原因： 1. 2.	□ 无 □ 有，原因： 1. 2.	□ 无 □ 有，原因： 1. 2.
医师签名			

（二）护士表单

肾癌——开放性肾癌根治术临床路径护士表单

适用对象：第一诊断为肾癌（ICD-10：C64）

行开放性肾癌根治术（ICD-9-CM-3：55.51）

患者姓名：	性别： 年龄： 门诊号：	住院号：
住院日期： 年 月 日	出院日期： 年 月 日	标准住院日：≤12 天

时间	住院第 1 天	住院第 2 天	住院第 3 天（手术当天）
健康宣教	□ 入院宣教 □ 介绍主管医师、护士 □ 介绍环境、设施 □ 介绍住院注意事项	□ 术前宣教 □ 宣教疾病知识、术前准备及手术过程 □ 告知准备物品、沐浴 □ 告知术后饮食、活动及探视注意事项 □ 告知术后可能出现的情况及应对方式 □ 主管护士与患者沟通，了解并指导心理应对 □ 告知家属等候区位置	□ 术后当日宣教 □ 告知监护设备、管路功能及注意事项 □ 告知饮食、体位要求 □ 告知疼痛注意事项 □ 告知术后可能出现情况的应对方式 □ 给予患者及家属心理支持 □ 再次明确探视陪伴须知
护理处置	□ 核对患者，佩戴腕带 □ 建立入院护理病历 □ 卫生处置：剪指（趾）甲、沐浴，更换病号服	□ 协助医师完成术前检查化验 □ 术前准备 □ 配血 □ 抗菌药物皮试 □ 备皮手术区域 □ 禁食、禁水	□ 药物灌肠 1 次 □ 送手术 □ 摘除患者各种活动物品 □ 核对患者资料及带药 □ 填写手术交接单，签字确认 □ 接手术 □ 核对患者及资料，签字确认
基础护理	□ 三级护理 □ 晨晚间护理 □ 患者安全管理	□ 三级护理 □ 晨晚间护理 □ 患者安全管理	□ 特级护理 □ 卧位护理：协助翻身、床上移动、预防压疮 □ 排泄护理 □ 患者安全管理
专科护理	□ 护理查体 □ 需要时，填写跌倒及压疮防范表 □ 需要时，请家属陪伴 □ 心理护理	□ 尿量监测 □ 遵医嘱完成相关检查 □ 心理护理	□ 病情观察，写特护记录 □ q2h 评估生命体征、意识、体征、肢体活动、皮肤情况、伤口敷料、尿量及引流液性质及量、出入量 □ 遵医嘱予抗感染、镇痛治疗 □ 心理护理
病情变异记录	□ 无 □ 有，原因： 1. 2.	□ 无 □ 有，原因： 1. 2.	□ 无 □ 有，原因： 1. 2.
护士签名			

时间	时间住院第4天（术后第1天）	住院第5~12天（术后第2~9天）
健康宣教	□ 术后宣教 □ 药物作用及频率 □ 饮食、活动指导 □ 复查患者对术前宣教内容的掌握程度 □ 疾病恢复期注意事项 □ 拔尿管后注意事项 □ 下床活动注意事项	□ 出院宣教 □ 复查时间 □ 服药方法 □ 活动休息 □ 指导饮食 □ 指导办理出院手续
护理处置	□ 遵医嘱完成相关检查 □ 夹闭导尿管，锻炼膀胱功能	□ 办理出院手续 □ 书写出院小结
基础护理	□ 特级/一级护理 　（根据患者病情和生活自理能力确定护理级别） □ 晨晚间护理 □ 协助进食、进水 □ 协助翻身、床上移动、预防压疮 □ 排泄护理 □ 床上温水擦浴 □ 协助更衣 □ 患者安全管理	□ 二级护理 □ 晨晚间护理 □ 协助或指导进食、进水 □ 协助或指导床旁活动 □ 患者安全管理
专科护理	□ 病情观察，写特护记录 □ q2h 评估生命体征、肢体活动、皮肤情况、伤口敷料、尿量及引流液量性质 □ 遵医嘱予抗感染及镇痛治疗 □ 需要时，联系主管医师给予相关治疗及用药 □ 心理护理	□ 病情观察 □ 评估生命体征及尿量情况 □ 心理护理
病情变异记录	□ 无　□ 有，原因： 1. 2.	□ 无　□ 有，原因： 1. 2.
护士签名		

（三）患者表单

肾癌——开放性肾癌根治术临床路径患者表单

适用对象：第一诊断为肾癌（ICD-10：C64）

行开放性肾癌根治术（ICD-9-CM-3：55.51）

患者姓名：	性别：	年龄：	门诊号：	住院号：
住院日期：　　年　月　日	出院日期：　　年　月　日		标准住院日：≤12天	

时间	入院	手术前	手术当天
医患配合	□ 配合询问病史、收集资料，请务必详细告知既往史、用药史、过敏史 □ 如服用抗凝剂，请明确告知 □ 配合进行体格检查 □ 有任何不适请告知医师	□ 配合完善术前相关检查、化验，如采血、留尿、心电图、X线胸片、B超、CT □ 医师与患者及家属介绍病情及手术谈话、术前签字 □ 麻醉师与患者进行术前访视	□ 如病情需要，配合术后转入监护病房 □ 配合评估手术效果 □ 配合监测对侧肾功能 □ 需要时，配合抽血查肾功能 □ 有任何不适请告知医师
护患配合	□ 配合测量体温、脉搏、呼吸、血压、体重1次 □ 配合完成入院护理评估（简单询问病史、过敏史、用药史） □ 接受入院宣教（环境介绍、病室规定、订餐制度、贵重物品保管等） □ 有任何不适请告知护士	□ 配合测量体温、脉搏、呼吸、询问排便1次 □ 接受术前宣教 □ 接受配血，以备术中需要时用 □ 接受剃除手术区域毛发 □ 自行沐浴 □ 准备好必要用物，吸水管、纸巾等 □ 取下义齿、饰品等，贵重物品交家属保管	□ 清晨测量体温、脉搏、呼吸、血压1次 □ 接受药物灌肠1次 □ 送手术室前，协助完成核对，带齐影像资料，脱去衣物，上手术车 □ 返回病房后，协助完成核对，配合上病床 □ 配合检查意识、肢体活动，询问出入量 □ 配合术后吸氧、监护仪监测、输液、排尿用导尿管、肾区有引流管 □ 遵医嘱采取正确体位 □ 配合缓解疼痛 □ 有任何不适请告知护士
饮食	□ 正常普食	□ 术前12小时禁食、禁水	□ 麻醉清醒前禁食、禁水 □ 麻醉清醒后未排气前禁食、禁水
排泄	□ 正常排尿、便	□ 正常排尿、便	□ 保留尿管
活动	□ 正常活动	□ 正常活动	□ 根据医嘱平卧位或半卧位 □ 卧床休息，保护管路 □ 双下肢活动

时间	手术后	出院
医患配合	□ 配合抽血检查对侧肾脏功能情况 □ 需要时，配合伤口换药 □ 配合拔除引流管、尿管 □ 配合伤口拆线	□ 接受出院前指导 □ 了解复查程序 □ 获取出院诊断书
护患配合	□ 配合定时测量生命体征、每日询问排便 □ 配合抽血检查肾功能，询问出入量 □ 接受输液、服药等治疗 □ 配合夹闭导尿管，锻炼膀胱功能 □ 接受进食、进水、排便等生活护理 □ 配合活动，预防皮肤压力伤 □ 注意活动安全，避免坠床或跌倒 □ 配合执行探视及陪伴	□ 接受出院宣教 □ 办理出院手续 □ 获取出院带药 □ 了解服药方法、作用、注意事项 □ 了解照顾伤口方法 □ 了解复印病历方法
饮食	□ 根据医嘱，由流食逐渐过渡到普食	□ 根据医嘱，正常普食
排泄	□ 保留导尿管-正常排尿、便 □ 避免便秘	□ 正常排尿、便 □ 避免便秘
活动	□ 根据医嘱，半坐位，床边或下床活动 □ 注意保护管路，勿牵拉、脱出等	□ 正常适度活动，避免疲劳

附：原表单（2010 年版）

肾癌临床路径表单

适用对象：第一诊断为肾癌（ICD-10：C64）

行开放肾癌根治术（ICD-9-CM-3：55.5101）

患者姓名：		性别：　年龄：　门诊号：	住院号：
住院日期：　年　月　日		出院日期：　年　月　日	标准住院日：≤12 天

时间	住院第 1~3 天	住院第 2~4 天（手术日）	住院第 3~5 天（术后第 1 天）
主要诊疗工作	□ 询问病史，体格检查 □ 完成病历及上级医师查房 □ 完成医嘱 □ 向患者及家属交代围术期注意事项 □ 签署手术知情同意书、输血同意书	□ 术前预防使用抗菌药物 □ 实施手术 □ 术后标本送病理 □ 术后向患者及家属交代病情及注意事项 □ 完成术后病程记录及手术记录	□ 观察病情 □ 上级医师查房 □ 完成病程记录 □ 嘱患者可以下地活动，以预防下肢静脉血栓
重点医嘱	**长期医嘱** □ 泌尿外科疾病护理常规 □ 三级护理 □ 饮食 ◎普食 ◎糖尿病饮食 ◎其他 □ 基础用药（糖尿病、心脑血管疾病等） **临时医嘱** □ 血常规、尿常规、便常规+隐血试验 □ 肝肾功能、电解质、血型 □ 感染性疾病筛查、凝血功能 □ X 线胸片、心电图 □ 手术医嘱 □ 常规备血 □ 准备术中预防用抗菌药物 □ 必要时留置胃管	**长期医嘱** □ 开放肾癌根治术后护理常规 □ 一级护理 □ 禁食 □ 6 小时后恢复部分基础用药（心脑血管药） □ 切口引流管接无菌袋 □ 留置尿管并接无菌袋 **临时医嘱** □ 输液 □ 抗菌药物 □ 必要时用抑酸剂	**长期医嘱** □ 一级护理 □ 禁食 **临时医嘱** □ 输液 □ 抗菌药物 □ 更换敷料 □ 必要时用抑酸剂
主要护理工作	□ 入院介绍 □ 相关检查指导 □ 术前常规准备及注意事项	□ 麻醉后护理指导及病情观察 □ 术后引流管护理指导 □ 术后生活指导 □ 术后活动指导	□ 术后病情观察 □ 麻醉后饮食原则 □ 术后生活指导 □ 术后活动指导
病情变异记录	□ 无　□ 有，原因： 1. 2.	□ 无　□ 有，原因： 1. 2.	□ 无　□ 有，原因： 1. 2.
护士签名			
医师签名			

时间	住院第6天（术后第2天）	住院第7天（术后第3天）	住院第8天（术后第4天）
主要诊疗工作	□ 观察病情 □ 观察引流量 □ 完成病程记录	□ 观察病情 □ 观察切口情况 □ 完成病程记录	□ 观察病情 □ 完成病程记录
重点医嘱	**长期医嘱** □ 二级护理 □ 可拔切口引流管 **临时医嘱** □ 输液 □ 抗菌药物 □ 必要时用抑酸剂	**长期医嘱** □ 二级护理 □ 半流食 □ 拔尿管 □ 切口换药 □ 恢复其他基础用药 □ 酌情使用抗菌药物 **临时医嘱** □ 输液	**长期医嘱** □ 二级护理 □ 普食 **临时医嘱** □ 酌情复查化验项目
主要护理工作	□ 术后病情观察 □ 术后饮食指导 □ 术后活动指导 □ 观察拔尿管后排尿情况 □ 用药指导	□ 术后病情观察 □ 用药指导 □ 观察拔尿管后排尿情况 □ 术后活动指导 □ 术后饮食指导	□ 术后病情观察 □ 用药指导 □ 术后活动指导 □ 术后饮食指导
病情变异情况	□ 无　□ 有，原因： 1. 2.	□ 无　□ 有，原因： 1. 2.	□ 无　□ 有，原因： 1. 2.
护士签名			
医师签名			

时间	住院第 9~11 天（术后第 5~7 天）	住院第 12 天（术后第 8 天，出院日）
主要诊疗工作	□ 观察病情 □ 观察伤口情况 □ 完成病程记录	□ 观察病情 □ 上级医师查房 □ 出院 □ 向患者及家属交代出院后注意事项 □ 完成出院病程记录 □ 病理结果出来后告知患者 □ 根据病理结果决定是否辅助治疗 □ 定期复查
重点医嘱	**长期医嘱** □ 伤口拆线（术后第 7 天） **临时医嘱** □ 复查肾功能	**出院医嘱** □ 今日出院 □ 出院带药：基础药
主要护理工作	□ 术后病情观察 □ 用药指导 □ 术后活动指导 □ 术后饮食指导	□ 指导办理出院手续 □ 出院带药指导 □ 出院后活动饮食注意事项 □ 遵医嘱按时复查
病情变异情况	□ 无　□ 有，原因： 1. 2.	□ 无　□ 有，原因： 1. 2.
护士签名		
医师签名		

第八章

肾癌——机器人辅助下腹腔镜肾根治性切除术临床路径释义

一、肾癌——机器人辅助下腹腔镜肾根治性切除术编码

疾病名称及编码：肾癌（ICD-10：C64）

手术操作名称及编码：机器人辅助下腹腔镜肾根治性切除术（ICD-9-CM-3：55.51，17.42）

二、临床路径检索方法

C64 伴（55.51+17.42）

三、肾癌——机器人辅助下腹腔镜肾根治性切除术临床路径标准住院流程

（一）适用对象

第一诊断为肾癌。

行机器人辅助下腹腔镜肾根治性切除术。

> **释义**
>
> ■本路径适用对象为影像学诊断为肾癌并不适宜行肾部分切除术的病例。

（二）诊断依据

根据《中国泌尿外科疾病诊断治疗指南》（中华医学会泌尿外科学分会编著，人民卫生出版社，2014）。

1. 病史。
2. 体格检查。
3. 实验室检查及影像学检查。

> **释义**
>
> ■典型的肾癌三联征（腰痛、血尿、腹部包块）已不常见，目前的肾癌主要是通过影像学诊断发现（超声、CT、MRI 等）。

（三）选择治疗方案的依据

根据《中国泌尿外科疾病诊断治疗指南》（中华医学会泌尿外科学分会编著，人民卫生出版社，2014）。

1. 适用机器人辅助下腹腔镜肾根治性切除术。
2. 能够耐受手术。

> **释义**
>
> ■ 病例是拟行肾根治术患者，尤其是肾肿瘤较大不适宜行肾部分切除的病例。
> ■ 病例没有严重的心肺疾病，血液疾病等手术禁忌证，没有严重的腹腔粘连。

（四）临床路径标准住院日

6~12 天。

> **释义**
>
> ■ 需行机器人辅助腹腔镜下肾根治性切除术的患者入院后，第 1~3 天完成常规术前检查，在第 3~4 天手术，术后根据患者情况决定术后住院时间，总住院时间不超过 12 天均符合路径要求。

（五）进入路径标准

1. 第一诊断必须符合肾癌。
2. 当患者合并其他疾病，但住院期间无需特殊处理也不影响第一诊断的临床路径流程实施时，可以进入路径。

> **释义**
>
> ■ 本路径适用对象为机器人辅助腹腔镜下肾根治性切除术病例。合并其他疾病但住院期间不需特殊处理，并且可耐受手术的患者也可进入本路径。

（六）术前准备

约 0~3 天。
1. 术前评估　完善病史资料；完成必选检查/检验项目，酌情进行可选检查/检验项目。
2. 术前核对　对术前评估进行核对，如有严重影响临床路径进行的异常结果，可考虑退出路径。
3. 术前准备　患者皮肤、肠道准备等。

> **释义**
>
> ■ 每个进入路径的患者均需完成术前检查。这些检查主要是评估有无基础疾病，关系到围术期的特殊处理，可能会影响到住院时间、费用及治疗预后。传染性疾病的筛查主要用于排除可能的传染源，如乙型肝炎、丙型肝炎、艾滋病、梅毒等。这些患者的手术操作需要特殊处理。
> ■ 为缩短患者术前等待时间，检查项目可在入院前门诊完成。如术前检查提示有血压、血糖控制不佳的，应系统使用药物控制再行手术，以防术中术后出现风险或并发症。

■机器人手术如经腹腔途径，术前行肠道准备，可减少肠胀气，术中损伤肠道及时修补。

(七) 预防性抗菌药物选择与使用时机

1. 按照《抗菌药物临床应用指导原则》（卫医发〔2004〕285 号）执行，并结合患者的病情决定抗菌药物的选择与使用时间。
2. 预防性用药时间为术前 0.5~2 小时内或麻醉开始时。
3. 如手术时间超过 4 小时，加用 1 次。

> **释义**
>
> ■机器人辅助腹腔镜下肾根治性切除术属于Ⅱ类手术，因此手术当天可选用广谱抗菌药物预防感染。预防使用抗菌药物可选择喹诺酮类或一、二代头孢菌素类，手术超过 4 小时会增加感染机会可增加 1 次抗菌药物。

(八) 手术日

入院第 1~3 天。

1. 麻醉方式 全身麻醉。
2. 手术方式 机器人辅助下腹腔镜肾根治性切除术。
3. 输血 必要时。
4. 病理 必要时术中冷冻检查。

> **释义**
>
> ■麻醉方式只能选择全身麻醉。
> ■术中出血超过 800ml 可考虑输血。
> ■术中发现肿瘤良性可能性大，可保留肾脏的，可行术中冰冻病理，根据病理部分切除或根治术。

(九) 术后住院恢复

5~9 天。

1. 术后复查的检查项目 血常规、血生化等，根据患者病情变化可选择相应的检查项目。
2. 术后抗菌药物应用 按照《抗菌药物临床应用指导原则》（卫医发〔2004〕285 号）执行。

> **释义**
>
> ■术后血常规血生化检查，了解术中失血情况，肝肾功能情况给予相应治疗，避免病情观察不及时出现风险。

■ 机器人辅助腹腔镜下肾根治性切除术属于Ⅱ类手术，因此手术当天可选用广谱抗菌药物预防感染。预防使用抗菌药物可选择喹诺酮类或一、二代头孢菌素类。如术后出现感染征象，建议继续使用抗菌药物。

（十）出院标准

1. 完成出院评估。

释义

　　■ 手术后一般情况良好，尿管及引流管拔除，切口愈合良好，可以考虑出院。出院后嘱其短期内避免剧烈活动定期复查，术后根据病理决定下一步治疗。

（十一）有无变异及原因分析

1. 与医院系统相关的变异　因设备故障、各部门协调沟通障碍引起的负性变异或因各部门通力合作引起的正性变异。
2. 与医务人员相关的变异　因医务人员的工作态度、技术水平、沟通技巧引起的正性或负性变异。
3. 与患者相关的变异　因患者的信任度、依从性、主观需求引起的正性或负性变异。
4. 与疾病相关的变异　因术中损伤邻近器官组织、术后创面出血、感染、愈合延迟、发热、基础疾病恶化等原因引起住院时间延长、费用增多、二次手术或其他新增治疗甚至退出路径。

释义

　　■ 变异是指入选临床路径的患者未能按照流程完成医疗行为或未达到预期的医疗质量控制目标。包含以下几种情况：①术中或术后出现感染，体温升高，需要增加抗菌药物使用，导致住院时间延长、住院费用增加；②术中发现无法行根治术的应退出转入相应路径；③术前检查发现其他影响手术疾病，需要控制疾病才能手术的，应退出转入相应路径。
　　■ 因患者方面的主观原因导致之行路径出现变异，也需要在表单中予以说明。

四、肾癌——机器人辅助下腹腔镜肾根治性切除术临床路径给药方案

用药流程图：

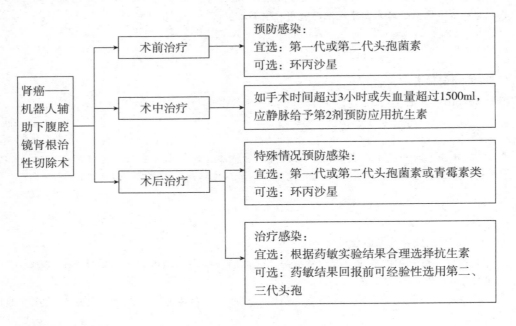

【用药选择】

1. 机器人辅助下腹腔镜肾根治性切除术属二类手术，术前预防性使用抗菌药物应在术前半小时至 2 小时或麻醉开始时静脉滴注给药。如手术时间超过 3 小时或失血量超过 1500ml，应手术中给予第 2 剂。应选择第一代或第二代头孢菌素或青霉素类抗菌药物，如患者青霉素和（或）头孢菌素过敏［包括既往过敏史和（或）皮试阳性］则可选择环丙沙星。

2. 术后预防用药时间一般不宜超过术后 24 小时。个别情况如肿瘤巨大，手术创伤大、出血多等特殊情况，术后预防性使用抗菌药物可适当延长至 48 小时。

3. 术后出现感染征象需使用抗菌药物时，在经验性用药的同时应尽快完成药敏实验，依据药敏实验结果选择合理抗菌药物使用。经验性用药可选择第二代或第三代头孢菌素类抗菌药物。

【药学提示】

1. 头孢菌素类抗菌药物使用期间严禁饮酒，以免发生双硫仑样反应。

2. 头孢菌素类抗菌药物多数经肾脏排泄，中度以上肾功能不全患者应根据肾功能适当调整剂量；中度以上肝功能减退时，头孢哌酮、头孢曲松可能需要调整剂量。

【注意事项】

头孢菌素类及青霉素类抗菌药物在使用前必须皮试，皮试阴性者方可使用。

五、推荐表单

（一）医师表单

肾癌——机器人辅助下腹腔镜肾根治性切除术临床路径医师表单

适用对象：第一诊断为肾癌（ICD-10：C64）

行机器人辅助下腹腔镜肾根治性切除术（ICD-9-CM-3：55.51，17.42）

患者姓名：	性别：　　年龄：　　门诊号：	住院号：
住院日期：　　年　月　日	出院日期：　　年　月　日	标准住院日：≤6~12 天

时间	住院第 1~2 天	住院第 3 天（手术日）	住院第 4 天（术后第 1 天）
主要诊疗工作	□ 询问病史，体格检查 □ 完成病历及上级医师查房 □ 完成医嘱 □ 向患者及家属交代围术期注意事项 □ 签署手术知情同意书、输血同意书	□ 术前预防使用抗菌药物 □ 实施手术 □ 术后标本送病理 □ 术后向患者及家属交代病情及注意事项 □ 完成术后病程记录及手术记录	□ 观察病情 □ 上级医师查房 □ 完成病程记录 □ 嘱患者可以下地活动，以预防下肢静脉血栓
重点医嘱	**长期医嘱** □ 泌尿外科疾病护理常规 □ 三级护理 □ 饮食 ◎普食 ◎糖尿病饮食 ◎其他 □ 基础用药（糖尿病、心脑血管疾病等） □ 测血压 **临时医嘱** □ 血常规、尿常规、便常规+隐血试验 □ 肝肾功能、电解质、血型 □ 感染性疾病筛查、凝血功能 □ X 线胸片、心电图 □ 手术医嘱 □ 常规备血 □ 准备术中预防用抗菌药物 □ 必要时留置胃管	**长期医嘱** □ 机器人肾根治性切除术后护理常规 □ 一级护理 □ 禁食 □ 6 小时后恢复部分基础用药（心脑血管药） □ 切口引流管接无菌袋 □ 留置尿管并接无菌袋 **临时医嘱** □ 输液 □ 抗菌药物 □ 必要时用抑酸剂	**长期医嘱** □ 一级护理 □ 禁食 **临时医嘱** □ 输液 □ 抗菌药物 □ 更换敷料 □ 必要时用抑酸剂 □ 可拔尿管 □ 可拔引流管
病情变异记录	□ 无　□ 有，原因： 1. 2.	□ 无　□ 有，原因： 1. 2.	□ 无　□ 有，原因： 1. 2.
医师签名			

时间	住院第 5 天（术后第 2 天）	住院第 6 天（术后第 3 天）	住院第 7 天（术后第 4 天）
主要诊疗工作	□ 观察病情 □ 观察引流量 □ 完成病程记录	□ 观察病情 □ 观察切口情况 □ 完成病程记录	□ 观察病情 □ 完成病程记录
重点医嘱	**长期医嘱** □ 二级护理 □ 可拔切口引流管 □ 可拔尿管 **临时医嘱** □ 输液 □ 必要时用抑酸剂	**长期医嘱** □ 二级护理 □ 半流食 □ 切口换药 □ 恢复其他基础用药 **临时医嘱** □ 输液 □ 酌情使用抗菌药物	**长期医嘱** □ 二级护理 □ 普食 **临时医嘱** □ 酌情复查化验项目
病情变异记录	□ 无　□ 有，原因： 1. 2.	□ 无　□ 有，原因： 1. 2.	□ 无　□ 有，原因： 1. 2.
医师签名			

时间	住院第 9~11 天（术后第 5~7 天）	住院第 12 天（术后第 8 天，出院日）
主要诊疗工作	□ 观察病情 □ 观察伤口情况 □ 完成病程记录	□ 观察病情 □ 上级医师查房 □ 出院 □ 向患者及家属交代出院后注意事项 □ 完成出院病程记录 □ 病理结果出来后告知患者 □ 根据病理结果决定是否辅助治疗 □ 定期复查
重点医嘱	**长期医嘱** □ 伤口拆线（术后第 7 天） **临时医嘱** □ 复查肾功能	**出院医嘱** □ 今日出院 □ 出院带药：基础药
病情变异记录	□ 无　□ 有，原因： 1. 2.	□ 无　□ 有，原因： 1. 2.
医师签名		

（二）护士表单

肾癌——机器人辅助下腹腔镜肾根治性切除术临床路径护士表单

适用对象：第一诊断为肾癌（ICD-10：C64）

行机器人辅助下腹腔镜肾根治性切除术（ICD-9-CM-3：55.51，17.42）

患者姓名：	性别： 年龄： 门诊号：	住院号：
住院日期： 年 月 日	出院日期： 年 月 日	标准住院日：≤6~12 天

时间	住院第 1 天	住院第 2 天	住院第 3 天（手术当天）
健康宣教	□ 入院宣教 □ 介绍主管医师、护士 □ 介绍环境、设施 □ 介绍住院注意事项	□ 术前宣教 □ 宣教疾病知识、术前准备及手术过程 □ 告知准备物品、沐浴 □ 告知术后饮食、活动及探视注意事项 □ 告知术后可能出现的情况及应对方式 □ 主管护士与患者沟通，了解并指导心理应对 □ 告知家属等候区位置	□ 术后当日宣教 □ 告知监护设备、管路功能及注意事项 □ 告知饮食、体位要求 □ 告知疼痛注意事项 □ 告知术后可能出现情况的应对方式 □ 给予患者及家属心理支持 □ 再次明确探视陪伴须知
护理处置	□ 核对患者，佩戴腕带 □ 建立入院护理病历 □ 卫生处置：剪指（趾）甲、沐浴，更换病号服	□ 协助医师完成术前检查化验 □ 术前准备 □ 配血 □ 抗菌药物皮试 □ 备皮手术区域 □ 禁食、禁水	□ 药物灌肠 1 次 □ 送手术 □ 摘除患者各种活动物品 □ 核对患者资料及带药 □ 填写手术交接单，签字确认 □ 接手术 □ 核对患者及资料，签字确认
基础护理	□ 三级护理 □ 晨晚间护理 □ 患者安全管理	□ 三级护理 □ 晨晚间护理 □ 患者安全管理	□ 特级护理 □ 卧位护理：协助翻身、床上移动、预防压疮 □ 排泄护理 □ 患者安全管理
专科护理	□ 护理查体 □ 需要时，填写跌倒及压疮防范表 □ 需要时，请家属陪伴 □ 心理护理	□ 尿量监测 □ 遵医嘱完成相关检查 □ 心理护理	□ 病情观察，写特护记录 □ q2h 评估生命体征、意识、体征、肢体活动、皮肤情况、伤口敷料、尿量及引流液性质及量、出入量 □ 遵医嘱予抗感染、镇痛治疗 □ 心理护理
病情变异记录	□ 无 □ 有，原因： 1. 2.	□ 无 □ 有，原因： 1. 2.	□ 无 □ 有，原因： 1. 2.
护士签名			

时间	时间住院第 4 天（术后第 1 天）	住院第 5~12 天（术后第 2~9 天）
健康宣教	□ 术后宣教 □ 药物作用及频率 □ 饮食、活动指导 □ 复查患者对术前宣教内容的掌握程度 □ 疾病恢复期注意事项 □ 拔尿管后注意事项 □ 下床活动注意事项	□ 出院宣教 □ 复查时间 □ 服药方法 □ 活动休息 □ 指导饮食 □ 指导办理出院手续
护理处置	□ 遵医嘱完成相关检查 □ 夹闭导尿管，锻炼膀胱功能	□ 办理出院手续 □ 书写出院小结
基础护理	□ 特级／一级护理 （根据患者病情和生活自理能力确定护理级别） □ 晨晚间护理 □ 协助进食、进水 □ 协助翻身、床上移动、预防压疮 □ 排泄护理 □ 床上温水擦浴 □ 协助更衣 □ 患者安全管理	□ 二级护理 □ 晨晚间护理 □ 协助或指进食、进水 □ 协助或指导床旁活动 □ 患者安全管理
专科护理	□ 病情观察，写特护记录 □ q2h 评估生命体征、肢体活动、皮肤情况、伤口敷料、尿量及引流液量性质 □ 遵医嘱予抗感染及镇痛治疗 □ 需要时，联系主管医师给予相关治疗及用药 □ 心理护理	□ 病情观察 □ 评估生命体征及尿量情况 □ 心理护理
重点医嘱	□ 详见医嘱执行单	□ 详见医嘱执行单
病情变异记录	□ 无 □ 有，原因： 1. 2.	□ 无 □ 有，原因： 1. 2.
护士签名		

（三）患者表单

肾癌——机器人辅助下腹腔镜肾根治性切除术临床路径患者表单

适用对象：第一诊断为肾癌（ICD-10：C64）

行机器人辅助下腹腔镜肾根治性切除术（ICD-9-CM-3：55.51，17.42）

患者姓名：	性别：　　年龄：　　门诊号：	住院号：
住院日期：　　年　月　日	出院日期：　　年　月　日	标准住院日：≤6~10 天

时间	住院第 1 天	住院第 2 天	住院第 3 天（手术当天）
医患配合	□ 配合询问病史、收集资料，请务必详细告知既往史、用药史、过敏史 □ 如服用抗凝剂，请明确告知 □ 配合进行体格检查 □ 有任何不适请告知医师	□ 配合完善术前相关检查、化验，如采血、留尿、心电图、X 线胸片、B 超、CT □ 医师与患者及家属介绍病情及手术谈话、术前签字 □ 麻醉师与患者进行术前访视	□ 如病情需要，配合术后转入监护病房 □ 配合评估手术效果 □ 配合监测对侧肾功能 □ 有任何不适请告知医师
护患配合	□ 配合测量体温、脉搏、呼吸、血压、体重 1 次 □ 配合完成入院护理评估（简单询问病史、过敏史、用药史） □ 接受入院宣教（环境介绍、病室规定、订餐制度、贵重物品保管等） □ 有任何不适请告知护士	□ 配合测量体温、脉搏、呼吸、询问排便 1 次 □ 接受术前宣教 □ 接受配血，以备术中需要时用 □ 接受剃除手术区域毛发 □ 自行沐浴 □ 准备好必要用物，吸水管、纸巾等 □ 取下义齿、饰品等，贵重物品交家属保管	□ 清晨测量体温、脉搏、呼吸、血压 1 次 □ 接受药物灌肠 1 次 □ 送手术室前，协助完成核对，带齐影像资料，脱去衣物，上手术车 □ 返回病房后，协助完成核对，配合上病床 □ 配合检查意识、肢体活动，询问出入量 □ 配合术后吸氧、监护仪监测、输液、排尿用导尿管、肾区有引流管 □ 遵医嘱采取正确体位 □ 配合缓解疼痛 □ 有任何不适请告知护士
饮食	□ 正常普食	□ 术前 12 小时禁食、禁水	□ 麻醉清醒前禁食、禁水 □ 麻醉清醒后未排气前禁食、禁水
排泄	□ 正常排尿、便	□ 正常排尿、便	□ 保留尿管
活动	□ 正常活动	□ 正常活动	□ 根据医嘱平卧位或半卧位 □ 卧床休息，保护管路 □ 双下肢活动

时间	时间住院第 4 天（术后第 1 天）	住院第 5~12 天（术后第 2~10 天）
医患配合	□ 配合抽血检查血常规、血生化情况 □ 需要时，配合伤口换药 □ 配合拔除引流管、尿管 □ 配合伤口拆线	□ 接受出院前指导 □ 了解复查程序 □ 获取出院诊断书
护患配合	□ 配合定时测量生命体征、每日询问排便 □ 配合抽血检查血常规、血生化，询问出入量 □ 接受输液、服药等治疗 □ 配合夹闭导尿管，锻炼膀胱功能 □ 接受进食、进水、排便等生活护理 □ 配合活动，预防皮肤压力伤 □ 注意活动安全，避免坠床或跌倒 □ 配合执行探视及陪伴	□ 接受出院宣教 □ 办理出院手续 □ 获取出院带药 □ 了解服药方法、作用、注意事项 □ 了解照顾伤口方法 □ 了解复印病历方法
饮食	□ 根据医嘱，由流食逐渐过渡到普食	□ 根据医嘱，正常普食
排泄	□ 保留导尿管-正常排尿、便 □ 避免便秘	□ 正常排尿、便 □ 避免便秘
活动	□ 根据医嘱，半坐位，床边或下床活动 □ 注意保护管路，勿牵拉、脱出等	□ 正常适度活动，避免疲劳

附：原表单（2016 年版）

肾癌-机器人肾根治性切除术临床路径表单

适用对象：第一诊断为肾癌

行机器人肾根治性切除术（ICD-9-CM3：55.51002）

患者姓名：	性别：	年龄：	门诊号：	住院号：
住院日期： 年 月 日	出院日期： 年 月 日			标准住院日：≤6~12 天

时间	筛查阶段	术前准备
主要诊疗工作	□ 询问病史，体格检查，入院宣教 □ 完成入院记录、首次病程记录 □ 开入院化验单及相关检查 □ 入院评估 □ 上级医生查房	□ 上级医师查房对患者手术风险评估 □ 严重基础疾病或其他系统疾病评估和会诊 □ 术前讨论，确定手术方案 □ 完成术前准备、术前小结、上级医师（主刀医师）查房 □ 签署知情同意书（手术、自费药物/材料、输血） □ 麻醉术前访视

第九章

肾癌——机器人辅助下腹腔镜肾部分切除术临床路径释义

一、肾癌——机器人辅助下腹腔镜肾部分切除术编码

疾病名称及编码：肾癌（ICD-10：C64）

手术操作名称及编码：机器人辅助下腹腔镜肾部分切除术（ICD-9-CM-3：55.4x03，17.42）

二、临床路径检索方法

C64 伴（55.4x03 和 17.42）

三、肾癌——机器人辅助下腹腔镜肾部分切除术临床路径标准住院流程

（一）适用对象

第一诊断为肾癌。

行机器人辅助下腹腔镜肾部分切除术。

> 释义
>
> ■ 本路径适用对象为影像学诊断为肾癌的病例，肾癌发生于解剖性或功能性孤立肾，肾癌对侧肾存在某些良性疾病，如肾结石、慢性肾炎或其他可能导致肾功能恶化的疾病（如高血压、糖尿病、肾动脉狭窄等），肾肿瘤小于4cm的病例。

（二）诊断依据

根据《中国泌尿外科疾病诊断治疗指南》（中华医学会泌尿外科学分会编著，人民卫生出版社，2014）。

1. 病史。

2. 体格检查。

3. 实验室检查及影像学检查。

> 释义
>
> ■ 典型的肾癌三联征（腰痛、血尿、腹部包块）已不常见，目前的肾癌主要是通过影像学诊断发现（超声、CT、MRI等）。

（三）选择治疗方案的依据

根据《中国泌尿外科疾病诊断治疗指南》（中华医学会泌尿外科学分会编著，人民卫生出版社，2014）。

1. 适用机器人辅助下腹腔镜肾部分切除术。

2. 能够耐受手术。

> **释义**
>
> ■ 病例是拟行肾部分切除术患者，尤其是肾肿瘤位置在肾门附近的肿瘤更适合机器人腹腔镜手术。
> ■ 病例没有严重的心肺疾病，血液疾病等手术禁忌证，没有严重的腹腔粘连。

（四）临床路径标准住院日

6~12 天。

> **释义**
>
> ■ 需行机器人辅助腹腔镜下肾部分切除术的患者入院后，第 1~3 天完成常规术前检查，在第 3~4 天手术，术后根据患者情况决定术后住院时间，总住院时间不超过 12 天均符合路径要求。

（五）进入路径标准

1. 第一诊断必须符合肾癌疾病编码。
2. 当患者合并其他疾病，但住院期间无需特殊处理也不影响第一诊断的临床路径流程实施时，可以进入路径。

> **释义**
>
> ■ 本路径适用对象为机器人辅助腹腔镜下肾部分切除术病例。如因不能行肾部分切除术而需要根治术的病例不进入本路径。合并其他疾病但住院期间不需特殊处理，并且可耐受手术的患者也可进入本路径。

（六）术前准备

0~3 天。
1. 术前评估　完善病史资料；完成必选检查/检验项目，酌情进行可选检查/检验项目。
2. 术前核对　对术前评估进行核对，如有严重影响临床路径进行的异常结果，可考虑退出路径。
3. 术前准备　患者皮肤、肠道准备等。

> **释义**
>
> ■ 每个进入路径的患者均需完成术前检查。这些检查主要是评估有无基础疾病，关系到围术期的特殊处理，可能会影响到住院时间、费用及治疗预后。传染性疾病的筛查主要用于排除可能的传染源，如乙型肝炎、丙型肝炎、艾滋病、梅毒等。这些患者的手术操作需要特殊处理。

■ 为缩短患者术前等待时间，检查项目可在入院前门诊完成。如术前检查提示有血压、血糖控制不佳的，应系统使用药物控制再行手术，以防术中术后出现风险或并发症。

■ 机器人手术一般经腹腔手术，术前行肠道准备，可减少肠胀气，术中损伤肠道及时修补。

（七）预防性抗菌药物选择与使用时机

1. 按照《抗菌药物临床应用指导原则》（卫医发〔2004〕285 号）执行，并结合患者的病情决定抗菌药物的选择与使用时间。
2. 预防性用药时间为术前 0.5~2 小时内或麻醉开始时。
3. 如手术时间超过 4 小时，加用 1 次。

> 释义

　　■ 机器人辅助腹腔镜下肾部分切除术属于或 Ⅱ 类手术，因此手术当天可选用广谱抗菌药物预防感染。预防使用抗菌药物可选择喹诺酮类或一、二代头孢菌素类，手术超过 4 小时会增加感染机会可增加 1 次抗菌药物。

（八）手术日

入院第 1~3 天。

1. 麻醉方式　全身麻醉。
2. 手术方式　机器人辅助下腹腔镜肾部分切除术。
3. 输血　必要时。
4. 病理　必要时术中冷冻检查。

> 释义

　　■ 麻醉方式只能选择全身麻醉。

　　■ 术中出血超过 800ml 可考虑输血。

　　■ 术中切除肾肿瘤后如怀疑切缘阳性，可行术中冰冻病理，根据病理再次部分切除或直接根治术。

（九）术后住院恢复

5~9 天。

1. 术后复查的检查项目　血常规、血生化等，根据患者病情变化可选择相应的检查项目。
2. 术后抗菌药物应用　按照《抗菌药物临床应用指导原则》（卫医发〔2004〕285 号）执行。

> **释义**
>
> ■ 术后血常规血生化检查，了解术中失血情况，肝肾功能情况给予相应治疗，避免病情观察不及时出现风险。
> ■ 机器人辅助腹腔镜下肾部分切除术属于Ⅰ或Ⅱ类手术，因此手术当天可选用广谱抗菌药物预防感染。预防使用抗菌药物可选择喹诺酮类或一、二代头孢菌素类。如术后出现感染征象，建议继续使用抗菌药物。

（十）出院标准

完成出院评估。

> **释义**
>
> ■ 手术后一般情况良好，尿管及引流管拔除，切口愈合良好，可以考虑出院。出院后嘱其避免剧烈活动2个月，定期复查，术后根据病理决定下一步治疗。

（十一）有无变异及原因分析

1. 与医院系统相关的变异　因设备故障、各部门协调沟通障碍引起的负性变异或因各部门通力合作引起的正性变异。
2. 与医务人员相关的变异　因医务人员的工作态度、技术水平、沟通技巧引起的正性或负性变异。
3. 与患者相关的变异　因患者的信任度、依从性、主观需求引起的正性或负性变异。
4. 与疾病相关的变异　因术中损伤邻近器官组织、术后创面出血、感染、愈合延迟、发热、基础疾病恶化等原因引起住院时间延长、费用增多、二次手术或其他新增治疗甚至退出路径。

> **释义**
>
> ■ 变异是指入选临床路径的患者未能按照流程完成医疗行为或未达到预期的医疗质量控制目标。包含以下几种情况：①术中或术后出现感染，体温升高，需要增加抗菌药物使用，导致住院时间延长、住院费用增加；②术中发现无法行部分切除改行根治术的应退出转入相应路径；③术前检查发现其他影响手术疾病，需要控制疾病才能手术的，应退出转入相应路径。
> ■ 因患者方面的主观原因导致之行路径出现变异，也需要在表单中予以说明。

四、肾癌——机器人辅助下腹腔镜肾部分切除术临床路径给药方案

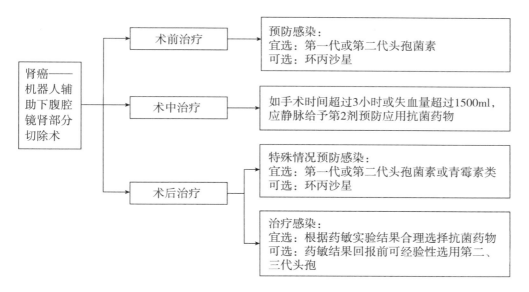

【用药选择】

1. 机器人辅助下腹腔镜肾部分切除术属一或二类手术，术前预防性使用抗菌药物应在术前半小时至 2 小时或麻醉开始时静脉滴注给药。如手术时间超过 3 小时或失血量超过 1500ml，应手术中给予第 2 剂。应选择第一代或第二代头孢菌素或青霉素类抗菌药物，如患者青霉素和（或）头孢菌素过敏［包括既往过敏史和（或）皮试阳性］则可选择环丙沙星。

2. 术后预防用药时间一般不宜超过术后 24 小时。个别情况如肿瘤巨大，手术创伤大、出血多等特殊情况，术后预防性使用抗菌药物可适当延长至 48 小时。

3. 术后出现感染征象需使用抗菌药物时，在经验性用药的同时应尽快完成药敏实验，依据药敏实验结果选择合理抗菌药物使用。经验性用药可选择第二代或第三代头孢菌素类抗菌药物。

【药学提示】

1. 头孢菌素类抗菌药物使用期间严禁饮酒，以免发生双硫仑样反应。

2. 头孢菌素类抗菌药物多数经肾脏排泄，中度以上肾功能不全患者应根据肾功能适当调整剂量；中度以上肝功能减退时，头孢哌酮、头孢曲松可能需要调整剂量。

【注意事项】

头孢菌素类及青霉素类抗菌药物在使用前必须皮试，皮试阴性者方可使用。

五、推荐表单

（一）医师表单

肾癌——机器人辅助下腹腔镜肾部分切除术临床路径医师表单

适用对象：第一诊断为肾癌（ICD-10：C64）

行机器人辅助下腹腔镜肾部分切除术（ICD-9-CM-3：55.4x03，17.42）

患者姓名：	性别： 年龄： 门诊号：	住院号：
住院日期： 年 月 日	出院日期： 年 月 日	标准住院日：≤6~12 天

时间	住院第 1~2 天	住院第 3 天（手术日）	住院第 4 天（术后第 1 天）
主要诊疗工作	□ 询问病史，体格检查 □ 完成病历及上级医师查房 □ 完成医嘱 □ 向患者及家属交代围术期注意事项 □ 签署手术知情同意书、输血同意书	□ 术前预防使用抗菌药物 □ 实施手术 □ 术后标本送病理 □ 术后向患者及家属交代病情及注意事项 □ 完成术后病程记录及手术记录	□ 观察病情 □ 上级医师查房 □ 完成病程记录 □ 嘱患者可以下地活动，以预防下肢静脉血栓
重点医嘱	**长期医嘱** □ 泌尿外科疾病护理常规 □ 三级护理 □ 饮食 ◎普食 ◎糖尿病饮食 ◎其他 □ 基础用药（糖尿病、心脑血管疾病等） □ 测血压 **临时医嘱** □ 血常规、尿常规、便常规+隐血试验 □ 肝肾功能、电解质、血型 □ 感染性疾病筛查、凝血功能 □ X 线胸片、心电图 □ 手术医嘱 □ 常规备血 □ 准备术中预防用抗菌药物 □ 必要时留置胃管	**长期医嘱** □ 机器人肾部分切除术后护理常规 □ 一级护理 □ 禁食 □ 绝对卧床休息 □ 6 小时后恢复部分基础用药（心脑血管药） □ 切口引流管接无菌袋 □ 留置尿管并接无菌袋 **临时医嘱** □ 输液 □ 抗菌药物 □ 必要时用抑酸剂	**长期医嘱** □ 一级护理 □ 禁食 **临时医嘱** □ 输液 □ 抗菌药物 □ 更换敷料 □ 必要时用抑酸剂 □ 可拔尿管 □ 可拔引流管
病情变异记录	□ 无 □ 有，原因： 1. 2.	□ 无 □ 有，原因： 1. 2.	□ 无 □ 有，原因： 1. 2.
医师签名			

时间	住院第 5 天（术后第 2 天）	住院第 6 天（术后第 3 天）	住院第 7 天（术后第 4 天）
主要诊疗工作	□ 观察病情 □ 观察引流量 □ 完成病程记录	□ 观察病情 □ 观察切口情况 □ 完成病程记录	□ 观察病情 □ 完成病程记录
重点医嘱	**长期医嘱** □ 二级护理 □ 可拔切口引流管 □ 可拔尿管 **临时医嘱** □ 输液 □ 必要时用抑酸剂	**长期医嘱** □ 二级护理 □ 半流食 □ 切口换药 □ 恢复其他基础用药 **临时医嘱** □ 输液 □ 酌情使用抗菌药物	**长期医嘱** □ 二级护理 □ 普食 **临时医嘱** □ 酌情复查化验项目
病情变异记录	□ 无 □ 有，原因： 1. 2.	□ 无 □ 有，原因： 1. 2.	□ 无 □ 有，原因： 1. 2.
医师签名			

时间	住院第 9~11 天（术后第 5~7 天）	住院第 12 天（术后第 8 天，出院日）
主要诊疗工作	□ 观察病情 □ 观察伤口情况 □ 完成病程记录	□ 观察病情 □ 上级医师查房 □ 出院 □ 向患者及家属交代出院后注意事项 □ 完成出院病程记录 □ 病理结果出来后告知患者 □ 根据病理结果决定是否辅助治疗 □ 定期复查
重点医嘱	**长期医嘱** □ 伤口拆线（术后第 7 天） **临时医嘱** □ 复查肾功能	**出院医嘱** □ 今日出院 □ 出院带药：基础药
病情变异记录	□ 无　□ 有，原因： 1. 2.	□ 无　□ 有，原因： 1. 2.
医师签名		

（二）护士表单

肾癌——机器人辅助下腹腔镜肾部分切除术临床路径护士表单

适用对象：第一诊断为肾癌（ICD-10：C64）

行机器人辅助下腹腔镜肾部分切除术（ICD-9-CM-3：55.4x03，17.42）

患者姓名：			性别：　　年龄：　　门诊号：		住院号：
住院日期：　　年　月　日			出院日期：　　年　月　日		标准住院日：≤6~12 天

时间	住院第 1 天	住院第 2 天	住院第 3 天（手术当天）
健康宣教	□ 入院宣教 □ 介绍主管医师、护士 □ 介绍环境、设施 □ 介绍住院注意事项	□ 术前宣教 □ 宣教疾病知识、术前准备及手术过程 □ 告知准备物品、沐浴 □ 告知术后饮食、活动及探视注意事项 □ 告知术后可能出现的情况及应对方式 □ 主管护士与患者沟通，了解并指导心理应对 □ 告知家属等候区位置	□ 术后当日宣教 □ 告知监护设备、管路功能及注意事项 □ 告知饮食、体位要求 □ 告知疼痛注意事项 □ 告知术后可能出现情况的应对方式 □ 给予患者及家属心理支持 □ 再次明确探视陪伴须知
护理处置	□ 核对患者，佩戴腕带 □ 建立入院护理病历 □ 卫生处置：剪指（趾）甲、沐浴，更换病号服	□ 协助医师完成术前检查化验 □ 术前准备 □ 配血 □ 抗菌药物皮试 □ 备皮手术区域 □ 禁食、禁水	□ 药物灌肠 1 次 □ 送手术 □ 摘除患者各种活动物品 □ 核对患者资料及带药 □ 填写手术交接单，签字确认 □ 接手术 □ 核对患者及资料，签字确认
基础护理	□ 三级护理 □ 晨晚间护理 □ 患者安全管理	□ 三级护理 □ 晨晚间护理 □ 患者安全管理	□ 特级护理 □ 卧位护理：协助翻身、床上移动、预防压疮 □ 排泄护理 □ 患者安全管理
专科护理	□ 护理查体 □ 需要时，填写跌倒及压疮防范表 □ 需要时，请家属陪伴 □ 心理护理	□ 尿量监测 □ 遵医嘱完成相关检查 □ 心理护理	□ 病情观察，写特护记录 □ q2h 评估生命体征、意识、体征、肢体活动、皮肤情况、伤口敷料、尿量及引流液性质及量、出入量 □ 遵医嘱予抗感染、镇痛治疗 □ 心理护理
病情变异记录	□ 无　□ 有，原因： 1. 2.	□ 无　□ 有，原因： 1. 2.	□ 无　□ 有，原因： 1. 2.
护士签名			

时间	时间住院第 4 天（术后第 1 天）	住院第 5~12 天（术后第 2~9 天）
健康宣教	□ 术后宣教 □ 药物作用及频率 □ 饮食、活动指导 □ 复查患者对术前宣教内容的掌握程度 □ 疾病恢复期注意事项 □ 拔尿管后注意事项	□ 出院宣教 □ 复查时间 □ 服药方法 □ 活动休息 □ 指导饮食 □ 指导办理出院手续
护理处置	□ 遵医嘱完成相关检查 □ 夹闭导尿管，锻炼膀胱功能	□ 办理出院手续 □ 书写出院小结
基础护理	□ 特级/一级护理 （根据患者病情和生活自理能力确定护理级别） □ 晨晚间护理 □ 协助进食、进水 □ 协助翻身、床上移动、预防压疮 □ 排泄护理 □ 床上温水擦浴 □ 协助更衣 □ 患者安全管理	□ 二级护理 □ 晨晚间护理 □ 协助或指导进食、进水 □ 协助或指导床旁活动 □ 患者安全管理
专科护理	□ 病情观察，写特护记录 □ q2h 评估生命体征、肢体活动、皮肤情况、伤口敷料、尿量及引流液量性质 □ 遵医嘱予抗感染及镇痛治疗 □ 需要时，联系主管医师给予相关治疗及用药 □ 心理护理	□ 病情观察 □ 评估生命体征及尿量情况 □ 心理护理
重点医嘱	□ 详见医嘱执行单	□ 详见医嘱执行单
病情变异记录	□ 无　□ 有，原因： 1. 2.	□ 无　□ 有，原因： 1. 2.
护士签名		

（三）患者表单

肾癌——机器人辅助下腹腔镜肾部分切除术临床路径患者表单

适用对象：第一诊断为肾癌（ICD-10：C64）

行机器人辅助下腹腔镜肾部分切除术（ICD-9-CM-3：55.4x03，17.42）

患者姓名：		性别： 年龄： 门诊号：	住院号：
住院日期： 年 月 日		出院日期： 年 月 日	标准住院日：≤6~12天

时间	住院第1天	住院第2天	住院第3天（手术当天）
医患配合	□ 配合询问病史、收集资料，请务必详细告知既往史、用药史、过敏史 □ 如服用抗凝剂，请明确告知 □ 配合进行体格检查 □ 有任何不适请告知医师	□ 配合完善术前相关检查、化验，如采血、留尿、心电图、X线胸片、B超、CT □ 医师与患者及家属介绍病情及手术谈话、术前签字 □ 麻醉师与患者进行术前访视	□ 如病情需要，配合术后转入监护病房 □ 配合评估手术效果 □ 配合监测对侧肾功能 □ 有任何不适请告知医师
护患配合	□ 配合测量体温、脉搏、呼吸、血压、体重1次 □ 配合完成入院护理评估（简单询问病史、过敏史、用药史） □ 接受入院宣教（环境介绍、病室规定、订餐制度、贵重物品保管等） □ 有任何不适请告知护士	□ 配合测量体温、脉搏、呼吸、询问排便1次 □ 接受术前宣教 □ 接受配血，以备术中需要时用 □ 接受剃除手术区域毛发 □ 自行沐浴 □ 准备好必要用物，吸水管、纸巾等 □ 取下义齿、饰品等，贵重物品交家属保管	□ 清晨测量体温、脉搏、呼吸、血压1次 □ 接受药物灌肠1次 □ 送手术室前，协助完成核对，带齐影像资料，脱去衣物，上手术车 □ 返回病房后，协助完成核对，配合上病床 □ 配合检查意识、肢体活动，询问出入量 □ 配合术后吸氧、监护仪监测、输液、排尿用导尿管、肾区有引流管 □ 遵医嘱采取正确体位 □ 配合缓解疼痛 □ 有任何不适请告知护士
饮食	□ 正常普食	□ 术前12小时禁食、禁水	□ 麻醉清醒前禁食、禁水 □ 麻醉清醒后未排气前禁食、禁水
排泄	□ 正常排尿、便	□ 正常排尿、便	□ 保留尿管
活动	□ 正常活动	□ 正常活动	□ 根据医嘱平卧位或半卧位 □ 卧床休息，保护管路 □ 双下肢活动

时间	时间住院第 4 天（术后第 1 天）	住院第 5~12 天（术后第 2~10 天）
医患配合	□ 配合抽血检查血常规、血生化情况 □ 需要时，配合伤口换药 □ 配合拔除引流管、尿管 □ 配合伤口拆线	□ 接受出院前指导 □ 了解复查程序 □ 获取出院诊断书
护患配合	□ 配合定时测量生命体征、每日询问排便 □ 配合抽血检查血常规、血生化，询问出入量 □ 接受输液、服药等治疗 □ 配合夹闭导尿管，锻炼膀胱功能 □ 接受进食、进水、排便等生活护理 □ 配合活动，预防皮肤压力伤 □ 注意活动安全，避免坠床或跌倒 □ 配合执行探视及陪伴	□ 接受出院宣教 □ 办理出院手续 □ 获取出院带药 □ 了解服药方法、作用、注意事项 □ 了解照顾伤口方法 □ 了解复印病历方法
饮食	□ 根据医嘱，由流食逐渐过渡到普食	□ 根据医嘱，正常普食
排泄	□ 保留导尿管-正常排尿、便 □ 避免便秘	□ 正常排尿、便 □ 避免便秘
活动	□ 根据医嘱，半坐位，床边或下床活动 □ 注意保护管路，勿牵拉、脱出等	□ 正常适度活动，避免疲劳

附：原表单（2016 年版）

肾癌-机器人肾部分切除术临床路径表单

适用对象：第一诊断为肾癌

行机器人肾部分切除术（ICD-9-CM3：55.4 001）

患者姓名：	性别：　年龄：　门诊号：	住院号：
住院日期：　　年　月　日	出院日期：　　年　月　日	标准住院日：≤6~12 天

时间	筛查阶段	术前准备
主要诊疗工作	□ 询问病史，体格检查，入院宣教 □ 完成入院记录、首次病程记录 □ 开入院化验单及相关检查 □ 入院评估 □ 上级医生查房	□ 上级医师查房对患者手术风险评估 □ 严重基础疾病或其他系统疾病评估和会诊 □ 术前讨论，确定手术方案 □ 完成术前准备、术前小结、上级医师（主刀医师）查房 □ 签署知情同意书（手术、自费药物/材料、输血） □ 麻醉术前访视
重点医嘱	**长期医嘱** □ 泌尿外科护理常规 □ 二级护理 □ 饮食 □ 患者既往基础用药 **临时医嘱** □ 血常规、尿常规、大便常规 □ 凝血功能检查，术前四项检查，肝肾功能电解质，肿瘤标志物全套 □ X 线胸片，心电图，泌尿系超声，腹部超声，双肾 CT（平扫+增强），双肾动静脉 CTA	**临时医嘱** □ 备皮 □ 备血 □ 麻醉科会诊 □ 全肠道灌洗 □ 抗菌药物皮试（常见选用第二、三代头孢菌素） □ 术前禁饮、禁食 □ 术前抗菌药物带药 □ 明日行机器人肾部分切除术
医疗文书	□ 入院病历 □ 首次病程记录 □ 上级医生查房记录 □ 入院连续性药物核对记录 □ 入院深静脉血栓 DVT 风险评估单	□ 术前小结 □ 术前主刀医师查房 □ 知情同意书（手术、自费药物/材料、输血） □ 麻醉访视单
主要护理工作	□ 入院宣教 □ 完成患者心理和生活护理 □ 安排各项检查时间 □ 完成日常护理工作	□ 完成患者心理和生活护理 □ 术前宣教 □ 提醒患者术前禁食、禁饮
病情变异记录	□ 无　□ 有，原因： 1. 2.	□ 无　□ 有，原因： 1. 2.
护士签名		
医师签名		

时间	手术日	术后
主要诊疗工作	□ 术前半小时静脉用抗菌药物（常见选用第二、三代头孢菌素） □ 手术 □ 完成手术记录 □ 完成术后首次病程记录（向患者及家属交代病情及术后注意事项并签字） □ 严密观察患者生命体征及各引流管情况	□ 上级医师查房 □ 完成病程记录 □ 根据引流情况，是否拔除引流管 □ 根据小便情况，是否拔除导尿管 □ 注意观察肠道恢复情况，适时开放饮食 □ 注意切口情况并换药
重点医嘱	**长期医嘱** □ 泌尿外科术后护理常规 □ 全身麻醉术后护理常规、一级护理 □ 饮食（一般是禁食） □ 计尿量、引流管引流量 □ 心电监护、血氧饱和监测、吸氧 □ 补液 □ 抗菌药物治疗 □ 肠外营养 □ 制酸 □ 化痰 **临时医嘱** □ 术后血常规	**长期医嘱** □ 一级/二级护理 □ 饮食（一般是禁食 3~5 天） □ 心电监护、血氧饱和监测、吸氧（常见2~3 天） □ 留置导尿，引流管引流 □ 拔除引流管、拔除导尿管（根据情况） □ 抗菌药物（常见选头孢二、三代 3~5 天） □ 补液 □ 营养支持（如可进食选用肠内营养） **临时医嘱** □ 血常规、电解质、肝功能、肾功能（术后第 1 天） □ 换药
医疗文书	□ 术后首次病程记录 □ 手术记录	□ 病程记录 □ 上级医师查房记录
护士签名		
医师签名		

第十章

肾盂癌——腹腔镜肾输尿管全长切除术临床路径释义

一、肾盂癌——腹腔镜肾输尿管全长切除术编码

1. 原编码：

疾病名称及编码：肾盂癌（ICD-10：C65）

手术操作名称及编码：腹腔镜肾输尿管全长切除术（ICD-9-CM-3：55.51）

2. 修改编码：

疾病名称及编码：肾盂癌（ICD-10：C65）

手术操作名称及编码：腹腔镜肾输尿管全长切除术（ICD-9-CM-3：55.5104）

二、临床路径检索方法

C65 伴 55.5104

三、肾盂癌——腹腔镜肾输尿管全长切除术临床路径标准住院流程

（一）适用对象

第一诊断为肾盂癌（ICD-10：C65）。

行腹腔镜肾输尿管全长切除术（ICD-9-CM-3：55.5108）。

> **释义**
>
> ■ 肾盂癌（renal pelvis cancer）：系发生在肾盂或肾盏上皮的一种肿瘤，约占所有肾肿瘤的肾脏肿瘤的 5%~7%，约占全部尿路上皮肿瘤的 4%~6%。本病多数为尿路上皮癌，约占 90%；少数为鳞癌和腺癌，后二者约占肾盂癌的 10%左右，它们的恶性程度远较移行细胞癌为高。肾盂癌的病因、病理、临床表现、诊断和治疗原则与膀胱癌相似。肾盂癌在 70 至 90 岁的人群发病率达到峰值，男性发病率约为女性的 3 倍。国内由于受含有马兜铃酸中草药的影响，流行病学特征同西方人群有所差异，国内整体人群发病率较高，且女性比例略高于男性。

（二）诊断依据

根据《吴阶平泌尿外科学》（第 2 版）（山东科学技术出版社，2008）和《临床诊疗指南·泌尿外科分册》（中华医学会编著，人民卫生出版社，2006）。

1. 病史。

2. 体格检查。

3. 实验室检查及影像学检查，包括尿细胞学检查等。

4. 泌尿内镜检查，必要时取活检。

释义

■ 肾盂及输尿管癌最常见的临床症状是血尿，约75%的患者有肉眼或镜下血尿。镜下血尿常见于早期或分化良好的肿瘤。约有30%患者有腰部钝痛，还可因血块或肿瘤脱落物通过输尿管发生肾绞痛。一般临床上不能发现肿大的肾脏，肾盂及输尿管癌有肿物的仅5%～15%。偶可见到输尿管癌梗阻引起明显的肾积水。有报道10%～15%可以无任何病状而偶然发现。肾盂输尿管癌有膀胱刺激症状的往往是提示伴发膀胱肿瘤，17%同时伴发膀胱肿瘤。肿瘤局部扩散转移可能出现同侧精索静脉曲张、后腹膜刺激症状。肾内有结石多年或合并感染，血尿严重要考虑到可能有鳞癌。肿瘤晚期可表现为恶病质（消瘦、贫血、虚弱等）以及咳嗽、骨痛等转移症状。

■ 肾盂癌体征常不明显。

■ 尿细胞学检查：尿脱落细胞学检查能发现癌细胞，对肾盂癌早期定性诊断具有重要意义，但该检查特异性高、敏感性低，分化良好的肿瘤细胞学检查常阴性，且不能明确病变部位，不过可以作为初筛和随访的手段。部分肾盂癌患者没有任何不适症状，仅能在细胞学检查中发现。有条件的单位，可通过膀胱镜经输尿管插一细刷，在肾盂或输尿管可疑部位刷取细胞，并用输尿管导管收集尿液做细胞学检查，可提高阳性率。

■ 荧光原位杂交技术（fluorescence in situ hybridization，FISH）：通过检测DNA序列及其变化，通过对肾盂癌患者尿液中脱落细胞进行染色体遗传学改变的检测，其敏感性高于传统的细胞形态学分析。并且有研究指出FISH尿液分析对于上尿路上皮细胞癌诊断的异性和敏感性均具有显著的优势。

■ B超：作为初筛、诊断和随访泌尿系统疾病的最常用检查方法，在肾盂癌中的应用价值有限，但对于以肾积水为主要表现的患者，能协助鉴别尿路阴性解释。

■ 尿路造影检查：是诊断肾盂癌的基本方法。无论是排泄性或逆行性尿路造影均可发现充盈缺损征象，一般统计50%～70%的上尿路上皮肿瘤通过排泄性或逆行性尿路造影检查可显示充盈缺损征象，多呈不规则形，并与集合系统管壁相连。10%～30%的肾盂肿瘤患者行尿路造影检查时肾盏不显影，这是由于上尿路肿瘤引起梗阻，造影剂被瘤体阻隔无法充盈集合系统而致不显影，提示肿瘤已有浸润。检查上尿路肿瘤时必须双侧同时检查，尤其应注意健侧有无可疑病变，对决定治疗方案有重要参考价值。

■ CT或MRI：CTU是最高精度的影像学检查方法，其敏感性67%～100%，特异性93%～99%，能帮助发现肿瘤浸润的范围和程度，有无淋巴结转移，对肿瘤进行临床分期和制定手术方案有很大的价值。随着检查技术和手段的提升，CTU已逐渐取代传统的IVU检查。而MRU具有无辐射、无创伤、不受肾功能影响的特点，可弥补IVU及逆行造影的不足。另外，MRI对软组织分辨力高，有助于发现肿瘤是否侵入周围软组织器官及淋巴结，对肿瘤分期具有重大意义。

■ 膀胱镜检查：肾盂癌发生膀胱癌的概率较高，如发现肾盂癌，应常规进行膀胱镜检查，以排除下尿路有无肿瘤，可于门诊或住院以后安排检查。输尿管镜检查：若术前影像学、细胞学检查均无法明确诊断肾盂肿瘤，可选择输尿管镜硬镜或软镜用于诊断上尿路肿瘤。有报告称输尿管镜检查诊断肾盂癌的准确率约为86%，并发症则约为7%。此项检查的主要并发症是可能于钳取瘤体活检标本过程中导致输尿管穿孔甚至输尿管内膜撕脱，此外还可能导致肿瘤种植，同时也能增加术后膀胱肿瘤发生风险，故需严格选择适应证。

（三）选择治疗方案的依据

根据《吴阶平泌尿外科学》（第 2 版）（山东科学技术出版社，2008）和《临床诊疗指南-泌尿外科分册》（中华医学会编著，人民卫生出版社，2006）。

1. 适合行腹腔镜肾输尿管全长切除手术。

2. 能够耐受手术。

> **释义**
>
> ■ 适应证：包括肾盂 T_1~T_3 的尿路上皮肿瘤，可在腹腔镜下行根治肾、输尿管全长切除术。泌尿外科医生的手术经验对于行腹腔镜肾输尿管全长切除的适应证选择有一定的影响。
>
> ■ 禁忌证：严重的梗阻性肺心病和心功能不全、肺功能不全，伴有脓肾或肾与周边组织器官粘连严重。严重的出血性疾病、腹膜炎、患肾急性期感染。

（四）临床路径标准住院日

≤12 天。

> **释义**
>
> ■ 如果患者条件允许，住院时间应低于上述住院天数。

（五）进入路径标准

1. 第一诊断必须符合 ICD-10：C65 肾盂癌疾病编码。

2. 当患者合并其他疾病，但住院期间不需要特殊处理也不影响第一诊断的临床路径流程实施时，可以进入路径。

> **释义**
>
> ■ 本路径适用对象为临床诊断为肾盂癌且适合（后）腹腔镜肾输尿管全长切除术的患者。
>
> ■ 经入院常规检查发现以往未发现的疾病，而该疾病可能对患者健康影响更为严重，或者该疾病可能影响手术实施、提高手术和麻醉风险，应优先考虑治疗该种疾病，暂不宜进入路径，例如高血压、糖尿病、心功能不全、肝肾功能不全及凝血功能障碍等。若既往患有上述疾病，经合理治疗后达到稳定，或目前尚需要持续用药，经评估无手术及麻醉禁忌，则可进入路径。但可能会增加医疗费用，延长住院时间。

（六）术前准备

≤2 天。

1. 必须检查的项目

（1）血常规、尿常规、便常规+潜血试验。

（2）电解质、肝功能测定、肾功能测定、血糖、血型、凝血功能。

（3）感染性疾病筛查（乙型肝炎、丙型肝炎、艾滋病、梅毒等）。

（4）X线胸片、心电图。

（5）相关影像学检查。

2. 根据患者病情可选择的检查项目　肿瘤标志物测定、荧光原位杂交（FISH）检测、超声心动图、心功能测定［如B型钠尿肽（BNP）测定、B型钠尿肽前体（PRO-BNP）测定等］、肺功能、血气分析、放射性核素肾功能检查、放射性核素骨扫描等。

> **释义**
>
> ■ 部分检查可以在门诊完成。
>
> ■ 相关影像学检查主要包括：腹部B超，CT平扫+增强，CTU，MRU，静脉肾盂造影，逆行肾盂造影等。
>
> ■ 还应进行尿脱落细胞学检查：连续3天收集晨尿或新鲜尿液标本送液基薄层细胞学检测。

（七）抗菌药物选择与使用时间

按照《抗菌药物临床应用指导原则》（卫医发〔2004〕285号）执行，并结合患者的病情决定抗菌药物的选择与使用时间。建议使用第一、二代头孢菌素。如可疑感染，需做相应的微生物学检查，必要时做药敏试验。

> **释义**
>
> ■ 腹腔镜肾输尿管全长切除术属于Ⅱ类切口，按照《抗菌药物临床应用指导原则》，抗菌药品种可选用喹诺酮类或第一、二代头孢菌素类的抗菌药物。
>
> ■ 抗菌药物可预防性和术后应用抗菌药物，对于合并感染者，可经验性给予抗菌药物，并作尿细菌学检查。

（八）手术日

入院≤3天。

1. 麻醉方式　全身麻醉。

2. 手术方式　（后）腹腔镜肾输尿管全长切除手术。

3. 术中用药　麻醉用药等。

4. 输血　必要时。输血需行血型鉴定、抗体筛选和交叉合血。

> **释义**
>
> ■ 本路径规定的（后）腹腔镜肾输尿管全长切除术均在全身麻醉下实施。
>
> ■ 术中可根据《抗菌药物临床应用指导原则》，可于术前1.5~2小时或术中加用1次抗菌药物。
>
> ■ 必要时可选用止血药物，如术前患者血红蛋白水平<80g/L或术中出血量评估≥400ml，可酌情输血。

　　■ 术前主管医师可根据患者病情的改变或患者手术意愿的改变更改手术方式，退出临床路径。

（九）术后住院恢复

≤9 天。

1. 必须复查的检查项目　血常规、尿常规、肾功能测定。
2. 根据患者病情变化可选择相应的检查项目。
3. 术后抗菌药物用药　按照《抗菌药物临床应用指导原则》（卫医发〔2004〕285 号）执行，建议使用第一、二代头孢菌素。如可疑感染，需做相应的微生物学检查，必要时做药敏试验。

> 释义
>
> 　　■ 术后可根据患者恢复情况做必须复查的检查项目，包括血尿常规、肾功能及血电解质等，同时可根据患者的病情变化增加检查频次。复查项目不仅局限于路径中项目，术后患者可复查 KUB 平片、泌尿系 B 超、必要时可行 CT、MRI 等检查。
>
> 　　■ 手术切口属于Ⅱ类切口，术后可常规应用抗菌药物预防感染，建议经验性用药使用第一、二代头孢菌素，环丙沙星，时间在 3 天之内。
>
> 　　■ 如果出现并发症，是否需要继续住院处理，由主管医师具体决定。

（十）出院标准

1. 一般情况良好。
2. 切口无感染。

> 释义
>
> 　　■ 应在出院前，通过复查各项检查并结合患者术后恢复情况决定是否出院。如果因各种特殊情况需要继续留院治疗，超出了路径规定的时间，应先处理并符合出院条件后再准许患者出院。
>
> 　　■ 若因患者家属因家庭或其他因素强烈要求提前出院，需要由主管医师评估后决定。

（十一）变异及原因分析

1. 术中、术后出现并发症，需要进一步诊治，导致住院时间延长、费用增加。
2. 术后原伴随疾病控制不佳，需请相关科室会诊和治疗，进一步诊治。
3. 住院后出现其他内、外科疾病需进一步明确诊断，可进入其他路径。
4. 合并膀胱肿瘤患者不进入本路径。

> **释义**
>
> ■ 微小变异：因为医院检验项目完成的及时性，不能按照要求在规定时间内完成检查；因为节假日不能按照要求完成检查；患者不愿配合完成相应检查，短期不愿按照要求出院随诊。
>
> ■ 重大变异：因基础疾病需要进一步诊断和治疗；因各种原因需要其他治疗措施；术中因患者无法耐受手术（如严重药物过敏、严重心血管意外、难以纠正的心律失常、脑血管意外、严重呼吸功能障碍等），需要中止手术或放弃手术的情况；术后继发出血，需要进一步手术止血；不愿按照要求出院随诊而导致住院时间明显延长。
>
> ■ 医师认可的变异原因主要是指患者入选路径后，医师在检查及治疗过程中发现患者合并存在一些事前未预知的对本路径治疗可能产生影响的情况，需要中止执行路径或者是延长治疗时间、增加治疗费用。医师需在表单中明确说明。
>
> ■ 因患者方面的主观原因导致执行路径出现变异，也需要医师在表单中予以说明。

四、肾盂癌——腹腔镜肾输尿管全长切除术临床路径给药方案

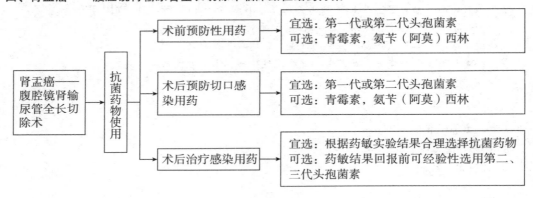

【用药选择】

1. 肾盂癌手术属清洁-污染手术，术前预防性使用抗菌药物应在术前24小时静脉滴注给药，必要时可延长至术前48小时。可选择第一代或第二代头孢菌素或青霉素类抗菌药物。

2. 术后预防性使用抗菌药物仅限于术后3天内。可选择第一代或第二代头孢菌素或青霉素类抗菌药物。

3. 术后出现感染征象需使用抗菌药物时，在经验性用药的同时应尽快完成药敏实验，依据药敏实验结果选择合理抗菌药物使用。经验性用药可选择第二代或第三代头孢菌素类抗菌药物。

【药学提示】

1. 头孢菌素类抗菌药物使用期间严禁饮酒，以免发生双硫仑样反应。

2. 头孢菌素类抗菌药物多数经肾脏排泄，中度以上肾功能不全患者应根据肾功能适当调整剂量；中度以上肝功能减退时，头孢哌酮、头孢曲松可能需要调整剂量。

【注意事项】

头孢菌素类及青霉素类抗菌药物在使用前必须皮试，皮试阴性者方可使用。

五、推荐表单

（一）医师表单

肾盂癌——腹腔镜肾输尿管全长切除术临床路径医师表单

适用对象：第一诊断为肾盂癌（ICD-10：C65）
　　　　　行腹腔镜肾输尿管全长切除术（ICD-9-CM-3：55.5104）

患者姓名：	性别：　　年龄：　　门诊号：	住院号：
住院日期：　　年　月　日	出院日期：　　年　月　日	标准住院日：≤12天

时间	住院第1~3天	住院第4~5天（手术日）	住院第5~6天（术后第1天）
主要诊疗工作	□ 询问病史，体格检查 □ 完成病历及上级医师查房 □ 完成医嘱 □ 向患者及家属交代围术期注意事项 □ 签署手术知情同意书	□ 术前预防使用抗菌药物 □ 实施手术 □ 术后标本送病理 □ 术后向患者及家属交代病情及注意事项 □ 完成术后病程记录及手术记录	□ 观察病情 □ 上级医师查房 □ 完成病程记录 □ 嘱患者可以下地活动，以预防下肢静脉血栓
重点医嘱	**长期医嘱** □ 泌尿外科疾病护理常规 □ 三级护理 □ 饮食 ◎普食 ◎糖尿病饮食◎其他 □ 基础用药（糖尿病、心脑血管疾病等） **临时医嘱** □ 血常规、尿常规、便常规+隐血试验 □ 肝肾功能、电解质、凝血功能、血糖、血型 □ 感染性疾病筛查、凝血功能 □ X线胸片、心电图 □ 相关影像学检查主要包括：腹部B超，CT平扫+增强，CTU，MRU，静脉肾盂造影，逆行肾盂造影等。 □ 连续3天尿脱落细胞学检查。 □ 手术医嘱 □ 准备术前预防用抗菌药物 □ 术前留置尿管 □ 必要时留置胃管	**长期医嘱** □ 腹腔镜肾输尿管全长切除术后护理常规 □ 一级护理 □ 禁饮食 □ 留置尿管并接无菌袋，记尿量 □ 6小时后恢复基础用药（心脑血管） □ 尿管接无菌引流袋，记尿量 □ 术区引流管接无菌引流袋 **临时医嘱** □ 补液 □ 静脉使用抗菌药物 □ 必要时使用抑酸剂、止血药物	**长期医嘱** □ 一级护理 □ 禁饮食 **临时医嘱** □ 补液 □ 静脉使用抗菌药物 □ 必要时使用抑酸剂
病情变异记录	□ 无　□ 有，原因： 1. 2.	□ 无　□ 有，原因： 1. 2.	□ 无　□ 有，原因： 1. 2.
医师签名			

时间	住院第6天（术后第2天）	住院第7天（术后第3天）	住院第8天（术后第4天）
主要诊疗工作	□ 观察病情 □ 观察引流量 □ 完成病程记录	□ 观察病情 □ 观察引流量 □ 完成病程记录	□ 观察病情 □ 完成病程记录
重点医嘱	**长期医嘱** □ 二级护理 □ 留置尿管并接无菌袋，记尿量 **临时医嘱** □ 输液 □ 抗菌药物 □ 必要时用抑酸剂	**长期医嘱** □ 二级护理 □ 半流食 □ 可拔术区引流管 □ 切口换药 □ 恢复其他基础用药 □ 留置尿管并接无菌袋，记尿量 □ 酌情使用抗菌药物 **临时医嘱** □ 补液 □ 抗菌药物 □ 复查肾功能等化验项目	**长期医嘱** □ 二级护理 □ 普食 □ 留置尿管并接无菌袋，记尿量 **临时医嘱**
护理工作	□ 详见护士表单	□ 详见护士表单	□ 详见护士表单
病情变异记录	□ 无　□ 有，原因： 1. 2.	□ 无　□ 有，原因： 1. 2.	□ 无　□ 有，原因： 1. 2.
医师签名			

时间	住院第 9~11 天（术后第 5~7 天）	住院第 12 天（术后第 8 天，出院日）
主要诊疗工作	□ 观察病情 □ 完成病程记录	□ 观察病情 □ 上级医师查房 □ 出院 □ 向患者及家属交代出院后注意事项 □ 完成出院病程记录 □ 病理结果出来后告知患者 □ 根据病理结果决定是否辅助治疗 □ 定期复查
重点医嘱	**长期医嘱** □ 伤口拆线（术后第 7 天） **临时医嘱** □ 拔除留置尿管（术后第 7 天）	**出院医嘱** □ 今日出院 □ 出院带药：基础药
护理工作	□ 详见护士表单	□ 详见护士表单
病情变异记录	□ 无　□ 有，原因： 1. 2.	□ 无　□ 有，原因： 1. 2.
医师签名		

（二）护士表单

肾盂癌——腹腔镜肾输尿管全长切除术临床路径护士表单

适用对象：第一诊断为肾盂癌（ICD-10：C65）

行腹腔镜肾输尿管全长切除术（ICD-9-CM-3：55.5104）

患者姓名：	性别： 年龄： 门诊号：	住院号：
住院日期： 年 月 日	出院日期： 年 月 日	标准住院日：≤12 天

时间	住院第 1~3 天	住院第 4~5 天（手术日）	住院第 5~6 天（术后第 1 天）
健康宣教	□ 入院宣教 □ 介绍主管医师、护士 □ 介绍环境、设施 □ 介绍住院注意事项 □ 术前宣教 □ 宣教疾病知识、术前准备及手术过程 □ 告知准备物品、沐浴 □ 告知术后饮食、活动及探视注意事项 □ 告知术后可能出现的情况及应对方式 □ 主管护士与患者沟通，了解并指导心理应对 □ 告知家属等候区位置	□ 麻醉后护理指导及病情观察 □ 术后引流管护理指导 □ 术后生活指导 □ 术后活动指导	□ 术后病情观察 □ 麻醉后饮食原则 □ 术后生活指导 □ 术后活动指导
护理处置	□ 核对患者，佩戴腕带 □ 建立入院护理病历 □ 卫生处置：剪指（趾）甲、沐浴，更换病号服 □ 协助医师完成术前检查化验 □ 术前准备 □ 配血 □ 备皮 □ 药物灌肠 □ 禁食、禁水	□ 送手术 □ 摘除患者各种活动物品 □ 核对患者资料及带药 □ 填写手术交接单，签字确认 □ 接手术 □ 核对患者及资料，签字确认 □ 观察尿液颜色、性质、量 □ 留置导尿管护理 □ 观察引流管引流的颜色、性质、量	□ 遵医嘱完成相关检查 □ 观察尿液颜色、性质、量 □ 留置导尿管护理 □ 观察引流管引流颜色、性质、量 □ 记尿量
基础护理	□ 三级护理 □ 晨晚间护理 □ 患者安全管理	□ 一级护理 □ 活动护理：协助床上活动 □ 术后饮食指导 □ 排泄护理 □ 患者安全管理	□ 一级护理 □ 晨晚间护理 □ 会阴擦洗 □ 协助床旁活动 □ 排泄护理 □ 患者安全管理

时间	住院第 1~3 天	住院第 4~5 天（手术日）	住院第 5~6 天（术后第 1 天）
专科护理	□ 护理查体 □ 需要时，填写跌倒及压疮防范表 □ 需要时，请家属陪伴 □ 遵医嘱完成相关检查 □ 心理护理	□ 病情观察，写护理记录 □ 观察生命体征、皮肤情况、尿液性质及量、膀胱冲洗情况、是否有膀胱痉挛症状 □ 遵医嘱予抗感染、静脉补液治疗 □ 心理护理	□ 病情观察 □ 观察饮水量，准确记录尿量及尿液颜色、性质 □ 遵医嘱予抗感染治疗 □ 心理护理
病情变异记录	□ 无　□ 有，原因： 1. 2.	□ 无　□ 有，原因： 1. 2.	□ 无　□ 有，原因： 1. 2.
护士签名			

时间	住院第 6 天（术后 2 天）	住院第 7 天（术后 3 天）	住院第 8 天（术后 4 天）
健康宣教	□ 术后病情观察 □ 术后饮食指导 □ 术后活动指导 □ 用药指导	□ 术后病情观察 □ 术后饮食指导 □ 术后活动指导 □ 用药指导	□ 术后病情观察 □ 术后饮食指导 □ 术后活动指导 □ 用药指导
护理处置	□ 遵医嘱完成相关检查	□ 遵医嘱完成相关检查	□ 遵医嘱完成相关检查
基础护理	□ 二级护理 □ 晨晚间护理 □ 会阴擦洗 □ 饮食、饮水护理 □ 排泄护理 □ 患者安全管理	□ 二级护理 □ 晨晚间护理 □ 会阴擦洗 □ 饮食、饮水护理 □ 排泄护理 □ 患者安全管理	□ 二级护理 □ 晨晚间护理 □ 会阴擦洗 □ 饮食、饮水护理 □ 排泄护理 □ 患者安全管理
专科护理	□ 病情观察 □ 饮水效果 □ 记录尿量，观察尿液颜色、性质 □ 遵医嘱予抗感染治疗 □ 需要时，联系主管医师给予相关治疗及用药 □ 心理护理	□ 病情观察 □ 饮水效果 □ 记录尿量，观察尿液颜色、性质 □ 遵医嘱予抗感染治疗 □ 需要时，联系主管医师给予相关治疗及用药 □ 心理护理	□ 病情观察 □ 饮水效果 □ 记录尿量，观察尿液颜色、性质 □ 遵医嘱予抗感染治疗 □ 需要时，联系主管医师给予相关治疗及用药 □ 心理护理
重点医嘱	□ 详见医嘱执行单	□ 详见医嘱执行单	□ 详见医嘱执行单
病情变异记录	□ 无 □ 有，原因： 1. 2.	□ 无 □ 有，原因： 1. 2.	□ 无 □ 有，原因： 1. 2.
护士签名			

时间	住院第 9~11 天（术后 5~7 天）	住院第 12 天（术后第 8 天，出院日）
健康宣教	□ 术后病情观察 □ 术后饮食指导 □ 术后活动指导 □ 用药指导	□ 观察病情 □ 上级医师查房 □ 出院 □ 向患者及家属交代出院后注意事项 □ 完成出院病程记录 □ 病理结果出来后告知患者 □ 根据病理结果决定是否辅助治疗 □ 定期复查
护理处置	□ 遵医嘱完成相关检查	□ 遵医嘱完成相关检查
基础护理	□ 二级护理 □ 晨晚间护理 □ 会阴擦洗 □ 饮食、饮水护理 □ 排泄护理 □ 患者安全管理	
专科护理	□ 病情观察 　　饮水效果 　　记录尿量，观察尿液颜色、性质 □ 遵医嘱予抗感染治疗 □ 需要时，联系主管医师给予相关治疗及用药 □ 心理护理	
病情变异记录	□ 无　□ 有，原因： 1. 2.	□ 无　□ 有，原因： 1. 2.
护士签名		

（三）患者表单

肾盂癌——腹腔镜肾输尿管全长切除术临床路径患者表单

适用对象：第一诊断为肾盂癌（ICD-10：C65）

行腹腔镜肾输尿管全长切除术（ICD-9-CM-3：55.5104）

患者姓名：		性别：　　年龄：　　门诊号：		住院号：
住院日期：　　年　月　日		出院日期：　　年　月　日		标准住院日：≤12 天

时间	入院	手术前	手术当天
医患配合	□ 配合询问病史、收集资料，请务必详细告知既往史、用药史、过敏史 □ 如服用抗凝剂，请明确告知 □ 配合进行体格检查 □ 有任何不适请告知医师	□ 配合询问病史、收集资料，请务必详细告知既往史、用药史、过敏史 □ 如服用抗凝剂，请明确告知 □ 配合进行体格检查 □ 有任何不适请告知医师 □ 配合完善术前相关检查、化验，如采血、留尿、心电图、X线胸片、B超检查 □ 医师与患者及家属介绍病情及手术谈话、术前签字 □ 麻醉师与患者进行术前访视	□ 有任何不适请告知医师
护患配合	□ 配合测量体温、脉搏、呼吸、血压、体重 1 次 □ 配合完成入院护理评估（简单询问病史、过敏史、用药史） □ 接受入院宣教（环境介绍、病室规定、订餐制度、贵重物品保管等） □ 有任何不适请告知护士	□ 配合测量体温、脉搏、呼吸、询问排便 1 次 □ 接受术前宣教 □ 接受配血，以备术中需要时用 □ 接受药物灌肠 □ 自行沐浴，加强会阴部清洁 □ 准备好必要用品 □ 取下义齿、饰品等，贵重物品交家属保管	□ 清晨测量体温、脉搏、呼吸 □ 如手术时间较晚，请配合输液 □ 送手术室前，协助完成核对，带齐影像资料，脱去衣物，上手术车 □ 返回病房后，协助完成核对，配合过病床 □ 配合术后吸氧、监护仪监测、输液、膀胱冲洗 □ 配合采取平卧位 □ 配合缓解疼痛 □ 有任何不适请告知护士
饮食	□ 正常普食	□ 术前 12 小时禁食、禁水	□ 手术当日禁食水
排泄	□ 正常排尿、便	□ 正常排尿、便	□ 保留导尿管
活动	□ 正常活动	□ 正常活动	□ 冲洗期卧床休息，保护管路 □ 双下肢活动

时间	手术后	出院
医患 配合	□ 配合会阴擦洗 □ 配合拔除尿管	□ 接受出院前指导 □ 了解复查程序 □ 获取出院诊断书
护 患 配 合	□ 配合定时测量生命体征、每日询问大便 □ 配合询问出入量 □ 接受输液、服药等治疗 □ 配合保留尿管 □ 接受进食、进水、排便等生活护理 □ 配合活动，避免下肢深静脉血栓 □ 注意活动安全，避免坠床或跌倒 □ 配合执行探视及陪伴	□ 接受出院宣教 □ 办理出院手续 □ 获取出院带药 □ 了解服药方法、作用、注意事项 □ 了解照顾伤口方法 □ 了解复印病历方法
饮食	□ 根据医嘱，由流食逐渐过渡到普食	□ 根据医嘱，正常普食
排泄	□ 保留尿管-正常排便 □ 避免便秘	□ 正常排尿、便 □ 避免便秘
活动	□ 下床活动 □ 注意保护尿管，勿牵拉、脱出等	□ 正常适度活动，避免疲劳

附：原表单（2010 年版）

肾盂癌临床路径表单

适用对象：第一诊断为肾盂癌（ICD-10：C65）

行腹腔镜肾输尿管全长切除术（ICD-9-CM-3：55.5108）

患者姓名：		性别： 年龄： 门诊号：	住院号：
住院日期： 年 月 日		出院日期： 年 月 日	标准住院日：≤12 天

时间	住院第 1~3 天	住院第 2~4 天（手术日）	住院第 3~5 天（术后第 1 天）
主要诊疗工作	□ 询问病史，体格检查 □ 完成病历及上级医师查房 □ 完成医嘱 □ 向患者及家属交代围术期注意事项 □ 签署手术知情同意书、输血同意书	□ 术前预防使用抗菌药物 □ 实施手术 □ 术后标本送病理 □ 术后向患者及家属交代病情及注意事项 □ 完成术后病程记录及手术记录	□ 观察病情 □ 上级医师查房 □ 完成病程记录 □ 嘱患者可以下地活动，以预防下肢静脉血栓
重点医嘱	**长期医嘱** □ 泌尿外科疾病护理常规 □ 三级护理 □ 饮食 ◎普食 ◎糖尿病饮食 ◎其他 □ 基础用药（糖尿病、心脑血管疾病等） **临时医嘱** □ 血常规、尿常规、便常规+隐血试验 □ 肝肾功能、电解质、血型 □ 感染性疾病筛查、凝血功能 □ X 线胸片、心电图 □ 手术医嘱 □ 常规备血 □ 准备术中预防用抗菌药物 □ 必要时留置胃管	**长期医嘱** □ 腹腔镜肾输尿管全长切除术术后护理常规 □ 一级护理 □ 禁食 □ 6 小时后恢复部分基础用药（心脑血管药） □ 切口引流管接无菌袋 □ 留置尿管并接无菌袋，记尿量 **临时医嘱** □ 输液 □ 抗菌药物 □ 必要时用抑酸剂	**长期医嘱** □ 一级护理 □ 禁食 **临时医嘱** □ 输液 □ 抗菌药物 □ 更换敷料 □ 必要时用抑酸剂 □ 留置尿管并接无菌袋，记尿量
主要护理工作	□ 入院介绍 □ 相关检查指导 □ 术前常规准备及注意事项	□ 麻醉后护理指导及病情观察 □ 术后引流管护理指导 □ 术后生活指导 □ 术后活动指导	□ 术后病情观察 □ 麻醉后饮食原则 □ 术后生活指导 □ 术后活动指导
病情变异记录	□ 无 □ 有，原因： 1. 2.	□ 无 □ 有，原因： 1. 2.	□ 无 □ 有，原因： 1. 2.
护士签名			
医师签名			

时间	住院第 6 天（术后第 2 天）	住院第 7 天（术后第 3 天）	住院第 8 天（术后第 4 天）
主要诊疗工作	□ 观察病情 □ 观察引流量 □ 完成病程记录	□ 观察病情 □ 观察切口情况 □ 完成病程记录	□ 观察病情 □ 完成病程记录
重点医嘱	**长期医嘱** □ 二级护理 □ 可拔肾窝引流管 □ 留置尿管并接无菌袋，记尿量 **临时医嘱** □ 输液 □ 抗菌药物 □ 必要时用抑酸剂	**长期医嘱** □ 二级护理 □ 半流食 □ 可拔肾窝引流管 □ 切口换药 □ 恢复其他基础用药 □ 留置尿管并接无菌袋，记尿量 □ 酌情使用抗菌药物 **临时医嘱** □ 输液 □ 抗菌药物	**长期医嘱** □ 二级护理 □ 普食 □ 留置尿管并接无菌袋，记尿量 **临时医嘱** □ 酌情复查化验项目
主要护理工作	□ 术后病情观察 □ 术后饮食指导 □ 术后活动指导 □ 用药指导	□ 术后病情观察 □ 用药指导 □ 术后活动指导 □ 术后饮食指导	□ 术后病情观察 □ 用药指导 □ 术后活动指导 □ 术后饮食指导
病情变异情况	□ 无 □ 有，原因： 1. 2.	□ 无 □ 有，原因： 1. 2.	□ 无 □ 有，原因： 1. 2.
护士签名			
医师签名			

时间	住院第 9~11 天（术后第 5~7 天）	住院第 12 天（术后第 8 天，出院日）
主要诊疗工作	□ 观察病情 □ 观察伤口情况 □ 完成病程记录	□ 观察病情 □ 上级医师查房 □ 出院 □ 向患者及家属交代出院后注意事项 □ 完成出院病程记录 □ 病理结果出来后告知患者 □ 根据病理结果决定是否辅助治疗 □ 定期复查
重点医嘱	**长期医嘱** □ 伤口拆线（术后第 7 天） **临时医嘱** □ 复查肾功能	**出院医嘱** □ 今日出院 □ 出院带药：基础药
主要护理工作	□ 术后病情观察 □ 用药指导 □ 术后活动指导 □ 术后饮食指导	□ 指导办理出院手续 □ 出院带药指导 □ 出院后活动饮食注意事项 □ 遵医嘱按时复查
病情变异情况	□ 无　□ 有，原因： 1. 2.	□ 无　□ 有，原因： 1. 2.
护士签名		
医师签名		

第十一章

肾/输尿管结石——体外冲击波碎石术临床路径释义

一、肾/输尿管结石——体外冲击波碎石术编码

1. 原编码：

疾病名称及编码：输尿管结石（ICD-10：N20.100）

肾结石（ICD-10：N20.000）

手术操作名称及编码：体外冲击波碎石术（ICD-10：98.51）

2. 修改编码：

疾病名称及编码：输尿管结石（ICD-10：N20.1）

肾结石（ICD-10：N20.0）

肾结石伴输尿管结石（ICD-10：N20.2）

手术操作名称及编码：体外冲击波碎石术（ICD-10：98.51）

二、临床路径检索方法

（N20.1/N20.0/N20.2）伴 98.51

三、肾/输尿管结石——体外冲击波碎石术标准住院流程

（一）适用对象

第一诊断为输尿管结石（ICD-10：N20.100）或肾结石（ICD-10：N20.000）。

行经体外冲击波碎石术（ICD-10：98.51）。

> 释义
>
> ■ 本路径适用对象为肾结石病例、输尿管结石病例。
>
> ■ 本路径仅适用于直径≤2cm 肾盂或肾盏单发结石或总体积与之相当的多发结石（直径 10~20cm 下盏结石，视肾下盏解剖等因素而定），直径小于 10mm 输尿管结石。

（二）诊断依据

根据《中国泌尿外科疾病诊断治疗指南》（中华医学会泌尿外科学分会编著，人民卫生出版社，2007）。

1. 病史及体格检查。

2. KUB，泌尿系 B 超、腹部 CT 检查。

> 释义
>
> ■ 目前使用的是《2014 版中国泌尿外科疾病诊断诊疗指南》（那彦群，叶章群，孙颖浩等主编．北京：人民卫生出版社，2014）。

■肾结石可无明显症状，查体时偶然发现。肾结石典型症状为肾区疼痛和血尿。疼痛可表现为间歇性发作的疼痛，分为钝痛和绞痛。血尿多表现为镜下血尿，也可有明显肉眼血尿在是剧烈活动后。合并尿路梗阻及肾功能损害或泌尿系统感染时可出现相应的临床表现，包括恶心、呕吐腹胀，便秘及发热等。

■肾结石患者查体可有肾区叩击痛。多数没有梗阻的肾结石病例可无明显体征。

■输尿管结石可以出现腰或侧腹部绞痛、钝痛、血尿等，也可以继发肾盂肾炎出现发热、寒战等症状，近膀胱入口输尿管结石可有尿频、尿急、下腹部不适等下尿路刺激症状。有些输尿管结石患者无任何症状，仅体检发现镜下血尿，影像学检查显示结石。有些患者有多次自行排石史。

■输尿管结石患者查体可有肾区叩击痛，部分患者无阳性体征。

■对所有肾结石和输尿管结石患者都应该做影像学检查，其结果对于尿路结石的诊疗具有重要的指导价值。肾结石及输尿管结石患者的影像学检查包括泌尿系超声波、尿路平片（KUB平片）、静脉尿路造影（IVU）、泌尿系非增强CT扫描（CT检查可放在IVU之前作为常规检查），均可根据病情适当选择。

■超声波检查可以发现2mm以上X线阳性及阴性结石，还可以了解结石以上尿路的扩张程度，间接了解肾实质和集合系统的情况；尿路平片可以发现90%左右X线阳性结石，能够大致确定结石的位置、形态、大小和数量，并且初步提示结石的化学性、初步预测结石的易碎性。IVU可了解尿路解剖、确定结石在尿路上的位置、发现尿路平片上不能显示的X线阴性结石，鉴别平片上可疑的钙化灶，还可以了解对侧肾脏的功能，确定肾积水程度、CT能够显示X线阴性结石、肾积水的程度、肾实质的厚度，通过CT值（<1000Hu）可以判断结石的成分和易碎性以外、还能判断输尿管管壁是否水肿、结石是否被包裹等。

■判断结石是否被包裹一般有两种方法：间接法：根据B超提示肾积水严重程度——即超过中度即表示有包裹可能，再结合患者近两周是否有绞痛病史即可大致了解；直接法：根据CT平扫图像上结石切面周边输尿管管壁厚度是否异常，再结合临床即可判断。

（三）治疗方案的选择

根据《中国泌尿外科疾病诊断治疗指南》（中华医学会泌尿外科学分会编著，人民卫生出版社，2007）。

1. 适合行体外冲击波碎石术患者。
2. 能够耐受手术。

释义

■目前使用的是《2014版中国泌尿外科疾病诊断诊疗指南》（那彦群，叶章群，孙颖浩等主编．北京：人民卫生出版社，2014）。

■ 肾结石、输尿管结石的治疗方式有多种，包括肾绞痛时镇痛治疗、药物排石溶石治疗、体外冲击波碎石、经皮肾镜碎石取石术、输尿管软镜碎石取石术、腹腔镜取石术及开放手术切开取石术等。体外冲击波碎石的选择，应根据结石的部位、大小、成分（密度）、肾积水程度、结石停留时间、合并感染情况、可供使用的仪器设备、泌尿外科医师的技术水平和临床经验以及患者本身的条件和意愿等综合考虑。本路径仅适合直径≤20cm 肾盂或肾盏单发结石或总体积与之相当的多发结石（直径 10~20cm 下盏结石，视肾下盏解剖因素而定），直径<10mm 输尿管结石行体外冲击波碎石。

■ 体外冲击波碎石一般不采用麻醉，对患者影响小，没有明显的心肺疾病患者均能耐受，在碎石过程中控制疼痛是必要的，以限制疼痛引起的运动和过度呼吸运动，必要时建议使用镇痛药。

（四）标准住院日

≤2 天。

> 释义
>
> ■ 符合体外冲击波碎石的肾结石、输尿管结石患者入院后，常规检查包括实验室检查和影像学检查等准备约半天至 1 天（大部分检查项目可以在患者入院前门诊完成），术后观察半天至 1 天，总住院时间不超过 2 天的均符合本路径要求。

（五）进入路径标准

1. 第一诊断必须符合 ICD‑10：N20.100 输尿管结石或肾结石（ICD10：N20.000）疾病编码。
2. 当患者合并其他疾病，但住院期间不需要特殊处理或已在门诊完成各项术前检查，无手术禁忌，经手术医生评估适合经行且经患者同意的病例，可进入路径。

> 释义
>
> ■ 进入本临床路径的患者需要符合肾结石、输尿管结石的诊断标准，通过影像学检查证实的肾结石、输尿管结石，不能自行或经药物治疗排出，结石大小在碎石适应证范围内，可考虑体外冲击波碎石。
>
> ■ 诊断应该排除伴有因梗阻引起严重感染、尿源性脓毒血症或可能引起感染性休克的输尿管结石、停留时间较长的嵌顿性结石，也应该排除特殊类型的尿路结石，如妊娠妇女尿路结石、心脏起搏器携带者尿路结石、过度肥胖患者尿路结石、凝血机制异常者尿路结石、严重心血管疾病患者尿路结石、肾功能不全者尿路结石、活动性结核病患者尿路结石、肾结石合并肾盂输尿管连接处梗阻或输尿管狭窄、孤立肾合并结石梗阻、马蹄肾合并结石梗阻、移植肾合并结石梗阻等。
>
> ■ 患者合并其他疾病，如高血压、糖尿病、冠心病等，如病情稳定，在住院期间不需要特殊处理也不影响第一诊断的临床路径流程实施时，可以进入路径。

（六）术前准备（术前评估）

1 天。

必需的检查项目：

1. 血常规、尿常规、便常规。
2. 电解质、肝肾功能、血型、凝血功能。
3. X 线胸片、心电图。
4. KUB，腹部 B 超或腹部 CT 平扫。

> **释义**
>
> ■ 必查项目是确保手术治疗安全、有效开展的基础，体外冲击波碎石前必须完成影像学检查包括泌尿系超声、KUB 平片、IVU、泌尿系非增强 CT，根据病情可选择性完成。
>
> ■ 凝血机制异常、不宜行体外冲击波碎石，但凝血机制异常得到纠正后仍可行 SWL。
>
> ■ 尿常规提示尿路感染，住院前使用抗菌药物控制泌尿系感染，尿白细胞和细菌培养转阴后可住院碎石，以防发生炎症扩散，导致尿源性脓毒血症。
>
> ■ 为缩短患者体外冲击波碎石前等待时间以及住院时间，大部分检查项目可以在患者入院前门诊完成。

（七）预防性抗菌药物选择与使用时机

按照《抗菌药物临床应用指导原则》（卫医发〔2004〕285 号）执行，并结合患者的病情决定抗菌药物的选择与使用时间。

> **释义**
>
> ■ 体外冲击波碎石前常规不需预防性应用抗菌药物。但是，对于感染性结石或有菌尿者，进行体外冲击波碎石前应在门诊应用敏感抗菌药物足疗程以控制尿路感染，预防使用抗菌药物可选择喹诺酮类或一二代头孢菌素类，如体外冲击波碎石后出现尿路感染，建议继续使用抗菌药物。

（八）手术日

入院第 1 天。

1. 麻醉方式　无。
2. 手术方式　体外冲击波碎石术。
3. 术中用药　必要时用抗菌药物。

> **释义**
>
> ■ SWL 对患者影响小，一般不采用麻醉，但进行体外冲击波碎石过程中镇痛是有必要的，这可避免患者在治疗过程中因疼痛引起的体位改变而影响疗效。体外冲击波碎石时间短、治疗过程中不需要使用抗菌药物、对于感染性结石或有菌尿者，进行体外冲击波碎石前后使用抗菌药物。

（九）术后恢复

≤2 天。

1. 术后抗菌药物应用　按照《抗菌药物临床应用指导原则》（卫医发〔2004〕285 号）执行。

2. 解痉镇痛药物。

> 释义
>
> ■ 术后根据病情变化增加检查检查频次，术后观察患者恢复情况可复查泌尿系 B 超、KUB 平片，必要时行 CT 检查。
>
> ■ 为了提高结石术后清石率、建议术后使用 α 受体的阻断剂、中医中药等药物。

（十）出院标准

1. 一般情况良好。

2. 无发热、腹痛及明显血尿等不适。

> 释义
>
> ■ 主治医师应在出院前，通过复查的各项检查结果决定是否出院。如果患者生命体征平稳，尿常规检查有少量白细胞不影响出院，通过冲击波被粉碎的结石碎片可出院后继续药物排石治疗，不影响出院。

（十一）变异及原因分析

1. 术中、术后出现并发症，需要进一步诊治，导致住院时间延长、费用增加。

2. 术后出现发热，需要进一步诊治，导致住院时间延长、费用增加。

3. 术后原伴随疾病控制不佳，需请相关科室会诊，进一步诊治。

> 释义
>
> ■ 变异是指入选临床路径的患者未能按路径流程完成医疗行为或未达到预期的医疗质量控制目标。包含以下情况：
>
> 　1. 按路径流程完成治疗，但超出了路径规定的时限或限定的费用，导致住院时间延长，如患者 SWL 术后出现泌尿系感染，发热，需要增加抗菌药物使用时间。
>
> 　2. 不能按路径流程完成治疗，需要中途退出路径，如 SWL 过程中患者出现严重肠胀气、对疼痛非常敏感无法配合、严重心律失常等，无法再行 SWL，需要改成经皮肾镜碎石或输尿管镜碎石，则应退出转入相应路径。对这些患者，主管医师均应行变异原因的分析，并在临床路径的表单中予以说明。
>
> ■ 体外冲击波碎石术后可能出现的并发症包括泌尿系感染、结石碎片堆积（石）、肾功能损害、肾包膜下血肿等，出现后住院时间延长、费用增加。

■医师认可的变异原因主要指患者入选路径后，医师在检查及治疗过程中发现患者合并存在一些事前未预知的对本路径治疗可能产生影响的情况，需要中止执行路径或者延长治疗时间、增加治疗费用。医师表单中明确说明。
■因患者方面的原因导致执行路径出现变异，也需要医生在表单中予以说明。

四、肾/输尿管结石——体外冲击波碎石术临床路径给药方案

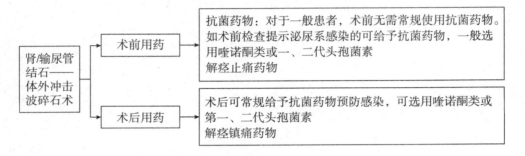

【用药选择】

体外冲击波碎石术前及术后预防感染，建议选用喹诺酮类、第一代或者第二代头孢菌素。术后用药时间建议在24小时以内。

【药学提示】

1. 头孢菌素类抗菌药物使用期间严禁烟酒，应可能根据培养结果选用抗菌药物。
2. 对于肝肾功能不全的患者，需根据情况调整抗菌药物剂量。

【注意事项】

青霉素及头孢菌素类抗菌药物需皮试阴性后使用。

五、推荐表

（一）医师表单

肾/输尿管结石——体外冲击波碎石术临床路径医师表单

适用对象：第一诊断为输尿管结石（ICD-10：N20.1）/肾结石（ICD-10：N20.0）/肾结石伴输尿管结石（ICD-10：N20.2）

行体外冲击波碎石术（ICD-10：98.51）

患者姓名：		性别：	年龄：	门诊号：	住院号：
住院日期：	年 月 日	出院日期： 年 月 日			标准住院日：≤3天

时间	住院第1天（手术日）	住院第2天（出院日）
主要诊疗工作	□ 史，体格检查 □ 历及上级医师查房 □ 嘱 □ 及家属交代围术期注意事项 □ 手术知情同意书 □ 再次确认患者信息及手术方案 □ 有手术适应证，无绝对手术禁忌 □ 手术记录及术后病程记录 □ 向患者及家属交代病情及注意事项	□ 上级医师查房，确定有无手术并发症及患者一般情况，确定今日出院 □ 完成出院病程记录等，通知出院处 □ 通知患者及其家属出院 □ 向患者及家属交代出院后注意事项 □ 预约复诊日期 □ 将出院记录副本及诊断证明交给患者
重点医嘱	□ 护理 □ 饮食 ◎普食 ◎糖尿病饮食 ◎其他 □ 用药（糖尿病、心脑血管疾病等） 临时医嘱 □ 血常规、尿常规 □ 肾功能、电解质、血型、凝血功能，感染性疾病筛查 □ X线胸片、心电图 □ 腹部平片（KUB） □ 术医嘱：拟今日行体外振波碎石术 □ 痛药（必要时） □ 级护理	长期医嘱 □ 三级护理 □ 饮食 ◎普食 ◎糖尿病饮食 ◎其他 □ 基础用药（糖尿病、心脑血管疾病等） 临时医嘱 □ 根据病情使用抗菌药物及其他药物 □ 今日出院 □ 腹部平片（KUB） □ 出院带药：抗菌药物、基础药、酌情应用预防结石及排石药物
病情变异记录	□ 无 □ 有，原因：	□ 无 □ 有，原因： 1. 2.
医师签名		

（二）护士表单

肾/输尿管结石——体外冲击波碎石术临床路径护士表单

适用对象：第一诊断为输尿管结石（ICD-10：N20.1）/肾结石（ICD-10：N20.0）/肾结石
伴输尿管结石（ICD-10：N20.2）

行体外冲击波碎石术（ICD-10：98.51）

患者姓名：	性别：　年龄：　门诊号：	住院号：
住院日期：　　年　月　日	出院日期：　　年　月　日	标准住院日：≤3 天

时间	住院第 1 天（手术日）	住院第 2 天（出院日）
健康宣教	□ 入院宣教 □ 介绍主管医师、护士 □ 介绍环境、设施 □ 介绍住院注意事项 □ 术前宣教 □ 宣教疾病知识、术前准备及手术过程 □ 告知准备物品、洗澡 □ 告知术后饮食、活动及注意事项 □ 主管护士与患者沟通，了解并指导心理应对 □ 告知家属等候区位置 □ 术后当日宣教 □ 告知术后注意事项 □ 告知术后饮食、活动及注意事项 □ 告知术后可能出现情况的应对方式 □ 给予患者及家属心理支持	□ 出院宣教 □ 复查时间 □ 出院带药使用方法及频率 □ 活动休息 □ 指导饮食 □ 指导办理出院手续
护理处置	□ 核对患者，佩戴腕带 □ 建立入院护理病历 □ 卫生处置：剪指（趾）甲、洗澡，更换病号服 □ 未成年人需陪住 1 人 □ 协助医生完成术前检查化验 □ 术前准备 □ 送手术 □ 摘除患者各种活动物品 □ 核对患者资料及带药 □ 填写手术交接单，签字确认 □ 接手术 □ 核对患者及资料，签字确认	□ 办理出院手续
基础护理	□ 一级护理 □ 晨晚间护理 □ 患者安全管理	□ 二级护理 □ 晨晚间护理 □ 患者安全管理

续　表

时间	住院第 1 天（手术日）	住院第 2 天（出院日）
专科护理	□ 护理□体 □ 填□倒及压疮防范表 □ 需□□，请家属陪伴 □ 心□□理 □ 协□□成相关检查 □ 遵□□用药 □ 病□观察，观察术前情况变化	□ 病情观察，观察术后病情变化 □ 遵医嘱给予相应药物 □ 心理护理
重点医嘱	□ 详□医嘱执行单	□ 详见医嘱执行单
病情变异记录	□ □　□ 有，原因： 1. 2.	□ 无　□ 有，原因： 1. 2.
护士签名		

（三）患者表单

肾/输尿管结石——体外冲击波碎石术临床路径患者表单

适用对象：第一诊断为输尿管结石（ICD-10：N20.1）/肾结石（ICD-10：N20.0）/肾结石伴输尿管结石（ICD-10：N20.2）

行体外冲击波碎石术（ICD-10：98.51）

患者姓名：	性别： 年龄： 门诊号：	住院号：
住院日期： 年 月 日	出院日期： 年 月 日	标准住院日：≤3 天

时间	住院第 1 天（手术日）	住院第 2 天（出院日）
医患配合	□ 配合询问病史、收集资料，请务必详细告知既往史、用药史、过敏史 □ 如服用抗凝剂，请明确告知 □ 配合进行体格检查 □ 有任何不适请告知医师 □ 配合完善术前相关检查、化验，如采血、留尿、心电图、X 线胸片及 KUB 检查 □ 医生与患者及家属介绍病情及手术谈话、术前签字 □ 麻醉师与患者进行术前访视 □ 配合评估手术效果 □ 有任何不适请告知医生	□ 接受出院前指导 □ 了解复查程序 □ 获取出院小结及诊断证明书 □ 预约复诊日期
护患配合	□ 配合测量体温、脉搏、呼吸、血压、体重 1 次 □ 配合完成入院护理评估（简单询问病史、过敏史、用药史） □ 接受入院宣教（环境介绍、病室规定、订餐制度、贵重物品保管等） □ 有任何不适请告知护士 □ 接受术前宣教 □ 自行沐浴，加强局部清洁，剪指甲 □ 准备好必要用品，取下义齿、饰品等，贵重物品交给家属保管 □ 送碎石中心前协助完成核对，带齐影像资料和术中带药 □ 返回病房后，协助完成核对，配合过病床，配合血压测量 □ 配合检查意识 □ 配合术后输液 □ 遵医嘱采取正确体位 □ 配合定时测量体温、脉搏、呼吸机排便情况 □ 配合执行探视及陪伴 □ 有任何不适请告知护士	□ 接受出院宣教 □ 办理出院手续 □ 获取出院带药并知道用量及用法 □ 知道病历复印方法
饮食	□ 正常普食	□ 正常普食
排泄	□ 正常排尿、便	□ 正常排尿、便 □ 避免便秘
活动	□ 正常活动	□ 麻醉清醒后正常活动

附：原表单（2016 年版）

体外冲击波碎石术临床路径表单

适用对象　第一诊断为 输尿管结石（ICD-10：N20.100）或肾结石（ICD-10：N20.000）
行体外冲击波碎石术

患者姓名：　　　　　　　性别：　　年龄：　　门诊号：　　住院号：

住院日期：　　年　月　日　　出院日期：　　年　月　日　　标准住院日：≤3 天

时间		住院第 1 天	住院第 2 天
主要诊疗工作	□ □ □ □ □ □ □	病史，体格检查 病历及上级医师查房 医嘱 患者及家属交代围术期注意事项 手术知情同意书 后向患者及家属交代病情及注意事项 成术后病程记录及手术记录	□ 观察病情 □ 上级医师查房 □ 安排出院 □ 完成出院病程记录 □ 向患者及家属交代出院后注意事项
重点医嘱	□ □ □	医嘱 尿外科疾病护理常规 级护理 食 ◎普食 ◎糖尿病饮食 ◎其他 基础用药（糖尿病、心脑血管疾病等） 医嘱 解痉镇痛药物 静脉预防性应用抗菌药物	出院医嘱 □ 今日出院 □ 出院带药：抗菌药物、解痉、镇痛、排石 　　类药物如：α 受体阻滞剂、排石类中成 　　药等 □ 嘱 2 周后门诊随访排石情况
主要护理工作		入院介绍 健康宣教 相关检查指导 术前常规准备及注意事项 术后生活指导	□ 指导介绍出院手续 □ 出院用药指导 □ 医嘱定期复查
病情变异记录		无 □ 有，原因：	□ 无　□ 有，原因： 1. 2.
护士签名			
医师签名			

第十二章

肾盂输尿管连接部狭窄——腹腔镜或开放肾盂输尿管连接部成形术临床路径释义

一、肾盂输尿管连接部狭窄——腹腔镜或开放肾盂输尿管连接部成形术编码

1. 原编码：

疾病名称及编码：肾盂输尿管连接部狭窄

手术操作名称及编码：腹腔镜或开放肾盂输尿管连接部成形术（ICD-9-CM-3：55.87）

2. 修改编码：

疾病名称及编码：肾积水伴输尿管结石（ICD-10：N13.202）

肾盂输尿管连接部狭窄（ICD-10：N13.501）

手术操作名称及编码：腹腔镜或开放肾盂输尿管连接部成形术（ICD-9-CM-3：55.87）

二、临床路径检索方法

（N13.202/N13.501）伴 55.87

三、肾盂输尿管连接部狭窄——腹腔镜或开放肾盂输尿管连接部成形术临床路径标准住院流程

（一）适用对象

第一诊断为肾盂输尿管连接部狭窄。

行腹腔镜或开放肾盂输尿管连接部成形术（ICD-9-CM-3：55.87）。

UPJO 定义为尿液从肾脏流入近端输尿管时出现梗阻，伴随肾集合系统扩张并激发肾损害的一类疾病，其是引起肾积水的最常见原因。

> **释义**
>
> ■ 本路径适用的对象为临床诊断为肾盂输尿管连接部狭窄（ureteropelvic junction obstruction）。
>
> ■ 肾盂输尿管连接部狭窄的治疗方法多种，本路径针对的是腹腔镜或开放肾盂输尿管连接部成形，其他治疗方式见另外的路径指南。

（二）诊断依据

根据《2009 版中国泌尿外科疾病诊断治疗指南》（人民卫生出版社，2009）。

1. 病史。

2. 体格检查。

3. 实验室检查及影像学检查（增强 CT 或 MRI），诊断存在疑问时可行膀胱镜肾盂输尿管逆行造影。

4. 核素肾图 利尿肾动态显像可评估分肾功能及上尿路引流状况。

释义

■ 目前适用的是《2014 版中国泌尿外科疾病诊断治疗指南》。

■ UPJO 临床表现根据确诊年龄而异。婴儿阶段常以上腹部肿物为主要临床表现；疼痛、肉眼血尿及尿路感染多见于儿童期；成人多以腰部疼痛起病，部分患者为体检发现，少部分患者为尿路感染及泌尿系结石起病。

■ 可有肾区叩击痛，肾积水严重者可触及上腹部肿物，部分患者无明显阳性体征。

■ 实验室检查作为对患者术前一般状况、肝肾功能的检查。

■ 增强 CT 对是否存在异位血管骑跨的 UPJ 诊断敏感性及特异性均达到90%，增强 MRI 可以较好显示尿路扩张情况，特别适合于肾功能不全，对碘造影剂或上尿路解剖结构复杂的患者。当诊断存疑时，可采用膀胱镜肾盂输尿管逆行造影以鉴别相关肾积水疾病，但这项检查可能会带来逆行尿路感染，需加以注意。

■ 核素肾图是最常用的评价肾脏排泄功能受损严重程度的诊断方法，可测定肾小球滤过功能和显示上尿路是否存在梗阻。正常情况下，同位素在肾内浓集达到高峰后下降至一半所需时间（$T_{1/2}$）为 4~8 分钟，当排泄期 C 段曲线持续上升达 15 分钟而不降，可行利尿性肾图，以鉴别梗阻性质。

（三）选择治疗方案的依据

据《2009 版中国泌尿外科疾病诊断治疗指南》（人民卫生出版社，2009）和《临床诊疗指南-泌尿外科分册》（中华医学会编著，人民卫生出版社，2006）。

1. 适合行腹腔镜或开放肾盂输尿管连接部成形术。

2. 能够耐受手术。

释义

■ 目前使用的是《2014 版中国泌尿外科疾病诊断治疗指南》（那彦群，叶章群，孙颖浩，等主编 . 北京：人民卫生出版社，2014）。

■ 目前常用的治疗手段包括开放肾盂输尿管连接部成形术，腹腔镜下、机器人辅助下腹腔镜肾盂输尿管连接部成形术、腔内肾盂切开术及输尿管支架管置入术等。离断性肾盂成形术是 UPJO 手术的金标准，开放手术报道的成功率大于 90%。腹腔镜肾盂成形术的成功率与开放性手术相似，但术后复发率更低，术后恢复更快且切口更为美观。UPJO 患者手术方式的选择应根据患者 UPJO 成因、既往手术史、肾积水程度，可供使用的设备、泌尿外科医师的技术水平和临床经验以及患者本身的条件和意愿综合考虑。本路径针对的是腹腔镜或开放肾盂输尿管连接部成形术，其他治疗方式见另外的路径指南。

■ 由于患者年龄、实验室检查或存在禁忌证，如心、肺功能不全无法耐受手术者不适合本路径。

（四）临床路径标准住院日

≤11 天。

UPJO 患者入院后，常规检查，包括实验室检查和影像学检查等准备需要 1~3 天，术后恢复需要 7~10 天，总住院时间不超过 12 天的均符合本路径要求。若无其他明显应退出本路径的变异，仅在住院日上有小出入，并不影响纳入路径。

（五）进入路径标准

1. 第一诊断必须符合肾盂输尿管连接部狭窄。

2. 当患者合并其他疾病，但住院期间不需要特殊处理也不影响第一诊断的临床路径流程实施时，可以进入路径。

> **释义**
>
> ■ 本路径适用对象为临床诊断为肾盂输尿管连接部狭窄且适合腹腔镜或开放肾盂输尿管连接部成形术的患者。
>
> ■ 目前 UPJO 比较公认的手术指证包括患侧肾功能受损（GFR<40%）；在非手术治疗随访中发现患侧肾功能下降超过 10% 或 B 超下肾盂前后径增大；Ⅲ、Ⅳ度肾积水、合并患侧腰痛、高血压、继发结石形成或是反复尿路感染等。
>
> ■ 经入院常规检查发现以往未发现的疾病，而该疾病的可能对患者健康影响更为严重，或者该疾病可能影响手术实施、提高手术和麻醉风险，应优先考虑治疗该种疾病，暂不宜进入路径，例如高血压、糖尿病、心功能不全、肝肾功能不全及凝血功能障碍等。
>
> ■ 若既往患有上述疾病，经合理治疗后达到稳定，或目前尚需要持续用药，经评估无手术及麻醉禁忌，则可进入路径。但可能会增加医疗费用，延长住院时间。

（六）术前准备

≤3 天。

1. 术前必须检查的项目

（1）血常规、尿常规。

（2）电解质、肝功能测定、肾功能测定、血型、凝血功能。

（3）感染性疾病筛查（乙型肝炎、丙型肝炎、艾滋病、梅毒等）。

（4）X 线胸片、心电图。

（5）增强 CT 或 MRI，如存在肾功能不全则行平扫 CT 或 MRI；必要时行逆行肾盂造影。

（6）利尿肾动态显像。

2. 根据患者病情可选择的检查项目　超声心动图、心功能测定〔如 B 型钠尿肽（BNP）测定、B 型钠尿肽前体（PRO-BNP）测定等〕、肺功能、葡萄糖测定、血气分析等。

> **释义**
>
> ■ 必查项目是确保手术治疗安全有效开展的基础，术前必须完成。影像学检查可包括超声、KUB 平片、IVU、增强 CT、MRI，膀胱镜逆行肾盂造影或利尿肾动态显像等，根据病情需要可选择性完成。
>
> 　为缩短患者住院等待时间，检查项目可以在患者入院前门诊完成。

（七）抗菌药物选择与使用时间

按照《抗菌药物临床应用指导原则》（卫医发〔2004〕285 号）执行，并结合患者的病情决定抗菌药物的选择与使用时间。建议使用第一、二代头孢菌素，环丙沙星。如可疑感染，需做相应的微生物学检查，必要时做药敏试验。麻醉诱导时给予一次静脉抗菌药物。

> **释义**
>
> ■腹腔镜或开放肾盂输尿管连接部成形术属于Ⅱ类切口，按照《抗菌药物临床应用指导原则》，抗菌药品种可选用喹诺酮类或第一、二代头孢菌素类的抗菌药物。
>
> ■抗菌药物可预防性和术后应用抗菌药物，对于合并感染者，可经验性给予抗菌药物，并做尿细菌学检查。

（八）手术日

入院≤4天。

1. 麻醉方式　全身麻醉或联合硬膜外麻醉。
2. 手术方式　腹腔镜或开放肾盂输尿管连接部成形术。
3. 术中用药　麻醉用药等。
4. 输血　必要时。输血前需行血型鉴定、抗体筛选和交叉合血。

> **释义**
>
> ■本路径规定的腹腔镜或开放肾盂输尿管连接部成形术均在全身麻醉或联合硬膜外麻醉下实施。
>
> ■术中可根据《抗菌药物临床应用指导原则》，可于术前1.5~2小时或术中加用1次抗菌药物。
>
> ■必要时可选用止血药物，如术前患者血红蛋白水平<80g/L或术中出血量评估≥400ml，可酌情输血。
>
> ■术前主管医师可根据患者病情或患者手术意愿改变手术方式，退出临床路径。

（九）术后住院恢复

7~10天。

1. 必须复查的检查项目　血常规、肾功能及血电解质。
2. 根据患者病情变化可选择相应的检查项目。
3. 术后抗菌药物用药　按照《抗菌药物临床应用指导原则》（卫医发〔2004〕285号）执行，建议使用第一、二代头孢菌素，环丙沙星。如可疑感染，需做相应的微生物学检查，必要时做药敏试验。

> **释义**
>
> ■术后可根据患者恢复情况做必须复查的检查项目，包括血尿常规、肾功能及血电解质等，同时可根据患者的病情变化增加检查频次。复查项目不仅局限于路径中项目，术后患者可复查KUB平片、泌尿系B超、必要时可行CT、MRI等检查。
>
> ■手术切口属于Ⅱ类切口，术后可常规应用抗菌药物预防感染，建议经验性用药使用第一、二代头孢菌素，环丙沙星，时间在3天之内。

> ■ 如出现术后并发症，是否需要继续住院处理，由主管医师具体决定。

（十）出院标准

1. 一般情况良好。
2. 切口无感染，引流管拔除。

> **释义**
>
> ■ 应在出院前，通过复查各项检查并结合患者术后恢复情况决定是否出院。如果因各种特殊情况需要继续留院治疗，超出了路径规定的时间，应先处理并符合出院条件后再准许患者出院。

（十一）变异及原因分析

1. 术中、术后出现并发症，需要进一步诊治，导致住院时间延长、费用增加。
2. 术后原伴随疾病控制不佳，需请相关科室会诊和治疗，进一步诊治。
3. 住院后出现其他内、外科疾病需进一步明确诊断，可进入其他路径。

> **释义**
>
> ■ 变异是指入选临床路径的患者未能按路径完成医疗行为或达到预期的医疗质量控制目标。
>
> ■ 肾盂成形手术最常见的并发症为吻合口尿漏，常见的并发症还包括血尿、尿路刺激征、吻合口狭窄、感染、发热、肾周积液以及支架管移位等。腹膜腔手术特有并发症包括可能出现高碳酸血症或心、肺功能异常，穿刺相关并发症等。部分并发症会导致住院时间延长、费用增加出现变异，需在表单中说明。
>
> ■ 患者伴随其他疾病，如心脑血管疾病，不能立即进行手术治疗的可能需请相关科室会诊，治疗后进行手术，延长住院时间并增加费用。若术后出现其他内外科情况需进一步明确诊断，可进入其他路径。

四、肾盂输尿管连接部狭窄——腹腔镜或开放肾盂输尿管连接部成形术临床路径给药方案

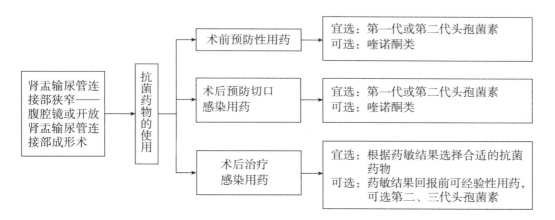

【用药选择】

1. 术前预防性使用抗菌药物应在术前 24 小时静脉滴注给药，必要时可延长至术前 48 小时。可选择第一、二代头孢菌素类或青霉素类抗菌药物。

2. 术后预防性使用抗菌药物仅限于术后 3 天内。可选择第一、二代头孢菌素类或青霉素类抗菌药物。

3. 术后出现感染征象需使用抗菌药物时，在经验性用药的同时应尽快完成药敏实验，依据药敏实验结果选择合理抗菌药物使用。经验性用药可选择第二、三代头孢菌素类抗菌药物。

【药学提示】

1. 头孢菌素类抗菌药物使用期间严禁饮酒，以免发生双硫仑样反应。

2. 头孢菌素类抗菌药物多数经肾脏排泄，中度以上肾功能不全患者应根据肾功能适当调整剂量；中度以上肝功能减退时，头孢哌酮、头孢曲松可能需要调整剂量。

【注意事项】

头孢菌素类及青霉素类抗菌药物在使用前必须皮试，皮试阴性者方可使用。

五、推荐表单

（一）医师表单

肾盂输尿管连接部狭窄——腹腔镜或开放肾盂输尿管连接部成形术临床路径医师表单

适用对象：第一诊断为肾积水伴输尿管结石（ICD-10：N13.202）/肾盂输尿管连接部狭窄（ICD-10：N13.501）

行腹腔镜或开放肾盂输尿管连接部成形术（ICD-9-CM-3：55.87）

患者姓名：	性别：　年龄：　门诊号：	住院号：
住院日期：　　年　月　日	出院日期：　　年　月　日	标准住院日：10~14 天

时间	住院第 1~3 天	住院第 4 天（手术日）	住院第 5 天（术后第 1 天）
主要诊疗工作	□ 询问病史，体格检查 □ 完成病历及上级医师查房 □ 完成医嘱 □ 向患者及家属交代围术期注意事项 □ 签署手术知情同意书、输血同意书	□ 术前预防使用抗菌药物 □ 实施手术 □ 术后标本送病理 □ 术后向患者及家属交代病情及注意事项 □ 完成术后病程记录及手术记录	□ 观察病情 □ 观察引流量 □ 上级医师查房 □ 完成病程记录 □ 嘱患者可以下地活动，以预防下肢静脉血栓
重点医嘱	**长期医嘱** □ 泌尿外科疾病护理常规 □ 三级护理 □ 饮食 ◎普食 ◎糖尿病饮食 ◎其他 □ 基础用药（糖尿病、心脑血管疾病等） **临时医嘱** □ 血常规、尿常规 □ 肝肾功能、电解质、血型 □ 感染性疾病筛查、凝血功能 □ X 线胸片、心电图 □ 增强 CT、MRI 或 IVU □ 逆行肾盂造影（可选） □ 利尿肾动态显像 □ 手术医嘱 □ 常规备血 □ 准备术中预防应用抗菌药物 □ 必要时留置胃管	**长期医嘱** □ 腹腔镜肾盂输尿管连接部成形术后护理常规 □ 一级护理 □ 禁食 □ 6 小时后恢复部分基础用药（心脑血管药） □ 切口引流管接无菌袋 □ 留置尿管并接无菌袋 **临时医嘱** □ 输液 □ 抗菌药物 □ 必要时用抑酸剂	**长期医嘱** □ 二级护理 □ 流质饮食 **临时医嘱** □ KUB 检查 □ 输液 □ 抗菌药物 □ 必要时用抑酸剂
病情变异记录	□ 无　□ 有，原因： 1. 2.	□ 无　□ 有，原因： 1. 2.	□ 无　□ 有，原因： 1. 2.
医师签名			

时间	住院第 6 天（术后第 2 天）	住院第 7 天（术后第 3 天）	住院第 8 天（术后第 4 天）
主要诊疗工作	□ 观察病情 □ 观察引流量 □ 完成病程记录	□ 观察病情 □ 观察引流量 □ 观察切口情况 □ 完成病程记录	□ 观察病情 □ 完成病程记录
重点医嘱	**长期医嘱** □ 二级护理 □ 半流质饮食 **临时医嘱** □ 输液 □ 必要时用抑酸剂	**长期医嘱** □ 二级护理 □ 普食 □ 恢复其他基础用药 **临时医嘱** □ 酌情复查化验项目 □ 切口换药 □ 拔除引流管 □ 酌情使用抗菌药物	**长期医嘱** □ 二级护理 □ 普食 **临时医嘱**
病情变异情况	□ 无　□ 有，原因： 1. 2.	□ 无　□ 有，原因： 1. 2.	□ 无　□ 有，原因： 1. 2.
医师签名			

时间	住院第 9~10 天（术后第 5、6 天）	住院第 11 天（术后第 7 天，出院日）
主要诊疗工作	□ 观察病情 □ 完成病程记录	□ 观察病情 □ 上级医师查房 □ 出院 □ 向患者及家属交代出院后注意事项 □ 完成出院病程记录 □ 病理结果出来后告知患者 □ 提醒患者按时拔除体内输尿管支架管 □ 定期复查
重点医嘱	**长期医嘱** **临时医嘱** □ 拔除尿管	**出院医嘱** □ 伤口拆线（术后第 7 天） □ 今日出院 □ 出院带药：基础药
病情变异情况	□ 无　□ 有，原因： 1. 2.	□ 无　□ 有，原因： 1. 2.
医师签名		

（二）护士表单

肾盂输尿管连接部狭窄——腹腔镜或开放肾盂输尿管连接部成形术临床路径护士表单

适用对象：第一诊断为肾积水伴输尿管结石（ICD-10：N13.202）/肾盂输尿管连接部狭窄（ICD-10：N13.501）

行腹腔镜或开放肾盂输尿管连接部成形术（ICD-9-CM-3：55.87）

患者姓名：	性别：　　年龄：　　门诊号：	住院号：
住院日期：　　　年　月　日	出院日期：　　　年　月　日	标准住院日：10~14 天

时间	住院第 1~3 天	住院第 4 天（手术日）	住院第 5 天（术后第 1 天）
健康宣教	□ 入院宣教 □ 介绍主管、师、护士 □ 介绍环境、设施 □ 介绍住院注意事项 □ 术前宣教 □ 宣教术前准备及手术过程 □ 告知准备物品、沐浴 □ 告知术后饮食、活动及探视注意事项 □ 告知术后可能出现的情况及应对方式 □ 主管护士与患者沟通，了解并指导心理应对 □ 告知家属等候区位置及手术时间 □ 患者疾病相关注意事项	□ 术后当日宣教 □ 告知监护设备、管路功能及注 □ 事项 □ 告知饮食、体位要求 □ 告知疼痛注意事项 □ 告知术后可能出现情况及的应对方式 □ 给予患者及家属心理支持 □ 再次明确探视陪伴须知	□ 术后宣教 □ 药物作用及频率 □ 饮食、活动指导 □ 复查患者对术前宣教内容掌握程度 □ 疾病恢复期注意事项 □ 拔尿管后注意事项 □ 下床活动注意事项
护理处置	□ 核对患者，佩戴带 □ 建立入院护理病历 □ 卫生处置，剪指（趾）甲、沐浴、更换病号服 □ 协助医师完成术前检查化验 □ 术前准备 □ 抗菌药物皮试 　备皮手术区域 □ 禁食水 □ 标记手术部位	□ 送手术 □ 摘患者各种活动物品 □ 核对患者资料及带药 □ 填写手术交接单，签字确认 □ 接手术 □ 核对患者及资料，签字确认 □ 交接患者管路	□ 遵医嘱完成相关检查
基础护理	□ 三级护理 □ 晨晚间护理 □ 患者安全管理	□ 一级护理 □ 卧位护理：协助翻身 q2h、床上移动、预防压力性损伤、生命体征监测 □ 管路护理 □ 患者安全管理	□ 一级护理 □ 晨晚间护理 □ 卧位护理：协助翻身、床上移动、预防压疮 □ 排泄护理 □ 床上温水擦浴 □ 协助更衣 □ 患者安全管理

续　表

时间	住院第 1~3 天	住院第 4 天（手术日）	住院第 5 天（术后第 1 天）
专科护理	□ 护理查体 □ 需要时，填写跌倒及压力性损伤评估表 □ 需要时，请家属陪伴 □ 遵医嘱完成相关检查 □ 心理护理	□ 病情观察，填写护理记录 □ 评估生命体征、意识、肢体活动、皮肤情况、切口敷料、尿量及引流液性质及量 □ 遵医嘱抗感染、补液治疗 □ 心理护理	□ 病情观察，写特护记录 □ 观察尿量及引流液性及量、伤口渗出情况 □ 遵医嘱抗感染治疗 □ 需要时，联系主管医师给予相关治疗 □ 心理护理
病情变异记录	□ 无　□ 有，原因： 1. 2.	□ 无　□ 有，原因： 1. 2.	□ 无　□ 有，原因： 1. 2.
护士签名			

时间	住院第6天（术后第2天）	住院第7天（术后第3天）	住院第8天（术后第4天）
健康宣教	□ 术后病情观察 □ 术后饮食指导 □ 术后活动指导 □ 用药指导	□ 术后病情观察 □ 术后饮食指导 □ 术后活动指导 □ 用药指导	□ 术后病情观察 □ 术后饮食指导 □ 术后活动指导 □ 用药指导
护理处置	□ 遵医嘱完成相关检查	□ 遵医嘱完成相关检查	□ 遵医嘱完成相关检查
基础护理	□ 二级护理 □ 晨晚间护理 □ 会阴擦洗 □ 饮食、饮水护理 □ 排泄护理 □ 患者安全管理	□ 二级护理 □ 晨晚间护理 □ 会阴擦洗 □ 饮食、饮水护理 □ 排泄护理 □ 患者安全管理	□ 二级护理 □ 晨间护理 □ 会阴擦洗 □ 患者安全管理
专科护理	□ 病情观察 □ 饮水效果 □ 记录尿量，观察尿液颜色、性质 □ 遵医嘱予抗感染治疗 □ 需要时，联系主管医师给予相关治疗 □ 心理护理	□ 病情观察 □ 饮水效果 □ 记录尿量，观察尿液颜色、性质 □ 遵医嘱予抗感染治疗 □ 需要时，联系主管医师给予相关治疗 □ 心理护理	□ 病情观察 □ 饮水效果 □ 记录尿量，观察尿液颜色、性质 □ 遵医嘱予抗感染治疗 □ 需要时，联系主管医师给予相关治疗 □ 心理护理
病情变异记录	□ 无 □ 有，原因： 1. 2.	□ 无 □ 有，原因： 1. 2.	□ 无 □ 有，原因： 1. 2.
护士签字			

时间	住院第 9~10 天（术后第 5、6 天）	住院第 11 天（术后第 7 天，出院日）
健康宣教	□ 术后病情观察 □ 术后饮食指导 □ 术后活动指导 □ 用药指导	□ 出院宣教 □ 复查时间 □ 服药方法 □ 活动休息 □ 指导饮食 □ 指导办理出院手续
护理处置	□ 遵医嘱完成相关检查	□ 办理出院手续 □ 书写出院小结
基础护理	□ 二级护理 □ 晨间护理 □ 会阴擦洗 □ 患者安全管理	□ 二级护理 □ 晨间护理 □ 患者安全管理
专科护理	□ 病情观察 □ 饮水效果 □ 记录尿量，观察尿液颜色、性质 □ 遵医嘱予抗感染治疗 □ 需要时，联系主管医师给予相关治疗 □ 心理护理	
病情变异记录	□ 无　□ 有，原因： 1. 2.	□ 无　□ 有，原因： 1. 2.
护士签字		

（三）患者表单

肾盂输尿管连接部狭窄——腹腔镜或开放肾盂输尿管连接部成形术临床路径患者表单

适用对象：第一诊断为肾积水伴输尿管结石（ICD-10：N13.202）/肾盂输尿管连接部狭窄（ICD-10：N13.501）

行腹腔镜或开放肾盂输尿管连接部成形术（ICD-9-CM-3：55.87）

患者姓名：	性别： 年龄： 门诊号：	住院号：
住院日期： 年 月 日	出院日期： 年 月 日	标准住院日：10~14 天

时间	入院	手术前	手术当天
医患配合	□ 配合询问病史、收集资料，请务必详细告知既往史、用药史、过敏史 □ 如服用抗凝剂，请明确告知 □ 配合进行体格检查 □ 有任何不适请告知医师	□ 配合完善术前相关检查、化验，如采血、留尿、心电图、X线胸片、B超检查 □ 医师与患者及家属介绍病情及手术谈话、术前签字 □ 麻醉师与患者进行术前访视	□ 如病情需要，配合术后转入监护病房 □ 配合评估手术效果 □ 配合监测对侧肾功能 □ 需要时，配合抽血查肾功能 □ 有任何不适请告知医师
护患配合	□ 配合测量体温、脉搏、呼吸、血压、体重1次 □ 配合完成入院护理评估（简单询问病史、过敏史、用药史） □ 接受入院宣教（环境介绍、病史规定、订餐制度、贵重物品保管等） □ 有任何不适请告知护士	□ 配合测量体温、脉搏、呼吸、询问排便1次 □ 接受术前宣教 □ 接受配血，以备术中需要时用 □ 接受药物灌肠 □ 自行沐浴，加强会阴部清洁 □ 准备好必要用物 □ 取下义齿、饰品等，贵重物品交家属保管	□ 清晨测量体温、脉搏、呼吸 □ 如手术时间较晚，请配合输液 □ 送手术室前，协助完成核对，带齐影像资料，更换病号服，上手术车 □ 返回病房后，协助完成核对，配合上病床 □ 配合术后吸氧、监护仪监测、输液、膀胱冲洗 □ 配合采取平卧位 □ 配合缓解疼痛 □ 有任何不适请告知护士
饮食	□ 正常普食	□ 术前12小时禁食、禁水	□ 手术当天禁食、禁水
排泄	□ 正常排尿、便	□ 正常排尿、便	□ 保留导尿管
活动	□ 正常活动	□ 正常活动	□ 冲洗期卧床休息，保护管路 □ 双下肢活动

时间	手术后	出院
医患 配合	□ 配合会阴擦洗 □ 配合拔除导尿管	□ 接受出院前指导 □ 知道复查程序 □ 获取出院诊断书
护 理 处 置	□ 配合定时测量生命体征、每日询问大便 □ 配合询问出入量 □ 接受输液、服药等治疗 □ 配合保留导尿管 □ 接受进食、进水、排便等生活护理 □ 注意活动安全，避免坠床或跌倒 □ 配合执行探视及陪伴	□ 接受出院宣教 □ 办理出院手续 □ 获取出院带药 □ 知道服药方法、作用、注意事项 □ 知道照顾切口办法 □ 知道复印病历办法
饮食	□ 根据医嘱，由流食逐渐过渡到普食	□ 根据医嘱，正常普食
排泄	□ 保留导尿管-正常排尿、便 □ 避免便秘	□ 正常排尿、便 □ 避免便秘
活动	□ 下床活动 □ 注意保护尿管，勿牵拉、脱出等	□ 正常适度活动，避免疲劳

附：原表单（2016 年版）

肾盂输尿管连接部狭窄临床路径表单

适用对象：第一诊断为肾盂输尿管连接部狭窄

　　　　　行腹腔镜或开放肾盂输尿管连接部成形术（ICD-9-CM-3：55.87）

患者姓名：	性别：　　年龄：　　门诊号：	住院号：
住院日期：　　　年　月　日	出院日期：　　　年　月　日	标准住院日：10~14 天

时间	住院第 1~3 天	住院第 4 天（手术日）	住院第 5 天（术后第 1 天）
主要诊疗工作	□ 询问病史，体格检查 □ 完成病历及上级医师查房 □ 完成医嘱 □ 向患者及家属交代围术期注意事项 □ 签署手术知情同意书、输血同意书	□ 术前预防使用抗菌药物 □ 实施手术 □ 术后标本送病理 □ 术后向患者及家属交代病情及注意事项 □ 完成术后病程记录及手术记录	□ 观察病情 □ 观察引流量 □ 上级医师查房 □ 完成病程记录 □ 嘱患者可以下地活动，以预防下肢静脉血栓
重点医嘱	长期医嘱： □ 泌尿外科疾病护理常规 □ 三级护理 □ 饮食 ◎普食 ◎糖尿病饮食 ◎其他 □ 基础用药（糖尿病、心脑血管疾病等） 临时医嘱： □ 血常规、尿常规 □ 肝肾功能、电解质、血型 □ 感染性疾病筛查、凝血功能 □ X 线胸片、心电图 □ 增强 CT 或 MRI □ 逆行肾盂造影（可选） □ 利尿肾动态显像 □ 手术医嘱 □ 常规备血 □ 准备术中预防用抗菌药物 □ 必要时留置胃管	长期医嘱： □ 腹腔镜肾盂输尿管连接部成形术后护理常规 □ 一级护理 □ 禁食 □ 6 小时后恢复部分基础用药（心脑血管药） □ 切口引流管接无菌袋 □ 留置尿管并接无菌袋 临时医嘱： □ 输液 □ 抗菌药物 □ 必要时用抑酸剂	长期医嘱： □ 二级护理 □ 流质饮食 临时医嘱： □ KUB 检查 □ 输液 □ 抗菌药物 □ 必要时用抑酸剂
主要护理工作	□ 入院介绍 □ 相关检查指导 □ 术前常规准备及注意事项	□ 麻醉后护理指导及病情观察 □ 术后引流管护理指导 □ 术后生活指导 □ 术后活动指导	□ 术后病情观察 □ 麻醉后饮食原则 □ 术后生活指导 □ 术后活动指导
病情变异记录	□ 无　□ 有，原因： 1. 2.	□ 无　□ 有，原因： 1. 2.	□ 无　□ 有，原因： 1. 2.
护士签名			
医师签名			

时间	住院第6天（术后第2天）	住院第7天（术后第3天）	住院第8天（术后第4天）
主要诊疗工作	□ 观察病情 □ 观察引流量 □ 完成病程记录	□ 观察病情 □ 观察引流量 □ 观察切口情况 □ 完成病程记录	□ 观察病情 □ 完成病程记录
重点医嘱	长期医嘱： □ 二级护理 □ 半流质饮食 临时医嘱： □ 输液 □ 必要时用抑酸剂	长期医嘱： □ 二级护理 □ 普食 □ 恢复其他基础用药 临时医嘱： □ 酌情复查化验项目 □ 切口换药 □ 拔除引流管 □ 酌情使用抗菌药物	长期医嘱： □ 二级护理 □ 普食 临时医嘱：
主要护理工作	□ 术后病情观察 □ 术后饮食指导 □ 术后活动指导 □ 用药指导	□ 术后病情观察 □ 用药指导 □ 术后活动指导 □ 术后饮食指导	□ 术后病情观察 □ 用药指导 □ 术后活动指导
病情变异情况	□ 无　□ 有，原因： 1. 2.	□ 无　□ 有，原因： 1. 2.	□ 无　□ 有，原因： 1. 2.
护士签名			
医师签名			

时间	住院第 9~10 天（术后第 5、6 天）	住院第 11 天（术后第 7 天，出院日）
主要诊疗工作	□ 观察病情 □ 完成病程记录	□ 观察病情 □ 上级医师查房 □ 出院 □ 向患者及家属交代出院后注意事项 □ 完成出院病程记录 □ 病理结果出来后告知患者 □ 提醒患者按时拔除体内输尿管支架管 □ 定期复查
重点医嘱	长期医嘱： 临时医嘱： □ 拔除尿管	出院医嘱： □ 伤口拆线（术后第 7 天） □ 今日出院 □ 出院带药：基础药
主要护理工作	□ 术后病情观察 □ 观察拔尿管后排尿情况	□ 指导办理出院手续 □ 出院带药指导 □ 遵医嘱按时复查
病情变异情况	□ 无　□ 有，原因： 1. 2.	□ 无　□ 有，原因： 1. 2.
护士签名		
医师签名		

第十三章

取除输尿管支架——输尿管镜输尿管支架取出术临床路径释义

一、输尿管内支架——输尿管镜输尿管支架取出术编码

疾病名称及编码：取除输尿管支架（ICD-10：Z43.603）

手术操作名称及编码：输尿管镜输尿管支架取出术（ICD-9-CM-3：97.6204）

二、临床路径检索方法

Z43.603 伴 97.6204

三、输尿管内支架——输尿管镜输尿管支架取出术临床路径标准住院流程

（一）适用对象

第一诊断为输尿管内支架。

行输尿管镜检查术、输尿管支架取出术。

> **释义**
> ■ 本路径适用对象为已置入输尿管支架管需要取出的病例。
> ■ 输尿管内支架取出方法主要有膀胱镜下进行或经输尿管镜取出。本路径主要是针对经输尿管镜支架管取出术。

（二）诊断依据

根据《中国泌尿外科疾病诊断治疗指南》（中华医学会泌尿外科学分会编著，人民卫生出版社，2007）。

1. 病史。

2. 体格检查。

3. 实验室检查、影像学检查。

> **释义**
> ■ 既往有输尿管支架管置入手术病史。
> ■ 输尿管支架管留置患者多无不适症状，部分患者有腰部酸胀不适感，有血尿病史。查体多无阳性体征。
> ■ 实验室检查作为对患者术前一般情况、肝肾功能以及预后判定的评价指标。
> ■ KUB检查是诊断的主要依据，一般可明确输尿管支架管位置、数量及其他有关的情况。

（三）选择治疗方案的依据

根据《中国泌尿外科疾病诊断治疗指南》（中华医学会泌尿外科学分会编著，人民卫生出版社，2007）。

1. 适合行经输尿管镜检查、输尿管支架取出术。
2. 能够耐受手术。

> 释义
>
> ■ 适应证是输尿管支架管置入术后需要取出的病例。
> ■ 输尿管镜检术一般采用静脉麻醉或局部麻醉，手术对患者影响较小，没有明显心肺疾病及出、凝血障碍等均可耐受此手术。

（四）标准住院日为

2 天。

> 释义
>
> ■ 需行输尿管内支架取出的患者入院后，第 1 天完成常规术前检查，在第 2 天手术，总住院时间不超过 2 天均符合路径要求。

（五）进入路径标准

1. 第一诊断必须符输尿管内支架疾病编码。
2. 当患者同时具有其他疾病诊断，但在住院期间不需要特殊处理也不影响第一诊断的临床路径流程实施时，可以进入路径。

> 释义
>
> ■ 本路径适用对象为输尿管支架管置入术后病例。如因带管导致严重感染、结石再生而需要其他手术方式处理的病例不进入本路径。合并其他疾病但住院期间不需特殊处理，并且可耐受手术的患者也可进入本路径。术后如出现高热、严重血尿而需要进一步治疗的病例也不进入该路径。

（六）术前准备（术前评估）

1 天。
术前所必须检查的项目：

1. 血常规、尿常规。
2. 电解质、肝肾功能、血型、凝血功能。
3. 腹部卧位平片、心电图。

> **释义**
>
> ■ 血尿常规、凝血、生化检查和心电图等是常规检查，每个进入路径的患者均需完成。这些检查主要是评估有无基础疾病，关系到围术期的特殊处理，可能会影响到住院时间、费用及治疗预后。传染性疾病的筛查主要用于排除可能的传染源，如乙型肝炎、丙型肝炎、艾滋病、梅毒等。这些患者的手术操作需要特殊处理。
>
> ■ 为缩短患者术前等待时间，检查项目可在入院前门诊完成。如术前检查提示有泌尿系感染的，应使用抗菌药物控制泌尿系感染再行手术，以防逆行输尿管镜检术加重感染。
>
> ■ 术前完善 KUB 检查，明确支架管位置及数量。
>
> ■ 如术前为阴性结石者，应进一步检查判断有无结石再生以及支架管有无结石附着。

（七）预防性抗菌药物选择与使用时机

按照《抗菌药物临床应用指导原则》（卫医发〔2004〕285 号）执行，并结合患者的病情决定抗菌药物的选择与使用时间。

> **释义**
>
> ■ 输尿管内支架取出术属于 II 类手术，因此手术当天可选用广谱抗菌药物预防感染。预防使用抗菌药物可选择喹诺酮类或一、二代头孢菌素类，如术后出现泌尿系感染，建议继续使用抗菌药物，并做细菌学检查。

（八）手术日

入院第 2 天。
1. 麻醉方式　静脉麻醉或局部表面麻醉。
2. 手术方式　输尿管镜检查、输尿管支架取出术。
3. 术中用药　麻醉用药，必要时用抗菌药物。
4. 输血　必要时。

> **释义**
>
> ■ 麻醉方式包括静脉麻醉或局部表面麻醉，儿童或不能耐受局部麻醉者可选用静脉麻醉。
>
> ■ 术中可根据《抗菌药物临床应用指导原则》，可于术前 1.5~2h 或术中加用 1 次抗菌药物。
>
> ■ 术中拔除输尿管支架管后应检查其完整性和数量。
>
> ■ 术前主管医师可根据患者病情或患者手术意愿改变手术方式，退出临床路径。

（九）术后住院恢复

0.5~1.0 天。

1. 必需复查的检查项目　血常规、尿常规、KUB；根据患者病情变化可选择相应的检查项目。
2. 术后抗菌药物应用　按照《抗菌药物临床应用指导原则》（卫医发〔2004〕285 号）执行。

> **释义**
>
> ■ 经输尿管取出输尿管支架管后应复查血、尿常规及 KUB，及时掌握有无泌尿系感染，判断有无结石再生、残留或者支架管残留。
>
> ■ 术后如有发热等症状，应使用抗菌药物控制感染。

（十）出院标准

1. 一般情况良好。
2. 无发热、无腰痛。

> **释义**
>
> ■ 手术后一般情况良好，无明显感染或者严重血尿患者，可以考虑出院。出院后嘱其多饮水，促进排尿。
>
> ■ 如果出现并发症，是否需要继续住院处理由主管医师具体决定。如果因各种特殊情况，需要继续留院治疗，超出了路径规定的时间，应先处理并符合出院条件后再准许病人出院。

（十一）变异及原因分析

1. 术中、术后出现并发症，需要进一步诊治，导致住院时间延长、费用增加。
2. 术后出现结石残留，需要进一步诊治，导致住院时间延长、费用增加。
3. 术后原伴随疾病控制不佳，需请相关科室会诊，进一步诊治。
4. 住院后出现其他内、外科疾病需进一步明确诊断，可进入其他路径。

> **释义**
>
> ■ 变异是指入选临床路径的患者未能按照流程完成医疗行为或未达到预期的医疗质量控制目标。包含以下几种情况：①术中或术后出现泌尿系感染，体温升高，需要增加抗菌药物使用，导致住院时间延长、住院费用增加；②术前检查提示由于长期带输尿管支架管导致结石再生而需要进一步碎石治疗的患者，应退出转入相应路径；③手术后原伴随疾病控制不佳，需要请相关科室会诊并进一步诊治；④住院后发现其他内外科疾病，需进一步明确诊断并治疗的，可根据情况进入其他路径。
>
> ■ 因患者方面的主观原因导致之行路径出现变异，也需要在表单中予以说明。

四、输尿管内支架——输尿管镜输尿管支架取出术临床路径给药方案

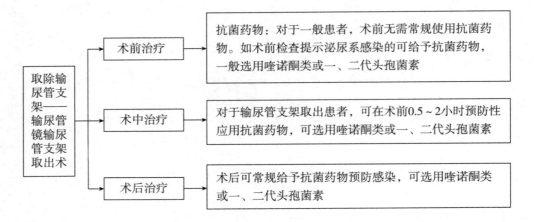

【用药选择】

输尿管支架管取出术术前及术后预防感染，建议选用喹诺酮类、第一代或者第二代头孢菌素。术后用药时间建议在 24 小时以内。

【药学提示】

1. 头孢菌素类抗菌药物使用期间严禁烟酒，尽可能根据培养结果选用抗菌药物。
2. 对于肝肾功能不全的患者，需根据情况调整抗菌药物剂量。

【注意事项】

青霉素及头孢菌素类抗菌药物需皮试阴性后使用。

五、推荐表单

（一）医师表单

取除输尿管支架——输尿管镜输尿管支架取出术临床路径医师表单

适用对象：第一诊断为取除输尿管支架（ICD-10：Z43.603）

行输尿管镜输尿管支架取出术（ICD-9-CM-3：97.6204）

患者姓名：	性别：　　年龄：　　门诊号：	住院号：
住院日期：　　年　月　日	出院日期：　　年　月　日	标准住院日：2 天

时间	住院第 1 天	住院第 2 天（手术日及出院日）
主要诊疗工作	□ 询问病史，体格检查 □ 完成病历及上级医师查房 □ 完成医嘱 □ 向患者及家属交代围术期注意事项 □ 签署手术知情同意书	□ 手术前再次确认患者信息及手术方案 □ 手术：有手术适应证，无手术禁忌 □ 完成手术记录及术后病程记录 □ 术后向患者及家属交代病情及注意事项 □ 上级医师查房，确定有无手术并发症及患者一般情况，确定今日出院 □ 完成出院病程记录等，通知出院处 □ 通知患者及其家属出院 □ 向患者及家属交代出院后注意事项 □ 预约复诊日期 □ 将出院记录副本及诊断证明交给患者
重点医嘱	**长期医嘱** □ 三级护理 □ 饮食 ◎普食 ◎糖尿病饮食 ◎其他 □ 基础用药（糖尿病、心脑血管疾病等） **临时医嘱** □ 血常规、尿常规 □ 肝肾功能、电解质、血型、凝血功能，感染性疾病筛查 □ X 线胸片、心电图 □ 腹部平片（KUB） □ 手术医嘱：拟明日局麻或者静脉麻醉下行输尿管内支架取出术 □ 局麻+镇静或镇痛药（必要时）	**长期医嘱** □ 一级护理 □ 4 小时后恢复术前饮食 □ 4 小时后恢复基础用药 **临时医嘱** □ 根据病情使用抗菌药物及其他药物 □ 今日出院 □ 出院带药：抗菌药物、基础药、酌情应用预防结石及排石药物
病情变异记录	□ 无 □ 有，原因： 1. 2.	□ 无 □ 有，原因： 1. 2.
医师签名		

(二) 护士表单

取除输尿管支架——输尿管镜输尿管支架取出术临床路径护士表单

适用对象：第一诊断为取除输尿管支架（ICD-10：Z43.603）

行输尿管镜输尿管支架取出术（ICD-9-CM-3：97.6204）

患者姓名：		性别：	年龄：	门诊号：	住院号：
住院日期：	年 月 日	出院日期：	年 月 日		标准住日：2 天

时间	住院第 1 天	住院第 2 天（手术日及出院日）
健康宣教	□ 入院宣教 □ 介绍主管医师、护士 □ 介绍环境、设施 □ 介绍住院注意事项 □ 术前宣教 □ 宣教疾病知识、术前准备及手术过程 □ 告知准备物品、洗澡 □ 告知术后饮食、活动及注意事项 □ 主管护士与患者沟通，了解并指导心理应对 □ 告知家属等候区位置	□ 术后当日宣教 □ 告知术后注意事项 □ 告知术后饮食、活动及注意事项 □ 告知术后可能出现情况的应对方式 □ 给予患者及家属心理支持 □ 出院宣教 □ 复查时间 □ 出院带药使用方法及频率 □ 活动休息 □ 指导饮食 □ 指导办理出院手续
护理处置	□ 核对患者，佩戴腕带 □ 建立入院护理病历 □ 卫生处置：剪指（趾）甲、洗澡，更换病号服 □ 未成年人需陪住 1 人 □ 协助医生完成术前检查化验 □ 术前准备	□ 送手术 □ 摘除患者各种活动物品 □ 核对患者资料及带药 □ 填写手术交接单，签字确认 □ 接手术 □ 核对患者及资料，签字确认 □ 办理出院手续
基础护理	□ 三级护理 □ 晨晚间护理 □ 患者安全管理	□ 一级护理 □ 晨晚间护理 □ 患者安全管理
专科护理	□ 护理查体 □ 填写跌倒及压疮防范表 □ 需要时，请家属陪伴 □ 心理护理 □ 协助完成相关检查 □ 遵医嘱用药 □ 病情观察，观察术前情况变化	□ 病情观察，观察术后病情变化 □ 遵医嘱给予相应药物 □ 心理护理
重点医嘱	□ 详见医嘱执行单	□ 详见医嘱执行单
病情变异记录	□ 无 □ 有，原因： 1. 2.	□ 无 □ 有，原因： 1. 2.
护士签名		

（三）患者表单

取除输尿管支架——输尿管镜输尿管支架取出术临床路径患者表单

适用对象：第一诊断为取除输尿管支架（ICD-10：Z43.603）

行输尿管镜输尿管支架取出术（ICD-9-CM-3：97.6204）

患者姓名：		性别：　年龄：　门诊号：	住院号：
住院日期：　　年　月　日		出院日期：　　年　月　日	标准住院日：2天

时间	住院第1天	住院第2天（手术日及出院日）
医患配合	□ 配合询问病史、收集资料，请务必详细告知既往史、用药史、过敏史 □ 如服用抗凝剂，请明确告知 □ 配合进行体格检查 □ 有任何不适请告知医师 □ 配合完善术前相关检查、化验，如采血、留尿、心电图、X线胸片及KUB检查 □ 医生与患者及家属介绍病情及手术谈话、术前签字 □ 麻醉师与患者进行术前访视	□ 配合评估手术效果 □ 有任何不适请告知医生 □ 接受出院前指导 □ 了解复查程序 □ 获取出院小结及诊断证明书 □ 预约复诊日期
护患配合	□ 配合测量体温、脉搏、呼吸、血压、体重1次 □ 配合完成入院护理评估（简单询问病史、过敏史、用药史） □ 接受入院宣教（环境介绍、病室规定、订餐制度、贵重物品保管等） □ 有任何不适请告知护士 □ 接受术前宣教 □ 自行沐浴，加强局部清洁，剪指甲 □ 准备好必要用品，取下义齿、饰品等，贵重物品交给家属保管	□ 清晨测量体温、脉搏、呼吸，送手术室前协助完成核对，带齐影像资料和术中带药 □ 返回病房后，协助完成核对，配合过病床，配合血压测量 □ 配合检查意识 □ 配合术后输液 □ 遵医嘱采取正确体位 □ 配合定时测量体温、脉搏、呼吸机排便情况 □ 配合执行探视及陪伴 □ 有任何不适请告知护士 □ 接受出院宣教 □ 办理出院手续 □ 获取出院带药并知道用量及用法 □ 知道病历复印方法
饮食	□ 正常普食	□ 正常普食
排泄	□ 正常排尿、便	□ 正常排尿、便 □ 避免便秘
活动	□ 正常活动	□ 麻醉清醒后正常活动

附：原表单（2016 年版）

输尿管内支架临床路径表单

适用对象：第一诊断为输尿管内支架

行经输尿管镜检查、输尿管支架取出术

患者姓名：	性别：	年龄：	门诊号：	住院号：
住院日期： 年 月 日	出院日期： 年 月 日		标准住院日：2 天	

时间	住院第 1 天	住院第 2 天（手术日及出院日）
主要诊疗工作	□ 询问病史，体格检查 □ 完成病历及上级医师查房 □ 完成医嘱 □ 向患者及家属交代围术期注意事项 □ 签署手术知情同意书	□ 手术 □ 术后向患者及家属交代病情及注意事项 □ 完成术后病程记录及手术记录 □ 观察病情 □ 安排出院 □ 完成出院病程记录 □ 向患者及家属交代出院后注意事项 □ 嘱患者 1 个月复查
重点医嘱	**长期医嘱** □ 泌尿外科疾病护理常规 □ 三级护理 □ 饮食 ◎普食 ◎糖尿病饮食 ◎其他 □ 基础用药（糖尿病、心脑血管疾病等） **临时医嘱** □ 血常规、尿常规 □ 肝肾功能、电解质、血型 □ 腹部卧位，心电图 □ 手术医嘱	**长期医嘱** □ 静脉麻醉或局部表面麻醉后护理常规 □ 一级护理 □ 4 小时后恢复术前饮食 □ 4 小时后恢复基础用药 **临时医嘱** □ 输液 □ 静脉使用抗菌药物 □ 左氧氟沙星 0.2g bid 静滴 □ 头孢西丁 2g bid 静滴 □ 头孢美唑 2g bid 静滴 □ 氨曲南 2g bid 静滴 □ 必要时使用抑酸剂 □ 泮托拉唑 60mg qd 静滴 □ 止血 □ 蛇毒血凝酶 2g qd 静推 □ 今日出院 □ 出院带药：抗菌药物、基础药、酌情应用预防结石及排石药物 □ 左氧氟沙星分散片
主要护理工作	□ 入院介绍 □ 健康宣教 □ 相关检查指导 □ 术前常规准备及注意实现	□ 麻醉后注意事项及病情观察 □ 术后引流管护理方法 □ 术后饮食饮水指导 □ 术后生活指导 □ 指导介绍出院手续 □ 出院用药指导 □ 医嘱定期复查

时间	住院第 1 天	住院第 2 天（手术日及出院日）
病情 变异 记录	□ 无 □ 有，原因： 1. 2.	□ 无　□ 有，原因： 1. 2.
护士 签名		
医师 签名		

第十四章

取除输尿管支架——膀胱镜输尿管支架取出术临床路径释义

一、输尿管内支架——膀胱镜输尿管支架取出术编码

1. 原编码：

疾病名称及编码：取除输尿管支架（ICD-10：Z43.603）

2. 修改编码：

疾病名称及编码：取除输尿管支架（ICD-10：Z43.603）

手术操作名称及编码：膀胱镜输尿管支架取出术（ICD-9-CM-3：97.6205）

二、临床路径检索方法

Z43.603 伴 97.6205

三、输尿管内支架——膀胱镜输尿管支架取出术临床路径标准住院流程

（一）适用对象

第一诊断为取除输尿管支架（不包括支架管下端回缩、合并泌尿系感染、结石及输尿管多段狭窄等病例）（ICD-10：Z43.603）。

行膀胱镜下输尿管支架管拔除术。

> **释义**
>
> ■ 本路径适用对象为已置入输尿管支架管需要取出的病例。
>
> ■ 输尿管内支架取出方法主要有膀胱镜下进行或经输尿管镜取出。本路径主要是针对行膀胱镜下输尿管支架管拔除术。

（二）诊断依据

根据《临床诊疗指南·小儿外科学分册》（中华医学会编著，人民卫生出版社）、《临床技术操作规范·小儿外科学分册》（中华医学会编著，人民军医出版社）、《小儿外科学》（第4版）（施诚仁等主编，人民卫生出版社，2009）。

1. 病史 肾积水术后留置支架管。

2. 体格检查 无明显异常。

3. 影像学检查 立位腹部平片及超声可显示输尿管位置。

> **释义**
>
> ■ 既往有输尿管支架管置入手术病史。
>
> ■ 输尿管支架管留置患者多无不适症状，部分患者有腰部酸胀不适感，有血尿病史。查体多无阳性体征。

　　■ 实验室检查作为对患者术前一般情况、肝肾功能以及预后判定的评价指标。

　　■ KUB 检查是诊断的主要依据，一般可明确输尿管支架管位置、数量及其他有关的情况。超声可协助诊断。

（三）治疗方案的选择

根据《临床诊疗指南 小儿外科学分册》（中华医学会编著，人民卫生出版社）、《临床技术操作规范 小儿外科学分册》（中华医学会编著，人民军医出版社）、《小儿外科学》（第 4 版）（施诚仁等主编，人民卫生出版社，2009）。

行膀胱镜下输尿管支架管拔除术。

> **释义**
>
> 　　■ 适应证是输尿管支架管置入术后需要取出的病例。
> 　　■ 输尿管镜检术一般采用静脉麻醉或局部麻醉，手术对患者影响较小，没有明显心肺疾病及出、凝血障碍等均可耐受此手术。

（四）标准住院日

2~3 天。

> **释义**
>
> 　　■ 需行输尿管内支架取出的患者入院后，第 1 天完成常规术前检查，在第 2 天手术，总住院时间不超过 3 天均符合路径要求。

（五）进入路径标准

1. 第一诊断必须符合 ICD-10：Z43.603 取除输尿管支架（不包括支架管下端回缩、合并泌尿系感染、结石及输尿管多段狭窄等病例）疾病编码。

2. 当患者合并其他疾病，但住院期间不需特殊处理，也不影响第一诊断的临床路径实施时，可以进入路径。

> **释义**
>
> 　　■ 本路径适用对象为输尿管支架管置入术后病例。如因带管导致严重感染、结石再生而需要其他手术方式处理的病例不进入本路径。合并其他疾病但住院期间不需特殊处理，并且可耐受手术的患者也可进入本路径。术后如出现高热、严重血尿而需要进一步治疗的病例也不进入该路径。

（六）术前准备（术前评估）

1 天。

必需的检查项目：

1. 实验室检查 血常规、C反应蛋白、血型、尿常规、肝肾功能、凝血功能、感染性疾病筛查、微生物送检。

2. 心电图、超声心动图（心电图异常者）。

3. 立位腹部平片，泌尿系彩超。

> **释义**
>
> ■ 血尿常规、凝血、生化检查和心电图等是常规检查，每个进入路径的患者均需完成。这些检查主要是评估有无基础疾病，关系到围术期的特殊处理，可能会影响到住院时间、费用及治疗预后。传染性疾病的筛查主要用于排除可能的传染源如乙型肝炎、丙型肝炎、艾滋病、梅毒等。这些患者的手术操作需要特殊处理。
>
> ■ 为缩短患者术前等待时间，检查项目可在入院前门诊完成。如术前检查提示有泌尿系感染的，应使用抗菌药物控制泌尿系感染再行手术，以防逆行输尿管镜检术加重感染。
>
> ■ 术前完善 KUB 检查，明确支架管位置及数量。
>
> ■ 如术前为阴性结石者，应进一步检查判断有无结石再生以及支架管有无结石附着。

（七）预防性抗菌药物选择与使用时机

按照《2015年抗菌药物临床应用指导原则》，结合患者病情，可选用第一、二代头孢菌素，在术前 0.5~2 小时内给药，预防使用时间不超过 24 小时。

> **释义**
>
> ■ 输尿管内支架取出术属于Ⅱ类手术，因此手术当天可选用广谱抗菌药物预防感染。预防使用抗菌药物可选择喹诺酮类或一、二代头孢菌素类，如术后出现泌尿系感染，建议继续使用抗菌药物。

（八）手术日

入院第 2 天。

1. 麻醉方式 局麻或静脉麻醉。

2. 预防性抗菌药物的给药方法 静脉输入，一般不超过 2 天。

3. 手术内置物 无。

4. 输血 无。

> **释义**
>
> ■ 麻醉方式包括静脉麻醉或局部表面麻醉，儿童或不能耐受局部麻醉者可选用静脉麻醉。
>
> ■ 术中拔除输尿管支架管后应检查其完整性和数量。

（九）术后住院恢复

1~2 天。

1. 必需复查的检查项目　无。

2. 术后用药　手术预防使用抗菌药物时间不超过 24 小时；如患者术后有明确感染指征，应结合患者情况、感染部位，选择敏感抗菌药物进行治疗用药。

> **释义**
>
> ■ 经膀胱镜取出输尿管支架管后一般无特殊需要复查的检查项目。
> ■ 术后如有发热等症状，应使用抗菌药物控制感染。

（十）出院标准

1. 患儿体温、饮食、排尿正常。
2. 患儿体格检查无异常。

> **释义**
>
> ■ 手术后一般情况良好，无明显感染或者严重血尿患者，可以考虑出院。出院后嘱其多饮水，促进排尿。
> ■ 如果出现并发症，是否需要继续住院处理由主管医师具体决定。如果因各种特殊情况，需要继续留院治疗，超出了路径规定的时间，应先处理并符合出院条件后再准许病人出院。

（十一）变异及原因分析

术中见输尿管尾端回缩至输尿管内，膀胱内不可见输尿管尾端；输尿管断裂，术中发现支架管附着结石，需用药治疗。

> **释义**
>
> ■ 变异是指入选临床路径的患者未能按照流程完成医疗行为或未达到预期的医疗质量控制目标。包含以下几种情况：①术中或术后出现泌尿系感染，体温升高，需要增加抗菌药物使用，导致住院时间延长、住院费用增加；②术中见输尿管尾端回缩至输尿管内，膀胱内未见支架管尾端，需改用输尿管镜检术拔除的应退出转入相应路径；③术前检查提示由于长期带输尿管支架管导致结石再生而需要进一步碎石治疗的患者，应退出转入相应路径。
> ■ 因患者方面的主观原因导致之行路径出现变异，也需要在表单中予以说明。

四、输尿管内支架——膀胱镜输尿管支架取出术临床路径给药方案

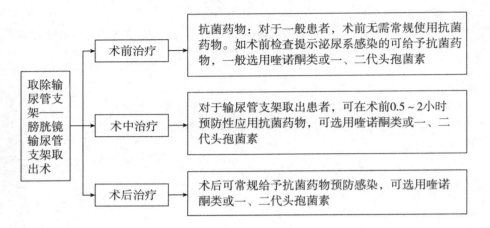

【用药选择】

输尿管支架管取除术术前及术后预防感染，建议选用喹诺酮类、第一代或者第二代头孢菌素。术后用药时间建议在 24 小时以内。

【药学提示】

1. 头孢菌素类抗菌药物使用期间严禁烟酒，尽可能根据培养结果选用抗菌药物。

2. 对于肝肾功能不全的患者，需根据情况调整抗菌药物剂量。

【注意事项】

青霉素及头孢菌素类抗菌药物需皮试阴性后使用。

五、推荐表单

（一）医师表单

取除输尿管支架——膀胱镜输尿管支架取出术临床路径医师表单

适用对象：第一诊断为取除输尿管支架（ICD-10：Z43.603）

行膀胱镜输尿管支架取出术（ICD-9-CM-3：97.6205）

患者姓名：	性别：	年龄：	门诊号：	住院号：
住院日期：　　年　月　日	出院日期：　　年　月　日			标准住院日：≤3 天

时间	住院第 1 天	住院第 2 天（手术日及出院日）
主要诊疗工作	□ 询问病史，体格检查 □ 完成病历及上级医师查房 □ 完成医嘱 □ 向患者及家属交代围术期注意事项 □ 签署手术知情同意书	□ 手术前再次确认患者信息及手术方案 □ 手术：有手术适应证，无手术禁忌 □ 完成手术记录及术后病程记录 □ 术后向患者及家属交代病情及注意事项 □ 上级医师查房，确定有无手术并发症及患者一般情况，确定今日出院 □ 完成出院病程记录等，通知出院处 □ 通知患者及其家属出院 □ 向患者及家属交代出院后注意事项 □ 预约复诊日期 □ 将出院记录副本及诊断证明交给患者
重点医嘱	**长期医嘱** □ 三级护理 □ 饮食 ◎普食 ◎糖尿病饮食 ◎其他 □ 基础用药（糖尿病、心脑血管疾病等） **临时医嘱** □ 血常规、尿常规 □ 肝肾功能、电解质、血型、凝血功能，感染性疾病筛查 □ X 线胸片、心电图 □ 腹部平片（KUB） □ 手术医嘱：拟明日局麻或者静脉麻醉下行经膀胱镜下输尿管内支架拔除术 □ 局麻+镇静或镇痛药（必要时）	**长期医嘱** □ 一级护理 □ 6 小时后恢复术前饮食 **临时医嘱** □ 根据病情使用抗菌药物及其他药物 □ 今日出院 □ 出院带药：抗菌药物、基础药、酌情应用预防结石及排石药物 □ 左氧氟沙星分散片
病情变异记录	□ 无 □ 有，原因： 1. 2.	□ 无　□ 有，原因： 1. 2.
医师签名		

（二）护士表单

取除输尿管支架——膀胱镜输尿管支架取出术临床路径护士表单

适用对象：第一诊断为取除输尿管支架（ICD-10：Z43.603）
行膀胱镜输尿管支架取出术（ICD-9-CM-3：97.6205）

患者姓名：	性别： 年龄： 门诊号：	住院号：
住院日期：　　年　月　日	出院日期：　　年　月　日	标准住院日：≤3天

时间	住院第1天	住院第2~3天（手术日及出院日）
健康宣教	□ 入院宣教 □ 介绍主管医师、护士 □ 介绍环境、设施 □ 介绍住院注意事项 □ 术前宣教 □ 宣教疾病知识、术前准备及手术过程 □ 告知准备物品、洗澡 □ 告知术后饮食、活动及注意事项 □ 主管护士与患者沟通，了解并指导心理应对 □ 告知家属等候区位置	□ 术后当日宣教 □ 告知术后注意事项 □ 告知术后饮食、活动及注意事项 □ 告知术后可能出现情况的应对方式 □ 给予患者及家属心理支持 □ 出院宣教 □ 复查时间 □ 出院带药使用方法及频率 □ 活动休息 □ 指导饮食 □ 指导办理出院手续
护理处置	□ 核对患者，佩戴腕带 □ 建立入院护理病历 □ 卫生处置：剪指（趾）甲、洗澡，更换病号服 □ 未成年人需陪住1人 □ 协助医生完成术前检查化验 □ 术前准备	□ 送手术 □ 摘除患者各种活动物品 □ 核对患者资料及带药 □ 填写手术交接单，签字确认 □ 接手术 □ 核对患者及资料，签字确认 □ 办理出院手续
基础护理	□ 三级护理 □ 晨晚间护理 □ 患者安全管理	□ 一级护理 □ 晨晚间护理 □ 患者安全管理
专科护理	□ 护理查体 □ 填写跌倒及压疮防范表 □ 需要时，请家属陪伴 □ 心理护理 □ 协助完成相关检查 □ 遵医嘱用药 □ 病情观察，观察术前情况变化	□ 病情观察，观察术后病情变化 □ 遵医嘱给予相应药物 □ 心理护理
重点医嘱	□ 详见医嘱执行单	□ 详见医嘱执行单
病情变异记录	□ 无 □ 有，原因： 1. 2.	□ 无 □ 有，原因： 1. 2.
护士签名		

（二）患者表单

取除输尿管支架——膀胱镜输尿管支架取出术临床路径患者表单

适用对象：第一诊断为取除输尿管支架（ICD-10：Z43.603）

行膀胱镜输尿管支架取出术（ICD-9-CM-3：97.6205）

患者姓名：	性别：　　年龄：　　门诊号：	住院号：
住院日期：　　年　月　日	出院日期：　　年　月　日	标准住院日：≤3 天

时间	住院第 1 天	住院第 2~3 天（手术日及出院日）
医患配合	□ 配合询问病史、收集资料，请务必详细告知既往史、用药史、过敏史 □ 如服用抗凝剂，请明确告知 □ 配合进行体格检查 □ 有任何不适请告知医师 □ 配合完善术前相关检查、化验，如采血、留尿、心电图、X 线胸片及 KUB 检查 □ 医生与患者及家属介绍病情及手术谈话、术前签字 □ 麻醉师与患者进行术前访视	□ 配合评估手术效果 □ 有任何不适请告知医生 □ 接受出院前指导 □ 了解复查程序 □ 获取出院小结及诊断证明书 □ 预约复诊日期
护患配合	□ 配合测量体温、脉搏、呼吸、血压、体重 1 次 □ 配合完成入院护理评估（简单询问病史、过敏史、用药史） □ 接受入院宣教（环境介绍、病室规定、订餐制度、贵重物品保管等） □ 有任何不适请告知护士 □ 接受术前宣教 □ 自行沐浴，加强局部清洁，剪指甲 □ 准备好必要用品，取下义齿、饰品等，贵重物品交给家属保管	□ 清晨测量体温、脉搏、呼吸，送手术室前协助完成核对，带齐影像资料和术中带药 □ 返回病房后，协助完成核对，配合过病床，配合血压测量 □ 配合检查意识 □ 配合术后输液 □ 遵医嘱采取正确体位 □ 配合定时测量体温、脉搏、呼吸机排便情况 □ 配合执行探视及陪伴 □ 有任何不适请告知护士 □ 接受出院宣教 □ 办理出院手续 □ 获取出院带药并知道用量及用法 □ 知道病历复印方法
饮食	□ 正常普食	□ 正常普食
排泄	□ 正常排尿、便	□ 正常排尿、便 □ 避免便秘
活动	□ 正常活动	□ 麻醉清醒后正常活动

附：原表单（2016 年版）

取除输尿管支架临床路径表单

适用对象：第一诊断为取除输尿管支架（不包括支架管下端回缩、合并泌尿系感染、结石及输尿管多段狭窄等病例）（ICD-10：Z43.603）

行膀胱镜下输尿管支架管拔除术

患者姓名：	性别： 年龄： 门诊号：	住院号：
住院日期： 年 月 日	出院日期： 年 月 日	标准住院日：2~3 天

时间	住院第 1~2 天	住院第 3 天 （手术日）	住院第 4~5 天 （术后第 1~3 天，出院日）
主要诊疗工作	□ 完成病史询问和体格检查 □ 完成病史撰写 □ 完成术前检查 □ 完成术前医嘱，手术预约 □ 核查术前检查结果 □ 完成术前讨论 □ 术前与家长沟通，签署手术知情同意书	□ 完成膀胱镜下输尿管支架管拔除术 □ 完成术后医嘱 □ 麻醉苏醒后返回病房	□ 术后观察 □ 完成出院前体格检查 □ 完成出院前宣教 □ 完成出院医嘱
重点医嘱	**长期医嘱** □ 小儿外科护理常规 □ 二级护理 □ 普食 **临时医嘱** □ 血常规、血型、肝肾功能、凝血功能、感染性疾病筛查 □ 心电图、X 线胸片、立位腹部平片 □ 泌尿系超声 □ 术前禁食水 6~8 小时	**长期医嘱** □ 小儿外科护理常规 □ 一级护理 □ 禁食 6 小时后半流食 □ 尿管护理 **临时医嘱** □ 今日行膀胱镜下输尿管支架管拔除术 □ 静脉预防性抗菌药物 □ 术后心率、呼吸、血压监护 □ 术后静脉抗菌药物	**长期医嘱** □ 小儿外科护理常规 □ 二级护理 □ 普食 **临时医嘱** □ 出院医嘱（拔除尿管，复查尿常规） □ 定期复查超声，了解泌尿系情况 □ 出院带药（必要时）
主要护理工作	□ 入院宣教：介绍病房环境、设施和设备、安全教育 □ 入院护理评估 □ 静脉采血 □ 引导患者及家长到相关科室进行心电图、X 线胸片等检查	□ 观察患儿情况 □ 手术后生活护理 □ 夜间巡视	□ 观察患儿情况 □ 手术后生活护理 □ 指导家长办理出院手续等事项 □ 出院宣教
病情变异记录	□ 无 □ 有，原因： 1. 2.	□ 无 □ 有，原因： 1. 2.	□ 无 □ 有，原因： 1. 2.
护士签名			
医师签名			

第十五章

输尿管支架管（D-J 管）留置——经尿道输尿管支架置入术临床路径释义

一、输尿管支架管（D-J 管）留置——经尿道输尿管支架置入术编码

手术操作名称及编码：经尿道输尿管支架置入术（ICD-9-CM-3：59.8x03）

二、临床路径检索方法

59.8x03

三、输尿管支架管（D-J 管）留置——经尿道输尿管支架置入术临床路径标准住院流程

（一）适用对象

第一诊断为泌尿系结石、梗阻或其他疾病继发输尿管狭窄梗阻者。需行输尿管镜 D-J 管留置术解除梗阻或一期留置 D-J 管以备择期输尿管软镜碎石者。

> **释义**
>
> ■ 当泌尿系结石（如输尿管结石）、炎症（如结核）、肿瘤、医源性损伤或输尿管周围病变如肿瘤、腹膜后纤维化等压迫输尿管导致输尿管梗阻时，引起顽固性肾绞痛、腰部胀痛、肾积水、肾盂肾炎、肾功能损害者，需行输尿管镜 D-J 管留置解除梗阻。对拟择期行输尿管软镜检查或碎石者，可一期留置 D-J 管。
>
> ■ 留置 D-J 管可在膀胱镜或输尿管镜下实施，本路径针对的是经输尿管镜留置 D-J 管。

（二）诊断依据

根据《临床诊疗指南 泌尿外科分册》（中华医学会编著，人民卫生出版社，2006）。

1. 病史。
2. 泌尿系 B 超或 CT。

> **释义**
>
> ■ 目前使用的是《2014 版中国泌尿外科疾病诊断治疗指南》（那彦群，叶章群，孙颖浩等主编．北京：人民卫生出版社，2014）。
>
> ■ 输尿管结石可以出现腰或侧腹部绞痛、钝痛、血尿等，也可因继发肾盂肾炎出现寒战、发热等症状，输尿管远端结石可有尿频、尿急、尿痛等下尿路刺激症状。有些输尿管结石无任何症状，仅体检发现镜下血尿，影像学检查发现结石。泌尿系结核可有尿频、尿急、血尿或脓尿以及体重减轻、低热、盗汗、乏力或贫血等全身症状。输尿管肿瘤可以出现无痛性全程肉眼血尿。医源性损伤有腹部手术史及腰痛，尿外渗或尿瘘等症状。腹部肿瘤、腹膜后纤维化等压迫输尿管引起输尿管梗阻时可表现为腰部胀痛。

　　■ 输尿管结石查体可有肾区叩击痛及输尿管走形区压痛。其他原因引起的输尿管梗阻可有肾区叩击痛或无阳性体征。

　　■ 泌尿系 B 超可发现肾积水并初步诊断输尿管梗阻，CT 及 CTU 有助于确定结石、结核、肿瘤及医源性损伤的定性和定位诊断。

（三）进入路径标准

1. 第一诊断必须符合泌尿系结石、梗阻或其他疾病继发输尿管狭窄梗阻者。

2. 当患者合并其他疾病，但住院期间不需要特殊处理也或已在门诊完成各项术前检查，无手术禁忌，经手术医生评估适合经行且经患者同意的病例，可进入路径。

> **释义**
>
> 　　■ 目前使用的是《2014 版中国泌尿外科疾病诊断治疗指南》（那彦群，叶章群，孙颖浩等主编．北京：人民卫生出版社，2014）。
>
> 　　■ 诊断应排除伴有因梗阻引起的严重感染，避免手术导致尿源性脓毒血症或可引发感染性休克，危及生命。对输尿管梗阻合并轻度感染者应进行充分的评估，选择敏感抗菌药物治疗后 1 周内无发热且炎性指标如血象、CRP 和 PCT 正常者可进入此路径。否则，建议选择经皮肾穿刺造瘘术。泌尿系结核患者抗结核治疗 3 周以上后病情稳定者可纳入。妊娠合并输尿管结石无产科异常情况者可纳入。腹部肿瘤伴腹膜后转移、妇科肿瘤如晚期宫颈癌也可纳入。
>
> 　　■ 输尿管软镜配合钬激光碎石在上尿路结石治疗中取得了良好的效果，尤其适用于体外碎石无效的小于 2cm 的肾结石和输尿管上段结石。一期留置 D-J 管 1~4 周可使输尿管扩张，有利于择期手术中顺利植入输尿管软镜输送鞘和减少输尿管损伤。

（四）标准住院日

为≤2 天。

> **释义**
>
> 　　■ 泌尿系结石、梗阻或其他疾病继发输尿管狭窄梗阻拟行输尿管镜 D-J 管留置术解除梗阻或一期留置 D-J 管以备择期输尿管软镜碎石者入院后，当天完成术前准备及手术，次日评估和办理出院，总住院时间不超过 2 天符合路径要求。

（五）住院期间的检查项目

1. 必需的检查项目

（1）血常规、尿常规。

（2）电解质、肝功能测定、肾功能测定、凝血功能。

（3）感染性疾病筛查（乙型肝炎、丙型肝炎、艾滋病、梅毒等）。

（4）X 线胸片、心电图。

（5）泌尿系 B 超和（或）CT。

2. 根据患者病情进行的检查项目　心脏超声、肺功能、MRU 等。

> **释义**
>
> ■ 必需的检查项目是确保手术安全的基础，在术前必须完成。根据患者病情检查的项目，可在入院前门诊完成。应认真分析检查结果，及时发现异常并采取相应措施。

（六）治疗方案的选择

根据《临床技术操作规范 泌尿外科分册》（中华医学会编著，人民军医出版社，2005）。

1. 符合手术适应证。

2. 能够耐受手术。

> **释义**
>
> ■ 一般采用局麻或全身麻醉，手术对患者影响较小，没有明显的心肺疾病及出、凝血障碍等均可耐受此手术。术中患者取截石位，故术前应对有髋关节病变者进行评估。

（七）预防性抗菌药物选择与使用时机

按照《抗菌药物临床应用指导原则》执行，并结合患者的病情决定抗菌药物的选择与使用时间。建议使用第一、二代头孢菌素或氟喹诺酮类。

> **释义**
>
> ■ 输尿管镜 D-J 管留置术属于Ⅱ类手术，而且输尿管梗阻容易引发上泌尿系感染，手术当天应选择广谱抗菌药物预防感染。

（八）手术日

入院≤2 天。

1. 麻醉方式　根据患者具体情况决定，局麻或者全身麻醉。

2. 手术方式　输尿管镜 D-J 留置术。

3. 术中用药　麻醉用药、抗菌药物等。

> **释义**
>
> ■ 本路径规定的输尿管镜 D-J 留置术可在局麻或全身麻醉下实施。麻醉选择取决于输尿管梗阻的复杂程度及患者的要求。通常可先在局麻下，输尿管镜在膀胱内操作；如置管不顺利，则改用全身麻醉，输尿管镜进入输尿管内操作。
>
> ■ 逆行输尿管镜置管过程中，应尽可能用低压低流量，避免发生尿源性脓毒血症，术中应使用抗菌药物。

（九）术后恢复

≤2 天。

1. 根据患者病情变化可选择相应的检查项目，卧位腹部平片。

2. 术后用药

（1）术后抗菌药物用药：按照《抗菌药物临床应用指导原则》执行。

（2）解痉镇痛药物。

> **释义**
>
> ■ 术后应检查血、尿常规及 KUB，观察病情变化，及时掌握有无尿源性脓毒血症发生及 D-J 位置符合输尿管走形。根据病情可增加检查项目，如超声检查、血、尿细菌培养等。
>
> ■ 术后根据病情，可使用抗菌药物及解痉、镇痛药物。

（十）出院标准

1. 一般情况良好。

2. 卧位腹部平片提示：D-J 管位置符合输尿管走行。

> **释义**
>
> ■ 患者出院前应完成必需复查项目且无异常。如 D-J 位置异常，主管医师应仔细分析，必要时退出路径，再次置管或改行经皮肾穿刺造瘘术。

（十一）变异及原因分析

1. 术中、术后出现并发症，需要进一步诊治，导致住院时间延长、费用增加。

2. 术后原伴随疾病控制不佳，需请相关科室会诊，进一步诊治。

3. 住院后出现其他内、外科疾病需进一步明确诊断，可进入其他路径。

> **释义**
>
> ■ 变异是指入选临床路径的患者未能按照路径流程完成医疗行为或未达到预期的医疗质量控制目标。包括以下情况：①按照路径完成治疗，但超出了路径规定的时限或限定的费用，如出现了尿源性脓毒血症，需要增加或者调高抗菌药物的使用，导致住院时间延长；②不能按路径完成治疗，需要中途退出路径，如 D-J 管无法进入梗阻近端，需改行经皮肾穿刺造瘘术。主管医师应分析变异原因，并在临床路径表单中予以说明。

四、输尿管支架管（D-J管）留置——经尿道输尿管支架置入术临床路径给药方案

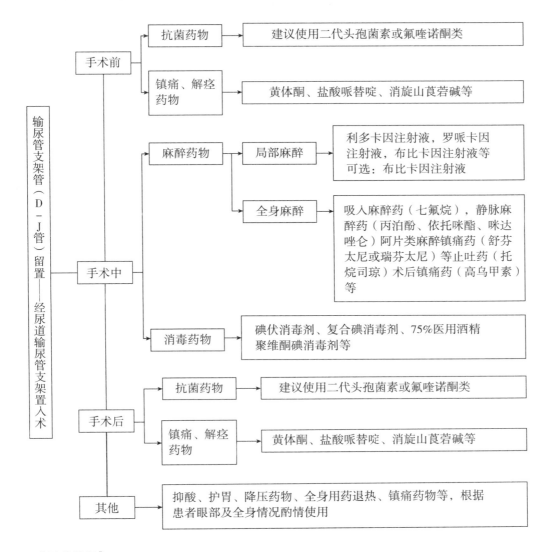

【用药选择】

1. 输尿管镜术前及术后预防感染，建议选用喹诺酮类、头孢二代或第三代头孢菌素。术后用药时间建议在 24 小时以内。

2. 术前应常规行尿培养+药敏试验，尽量能根据培养结果选用抗菌药物用。

【药学提示】

1 头孢菌素类抗菌药物使用期间严禁饮酒，以免发生双硫仑样反应。

2. 对肝肾功能不全的患者，须根据情况调整抗菌药物剂量。

【注意事项】

青霉素及头孢类抗菌药物须皮试阴性后使用。

五、推荐表单

(一) 医师表单

输尿管支架管 (D-J 管) 留置——经尿道输尿管支架置入术临床路径医师表单

适用对象：第一诊断为系结石、梗阻或其他疾病继发输尿管狭窄梗阻者

行膀胱镜输尿管支架取出术 (ICD-9-CM-3：97.6205)

患者姓名：	性别： 年龄： 门诊号：	住院号：
住院日期： 年 月 日	出院日期： 年 月 日	标准住院日：≤2 天

日期	住院第 1 天 (24 小时内)	住院第 2 天 (术后第 1 天)
主要诊疗工作	□ 完成询问病史和体格检查 □ 完成病历书写 □ 开据化验单，完善术前检查 □ 尿中有 WBC 或血常规 WBC 升高者予静脉用抗菌药物 □ 肾绞痛者给予解痉，对症处理 □ 上级医师查房 □ 评估输尿管镜 (D-J 管) 术的指征与风险 □ 上级医师确定手术时间、落实术前检查 □ 向患者及其家属交代手术前、手术中和手术后注意事项 □ 与患者及家属签署手术同意书 □ 签署自费用品协议书 □ 完成上级医师查房记录、术前小结 □ 根据需要，请相关科室会诊 □ 手术 □ 与患者、家属沟通术中情况，术后注意事项 □ 完成术后病程记录、手术记录	□ 观察患者生命体征、腹部症状和体征，观察尿管颜色 □ 上级医师查房 □ 复查腹部平片 □ 完成病程记录、出院小结 □ 通知患者及家属今日出院 □ 向患者及家属交代出院后注意事项，如有不适及时就诊 □ 交代拔除双 J 管时间并签字确认 □ 准备出院带药及出院证明 □ 对最后诊断做出修正或补充 □ 办理出院手续 □ 将出院记录的副本交给患者
重点医嘱	**长期医嘱** □ 泌尿外科护理常规 □ 二级/一级护理 □ 心电监护 □ 持续低流量吸氧 □ 测脉搏、呼吸、血压 1/4 小时 □ 留置尿管接引流袋 **临时医嘱** □ 静脉抽血 □ 查血、尿常规；肝功能、肾功能、电解质、血型、凝血功能、传染病 □ X 线胸片、心电图 □ 泌尿系彩超或泌尿系 CT 平扫 □ 静脉用抗菌药物 (伴有尿路感染) □ 今日在持续硬膜外或全身麻醉下行输尿管镜 (D-J) 管留置术 □ 术中静脉使用抗菌药物、镇痛及解痉药物 □ 根据病情的其他检查医嘱	**长期医嘱** □ 泌尿外科护理常规 □ 三级护理 □ 半流质饮食或普食 **临时医嘱** □ 静脉使用抗菌药物、镇痛、解痉药物 (根据病情) □ 停留置导尿 □ 腹部平片 □ 今日出院 □ 出院用药
病情变异记录	□ 无 □ 有，原因： 1. 2.	□ 无 □ 有，原因： 1. 2.
医师签名		

（二）护士表单

输尿管支架管（D-J管）留置——经尿道输尿管支架置入术临床路径护士表单

适用对象：第一诊断为系结石、梗阻或其他疾病继发输尿管狭窄梗阻者

行膀胱镜输尿管支架取出术（ICD-9-CM-3：97.6205）

患者姓名：	性别： 年龄： 门诊号：	住院号：
住院日期： 年 月 日	出院日期： 年 月 日	标准住院日：≤2 天

日期	住院第 1 天（24 小时内）	住院第 2 天（术后第 1 天）
健康宣教	□ 入院告知及评估 □ 了解患者的需求并行相应处理 □ 了解疼痛类型，遵医嘱给予镇痛药物 □ 告知各项化验及检查的注意事项 □ 了解患者的职业、既往史、健康状况，使下一步的护理更有针对性 □ 了解术前心理状态并疏导，指导术前、术中的配合 □ 告知手术时间 □ 入手术室前排空大小便 □ 处置个人卫生 □ 介绍麻醉及术中配合 □ 监测术前生命体征，观察有无异常情况	□ 告知留置（D-J）管的目的和作用，嘱其勿憋尿 □ 嘱其多饮水 □ 拔除尿管 □ 了解睡眠情况 □ 询问术中个人感受，征求患者意见 □ 术后用药指导 □ 督促自行生活护理
护理处置	□ 安排床位 □ 护理查体 □ 执行医嘱 □ 卫生处置 □ 术区皮肤的准备 □ 更换清洁病员服 □ 携带术中用药 □ 打术前针 □ 准备氧气心、电监护仪、准备输液架（吊杆） □ 铺手术床 □ 术前根据医嘱建立静脉通道	□ 评估基本生命体征 □ 住院心理变化情况 □ 睡眠情况 □ 护理级别：一级 □ 生活自理能力：一级 **术后观察护理重点** □ 意识情况 □ 生命体征情况 □ 补液情况 □ 留置尿管情况 □ 观察有无手术并发症 □ 指导床上活动 □ 无腹胀术后 6 小时进食流质饮食
基础护理	□ 一级护理 □ 晨晚间护理 □ 患者安全管理	□ 二级护理 □ 晨晚间护理 □ 患者安全管理
专科护理	□ 泌尿外科专科护理 □ 需要时请家属陪伴 □ 遵医嘱予膀胱冲洗 □ 观察患者术后疼痛、尿色等病情变化 □ 心理护理	□ 出院带药的指导 □ 提供与医院联系的方式 □ 办理出院手续 □ 拔除尿管 □ 协助办理出院手续

续 表

日期	住院第1天（24小时内）	住院第2天（术后第1天）
重点 医嘱	□ 详见医嘱执行单	□ 详见医嘱执行单
病情 变异 记录	□ 无　□ 有，原因： 1. 2.	□ 无　□ 有，原因： 1. 2.
护士 签名		

（三）患者表单

输尿管支架管（D-J管）留置——经尿道输尿管支架置入术临床路径患者表单

适用对象：第一诊断为系结石、梗阻或其他疾病继发输尿管狭窄梗阻者

　　　　　行膀胱镜输尿管支架取出术（ICD-9-CM-3：97.6205）

患者姓名：	性别：　　年龄：　　门诊号：	住院号：
住院日期：　　年　月　日	出院日期：　　年　月　日	标准住院日：≤2天

时间	入院	手术前	手术日
医患配合	□ 配合询问病史、收集资料，请务必详细告知既往史、用药史、过敏史 □ 如服用抗凝剂，请明确告知 □ 配合进行体格检查 □ 有任何不适请告知医师	□ 配合完善术前相关检查、化验，如采血、留尿、心电图、X线胸片 □ 医生与患者及家属介绍病情及手术谈话、术前签字 □ 麻醉师与患者进行术前访视	□ 配合评估手术效果 □ 有任何不适请告知医生
护患配合	□ 配合测量体温、脉搏、呼吸、血压、体重1次 □ 配合完成入院护理评估（简单询问病史、过敏史、用药史） □ 接受入院宣教（环境介绍、病室规定、订餐制度、贵重物品保管等） □ 有任何不适请告知护士	□ 配合测量体温、脉搏、呼吸、询问、排便1次 □ 接受术前宣教 □ 自行沐浴，加强头部清洁，剪指甲 □ 准备好必要用物，吸水管 □ 取下义齿、饰品等，贵重物品交家属保管	□ 清晨测量体温、脉搏、呼吸、送手术室前，协助完成核对，带齐影像资料和术中带药 □ 返回病房后，协助完成核对，配合过病床，配合血压测量 □ 配合检查意识 □ 配合术后输液 □ 遵医嘱采取正确体位 □ 配合缓解疼痛 □ 有任何不适请告知护士
饮食	□ 正常普食	□ 全身麻醉者术前12小时禁食、禁水 □ 局麻+镇静（必要时）可正常饮食	□ 全身麻醉者麻醉清醒前禁食、禁水 □ 全身麻醉者麻醉清醒后，根据医嘱试饮水，无恶心呕吐进少量流食
排泄	□ 正常排尿、便	□ 正常排尿、、便	□ 留置导尿、正常排便
活动	□ 正常活动	□ 正常活动	□ 全身麻醉完全清醒后可正常活动

时间	手术后	出院
医患配合	□ 配合检查排尿情况 □ 配合症状体征	□ 接受出院前指导 □ 知道复查程序 □ 获取出院诊断书 □ 预约复诊日期及拔除（D-J）管时间
护患配合	□ 配合定时测量体温、脉搏、呼吸、每日询问排便 □ 注意活动安全，避免坠床或跌倒 □ 配合执行探视及陪护	□ 接受出院宣教 □ 办理出院手续 □ 获取出院带药 □ 知道留置（D-J）管后的注意事项及拔除时间 □ 知道复印病历方法
饮食	□ 正常普食	□ 正常普食
排泄	□ 正常排尿、便 □ 避免便秘	□ 正常排尿、便 □ 避免便秘
活动	□ 正常活动	□ 正常活动

附：原表单（2016 年版）

输尿管支架管（D-J 管）留置临床路径表单

适用对象：第一诊断为系结石、梗阻或其他疾病继发输尿管狭窄梗阻者

行输尿管镜 D-J 管留置术解除梗阻或一期留置 D-J 管术

患者姓名：	性别： 年龄： 门诊号：	住院号：
住院日期： 年 月 日	出院日期： 年 月 日	标准住院日：≤2 天

日期	住院第 1 天（24 小时内）	住院第 2 天（术后第 1 天）
主要诊疗工作	□ 问病史，体格检查 □ 完成病历及上级医师查房 □ 完成医嘱 □ 向患者及家属交代围术期注意事项 □ 签署手术知情同意书 □ 术前预防使用抗菌药物 □ 手术 □ 术后向患者及家属交代病情及注意事项 □ 完成术后病程记录及手术记录	□ 上级医师查房 □ 复查卧位平片了解 D-J 管位置 □ 向患者及家属交代出院后注意事项 □ 完成出院病程记录 □ 出院 □ 定期复查
重点医嘱	（术前）长期医嘱： □ 泌尿外科疾病护理常规 □ 三级护理 □ 饮食 ◎普食 ◎糖尿病饮食 ◎其他 □ 基础用药（糖尿病、心脑血管疾病等） （术前）临时医嘱： □ 手术医嘱 □ 准备术前预防用抗菌药物 （术后）长期医嘱： □ 术后护理常规 □ 一级护理 □ 6 小时后恢复术前饮食 （术后）临时医嘱： □ 输液	长期医嘱： □ 二级护理 □ 口服抗菌药物 临时医嘱： 出院医嘱： □ 今日出院 □ 口服 α/M 受体阻滞剂及通淋药物或止痛药物 □ 口服抗生素
主要护理工作	□ 入院介绍 □ 术前常规准备及注意事项 □ 麻醉后注意事项 □ 术后饮食饮水注意事项 □ 术后活动指导	□ 术后饮食饮水注意事项 □ 指导介绍出院手续 □ 遵医嘱定期复查
病情变异记录	□ 无 □ 有，原因： 1. 2.	□ 无 □ 有，原因： 1. 2.
护士签名		
医师签名		

第十六章

输尿管结石——经输尿管镜碎石取石术临床路径释义

一、输尿管结石——经输尿管镜碎石取石术编码

1. 原编码：

疾病名称及编码：输尿管结石（ICD-10：N20.100）

手术操作名称及编码：经输尿管镜碎石取石术（ICD-9-CM-3：56.0）

2. 修改编码：

疾病名称及编码：输尿管结石（ICD-10：N20.1）

手术操作名称及编码：经输尿管镜碎石取石术（ICD-9-CM-3：56.0）

二、临床路径检索方法

N20.1 伴 56.0

三、输尿管结石——经输尿管镜碎石取石术临床路径标准住院流程

（一）适用对象

第一诊断为输尿管结石（ICD-10：N20.100）。

行经输尿管镜碎石取石术（ICD-9-CM-3：56.0）。

> **释义**
>
> ■ 本路径适用对象为第一诊断为输尿管结石，拟行输尿管镜碎石取石术的患者；对于合并同侧肾结石者，肾结石作为次要诊断可 ESWL 辅助处理，本次手术主要解除输尿管结石梗阻。输尿管结石位置不限，上段中段或下段均可，但输尿管结石最大直径宜控制在 1.5cm。输尿管结石合并输尿管狭窄者，在碎石同时可能需要行输尿管气囊扩张者，不宜进入本临床路径。

（二）诊断依据

根据《中国泌尿外科疾病诊断治疗指南》（中华医学会泌尿外科学分会编著，人民卫生出版社，2014）。

1. 病史。

2. 体格检查。

3. 实验室检查、影像学检查。

> **释义**
>
> ■ 病史：主要包括疼痛、血尿等临床表现，既往结石治疗病史等。
>
> ■ 实验室检查：合并尿路感染者尿常规可提示白细胞增多，也可有红细胞，中段尿培养可发现细菌。

　　■影像学检查：泌尿系 B 超可发现输尿管强回声，梗阻以上尿路可扩张，或合并有肾结石。静脉肾盂造影及泌尿系 CT 平扫可发现输尿管结石，梗阻段以上可有输尿管扩张、肾积水等。

（三）选择治疗方案的依据

根据《中国泌尿外科疾病诊断治疗指南》（中华医学会泌尿外科学分会编著，人民卫生出版社，2014）。

1. 适合行经输尿管镜碎石取石术。
2. 能够耐受手术。

> 释义

　　■患者能够耐受手术，因输尿管结石行输尿管镜碎石取石术，手术可解除梗阻，具体手术适应证可参考最新版《中国泌尿外科疾病诊断治疗指南》。

（四）标准住院日

≤5 天。

> 释义

　　■标准住院日是推荐的住院最低要求，一般术前两天用于检查及术前准备，第 3 日安排手术，术后留院观察两天出院。对于患者一般情况良好，手术顺利，术后恢复良好者，术后第 1 日即可出院，少数患者术后当天麻醉复苏观察无特殊也可出院。

（五）进入路径标准

1. 第一诊断必须符合 ICD-10：N20.100 输尿管结石疾病编码。
2. 当患者同时具有其他疾病诊断，但在住院期间不需要特殊处理也不影响第一诊断的临床路径流程实施时，可以进入路径。

> 释义

　　■本路径适用于因输尿管结石行输尿管镜碎石取石术患者，采用其他治疗方式者不进入本路径。对于合并其他疾病诊断，如肾结石不需特殊处理者，可进入本临床路径。但需要同期处理者，如输尿管狭窄需要行气囊扩张，或肾结石较大需要同期经皮肾镜取石术治疗者，不进入本临床路径。

（六）术前准备（术前评估）

≤2 天。

术前所必须检查的项目：

1. 血常规、尿常规、尿培养。
2. 电解质、肝肾功能、血型、凝血功能。
3. 感染性疾病筛查（乙型肝炎、丙型肝炎、艾滋病、梅毒等）。
4. X线胸片、心电图。
5. 泌尿系 B 超、静脉肾盂造影、泌尿系 CT。

> **释义**
>
> ■ 血常规及尿常规、中段尿培养主要用来筛查是否合并感染，尤其是中段尿培养应作为泌尿系结石治疗术前必须检查，用于指导抗菌药物使用。
>
> ■ 电解质、肝肾功能、血型、凝血功能主要用来评估患者内环境，排除基础疾病。
>
> ■ 感染性疾病筛查主要用于排查是否有乙型肝炎、丙型肝炎、艾滋病、梅毒等，这些患者手术器械及手术室消毒需要特殊注意，防止交叉传播。
>
> ■ 心电图、X线胸片检查主要用来评估心肺功能，排除心肺相关疾病，必要时增加心脏彩超及血气分析。
>
> ■ 泌尿系 B 超、静脉肾盂造影、泌尿系 CT 主要用于明确诊断，输尿管结石定位以及测量结石大小，用于指导手术方式的选择。
>
> ■ 以上检查可在门诊完成，以缩短住院时间。
>
> ■ 肾绞痛明显者，可用解痉药物，如间苯三酚注射液，也可用抗炎镇痛药如吲哚美辛、双氯芬酸等。

（七）预防性抗菌药物选择与使用时机

按照《抗菌药物临床应用指导原则》（卫医发〔2004〕285 号）执行，并结合患者的病情决定抗菌药物的选择与使用时间。

> **释义**
>
> ■ 对合并尿路感染者，根据药敏结果选用敏感抗菌药物抗感染治疗 1~2 周，复查尿常规提示尿路感染控制后再择期手术。对于尿常规及尿培养阴性患者，术前常规预防性使用抗菌药物，使用药物可选择喹诺酮或头孢类抗菌药物。

（八）手术日

入院第≤3 天。

1. 麻醉方式　硬膜外麻醉或全身麻醉。
2. 手术方式　经输尿管镜碎石取石术。
3. 术中用药　麻醉用药，必要时用抗菌药物。
4. 输血　必要时。

> **释义**
>
> ■ 患者入院后经过两天检查以及术前准备，入院第 3 天即安排手术，如遇节假日可顺延。
>
> ■ 麻醉方式使用硬膜外麻醉或者全身麻醉，以医院麻醉科临床实践为准，儿童或者无法采用硬膜外麻醉者使用全身麻醉。
>
> ■ 采用输尿管镜碎石取石术术中用药主要是麻醉用药以及常规补液，如手术时间延长，可追加一次抗菌药物。必要时可选用止血药，如注射用尖吻蝮蛇血凝酶。一般无需输血，对于术前贫血患者，如血压不稳，必要时可输血。

（九）术后住院恢复

≤2 天。

1. 必需复查的检查项目　血常规、生化、KUB；根据患者病情变化可选择相应的检查项目。
2. 术后抗菌药物应用　按照《抗菌药物临床应用指导原则》（卫医发〔2004〕285 号）执行。

> **释义**
>
> ■ 手术后第 1 天上午复查血常规，评估是否合并感染；电解质生化用来观察肾功能以及电解质是否紊乱，必要时加以纠正；KUB 用于评估结石取净否以及输尿管内支架位置。其他检查需要根据患者具体病情决定。
>
> ■ 术后抗菌药物使用应结合患者病情，使用 1~2 天。如患者术后因尿路感染发热，应使用抗菌药物控制感染再停药。

（十）出院标准

1. 一般情况良好。
2. D-J 管位置正常。

> **释义**
>
> ■ 输尿管镜碎石取石术后复查 KUB 提示输尿管内支架位置良好，患者无发热等并发症，可出院。轻微的血尿在输尿管镜碎石取石术后较为常见，多饮水休息几日即可自然转清，无需长时间住院观察。

（十一）变异及原因分析

1. 术中、术后出现并发症，需要进一步诊治，导致住院时间延长、费用增加。
2. 术后出现结石残留，需要进一步诊治，导致住院时间延长、费用增加。
3. 术后原伴随疾病控制不佳，需请相关科室会诊，进一步诊治。
4. 住院后出现其他内、外科疾病需进一步明确诊断，可进入其他路径。

> **释义**
>
> 路径变异主要包括以下几点：
>
> ■ 术中出现输尿管损伤、严重出血等，需要积极处理，延长住院时间观察。术后患者发热，尿外渗腹胀等，需要对症处理，延长住院时间者变异退出临床路径。
>
> ■ 术后结石残留较多，梗阻未解除，患者有腰痛等相应症状，需要进一步处理以解除梗阻，变异退出临床路径。
>
> ■ 术中发现输尿管狭窄需要同期行输尿管球囊扩张等处理，变异退出临床路径。
>
> ■ 术后出现其他疾病加重，如心脏病等，需要转专科治疗者，变异退出临床路径。

四、输尿管结石——经输尿管镜碎石取石术临床路径给药方案

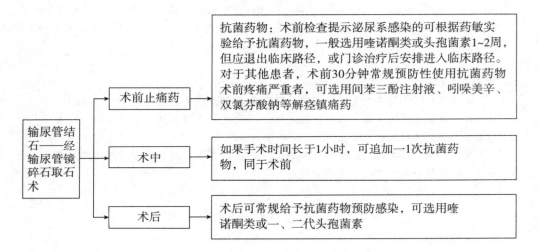

【用药选择】

输尿管镜取石术前及术后预防感染，建议选用喹诺酮类、第一代或者第二代头孢菌素。术后用药时间建议在 24 小时以内。

【药学提示】

1. 头孢菌素类抗菌药物使用期间严禁烟酒，尽可能根据培养结果选用抗菌药物。
2. 对于肝肾功能不全的患者，需根据情况调整抗菌药物剂量。

【注意事项】

青霉素及头孢菌素类抗菌药物需皮试阴性后使用。

五、推荐表单

(一) 医师表单

输尿管结石——经输尿管镜碎石取石术临床路径医师表单

适用对象：第一诊断为输尿管结石（ICD-10：N20.1）

行经输尿管镜碎石取石术（ICD-9-CM-3：56.0）

患者姓名：	性别： 年龄： 门诊号：	住院号：
住院日期： 年 月 日	出院日期： 年 月 日	标准住院日：≤5 天

时间	住院第 1~2 天	住院第 3 天（手术日）
主要诊疗工作	□ 询问病史，体格检查 □ 完成病历及上级医师查房 □ 完善相关检查 □ 向患者及家属交代围术期注意事项 □ 签署手术知情同意书	□ 术前预防使用抗菌药物 □ 手术 □ 术后标本送结石成分分析 □ 术后向患者及家属交代病情及注意事项 □ 完成术后病程记录及手术记录
重点医嘱	**长期医嘱** □ 泌尿外科疾病护理常规 □ 三级护理 □ 饮食 ◎普食 ◎糖尿病饮食 ◎其他 □ 基础用药（糖尿病、心脑血管疾病等） **临时医嘱** □ 血常规、血型、尿常规 □ 肝肾功能、电解质、凝血功能 □ 感染性疾病筛查 □ X 线胸片，心电图 □ 静脉肾盂造影、泌尿系 B 超 □ 手术医嘱：明日行输尿管镜碎石取石术	**长期医嘱** □ 经输尿管镜碎石取石术后护理常规 □ 一级护理 □ 6 小时后恢复术前饮食 □ 6 小时后恢复基础用药 □ 尿管接无菌袋 **临时医嘱** □ 输液 □ 静脉使用抗菌药物 □ 必要时使用抑酸剂
主要护理工作	□ 入院介绍 □ 健康宣教 □ 相关检查指导 □ 术前常规准备及注意实现	□ 麻醉后注意事项及病情观察 □ 术后尿管护理方法 □ 术后饮食饮水指导 □ 术后生活指导
病情变异记录	□ 无 □ 有，原因： 1. 2.	□ 无 □ 有，原因： 1. 2.
医师签名		

时间	住院第 4 天（术后第 1 天）	住院第 5 天（出院日）
主要诊疗工作	□ 观察病情 □ 观察尿管引流情况 □ 上级医师查房 □ 完成病程记录 □ 嘱患者下地活动 □ 复查腹部正位片	□ 观察病情，KUB 观察 DJ 管位置 □ 上级医师查房 □ 安排出院 □ 完成出院病程记录 □ 向患者及家属交代出院后注意事项 □ 嘱患者 1 个月左右拔 DJ 管 □ 待结石分析结果告知患者，并饮食指导 □ 拔尿管
重点医嘱	长期医嘱 □ 一级/三级护理 □ 酌情拔尿管 临时医嘱 □ 输液 □ 静脉使用抗菌药物	出院医嘱 □ 今日出院 □ 出院带药：抗菌药物、基础药、酌情应用 　预防结石及排石药物
主要护理工作	□ 术后饮食饮水指导 □ 术后生活指导	□ 指导介绍出院手续 □ 出院用药指导 □ 医嘱定期复查
病情变异记录	□ 无 □ 有，原因： 1. 2.	□ 无□ 有，原因： 1. 2.
护士签名		
医师签名		

（二）护士表单

输尿管结石——经输尿管镜碎石取石术临床路径护士表单

适用对象：第一诊断为输尿管结石（ICD-10：N20.1）

行经输尿管镜碎石取石术（ICD-9-CM-3：56.0）

患者姓名：	性别： 年龄： 门诊号：	住院号：
住院日期： 年 月 日	出院日期： 年 月 日	标准住日：≤5 天

时间	住院第1~2天	住院第3天（手术日）
健康宣教	□ 入院宣教 □ 介绍主管医师、护士 □ 介绍环境、设施 □ 介绍住院注意事项 □ 术前宣教 □ 宣教疾病知识、术前准备及手术过程 □ 告知准备物品、洗澡 □ 告知术后饮食、活动及注意事项 □ 主管护士与患者沟通，了解并指导心理应对 □ 告知家属等候区位置	□ 术后当日宣教 □ 告知术后注意事项 □ 告知术后饮食、活动及注意事项 □ 告知术后可能出现情况的应对方式 □ 给予患者及家属心理支持 □ 出院宣教 □ 复查时间 □ 出院带药使用方法及频率 □ 活动休息 □ 指导饮食 □ 指导办理出院手续
护理处理	□ 核对患者，佩戴腕带 □ 建立入院护理病历 □ 卫生处置：剪指（趾）甲、洗澡，更换病号服 □ 未成年人需陪住1人 □ 协助医生完成术前检查化验 □ 术前准备	□ 送手术 □ 摘除患者各种活动物品 □ 核对患者资料及带药 □ 填写手术交接单，签字确认 □ 接手术 □ 核对患者及资料，签字确认
基础护理	□ 三级护理 □ 晨晚间护理 □ 患者安全管理	□ 一级护理 □ 晨晚间护理 □ 患者安全管理
专科护理	□ 护理查体 □ 填写跌倒及压疮防范表 □ 需要时，请家属陪伴 □ 心理护理 □ 协助完成相关检查 □ 遵医嘱用药 □ 病情观察，观察术前情况变化	□ 病情观察，观察术后病情变化 □ 遵医嘱给予相应药物 □ 心理护理
病情变异记录	□ 无 □ 有，原因： 1. 2.	□ 无 □ 有，原因： 1. 2.
护士签名		

时间	住院第 4 天（术后第 1 天）	住院第 5 天（出院日）
护理处理	□ 观察病情 □ 观察排尿情况 □ 拔除尿管 □ 上级医师查房 □ 完成病程记录 □ 嘱患者下地活动，拍片	□ 观察病情上级医师查房 □ 安排出院 □ 向患者及家属交代出院后注意事项 □ 嘱患者 1 个月左右拔 DJ 管 □ 待结石分析结果告知患者，并饮食指导
基础护理	□ 三级护理 □ 晨晚间护理 □ 患者安全管理	□ 三级护理 □ 晨晚间护理 □ 患者安全管理
专科护理	□ 护理查体 □ 填写跌倒及压疮防范表 □ 需要时，请家属陪伴 □ 心理护理 □ 协助完成相关检查 □ 遵医嘱用药 □ 病情观察，观察术前情况变化	□ 病情观察，观察术后病情变化 □ 遵医嘱给予相应药物 □ 心理护理
病情变异记录	□ 无□ 有，原因： 1. 2.	□ 无□ 有，原因： 1. 2.
护士签名		

（三）患者表单

输尿管结石——经输尿管镜碎石取石术临床路径患者表单

适用对象：第一诊断为输尿管结石（ICD-10：N20.1）

行经输尿管镜碎石取石术（ICD-9-CM-3：56.0）

患者姓名：	性别：　年龄：　门诊号：	住院号：
住院日期：　　年　月　日	出院日期：　　年　月　日	标准住院日：≤5 天

时间	住院第 1~2 天	住院第 3 天（手术日）
医患配合	□ 配合询问病史、收集资料，请务必详细告知既往史、用药史、过敏史 □ 如服用抗凝剂，请明确告知 □ 配合进行体格检查 □ 有任何不适请告知医师 □ 配合完善术前相关检查、化验，如采血、留尿、心电图、X 线胸片及 KUB 检查 □ 医生与患者及家属介绍病情及手术谈话、术前签字 □ 麻醉师与患者进行术前访视	□ 配合评估手术效果 □ 有任何不适请告知医生 □ 接受术后指导
护患配合	□ 配合测量体温、脉搏、呼吸、血压、体重 1 次 □ 配合完成入院护理评估（简单询问病史、过敏史、用药史） □ 接受入院宣教（环境介绍、病室规定、订餐制度、贵重物品保管等） □ 有任何不适请告知护士 □ 接受术前宣教 □ 自行沐浴，加强局部清洁，剪指甲 □ 准备好必要用品，取下义齿、饰品等，贵重物品交给家属保管 □ 医生与患者及家属介绍病情及手术谈话、术前签字 □ 麻醉师与患者进行术前访视	□ 清晨测量体温、脉搏、呼吸，送手术室前协助完成核对，带齐影像资料和术中带药 □ 返回病房后，协助完成核对，配合过病床，配合血压测量 □ 配合术后输液 □ 遵医嘱采取正确体位 □ 配合定时测量体温、脉搏、呼吸机排便情况 □ 配合执行探视及陪伴 □ 有任何不适请告知护士
饮食	□ 正常普食	□ 术前 6 小时禁饮食 □ 术后 6 小时流质饮食
排泄	□ 正常排尿、便	□ 留置尿管 □ 正常排大便 □ 避免便秘
活动	□ 正常活动	□ 麻醉清醒后正常活动

时间	住院第 4 天	住院第 5 天（出院日）
医患配合	□ 配合术后复查血常规、生化 □ 配合进行体格检查 □ 有任何不适请告知医师 □ 复查腹部正位片	□ 配合评估手术效果 □ 有任何不适请告知医生 □ 接受术后指导
护患配合	□ 配合术后输液 □ 配合定时测量体温、脉搏、呼吸机排便情况 □ 配合术后输液 □ 配合执行探视及陪伴 □ 配合拔除尿管 □ 有不适请告知护士 □ 接受术后宣教	□ 配合术后输液 □ 配合定时测量体温、脉搏、呼吸机排便情况 □ 配合执行探视及陪伴 □ 有任何不适请告知护士 □ 接受出院宣教 □ 办理出院手续 □ 获取出院带药并知道用量及用法 □ 知道病历复印方法
饮食	□ 正常普食	□ 正常普食
排泄	□ 正常排尿、便 □ 避免便秘	□ 正常排尿、便 □ 避免便秘
活动	□ 正常活动	□ 正常活动

附：原表单（2016 年版）

输尿管结石临床路径表单

适用对象：第一诊断为输尿管结石（ICD-10：N20.100）

行经输尿管镜碎石取石术（ICD-9-CM-3：56.0）

患者姓名：	性别：　　年龄：　　门诊号：　　住院号：
住院日期：　　年　月　日	出院日期：　　年　月　日　　标准住院日：≤5 天

时间	住院第 1~2 天	住院第 3 天（手术日）
主要诊疗工作	□ 询问病史，体格检查 □ 完成病历及上级医师查房 □ 完成医嘱 □ 向患者及家属交代围术期注意事项 □ 签署手术知情同意书	□ 术前拍结石定位片 □ 手术 □ 术后标本送结石分析 □ 术后向患者及家属交代病情及注意事项 □ 完成术后病程记录及手术记录
重点医嘱	**长期医嘱** □ 泌尿外科疾病护理常规 □ 三级护理 □ 饮食 ◎普食 ◎糖尿病饮食 ◎其他 □ 基础用药（糖尿病、心脑血管疾病等） **临时医嘱** □ 血常规、尿常规 □ 肝肾功能、电解质、血型 □ 感染性疾病筛查、凝血功能 □ X 线胸片，心电图 □ 手术医嘱 □ 备术中使用尿管及 D-J 管	**长期医嘱** □ 经输尿管镜碎石取石术后护理常规 □ 一级护理 □ 6 小时后恢复术前饮食 □ 6 小时后恢复基础用药 □ 尿管接无菌袋 **临时医嘱** □ 输液 □ 静脉使用抗菌药物 □ 必要时使用抑酸剂
主要护理工作	□ 入院介绍 □ 健康宣教 □ 相关检查指导 □ 术前常规准备及注意实现	□ 麻醉后注意事项及病情观察 □ 术后引流管护理方法 □ 术后饮食饮水指导 □ 术后生活指导
病情变异记录	□ 无 □ 有，原因： 1. 2.	□ 无　□ 有，原因： 1. 2.
护士签名		
医师签名		

时间	住院第 4 天（术后第 1 天）	住院第 5 天（出院日）
主要诊疗工作	□ 观察病情 □ 观察排尿情况 □ 上级医师查房 □ 完成病程记录 □ 嘱患者下地活动，拍片	□ 观察病情，KUB 观察 D-J 管位置 □ 上级医师查房 □ 安排出院 □ 完成出院病程记录 □ 向患者及家属交代出院后注意事项 □ 嘱患者一月左右拔 D-J 管（如果留置） □ 待结石分析结果告知患者，并饮食指导 □ 拔尿管
重点医嘱	长期医嘱： □ 一级/三级护理 □ 酌情拔尿管 临时医嘱： □ 输液 □ 静脉使用抗菌药物	出院医嘱： □ 今日出院 □ 出院带药：抗菌药物、基础药、酌情应用预防结石及排石药物
主要护理工作	□ 术后饮食饮水指导 □ 术后生活指导	□ 指导介绍出院手续 □ 出院用药指导 □ 医嘱定期复查
病情变异记录	□ 无 □ 有，原因： 1. 2.	□ 无□ 有，原因： 1. 2.
护士签名		
医师签名		

第十七章

输尿管癌——手术切除术临床路径释义

一、输尿管癌——手术切除术编码

1. 原编码：

疾病名称及编码：输尿管癌（ICD-10：C66）

手术操作名称及编码：腹腔镜肾、输尿管全长及膀胱部分切除术（ICD-9-CM-3：55.51伴57.6）

2. 修改编码：

疾病名称及编码：输尿管癌（ICD-10：C66）

手术操作名称及编码：腹腔镜下单侧肾输尿管切除术（ICD-9-CM-3：55.5104）

机器人辅助腹腔镜下单侧肾输尿管切除术（ICD-9-CM-3：55.5104+17.42）

部分膀胱切除术（ICD-9-CM-3：57.6）

二、临床路径检索方法

C66伴（55.5104/55.5104+17.42+57.6）

三、输尿管癌——手术切除术临床路径标准住院流程

（一）适用对象

第一诊断为输尿管癌（ICD-10：C66）。

行开放/腹腔镜/机器人辅助腹腔镜肾、输尿管全长及膀胱部分切除术（ICD-9-CM-3：55.5108伴57.6）。

> **释义**
>
> ■ 输尿管癌是指发生于输尿管上皮的恶性肿瘤，病理类型包括移行细胞癌、鳞状细胞癌、腺癌等。
>
> ■ 输尿管癌的手术治疗方法有多种，包括保守性的病灶区段切除，经输尿管镜治疗等。本路径针对的是采用开放、腹腔镜、机器人辅助腹腔镜下肾、输尿管全长及膀胱部分切除术进行治疗的患者，其他治疗方式见另外的路径指南。

（二）诊断依据

根据《临床诊疗指南　泌尿外科分册》（中华医学会编著，人民卫生出版社，2006）。

1. 病史及体格检查。

2. 尿脱落细胞学检查，尤其是尿有形成分分析等。

3. 泌尿系超声。

4. 静脉尿路造影。

5. CT和（或）MR。

6. 膀胱镜（必要时同时行逆行造影）。
7. 输尿管镜。

> **释义**
>
> ■ 本释义诊断依据同时根据《EAU 指南 2017 版》进行适当补充。
>
> ■ 70%~80%上尿路肿瘤有肉眼或镜下血尿，20%~40%有腰部钝痛，此种患者常由于血块经输尿管排出所致，10%~20%的患者可触及腰部肿块，有些患者因其他疾病或常规查体做超声诊断时发现。全身症状（包括厌食症、体重减轻、乏力、疲劳、发热、盗汗或咳嗽）与晚期上尿路肿瘤有关。
>
> ■ 尿细胞学检查：与膀胱肿瘤相比，尿细胞学对上尿路肿瘤的检出敏感性较低，我们可以连续 3 天取 3 次尿液，通过尿脱落细胞查找尿路上皮肿瘤细胞；或通过膀胱镜经输尿管插一细刷，在肾盂或输尿管可疑部位刷取细胞，并用输尿管导管收集尿液做细胞学检查；或取 200ml 尿行荧光原位杂交（FISH）检查。
>
> ■ 超声检查可发现患侧肾积水，同时可协助鉴别是否为透 X 线的隐性结石。
>
> ■ IVU 检查可见 50%~70%充盈缺损，30%集合系统有梗阻或未显影。当排泄性尿路造影不佳或不显影时，可行逆行输尿管肾盂造影，逆行输尿管造影是评价上尿路肿瘤的一种选择，但现在主要用于输尿管镜检查，而不是作为一种独立的诊断技术。
>
> ■ CT 或 MR：CT 已取代 IVU 及超声检查，成为上尿路肿瘤的首选检查项目。阳性发现包括输尿管管壁增厚、肾积水及肿大淋巴结。同时有助于发现肿瘤入侵范围和程度，有无淋巴结转移。
>
> ■ 膀胱镜检查排除膀胱及下尿路肿瘤
>
> ■ 输尿管镜检查用于观察输尿管、肾盂、集合系统和对可疑病变取活检。无论样本大小，输尿管镜活检确定 90%的肿瘤分级。对于无法明确诊断、患者要求行局部治疗或孤立肾的患者，输尿管镜检查可以提供更多信息，有助于在根治性肾切除术（RNU）和内镜治疗之间的选择。

（三）选择治疗方案的依据

根据《临床技术操作规范·泌尿外科分册》（中华医学会编著，人民军医出版社，2006）。
1. 适合腹腔镜手术。
2. 能够耐受手术。

> **释义**
>
> ■ 腹腔镜手术适用于输尿管癌 T_4 或 N_2 期以下。
>
> ■ 由于患者年龄、实验室检查或存在禁忌证如心、肺功能不全等的不适合本路径。

（四）标准住院日

≤10 天。

> **释义**
>
> ■ 患者入院后，常规实验室及完善影像学检查等准备 1~3 天，术后恢复 4~7 天，总住院时间小于 10 天的均符合本路径要求。

（五）进入路径标准

1. 第一诊断必须符合 ICD-10：C66 输尿管癌疾病编码。

2. 当患者合并其他疾病，但住院期间不需要特殊处理也不影响第一诊断的临床路径流程实施时，可以进入路径。

> **释义**
>
> ■ 本路径适用对象为临床诊断为输尿管癌，分期在 T_4 或 N_2 期以下。
>
> ■ 患者如果合并高血压、糖尿病、冠心病等其他慢性疾病，需要术前对症治疗时，如果不影响麻醉和手术，不影响术前准备的时间，可进入本路径。上述慢性疾病如果需要经治疗稳定后才能手术，术前准备过程先进入其他相应内科疾病的诊疗路径。

（六）术前准备

≤3 天。

1. 必须检查的项目

（1）血常规、尿常规、便常规+隐血试验。

（2）电解质、肝功能测定、肾功能测定、血型、凝血功能。

（3）感染性疾病筛查（乙型肝炎、丙型肝炎、艾滋病、梅毒等）。

（4）X 线胸片、心电图。

2. 根据患者病情可选择检查的项目　肿瘤标志物测定、超声心动图、心功能测定［如 B 型钠尿肽（BNP）测定、B 型钠尿肽前体（PRO-BNP）测定等］、肺功能、血气分析、放射核素分肾功能检查、放射核素骨扫描等。

> **释义**
>
> ■ 部分检查可以在门诊完成。
>
> ■ 相关影像学检查主要包括：腹部 B 超，CT 平扫+增强，CTU 增强，MRU，静脉肾盂造影，逆行输尿管肾盂造影等。
>
> ■ 尿脱落细胞学检查。

（七）预防性抗菌药物选择与使用时机

按照《抗菌药物临床应用指导原则》（卫医发〔2015〕43 号）执行，并结合患者的病情决定抗菌药物的选择与使用时间。建议使用第一、二代头孢菌素，环丙沙星。如可疑感染，需做相应的微生物学检查，必要时做药敏试验。

> **释义**
>
> ■ 按照《抗菌药物临床应用指导原则》，抗菌药品种可选用第一、二代头孢菌类或喹诺酮类抗菌药物。
>
> ■ 抗菌药物可于术前预防使用 1 次，抗菌药物的有效覆盖时间应包括整个手术过程。对于合并感染者，可经验性给予抗菌药物，并作尿细菌学检查。

（八）手术日

入院≤4 天。

1. 麻醉方式　全身麻醉。
2. 手术方式　腹腔镜或机器人辅助下腹腔镜肾、输尿管全长及膀胱部分切除术。
3. 术中用药　麻醉用药，必要时用抗菌药物。
4. 输血：必要时。输血前需行血型鉴定、抗体筛选和交叉合血。

> **释义**
>
> ■ 本路径规定的开放、腹腔镜或机器人辅助下腹腔镜肾、输尿管全长及膀胱部分切除术均是在全身麻醉下实施。
>
> ■ 术中应用抗菌药物参考《抗菌药物临床应用指导原则》执行。一般在皮肤、黏膜切开前 0.5~1 小时内或麻醉开始时给药。如果手术超过 3 小时或超过所用药物半衰期的 2 倍以上，或出血量超过 1500ml，术中应追加 1 次。
>
> ■ 手术是否输血依照术中出血量而定，可根据医院条件采用自体血回输系统，必要时输异体血。如术前患者血红蛋白<80/L 或术中出血量评估≥400ml，可酌情予以输血。

（九）术后住院恢复

≤6 天。

1. 必须复查的检查项目　血常规、尿常规、肾功能，以及膀胱镜和 CT 尿路造影。
2. 根据患者病情变化可选择相应的检查项目。
3. 术后抗菌药物　按照《抗菌药物临床应用指导原则》（卫医发〔2015〕43 号）执行，建议使用第一、二代头孢菌素，环丙沙星。如可疑感染，需做相应的微生物学检查，必要时做药敏试验。

> **释义**
>
> ■ 术后可根据患者恢复情况做必须复查的检查项目，包括血、尿常规、肾功能，以及膀胱镜和 CT 尿路造影。同时可根据病情变化调整检查项目以及频次。
>
> ■ 手术切口属于Ⅱ类，术后可常规应用抗菌药物预防感染，一般选择喹诺酮类或二代头孢类抗菌药物，清洁-污染手术的预防用药时间为 24 小时。

（十）出院标准

1. 一般情况良好。
2. 伤口无异常。

> **释义**
>
> ■ 主管医师应在出院前，通过复查的各项检查并结合患者恢复情况决定是否能出院。如果出现术后感染、出血、肾功能不全等需要继续留院治疗的情况，超出了路径所规定的时间，应先处理并发症并符合出院条件后再准许患者出院。
>
> ■ 若因患者家属因家庭或其他因素强烈要求提前出院，需要由主管医师评估后决定。

（十一）变异及原因分析

1. 术中、术后出现并发症，需要进一步诊治，导致住院时间延长、费用增加。
2. 术后原伴随疾病控制不佳，需请相关科室会诊，进一步诊治。
3. 住院后出现其他内、外科疾病需进一步明确诊断，可进入其他路径。

> **释义**
>
> ■ 微小变异：因为医院检验项目的及时性，不能按照要求完成检查；因为节假日不能按照要求完成检查；患者不愿配合完成相应检查，短期不愿按照要求出院随诊。
>
> ■ 重大变异：因基础疾病需要进一步诊断和治疗；因各种原因需要其他治疗措施；术中因患者无法耐受手术（如严重药物过敏、严重心血管意外、难以纠正的心律失常、脑血管意外、严重呼吸功能障碍等），需要中止手术或放弃手术的情况；术后继发出血，需要进一步手术止血；不愿按照要求出院随诊而导致住院时间明显延长。
>
> ■ 医师认可的变异原因主要是指患者入选路径后，医师在检查及治疗过程中发现患者合并存在一些事前未预知的对本路径治疗可能产生影响的情况，需要中止执行路径或者是延长治疗时间、增加治疗费用。医师需在表单中明确说明。
>
> ■ 因患者方面的主观原因导致执行路径出现变异，也需要医师在表单中予以说明。

四、输尿管癌——手术切除术临床路径给药方案

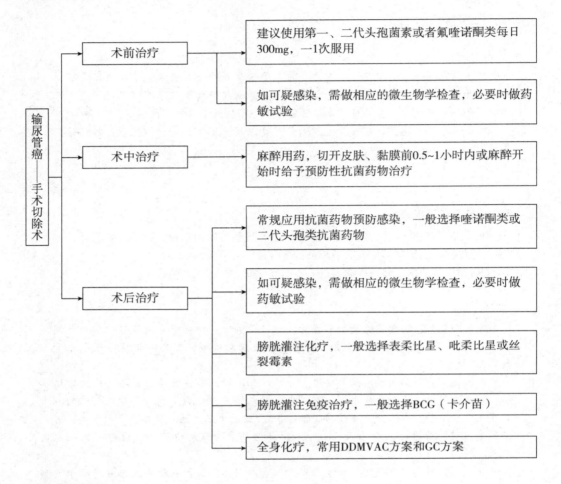

【用药选择】

1. 输尿管癌手术属清洁-污染手术，在皮肤、黏膜切开前 0.5~1 小时内或麻醉开始时给药。可选择第一代或第二代头孢菌素或喹诺酮类抗菌药物。

2. 术后预防性使用抗菌药物用药时间为 24 小时，污染手术必要时延长至 48 小时。可选择第一代或第二代头孢菌素或喹诺酮类抗菌药物。

3. 术后出现感染征象需使用抗菌药物时，在经验性用药的同时应尽快完成药敏实验，依据药敏实验结果选择合理抗菌药物使用。经验性用药可选择第二代或第三代头孢菌素类抗菌药物。

4. 膀胱灌注化疗　常用药物包括表柔比星、丝裂霉素、吡柔比星、多柔比星、羟喜树碱等，尿液的 pH 值、化疗药的浓度与膀胱灌注效果有关，并且药物浓度比药量更重要。

5. 膀胱灌注免疫治疗　通常选择卡介苗。

6. 全身化疗　常用 DDMVAC 方案（剂量密集的甲氨蝶呤、长春碱、多柔比星和顺铂）和GC 方案（吉西他滨/顺铂）。

【药学提示】

1. 头孢菌素类抗菌药物使用期间严禁饮酒，以免发生双硫仑样反应。

2. 头孢菌素类抗菌药物多数经肾脏排泄，中度以上肾功能不全患者应根据肾功能适当调整剂量；中度以上肝功能减退时，头孢哌酮、头孢曲松可能需要调整剂量。

3. 膀胱灌注化疗的主要副作用是化学性膀胱炎，程度与灌注剂量和频率有关，停止灌注后可自行改善

4. BCG 膀胱灌注的主要副作用是膀胱刺激征和全身流感样症状，膀胱有开放创面或有肉眼血尿的情况下不能进行 BCG 膀胱灌注

5. 全身化疗不良反应包括呕吐、脱发等，不能耐受时需停药。

【注意事项】

头孢菌素类及青霉素类抗菌药物在使用前必须皮试，皮试阴性者方可使用。化疗的副作用通常在停药后能自行改善。

五、推荐表单

（一）医师表单

输尿管癌——手术切除术临床路径医师表单

适用对象：第一诊断为输尿管癌（ICD-10：C66）

行腹腔镜下单侧肾输尿管切除术（ICD-9-CM-3：55.5104）/机器人辅助腹腔镜下单侧肾输尿管切除术（ICD-9-CM-3：55.5104+17.42）/部分膀胱切除术（ICD-9-CM-3：57.6）

患者姓名：		性别：　　　年龄：　　　门诊号：	住院号：
住院日期：　　年　月　日		出院日期：　　年　月　日	标准住院日：≤10 天

时间	住院第 1~2 天	住院第 3 天（手术日）	住院第 4 天（术后第 1 天）
主要诊疗工作	□ 询问病史，体格检查 □ 完成病历及上级医师查房 □ 完成医嘱 □ 向患者及家属交代围术期注意事项 □ 签署手术知情同意书、输血同意书	□ 术前预防使用抗菌药物 □ 实施手术 □ 术后标本送病理 □ 术后向患者及家属交代病情及注意事项 □ 完成术后病程记录及手术记录	□ 观察病情 □ 上级医师查房 □ 完成病程记录 □ 嘱患者开始酌情下地活动，以预防下肢静脉血栓
重点医嘱	**长期医嘱** □ 泌尿外科疾病护理常规 □ 三级护理 □ 饮食 ◎普食 ◎糖尿病饮食◎其他 □ 基础用药（糖尿病、心脑血管疾病等） **临时医嘱** □ 血常规、尿常规、便常规、肝肾功能、电解质、血型 □ 感染性疾病筛查、凝血功能 □ X 线胸片、心电图 □ 泌尿系 CT、尿脱落细胞学检查 □ 其他可选择检查 □ 手术医嘱 □ 常规备血 400ml □ 准备术中预防用抗菌药物 □ 必要时留置胃管	**长期医嘱** □ 腹腔镜肾-输尿管全长-膀胱部分切除术后护理常规 □ 一级护理 □ 禁食水 □ 6 小时后恢复基础用药（心脑血管药） □ 切口引流管接无菌袋 □ 留置尿管并接无菌袋 □ 记出入量 □ 静脉使用抗菌药物 □ 必要时使用抑酸剂 **临时医嘱** □ 输液 □ 次日复查血常规、肝肾功能及电解质	**长期医嘱** □ 二级护理 □ 可拔切口引流管 □ 静脉使用抗菌药物 □ 必要时使用抑酸剂 **临时医嘱** □ 输液 □ 更换敷料
病情变异记录	□ 无□ 有，原因： 1. 2.	□ 无 □ 有，原因： 1. 2.	□ 无 □ 有，原因： 1. 2.
医师签名			

时间	住院第 5 天（术后第 2 天）	住院第 6 天（术后第 3 天）	住院第 7 天（术后第 4 天）
主要诊疗工作	□ 观察病情 □ 上级医师查房 □ 观察引流量 □ 完成病程记录（须完成术后 48 小时主治医师查房记录）	□ 观察病情 □ 观察引流量 □ 完成病程记录（须完成术后 72 小时副主任或以上医师查房记录）	□ 观察病情 □ 完成病程记录
重点医嘱	**长期医嘱** □ 二级护理 □ 可拔切口引流管 □ 抗菌药物 □ 必要时用抑酸剂 **临时医嘱** □ 输液 □ 酌情复查化验项目	**长期医嘱** □ 二级护理 □ 半流食 □ 拔尿管（是否过早） □ 切口换药 □ 恢复其他基础用药 □ 酌情使用抗菌药物 **临时医嘱** □ 输液 □ 切口换药	**长期医嘱** □ 二级护理 □ 普食 **临时医嘱** □ 酌情调整输液
病情变异记录	□ 无　□ 有，原因： 1. 2.	□ 无　□ 有，原因： 1. 2.	□ 无　□ 有，原因： 1. 2.
医师签名			

时间	住院第 8~9 天（术后第 5~6 天）	住院第 10 天（术后第 7 天，出院日）
主要诊疗工作	□ 膀胱灌注化疗 □ 拔尿管 □ 观察病情 □ 完成病程记录	□ 观察病情 □ 上级医师查房 □ 出院 □ 向患者及家属交代出院后注意事项 □ 完成出院病程记录 □ 病理结果出来后告知患者 □ 根据病理结果决定是否辅助治疗 □ 定期复查
重点医嘱	**长期医嘱** □ 二级护理 □ 普食 **临时医嘱** □ 复查肾功能 □ 切口换药	**出院医嘱** □ 今日出院 □ 出院带药：与治疗本疾病相关药物及基础药 　　拆线或告知患者换药、拆线时间 □ 不适随诊
病情变异记录	□ 无　□ 有，原因： 1. 2.	□ 无　□ 有，原因： 1. 2.
医师签名		

（二）护士表单

输尿管癌——手术切除术临床路径护士表单

适用对象：第一诊断为输尿管癌（ICD-10：C66）

行腹腔镜下单侧肾输尿管切除术（ICD-9-CM-3：55.5104）/机器人辅助腹腔镜下单侧肾输尿管切除术（ICD-9-CM-3：55.5104+17.42）/部分膀胱切除术（ICD-9-CM-3：57.6）

患者姓名：	性别：　　年龄：　　门诊号：	住院号：
住院日期：　　年　月　日	出院日期：　　年　月　日	标准住院日：≤10 天

时间	住院第 1~2 天	住院第 3 天（手术日）	住院第 4 天（术后第 1 天）
健康宣教	□ 入院宣教 □ 介绍主管医师、护士 □ 介绍环境、设施 □ 介绍住院注意事项 □ 术前宣教 □ 宣教疾病知识、术前准备及手术过程 □ 告知准备物品、沐浴 □ 告知术后饮食、活动及探视注意事项 □ 告知术后可能出现的情况及应对方式 □ 主管护士与患者沟通，了解并指导心理应对告知家属等候区位置	□ 麻醉后护理指导及病情观察 □ 术后引流管护理指导 □ 术后生活指导 □ 术后活动指导	□ 术后病情观察 □ 麻醉后饮食原则 □ 术后生活指导 □ 术后活动指导
护理处置	□ 核对患者，佩戴腕带 □ 建立入院护理病历 □ 卫生处置：剪指（趾）甲、沐浴，更换病号服 □ 协助医师完成术前检查化验 □ 术前准备 □ 配血 □ 备皮 □ 药物灌肠 □ 禁食、禁水	□ 送手术 □ 摘除患者各种活动物品 □ 核对患者资料及带药 □ 填写手术交接单，签字确认 □ 接手术 □ 核对患者及资料，签字确认 □ 观察尿液颜色、性质、量 □ 留置导尿管护理 □ 观察冲洗情况及冲出液颜色、性质、量	□ 遵医嘱完成相关检查 □ 观察尿液颜色、性质、量 □ 观察冲洗情况及冲出液颜色、性质、量 □ 留置导尿管护理 □ 切口引流计量 □ 记尿量
基础护理	□ 三级护理 □ 晨晚间护理 □ 患者安全管理	□ 一级护理 □ 活动护理：协助床上活动 □ 术后饮食指导 □ 排泄护理 □ 患者安全管理	□ 二级护理 □ 晨晚间护理 □ 会阴擦洗 □ 协助床旁活动 □ 排泄护理 □ 患者安全管理

续　表

时间	住院第 1~2 天	住院第 3 天（手术日）	住院第 4 天（术后第 1 天）
专科护理	□ 护理查体 □ 需要时，填写跌倒及压疮防范表 □ 需要时，请家属陪伴 □ 遵医嘱完成相关检查 □ 心理护理	□ 病情观察，写护理记录 □ 观察生命体征、皮肤情况、尿液性质及量、膀胱冲洗情况、是否有膀胱痉挛症状 □ 遵医嘱予抗感染、静脉补液治疗 □ 心理护理	□ 病情观察 □ 观察饮水量，准确记录尿量及尿液颜色、性质、量 □ 遵医嘱予抗感染治疗 □ 心理护理
病情变异记录	□ 无　□ 有，原因： 1. 2.	□ 无　□ 有，原因： 1. 2.	□ 无　□ 有，原因： 1. 2.
护士签名			

时间	住院第5天（术后2天）	住院第6天（术后3天）	住院第7天（术后4天）
健康宣教	□ 术后病情观察 □ 术后饮食指导 □ 术后活动指导 □ 用药指导	□ 术后病情观察 □ 术后饮食指导 □ 术后活动指导 □ 用药指导	□ 术后病情观察 □ 术后饮食指导 □ 术后活动指导 □ 用药指导
护理处置	□ 遵医嘱完成相关检查	□ 遵医嘱完成相关检查	□ 遵医嘱完成相关检查
基础护理	□ 二级护理 □ 晨晚间护理 □ 会阴擦洗 □ 饮食、饮水护理 □ 排泄护理 □ 患者安全管理	□ 二级护理 □ 晨晚间护理 □ 会阴擦洗 □ 饮食、饮水护理 □ 排泄护理 □ 患者安全管理	□ 二级护理 □ 晨晚间护理 □ 会阴擦洗 □ 饮食、饮水护理 □ 排泄护理 □ 患者安全管理
专科护理	□ 病情观察 □ 饮水效果 □ 记录尿量，观察尿液颜色、性质 □ 遵医嘱予抗感染治疗 □ 需要时，联系主管医师给予相关治疗及用药 □ 心理护理	□ 病情观察 □ 饮水效果 □ 记录尿量，观察尿液颜色、性质 □ 遵医嘱予抗感染治疗 □ 需要时，联系主管医师给予相关治疗及用药 □ 心理护理	□ 病情观察 □ 饮水效果 □ 记录尿量，观察尿液颜色、性质 □ 遵医嘱予抗感染治疗 □ 需要时，联系主管医师给予相关治疗及用药 □ 心理护理
病情变异记录	□ 无 □ 有，原因： 1. 2.	□ 无 □ 有，原因： 1. 2.	□ 无 □ 有，原因： 1. 2.
护士签名			

时间	住院第 8~9 天（术后 5~7 天）	住院第 10 天（术后第 7 天，出院日）
健康宣教	□ 膀胱灌注指导 □ 术后病情观察 □ 术后饮食指导 □ 术后活动指导 □ 用药指导	□ 观察病情 □ 上级医师查房 □ 出院 □ 向患者及家属交代出院后注意事项 □ 完成出院病程记录 □ 病理结果出来后告知患者 □ 根据病理结果决定是否辅助治疗 □ 定期复查
护理处置	□ 遵医嘱完成相关检查	
基础护理	□ 二级护理 □ 晨晚间护理 □ 会阴擦洗 □ 饮食、饮水护理 □ 排泄护理 □ 患者安全管理	
专科护理	□ 病情观察 □ 饮水效果 □ 记录尿量，观察尿液颜色、性质 □ 遵医嘱予抗感染治疗 □ 需要时，联系主管医师给予相关治疗及用药 □ 心理护理	
病情变异记录	□ 无　□ 有，原因： 1. 2.	□ 无　□ 有，原因： 1. 2.
护士签名		

（三）患者表单

输尿管癌——手术切除术临床路径患者表单

适用对象：第一诊断为输尿管癌（ICD-10：C66）

行腹腔镜下单侧肾输尿管切除术（ICD-9-CM-3：55.5104）/机器人辅助腹腔镜下单侧肾输尿管切除术（ICD-9-CM-3：55.5104+17.42）/部分膀胱切除术（ICD-9-CM-3：57.6）

患者姓名：		性别：　　年龄：　　门诊号：	住院号：
住院日期：　　　年　月　日		出院日期：　　　年　月　日	标准住院日：≤10 天

时间	入院	手术前	手术当天
医患配合	□ 配合询问病史、收集资料，请务必详细、真实告知医生现病史、既往史、用药史、过敏史 □ 如服用抗凝剂，请明确告知 □ 配合进行体格检查 □ 有任何不适请告知医师	□ 如现病史、既往史、用药史、过敏史等有错误或遗漏者请告知医师 □ 配合完善术前相关检查、化验，如采血、留尿、心电图、X 线胸片、B 超检查等 □ 医师与患者及家属介绍病情及手术谈话、术前签字 □ 麻醉师与患者进行术前访视	□ 有任何不适请告知医师
护患配合	□ 配合测量体温、脉搏、呼吸、血压、体重 □ 配合完成入院护理评估（病史询问、过敏史、用药史） □ 接受入院宣教（环境介绍、病室规定、订餐制度、贵重物品保管等） □ 有任何不适请告知护士	□ 配合测量体温、脉搏、呼吸、询问排便情况 □ 接受术前宣教 □ 接受配血，以备术中需要时用 □ 接受药物灌肠 □ 自行沐浴，加强会阴部清洁 □ 准备好必要用物 □ 取下义齿、饰品等，贵重物品交家属保管	□ 清晨测量体温、脉搏、呼吸 □ 如手术时间较晚，请配合输液 □ 送手术室前，协助完成核对，带齐影像资料，脱去自身衣物，着病号服上手术车 □ 返回病房后，协助完成核对，配合过病床 □ 配合术后吸氧、监护仪监测、输液、膀胱冲洗等治疗措施 □ 配合采取平卧位 □ 配合缓解疼痛 □ 有任何不适请告知护士
饮食	□ 正常饮食	□ 术前 12 小时禁食、禁水	□ 手术当日禁食水
排泄	□ 正常排尿、便	□ 正常排尿、便	□ 保留导尿管
活动	□ 正常活动	□ 正常活动	□ 冲洗期卧床休息，保护管路 □ 双下肢活动

时间	手术后	出院
医患配合	□ 配合会阴擦洗 □ 配合膀胱灌注 □ 配合拔除尿管	□ 接受出院前指导 □ 知道复查程序 □ 获取出院诊断书
护患配合	□ 配合定时测量生命体征、每日询问大便 □ 配合询问出入量 □ 接受输液、服药等治疗 □ 配合保留尿管 □ 接受进食、进水、排便等生活护理 □ 配合活动，避免下肢深静脉血栓 □ 注意活动安全，避免坠床或跌倒 □ 配合执行探视及陪伴	□ 接受出院宣教 □ 办理出院手续 □ 获取出院带药 □ 知道服药方法、作用、注意事项 □ 知道护理伤口方法 □ 知道复印病历方法
饮食	□ 根据医嘱，由流食逐渐过渡到普通饮食	□ 根据医嘱，正常饮食
排泄	□ 保留尿管-正常排便 □ 避免便秘	□ 正常排尿、便 □ 避免便秘
活动	□ 下床活动 □ 注意保护引流管及尿管，勿牵拉、脱出等	□ 正常适度活动，避免疲劳

附：原表单（2010 年版）

输尿管癌临床路径表单

适用对象：第一诊断为输尿管癌（ICD-10：C66）

行腹腔镜肾、输尿管全长、膀胱部分切除术（ICD-9-CM-3：55.5108 伴 57.6）

患者姓名：	性别：　　年龄：　　门诊号：	住院号：
住院日期：　　年　月　日	出院日期：　　年　月　日	标准住院日：≤10 天

时间	住院第 1~2 天	住院第 3 天（手术日）	住院第 4 天（术后第 1 天）
主要诊疗工作	□ 询问病史，体格检查 □ 完成病历及上级医师查房 □ 完成医嘱 □ 向患者及家属交代围术期注意事项 □ 签署手术知情同意书、输血同意书	□ 术前预防使用抗菌药物 □ 实施手术 □ 术后标本送病理 □ 术后向患者及家属交代病情及注意事项 □ 完成术后病程记录及手术记录	□ 观察病情 □ 上级医师查房 □ 完成病程记录 □ 嘱患者可以下地活动，以预防下肢静脉血栓
重点医嘱	**长期医嘱** □ 泌尿外科疾病护理常规 □ 三级护理 □ 饮食 ◎普食 ◎糖尿病饮食 ◎其他 □ 基础用药（糖尿病、心脑血管疾病等） **临时医嘱** □ 血、尿、便常规 □ 肝肾功能、电解质、血型 □ 感染性疾病筛查、凝血功能 □ X 线胸片、心电图 □ 手术医嘱 □ 常规备血 400ml □ 准备术中预防用抗菌药物 □ 必要时留置胃管	**长期医嘱** □ 腹腔镜输尿管癌根治术后护理常规 □ 一级护理 □ 禁食 □ 6 小时后恢复部分基础用药（心脑血管药） □ 切口引流管接无菌袋 □ 留置尿管并接无菌袋 **临时医嘱** □ 输液 □ 抗菌药物 □ 必要时用抑酸剂	**长期医嘱** □ 二级护理 □ 可拔切口引流管 **临时医嘱** □ 输液 □ 抗菌药物 □ 更换敷料 □ 必要时用抑酸剂
主要护理工作	□ 入院介绍 □ 相关检查指导 □ 术前常规准备及注意事项	□ 麻醉后护理指导及病情观察 □ 术后引流管护理指导 □ 术后生活指导 □ 术后活动指导	□ 术后病情观察 □ 麻醉后饮食原则 □ 术后生活指导 □ 术后活动指导
病情变异记录	□ 无 □ 有，原因： 1. 2.	□ 无 □ 有，原因： 1. 2.	□ 无 □ 有，原因： 1. 2.
护士签名			
医师签名			

时间	住院第 5 天（术后第 2 天）	住院第 6 天（术后第 3 天）	住院第 7 天（术后第 4 天）
主要 诊疗 工作	□ 观察病情 □ 观察引流量 □ 完成病程记录	□ 观察病情 □ 观察切口情况 □ 完成病程记录	□ 观察病情 □ 完成病程记录
重点医嘱	**长期医嘱** □ 二级护理 □ 可拔切口引流管 **临时医嘱** □ 输液 □ 抗菌药物 □ 必要时用抑酸剂	**长期医嘱** □ 二级护理 □ 半流食 □ 拔尿管 □ 切口换药 □ 恢复其他基础用药 □ 酌情使用抗菌药物 **临时医嘱** □ 输液	**长期医嘱** □ 二级护理 □ 普食 **临时医嘱** □ 酌情复查化验项目
主要 护理 工作	□ 术后病情观察 □ 术后饮食指导 □ 术后活动指导 □ 观察拔尿管后排尿情况 □ 用药指导	□ 术后病情观察 □ 用药指导 □ 观察拔尿管后排尿情况 □ 术后活动指导 □ 术后饮食指导	□ 术后病情观察 □ 用药指导 □ 术后活动指导 □ 术后饮食指导
病情 变异 情况	□ 无　□ 有，原因： 1. 2.	□ 无　□ 有，原因： 1. 2.	□ 无　□ 有，原因： 1. 2.
护士 签名			
医师 签名			

时间	住院第 8~9 天（术后第 5~6 天）	住院第 10 天（出院日）
主要诊疗工作	□ 观察病情 □ 完成病程记录	□ 观察病情 □ 上级医师查房 □ 出院 □ 向患者及家属交代出院后注意事项 □ 完成出院病程记录 □ 病理结果告知患者 □ 根据病理结果决定是否辅助治疗 □ 定期复查
重点医嘱	**长期医嘱** □ 二级护理 □ 普食 **临时医嘱** □ 酌情复查化验项目	**出院医嘱** □ 今日出院 □ 出院带药：基础药
主要护理工作	□ 术后病情观察 □ 术后饮食指导 □ 术后活动指导 □ 用药指导	□ 指导办理出院手续 □ 出院带药指导 □ 出院后活动饮食注意事项 □ 遵医嘱按时回院拆线 □ 遵医嘱按时复查
病情变异情况	□ 无　□ 有，原因： 1. 2.	□ 无　□ 有，原因： 1. 2.
护士签名		
医师签名		

第十八章

膀胱结石——膀胱镜激光/气压弹道/碎石钳碎石术临床路径释义

一、膀胱结石——膀胱镜激光/气压弹道/碎石钳碎石术编码

1. 原编码：

疾病名称及编码：膀胱结石（ICD-10：N21.000）

2. 修改编码：

疾病名称及编码：膀胱结石（ICD-10：N21.0）

手术操作名称及编码：膀胱镜激光碎石术（ICD-9-CM-3：57.0x06）

膀胱镜气压弹道碎石术（ICD-9-CM-3：57.0x07）

膀胱镜碎石钳碎石术（ICD-9-CM-3：57.0x08）

二、临床路径检索方法

N21.0 伴（57.0x06/57.0x07/57.0x08）

三、膀胱结石——膀胱镜激光/气压弹道/碎石钳碎石术临床路径标准住院流程

（一）适用对象

第一诊断为膀胱结石（ICD-10：N21.000）。

行膀胱镜激光碎石术及其他方式，如气压弹道碎石和碎石钳碎石。

> **释义**
>
> ■ 本路径适用对象为患有膀胱结石的病例。
>
> ■ 膀胱结石碎石（取石）方法主要有激光碎石、气压弹道碎石、碎石钳碎石和膀胱切开取石术。本路径主要是针对膀胱镜下激光碎石、气压弹道碎石和碎石钳碎石术。

（二）诊断依据

根据《临床诊疗指南 泌尿外科分册》（中华医学会编著，人民卫生出版社，2006）。

1. 病史。

2. 超声及 CT 检查。

> **释义**
>
> ■ 可为原发（如下尿路梗阻引起）或继发结石（来源于上尿路，可同时伴有上尿路结石）。
>
> ■ 膀胱结石典型临床表现为排尿中断，常伴尿路感染，表现为排尿刺激症状，可伴全程性肉眼血尿。由下尿路梗阻引起的膀胱结石可表现为尿潴留。

■ 超声及 CT 是诊断的主要依据，可明确结石大小、数量，是否伴有上尿路结石、积水、畸形等复杂情况。膀胱区平片无法诊断阴性结石。如存在前述复杂情况应退出日间路径，并给予相应处理。

（三）进入路径标准

1. 第一诊断必须符合膀胱结石疾病编码。
2. 当患者合并其他疾病，但住院期间不需要特殊处理也或已在门诊完成各项术前检查，无手术禁忌，经手术医生评估适合经行且经患者同意的病例，可进入路径。

> **释义**
>
> ■ 适应证是需要进行膀胱结石碎石的病例。
> ■ 患者住院前或住院期间合并其他急需处理的疾病时应退出路径，并给予相应处理。无法耐受麻醉下手术的患者可考虑局麻下行碎石治疗。

（四）标准住院日

≤2 天。

> **释义**
>
> ■ 患者入院后，第 1 天完成常规术前检查，入院当天或第 2 天手术，2 日内出院。

（五）住院期间的检查项目

1. 必需的检查项目
（1）血常规、尿常规。
（2）电解质、肝功能测定、肾功能测定、凝血功能。
（3）感染性疾病筛查（乙型肝炎、丙型肝炎、艾滋病、梅毒等）。
（4）X 线胸片、心电图。
（5）泌尿系 B 超和（或）CT。
2. 根据患者病情进行的检查项目。

> **释义**
>
> ■ 实验室检查作为对患者术前一般情况的评估。如血、尿常规提示存在全身感染情况、急性尿路感染，应给予抗感染治疗，控制后进入日间临床路径。
> ■ 电解质、肝功能测定、肾功能测定、凝血功能异常应退出路径，给予相应处理。
> ■ 全 X 线胸片、心电图异常无法耐受麻醉手术可考虑局麻下碎石治疗。

（六）治疗方案的选择

根据《临床技术操作规范 泌尿外科分册》（中华医学会编著，人民军医出版社，2005）。

1. 符合手术适应证。
2. 能够耐受手术。

> **释义**
>
> ■ 结石≥2cm，或多发性结石可考虑碎石治疗。≤2cm可先尝试体外震波治疗。
> ■ 术前检查可耐受麻醉，或取截石位接受局麻下碎石治疗。

（七）预防性抗菌药物选择与使用时机

按照《抗菌药物临床应用指导原则》（卫医发〔2004〕285号）执行，并结合患者的病情决定抗菌药物的选择与使用时间。

> **释义**
>
> ■ 结石多伴细菌感染，如无急性尿路感染可术前30分钟预防性使用抗菌药物。术后常规抗感染1~2天。出院后门诊复查尿常规，根据情况决定是否使用口服抗菌药物。

（八）手术日

入院≤2天。

1. 麻醉方式　腰麻或者腰硬联合或者全身麻醉。
2. 手术方式　膀胱镜激光碎石术。
3. 术中用药　麻醉用药、抗菌药物等。

> **释义**
>
> ■ 为避免术中患者体位移动引起碎石过程中的膀胱损伤，应首选腰麻、腰硬联合或者全身麻醉。无法耐受麻醉的患者可考虑尿道局部麻醉。

（九）术后恢复

≤1天。

1. 根据患者病情变化可选择相应的检查项目。
2. 术后用药

（1）术后抗菌药物用药：按照《抗菌药物临床应用指导原则》（卫医发〔2004〕285号）执行。建议使用第一、二代头孢菌素或氟喹诺酮类。

（2）镇痛药物。

> 释义
>
> ■ 出院后根据原膀胱结石大小、数量选择 B 超、CT 或膀胱区平片检查。
> ■ 如有门诊尿培养结果，可根据药敏结果针对性使用抗菌药物治疗。

（十）出院标准

一般情况良好。

> 释义
>
> ■ 结石无残留可出院。

（十一）变异及原因分析

1. 术中、术后出现并发症，需要进一步诊治，导致住院时间延长、费用增加。
2. 术后原伴随疾病控制不佳，需请相关科室会诊，进一步诊治。
3. 住院后出现其他内、外科疾病需进一步明确诊断，可进入其他路径。

> 释义
>
> ■ 变异是指入选临床路径的患者未能按照流程完成医疗行为或未达到预期的医疗质量控制目标。包含以下几种情况：①入院后检查发现急性尿路感染或全身性感染情况；②术前检查结果提示患者无法耐受麻醉，也无法耐受局麻下碎石治疗；③术中出现麻醉或手术意外，如膀胱穿孔等；④术后出现泌尿系感染、发热、脓毒血症；⑤伴上尿路结石。
> ■ 因患者方面的主观原因导致之行路径出现变异，也需要在表单中予以说明。

四、膀胱结石——膀胱镜激光/气压弹道/碎石钳碎石术临床路径给药方案

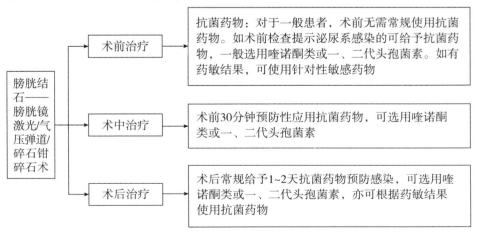

【用药选择】

膀胱结石碎石术术前及术后预防感染，建议选用喹诺酮类、第一代或者第二代头孢菌素。术后初次用药时间建议在 24 小时以内，维持 1~2 天。出院后根据门诊尿常规结果决定是否使用口服抗菌药物。

【药学提示】

1. 头孢菌素类抗菌药物使用期间严禁烟酒，尽可能根据培养结果选用抗菌药物。

2. 对于肝肾功能不全的患者，需根据情况调整抗菌药物剂量。

【注意事项】

青霉素及头孢菌素类抗菌药物需皮试阴性后使用。老年患者应注意喹诺酮类药物引起的精神症状及消化道不良反应。

五、推荐表单

（一）医师表单

膀胱结石——膀胱镜激光/气压弹道/碎石钳碎石术临床路径医师表单

适用对象：第一诊断为膀胱结石（ICD-10：N21.0）

行膀胱镜激光碎石术（ICD-9-CM-3：57.0x06）/膀胱镜气压弹道碎石术（ICD-9-CM-3：57.0x07）/膀胱镜碎石钳碎石术（ICD-9-CM-3：57.0x08）

患者姓名：	性别： 年龄： 门诊号：	住院号：
住院日期： 年 月 日	出院日期： 年 月 日	标准住院日：≤2 天

时间	住院第 1 天	住院第 2 天（手术日及出院日）
主要诊疗工作	□ 询问病史，体格检查 □ 完成病历及上级医师查房 □ 完成医嘱 □ 向患者及家属交代围术期注意事项 □ 签署手术知情同意书	□ 手术前再次确认患者信息及手术方案 □ 手术：有手术适应证，无手术禁忌 □ 完成手术记录及术后病程记录 □ 术后向患者及家属交代病情及注意事项 □ 上级医师查房，确定有无手术并发症及患者一般情况，确定今日出院 □ 完成出院病程记录等，通知出院处 □ 通知患者及其家属出院 □ 向患者及家属交代出院后注意事项 □ 预约复诊日期 □ 将出院记录副本及诊断证明交给患者
重点医嘱	**长期医嘱** □ 三级护理 □ 饮食 ◎普食 ◎糖尿病饮食 ◎其他 □ 基础用药（糖尿病、心脑血管疾病等） **临时医嘱** □ 血常规、尿常规 □ 肝肾功能、电解质、血型、凝血功能，感染性疾病筛查 □ X 线胸片、心电图 □ B 超、CT（如门诊已完善可取消） □ 手术医嘱：拟明日局麻或者腰麻、腰硬联合麻醉下行经膀胱镜下碎石术 □ 局麻+镇静或镇痛药（必要时）	**长期医嘱** □ 一级护理 □ 6 小时后恢复术前饮食（局麻患者术后可即食） **临时医嘱** □ 根据病情使用抗菌药物及其他药物 □ 今日出院 □ 出院带药：抗菌药物、基础药
病情变异记录	□ 无 □ 有，原因： 1. 2.	□ 无 □ 有，原因： 1. 2.
医师签名		

（二）护士表单

膀胱结石——膀胱镜激光/气压弹道/碎石钳碎石术临床路径护士表单

适用对象：第一诊断为膀胱结石（ICD-10：N21.0）

行膀胱镜激光碎石术（ICD-9-CM-3：57.0x06）/膀胱镜气压弹道碎石术（ICD-9-CM-3：57.0x07）/膀胱镜碎石钳碎石术（ICD-9-CM-3：57.0x08）

患者姓名：	性别： 年龄： 门诊号：	住院号：
住院日期： 年 月 日	出院日期： 年 月 日	标准住院日：≤2 天

时间	住院第 1 天	住院第 2 天 （手术日及出院日）
健康宣教	□ 入院宣教 □ 介绍主管医师、护士 □ 介绍环境、设施 □ 介绍住院注意事项 □ 术前宣教 □ 宣教疾病知识、术前准备及手术过程 □ 告知准备物品、洗澡 □ 告知术后饮食、活动及注意事项 □ 主管护士与患者沟通，了解并指导心理应对 □ 告知家属等候区位置	□ 术后当日宣教 □ 告知术后注意事项 □ 告知术后饮食、活动及注意事项 □ 告知术后可能出现情况的应对方式 □ 给予患者及家属心理支持 □ 出院宣教 □ 复查时间 □ 出院带药使用方法及频率 □ 活动休息 □ 指导饮食 □ 指导办理出院手续
护理处置	□ 核对患者，佩戴腕带 □ 建立入院护理病历 □ 卫生处置：剪指（趾）甲、洗澡，更换病号服 □ 未成年人需陪住 1 人 □ 协助医生完成术前检查化验 □ 术前准备	□ 送手术 □ 摘除患者各种活动物品 □ 核对患者资料及带药 □ 填写手术交接单，签字确认 □ 接手术 □ 核对患者及资料，签字确认 □ 办理出院手续
基础护理	□ 三级护理 □ 晨晚间护理 □ 患者安全管理	□ 一级护理 □ 晨晚间护理 □ 患者安全管理
专科护理	□ 护理查体 □ 填写跌倒及压疮防范表 □ 需要时，请家属陪伴 □ 心理护理 □ 协助完成相关检查 □ 遵医嘱用药 □ 病情观察，观察术前情况变化	□ 病情观察，观察术后病情变化 □ 遵医嘱给予相应药物 □ 心理护理
重点医嘱	□ 详见医嘱执行单	□ 详见医嘱执行单
病情变异记录	□ 无 □ 有，原因： 1. 2.	□ 无 □ 有，原因： 1. 2.
护士签名		

（三）患者表单

膀胱结石——膀胱镜激光/气压弹道/碎石钳碎石术临床路径患者表单

适用对象：第一诊断为膀胱结石（ICD-10：N21.0）

行膀胱镜激光碎石术（ICD-9-CM-3：57.0x06）/膀胱镜气压弹道碎石术（ICD-9-CM-3：57.0x07）/膀胱镜碎石钳碎石术（ICD-9-CM-3：57.0x08）

患者姓名：	性别： 年龄： 门诊号：	住院号：
住院日期： 年 月 日	出院日期： 年 月 日	标准住院日：≤2 天

时间	住院第 1 天	住院第 2 天（手术日及出院日）
医患配合	□ 配合询问病史、收集资料，请务必详细告知既往史、用药史、过敏史 □ 如服用抗凝剂，请明确告知 □ 配合进行体格检查 □ 有任何不适请告知医师 □ 配合完善术前相关检查、化验，如采血、留尿、心电图、X 线胸片及 KUB 检查 □ 医生与患者及家属介绍病情及手术谈话、术前签字 □ 麻醉师与患者进行术前访视	□ 配合评估手术效果 □ 有任何不适请告知医生 □ 接受出院前指导 □ 知道复查程序 □ 获取出院小结及诊断证明书 □ 预约复诊日期
护患配合	□ 配合测量体温、脉搏、呼吸、血压、体重 1 次 □ 配合完成入院护理评估（简单询问病史、过敏史、用药史） □ 接受入院宣教（环境介绍、病室规定、订餐制度、贵重物品保管等） □ 有任何不适请告知护士 □ 接受术前宣教 □ 自行沐浴，加强局部清洁，剪指甲 □ 准备好必要用品，取下义齿、饰品等，贵重物品交给家属保管	□ 清晨测量体温、脉搏、呼吸，送手术室前协助完成核对，带齐影像资料和术中带药 □ 返回病房后，协助完成核对，配合过病床，配合血压测量 □ 配合检查意识 □ 配合术后输液 □ 遵医嘱采取正确体位 □ 配合定时测量体温、血压、脉搏、排便情况 □ 配合执行探视及陪伴 □ 有任何不适请告知护士 □ 接受出院宣教 □ 办理出院手续 □ 获取出院带药并知道用量及用法 □ 知道病历复印方法
饮食	□ 正常普食	□ 正常普食
排泄	□ 正常排尿、便	□ 正常排尿、便 □ 避免便秘
活动	□ 正常活动	□ 麻醉清醒后正常活动

附：原表单（2016 年版）

膀胱结石日间手术临床路径

适用对象：第一诊断为膀胱结石（ICD-10：N21.000）
行膀胱镜下碎石术（包括钬激光、气压弹道和碎石钳碎石）

患者姓名：	性别：	年龄：	门诊号：	住院号：
住院日期： 年 月 日	出院日期： 年 月 日			标准住院日：≤2 天

日期	住院第 1 天（24 小时内）	住院第 2 天（术后第 1 天）
主要诊疗工作	□ 问病史、体格检查 □ 完成病历及上级医师查房 □ 完成医嘱 □ 向患者及家属交代围术期注意事项 □ 签署手术知情同意书 □ 术前预防使用抗菌药物 □ 手术 □ 术后向患者及家属交代病情及注意事项 □ 完成术后病程记录及手术记录	□ 拔除导尿管 □ 上级医师查房 □ 嘱下床活动 □ 向患者及家属交代出院后注意事项 □ 完成出院病程记录 □ 出院 □ 定期复查
重点医嘱	**（术前）长期医嘱** □ 泌尿外科疾病护理常规 □ 三级护理 □ 饮食◎普食 ◎糖尿病饮食 ◎其他 □ 基础用药（糖尿病、心脑血管疾病等） **（术前）临时医嘱** □ 手术医嘱 □ 准备术前预防用抗菌药物 **（术后）长期医嘱** □ 术后护理常规 □ 一级护理 □ 口服抗菌药物 □ 术后 6 小时恢复术前饮食 □ 膀胱持续冲洗	**长期医嘱** □ 二级护理 □ 口服抗菌药物 **临时医嘱** □ 拔除导尿管 **出院医嘱** □ 今日出院 □ 口服 α 受体阻滞剂及通淋药物 □ 口服抗菌药物
主要护理工作	□ 入院介绍 □ 术前常规准备及注意事项 □ 术后饮食饮水注意事项 □ 术后活动指导	□ 术后饮食饮水注意事项 □ 指导介绍出院手续 □ 遵医嘱定期复查
病情变异记录	□ 无 □ 有，原因： 1. 2.	□ 无 □ 有，原因： 1. 2.
护士签名		
医师签名		

第十九章

尿潴留/尿失禁——膀胱造瘘术临床路径释义

一、尿潴留/尿失禁——膀胱造瘘术编码

1. 原编码：

疾病名称及编码：尿潴留（ICD-10：R33.x00）

尿失禁（ICD-10：R32.x00）

2. 修改编码：

疾病名称及编码：尿潴留（ICD-10：R33）

尿失禁（ICD-10：R32）

手术操作名称及编码：膀胱造瘘术（ICD-9-CM-3：57.21）

经皮膀胱造口术（ICD-9-CM-3：57.17）

耻骨上膀胱造口术（ICD-9-CM-3：57.18）

二、临床路径检索方法

（R32/R33）伴（57.21/57.17/57.18）

三、尿潴留/尿失禁——膀胱造瘘术临床路径标准住院流程

（一）适用对象

第一诊断为尿潴留（ICD-10：R33.x00）且留置导尿困难者，或尿失禁者（ICD-10：R32.x00），可考虑行膀胱造瘘术。

> **释义**
>
> ■ 本路径适用对象为尿潴留且留置导尿困难者，或尿失禁者，需长期留置尿管时可考虑行膀胱造瘘术。

（二）诊断依据

根据《临床诊疗指南 泌尿外科分册》（中华医学会编著，人民卫生出版社，2006）。

1. 病史。
2. 专科查体。
3. 超声检查。

> **释义**
>
> ■ 急性尿潴留患者，无法从尿道插入导尿管，又不适合做急诊前列腺切除术者；或者因神经源性膀胱需要长期留置尿管。
>
> ■ 查体可触及膀胱充盈至耻骨联合之上。

■辅助检查主要依靠超声，可提示膀胱充盈明显，有助于鉴别腹腔积液，同时可予以定位穿刺点或者引导穿刺。

（三）进入路径标准

1. 第一诊断必须符合尿潴留疾病编码。

2. 当患者合并其他疾病，但住院期间不需要特殊处理也或已在门诊完成各项术前检查，无手术禁忌，经手术医生评估适合经行且经患者同意的病例，可进入路径。

> **释义**
>
> ■进入本路径的患者需要符合尿潴留的诊断标准。
>
> ■患者合并其他疾病，如高血压、糖尿病、冠心病等。如果病情稳定，在住院期间不需要特殊处理也不影响第一诊断的临床路径流程实施时，可以进入路径；需要术前对症治疗时，但不影响麻醉和手术，不影响术前准备时间，也可以进入本路径。上述慢性疾病如果需要经治疗稳定后才能手术，术前准备过程先进入其他相应内科疾病的诊疗路径。

（四）标准住院日

≤2天。

> **释义**
>
> ■尿潴留患者入院后，常规检查，包括实验室检查和影像学检查等入院当日可完成，术后恢复1天，总住院时间不超过2天的均符合本路径要求。

（五）住院期间的检查项目

1. 必需的检查项目

（1）血常规、尿常规。

（2）电解质、肝功能测定、肾功能测定、凝血功能。

（3）感染性疾病筛查（乙型肝炎、丙型肝炎、艾滋病、梅毒等）。

（4）X线胸片、心电图。

2. 根据患者病情进行的检查项目 PSA、心脏超声、肺功能检查。

> **释义**
>
> ■必查项目是确保手术治疗的安全、有效开展的基础，术前必须完成。手术人员应认真分析检查结果，以便及时发现异常情况并采取对应情况。
>
> ■为缩短患者住院等待时间，检查项目可以在患者入院前于门诊完成。
>
> ■高龄患者或有心肺功能异常患者，术前根据实际情况可增加PSA、心脏彩超、肺功能、血气分析等检查，并请相关科室会诊。

（六）治疗方案的选择

根据《临床技术操作规范 泌尿外科分册》（中华医学会编著，人民军医出版社，2005）。

1. 符合手术适应证。
2. 能够耐受手术。

> 释义
>
> ■ 目前使用的是《临床技术操作规范 泌尿外科分册》（中华医学会编著，人民军医出版社）。
>
> ■ 目前常用的手术方法是在耻骨上做膀胱造瘘术，使尿液引流到体外，可分为暂时性或永久性造瘘。
>
> ■ 患者全身状况能够耐受手术，无手术绝对禁忌证。

（七）预防性抗菌药物选择与使用时机

按照《抗菌药物临床应用指导原则》（卫医发〔2004〕285 号）执行，并结合患者的病情决定抗菌药物的选择与使用时间。建议使用第一、二代头孢菌素或氟喹诺酮类。

> 释义
>
> ■ 膀胱造瘘术属于Ⅱ类切口，因此可预防性和术后应用抗菌药物，如第一、二代头孢菌素或氟喹诺酮类。

（八）手术日

入院≤1 天。

1. 麻醉方式　局麻。
2. 手术方式　膀胱穿刺造瘘术，必要时在 B 超下引导穿刺。
3. 术中用药　麻醉用药、抗菌药物等。

> 释义
>
> ■ 本路径规定的膀胱穿刺造瘘术均是在局麻下实施。
>
> ■ 对膀胱充盈判断不清或者有腹部手术史患者，可考虑行 B 超引导下穿刺。穿刺成功留置膀胱造瘘管后，应分次逐步引流慢性尿潴留膀胱内的尿液，通常每次引流 200-300 毫升，每次间隔 20 分钟。
>
> ■ 术中可用 1 次抗菌药物，抗菌药物参考《抗菌药物临床应用指导原则》执行。
>
> ■ 术中用药不仅仅是抗菌药物，还应根据病情使用止血药。

（九）术后恢复

≤2 天。

1. 根据患者病情变化可选择相应的检查项目。
2. 术后用药

（1）术后抗菌药物用药：按照《抗菌药物临床应用指导原则》执行。

（2）止痛药物。

> **释义**
>
> ■ 术后可用 1 次抗菌药物，抗菌药物参考《抗菌药物临床应用指导原则》执行。
>
> ■ 术后用药不仅仅是抗菌药物，还应根据病情使用镇痛药、解痉药等。

（十）出院标准

患者一般情况良好，腹部体征正常，无明显出血征象，造瘘管引流通畅。

> **释义**
>
> ■ 主治医师应在出院前，通过复查的各项检查并结合患者膀胱造瘘情况决定是否能出院。如果因各种特殊情况需要继续留院治疗，超出了路径规定的时间，应先处理并符合出院条件后再准许患者出院。

（十一）变异及原因分析

1. 术中、术后出现并发症，需要进一步诊治，导致住院时间延长、费用增加。

2. 术后原伴随疾病控制不佳，需请相关科室会诊，进一步诊治。

3. 住院后出现其他内、外科疾病需进一步明确诊断，可进入其他路径。

> **释义**
>
> ■ 变异是指入选临床路径的患者未能按路径完成医疗行为或未达到预期的医疗质量控制目标。膀胱穿刺造瘘术主要的并发症是出血、周围脏器损伤、尿外渗以及感染等。如果术中术后出血经积极处理后缓解，可按路线规定时间出院或略延长，费用轻度增加，属轻微变异。如果术中出血较多且难以控制，改开放手术，以便探查止血，属重大变异。
>
> ■ 术中发现膀胱内脓尿或手术时间过长诱发术后高热及感染，术后抗感染病程较长，费用增加。
>
> ■ 膀胱周围脏器损伤多为肠管、血管、前列腺等，如经积极处理，能按路径规定出院，仅费用轻度增加，属轻微变异；如需再次手术、重症监护治疗，显著增加住院时间和费用，则属于重大变异。

四、尿潴留/尿失禁——膀胱造瘘术临床路径给药方案

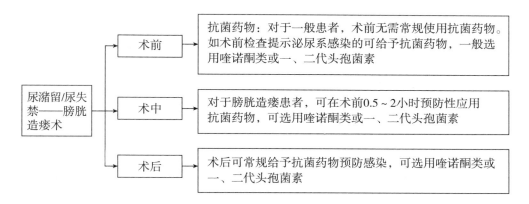

【用药选择】

膀胱造瘘术术前及术后预防感染，建议选用喹诺酮类、第一代或者第二代头孢菌素。术后用药时间建议在 24 小时内。

【药学提示】

1. 头孢菌素类抗菌药物使用期间严禁烟酒，尽可能根据培养结果选用抗菌药物。

2. 对于肝肾功能不全的患者，需根据情况调整抗菌药物剂量。

【注意事项】

青霉素及头孢菌素类抗菌药物需皮试阴性后使用。

五、推荐表单

（一）医师表单

尿潴留/尿失禁——膀胱造瘘术临床路径医师表单

适用对象：第一诊断为尿潴留（ICD-10：R33）/尿失禁（ICD-10：R32）

行膀胱造瘘术（ICD-9-CM-3：57.21）/经皮膀胱造口术（ICD-9-CM-3：57.17）/耻骨上膀胱造口术（ICD-9-CM-3：57.18）

患者姓名：	性别： 年龄： 门诊号：	住院号：
住院日期： 年 月 日	出院日期： 年 月 日	标准住院日：≤2 天

日期	住院第 1 天（24 小时内）	住院第 2 天（术后第 1 天）
主要诊疗工作	□ 问病史，体格检查 □ 完成病历及上级医师查房 □ 完成医嘱 □ 向患者及家属交代围术期注意事项 □ 签署手术知情同意书 □ 必要时术前预防使用抗菌药物 □ 手术 □ 术后向患者及家属交代病情及注意事项 □ 完成术后病程记录及手术记录	□ 观察伤口情况，伤口换药 □ 上级医师查房 □ 嘱下床活动 □ 向患者及家属交代出院后注意事项 □ 完成出院病程记录 □ 出院 □ 定期复查
重点医嘱	**（术前）长期医嘱** □ 泌尿外科疾病护理常规 □ 三级护理 □ 饮食 ◎普食 ◎糖尿病饮食 ◎其他 □ 基础用药（糖尿病、心脑血管疾病等） **（术前）临时医嘱** □ 手术医嘱 □ 准备术前预防用抗菌药物 **（术后）长期医嘱** □ 术后护理常规 □ 一级护理 □ 术后恢复术前饮食	**长期医嘱** □ 二级护理 □ 口服抗菌药物 **临时医嘱** **出院医嘱** □ 今日出院 □ 口服 α/M 受体阻滞剂及镇痛药物 □ 口服抗菌药物
病情变异记录	□ 无 □ 有，原因： 1. 2.	□ 无 □ 有，原因： 1. 2.
医师签名		

（二）护士表单

尿潴留/尿失禁——膀胱造瘘术临床路径护士表单

适用对象：第一诊断为尿潴留（ICD-10：R33）/尿失禁（ICD-10：R32）

行膀胱造瘘术（ICD-9-CM-3：57.21）/经皮膀胱造口术（ICD-9-CM-3：57.17）/耻骨上膀胱造口术（ICD-9-CM-3：57.18）

患者姓名：	性别： 年龄： 门诊号：	住院号：
住院日期： 年 月 日	出院日期： 年 月 日	标准住院日：≤2 天

日期	住院第 1 天（24 小时内）	住院第 2 天（术后第 1 天）
健康宣教	□ 入院宣教 □ 介绍主管医师、护士 □ 介绍环境、设施 □ 介绍住院注意事项 □ 术前宣教 □ 宣教疾病知识、术前准备及手术过程 □ 告知准备物品、洗澡 □ 告知术后饮食、活动及注意事项 □ 主管护士与患者沟通，了解并指导心理应对 □ 告知家属等候区位置	□ 术后当日宣教 □ 告知术后注意事项 □ 告知术后饮食、活动及注意事项 □ 告知术后可能出现情况的应对方式 □ 给予患者及家属心理支持 □ 出院宣教 □ 复查时间 □ 出院带药使用方法及频率 □ 活动休息 □ 指导饮食 □ 指导办理出院手续
护理处置	□ 核对患者，佩戴腕带 □ 建立入院护理病历 □ 卫生处置：剪指（趾）甲、洗澡，更换病号服 □ 未成年人需陪住 1 人 □ 协助医生完成术前检查化验 □ 术前准备 □ 送手术 □ 摘除患者各种活动物品 □ 核对患者资料及带药 □ 填写手术交接单，签字确认 □ 接手术 □ 核对患者及资料，签字确认	□ 协助完成相关检查 □ 办理出院手续
基础护理	□ 三级护理 □ 晨晚间护理 □ 患者安全管理	□ 二级护理 □ 晨晚间护理 □ 患者安全管理
专科护理	□ 护理查体 □ 填写跌倒及压疮防范表 □ 需要时，请家属陪伴 □ 心理护理 □ 协助完成相关检查 □ 遵医嘱用药 □ 病情观察，观察术前情况变化	□ 病情观察，观察术后病情变化 □ 遵医嘱给予相应药物 □ 心理护理

续　表

日期	住院第 1 天（24 小时内）	住院第 2 天（术后第 1 天）
重点 医嘱	□ 详见医嘱执行单	□ 详见医嘱执行单
病情 变异 记录	□ 无 □ 有，原因： 1. 2.	□ 无　□ 有，原因： 1. 2.
护士 签名		

（三）患者表单

尿潴留/尿失禁——膀胱造瘘术临床路径患者表单

适用对象：第一诊断为尿潴留（ICD-10：R33）/尿失禁（ICD-10：R32）

行膀胱造瘘术（ICD-9-CM-3：57.21）/经皮膀胱造口术（ICD-9-CM-3：57.17）/耻骨上膀胱造口术（ICD-9-CM-3：57.18）

患者姓名：	性别：　年龄：　门诊号：	住院号：
住院日期：　　年　月　日	出院日期：　　年　月　日	标准住院日：≤2 天

日期	住院第 1 天（24 小时内）	住院第 2 天（术后第 1 天）
医患配合	□ 配合询问病史、收集资料，请务必详细告知既往史、用药史、过敏史 □ 如服用抗凝剂，请明确告知 □ 配合进行体格检查 □ 有任何不适请告知医师 □ 配合完善术前相关检查、化验，如采血、留尿、心电图、X 线胸片及 KUB 检查 □ 医生与患者及家属介绍病情及手术谈话、术前签字 □ 麻醉师与患者进行术前访视	□ 配合评估手术效果 □ 有任何不适请告知医生 □ 接受出院前指导 □ 知道复查程序 □ 获取出院小结及诊断证明书 □ 预约复诊日期
护患配合	□ 配合测量体温、脉搏、呼吸、血压、体重 1 次 □ 配合完成入院护理评估（简单询问病史、过敏史、用药史） □ 接受入院宣教（环境介绍、病室规定、订餐制度、贵重物品保管等） □ 有任何不适请告知护士 □ 接受术前宣教 □ 自行沐浴，加强局部清洁，剪指甲 □ 准备好必要用品，取下义齿、饰品等，贵重物品交给家属保管 □ 送手术室前协助完成核对，带齐影像资料和术中带药 □ 返回病房后，协助完成核对，配合过病床，配合血压测量 □ 配合检查意识 □ 配合术后输液 □ 遵医嘱采取正确体位 □ 配合定时测量体温、脉搏、呼吸机排便情况 □ 配合执行探视及陪伴 □ 有任何不适请告知护士	□ 清晨测量体温、脉搏、呼吸 □ 接受出院宣教 □ 办理出院手续 □ 获取出院带药并知道用量及用法 □ 知道病历复印方法
饮食	□ 正常普食	□ 正常普食
排泄	□ 正常排便	□ 正常排便 □ 避免便秘
活动	□ 术后正常活动	□ 正常活动

附：原表单（2016 年版）

膀胱造瘘日间手术临床路径表单

适用对象：第一诊断为第一诊断为尿潴留（ICD-10：R33.x00）且留置导尿困难者，或尿失禁者（ICD-10：R32.x00）
行局麻下膀胱造瘘术

患者姓名：	性别：	年龄：	门诊号：	住院号：
住院日期： 年 月 日	出院日期： 年 月 日			标准住院日：≤2 天

日期	住院第 1 天（24 小时内）	住院第 2 天（术后第 1 天）
主要诊疗工作	□ 问病史，体格检查 □ 完成病历及上级医师查房 □ 完成医嘱 □ 向患者及家属交代围术期注意事项 □ 签署手术知情同意书 □ 必要时术前预防使用抗菌药物 □ 手术 □ 术后向患者及家属交代病情及注意事项 □ 完成术后病程记录及手术记录	□ 观察伤口情况，伤口换药 □ 上级医师查房 □ 嘱下床活动 □ 向患者及家属交代出院后注意事项 □ 完成出院病程记录 □ 出院 □ 定期复查
重点医嘱	（术前）长期医嘱 □ 泌尿外科疾病护理常规 □ 三级护理 □ 饮食 ◎普食◎糖尿病饮食◎其他 □ 基础用药（糖尿病、心脑血管疾病等） （术前）临时医嘱 □ 手术医嘱 □ 准备术前预防用抗菌药物 （术后）长期医嘱 □ 术后护理常规 □ 一级护理 □ 术后恢复术前饮食	长期医嘱 □ 二级护理 □ 口服抗菌药物 临时医嘱 □ 出院医嘱 □ 今日出院 □ 口服 α/M 受体阻滞剂及通淋药物 □ 口服抗菌药物
主要护理工作	□ 入院介绍 □ 术前常规准备及注意事项 □ 术后饮食、饮水注意事项 □ 术后活动指导	□ 术后饮食、饮水注意事项 □ 指导介绍出院手续 □ 遵医嘱定期复查
病情变异记录	□ 无 □ 有，原因： 1. 2.	□ 无 □ 有，原因： 1. 2.
护士签名		
医师签名		

第二十章

腺性膀胱炎——经尿道膀胱病损电切术临床路径释义

一、腺性膀胱炎——经尿道膀胱病损电切术编码

1. 原编码：

疾病名称及编码：腺性膀胱炎（ICD-10：N30.809）

手术操作名称及编码：经尿道膀胱病损电切术（ICD-9-CM-3：57.49001）

2. 修改编码：

疾病名称及编码：腺性膀胱炎（ICD-10：N30.809）

手术操作名称及编码：经尿道膀胱病损电切术（ICD-9-CM-3：57.4901）

二、临床路径检索方法

N30.809 伴 57.4901

三、腺性膀胱炎——经尿道膀胱病损电切术临床路径标准住院流程

（一）适用对象

第一诊断为腺性膀胱炎（ICD-10：N30.809）。

行经尿道膀胱病损电切术（ICD-9-CM-3：57.49001）。

> 释义
>
> ■ 本路径适用对象为诊断为腺性膀胱炎的患者。腺性膀胱炎是一种上皮增生与化生同时存在的病变，好发于膀胱三角区、膀胱颈部及输尿管口周围。其病因目前尚未完全明确，可能与膀胱慢性炎症、结石、梗阻、神经源性膀胱、膀胱外翻等疾病有关。是一种比较少见的非肿瘤性炎性病变，但其存在恶变可能，也被视为一种癌前病变。有个案报道，腺性膀胱炎会转变为膀胱腺癌。
>
> ■ 本路径仅针对经尿道膀胱病损电切术。对于膀胱腔内灌注患者以及病变累犯范围大，需行膀胱全切的患者，不进入该路径。

（二）诊断依据

根据《临床诊疗指南 泌尿外科分册》（中华医学会编著，人民卫生出版社，2006）。

1. 病史。

2. 膀胱镜。

3. 病理。

> 释义
>
> ■ 腺性膀胱炎患者无特征性症状。可表现为反复发作的、难治性的尿频、尿急、尿痛、血尿，耻骨上区及会阴不适、下腹坠胀感、尿失禁、性交痛等。

> ■ 膀胱镜是诊断腺性膀胱炎的首选检查手段。在膀胱镜下，腺性膀胱炎病变主要位于三角区及膀胱颈部。病变呈多中心性，常常散在，成片或成簇存在。具有多形态性，乳头样、分叶状、滤泡样混合存在，肿物顶端接近透明状，其上无血管长入。输尿管管口多数窥视不清。根据膀胱镜下病变形态将腺性膀胱炎分为以下乳头状瘤样型、滤泡状或绒毛状水肿型、慢性炎性反应型和黏膜无显著改变型四种类型。
> ■ 膀胱镜下病理活检是术前确诊的手段。典型的病理可以表现为移行上皮增生，向黏膜下呈花蕾状生长进而被周围的结缔组织包绕分割，与移行上皮分离而形成Brunn巢，其内出现裂隙，形成分支状、环状管腔，中心出现腺性化生形成腺体结构，与此时同时存在淋巴细胞和浆细胞的浸润。

（三）选择治疗方案的依据

根据《临床技术操作规范 泌尿外科分册》（中华医学会编著，人民军医出版社，2005）。
1. 符合手术适应证。
2. 能够耐受手术。

> **释义**
> ■ 腺性膀胱炎的手术治疗主要取决于患者的临床症状、病变的部位、范围及程度。对于病变范围较小的，首选腔内电切手术。
> ■ 是否能耐受手术主要取决于患者的心肺功能。如果不影响麻醉和手术，不影响术前准备的时间，可进入本路径。

（四）标准住院日

≤2 天。

> **释义**
> ■ 患者入院后完善相关检查及术前评估，当日可行电切手术手。术后留置导尿，观察 24 小时后出院。住院日≤2 天。

（五）进入路径标准

1. 第一诊断必须符合腺性膀胱炎。
2. 当患者合并其他疾病，但住院期间不需要特殊处理也不影响第一诊断的临床路径流程实施时，可以进入路径。

> **释义**
> ■ 本路径仅适用于腺性膀胱炎患者，且住院仅为行经尿道膀胱病变电切手术。

（六）术前准备（入院前）

术前必需检查的项目：

1. 血常规、尿常规。

2. 电解质、肝肾功能、血糖、血型、凝血功能。

3. 感染性疾病筛查（乙型肝炎、丙型肝炎、艾滋病、梅毒等）。

4. X 线胸片，心电图，泌尿系彩超。

> **释义**
>
> ■ 上述检查项目主要评估患者的手术耐受性。但患者在入院前需完善膀胱镜检查，必要时术前活检明确诊断。

（七）预防性抗菌药物选择与使用时机

按照《抗菌药物临床应用指导原则》（卫医发〔2004〕285 号）执行，并结合患者的病情决定抗菌药物的选择与使用时间。建议使用第一、二代头孢菌素，环丙沙星。

> **释义**
>
> ■ 经尿道膀胱病损电切术涉及泌尿道，属于Ⅱ类切口，围术期应当应用抗菌药物预防感染。通常选择青霉素类、第一代头孢菌素、第二代头孢菌素或喹诺酮类抗菌药物。

（八）手术日

入院当天。

1. 麻醉方式　根据患者具体情况决定。

2. 手术方式　经尿道膀胱病损电切术。

3. 术中用药　麻醉用药，抗菌药物等。

4. 输血　必要时。

> **释义**
>
> ■ 本路径规定的手术是在可在腰麻、硬膜外麻醉或全身麻醉下进行，具体根据患者的一般情况及手术时长决定。手术是否需要输血按照术中出血量而定，本手术术中出血量基本可控，一般不需要输血。

（九）术后住院恢复

≤2 天。

1. 必须复查的检查项目　尿常规。

2. 根据患者病情变化可选择相应的检查项目。

3. 术后用药

（1）术后抗菌药物：按照《抗菌药物临床应用指导原则》（卫医发〔2004〕285 号）执行，

建议使用第一、二代头孢菌素，环丙沙星。

（2）镇痛药物。

（3）止血药物。

（4）膀胱灌注化疗药物。

> **释义**
>
> ■ 尿常规是术后常规检查项目。术后抗菌药物用药参见第七条释义。对于部分患者可能存在膀胱挛缩痛，可加用镇痛药对症处理术后疼痛。对于存在术后出血患者，可适当应用止血药物。部分患者术后可考虑行辅助膀胱灌注治疗。

（十）出院标准

1. 一般情况良好，生命体征平稳。

2. 无肉眼血尿。

> **释义**
>
> ■ 主管医师应在出院前，通过复查的各项检查并结合患者恢复情况决定是否能出院。如果出现术后感染、出血、尿外渗等需要继续留院治疗的情况，超出了路径所规定的时间，应先处理并发症并符合出院条件后再准许患者出院。

（十一）变异及原因分析——需导致退出日间手术路径

1. 术中、术后出现并发症，需要进一步诊治，导致住院时间延长、费用增加。

2. 术后原伴随疾病控制不佳，需请相关科室会诊，进一步诊治。

3. 住院后出现其他内、外科疾病需进一步明确诊断。

> **释义**
>
> ■ 经尿道膀胱病损切除术可能发生出血、感染、尿外渗等并发症，部分并发症可导致住院时间延长、费用增加。出现变异，需在表单中说明。
>
> ■ 患者伴有其他疾病，如心脑血管疾病，不能立即进行手术治疗，可能需请相关科室会诊调整后进行手术，延长住院时间并增加费用。若手术前出现其他内、外科情况需要进一步明确诊断及治疗，则需退出该路径。
>
> ■ 因患者方面的主观原因导致执行路径出现变异，也需要在表单中予以说明。

四、腺性膀胱炎——经尿道膀胱病损电切术临床路径给药方案

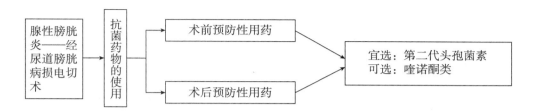

【用药选择】

1. 经尿道膀胱病损电切手术属于清洁–污染手术。术前预防性使用抗菌药物应在术前半小时静脉滴注给药。可选择第二代头孢菌素或者喹诺酮类抗菌药物。倘若患者合并尿路感染，应当在术前积极抗感染治疗后再进入该路径。

2. 术后预防性使用抗菌药物仅限于术后 48 小时内。可选择第二代头孢菌素、喹诺酮类抗菌药物。

3. 术前、术后出现感染征象需使用抗菌药物时，在经验性用药的同时应尽快完成药敏实验，依据药敏实验结果合理抗菌药物使用。经验性用药可选择第二、三代头孢菌素类抗菌药物或者喹诺酮类抗菌药物及磷霉素类。

4. 镇痛药物　倘若患者出现术后膀胱挛缩痛可给予全身镇痛（例如阿片类药物、非甾体类抗炎药等），或者给予 M 受体阻滞剂（如托特罗定或索利那新）抑制膀胱挛缩。全身镇痛可能出现中枢神经系统抑制、恶心呕吐、呼吸抑制等不良反应。

5. 止血药物　根据患者术后血尿的程度，可临时加用止血药 1 次。

【药学提示】

1. 头孢菌素类抗菌药物使用期间严禁烟酒，以免发生双硫仑样反应。

2. 头孢菌素类抗菌药物多数经肾脏排泄，中度以上肾功能不全患者应根据肾功能适当调整剂量；中度以上肝功能减退时，头孢哌酮、头孢曲松可能需要调整剂量。

3. 喹诺酮类大部分以原形经肾脏排泄，在体内代谢甚少，故肾功能不全者应根据肌酐清除率减量或延长给药时间。

【注意事项】

头孢菌素类抗菌药物在使用前必须皮试，皮试阴性者才可使用。喹诺酮类禁用于 18 岁以下青少年和儿童及哺乳期妇女。

五、推荐表单

（一）医师表单

腺性膀胱炎——经尿道膀胱病损电切术临床路径医师表单

适用对象：第一诊断为腺性膀胱炎（ICD-10：N30.809）

行经尿道膀胱病损电切术（ICD-9-CM-3：57.4901）

患者姓名：	性别： 年龄： 门诊号：	住院号：
住院日期： 年 月 日	出院日期： 年 月 日	标准住院日：≤2 天

日期	住院前（门诊）	住院第 1 天（手术日）
主要诊疗工作	□ 开术前化验 □ 开术前检查 □ 开住院单 □ 通知住院处 □ 通知病房	□ 问病史，体格检查 □ 完成病历及上级医师查房 □ 完成医嘱 □ 补录门诊术前各项检查医嘱 □ 向患者及家属交代围术期注意事项 □ 签署手术知情同意书 □ 术前预防使用抗菌药物 □ 实施手术（全身麻醉时可适当延后手术时间） □ 术后标本送病理 □ 术后向患者及家属交代病情及注意事项 □ 完成术后病程记录及手术记录 □ 酌情术后 24 小时内膀胱灌注化疗 □ 术后酌情应用止血药物
重点医嘱	□ 血型、血常规、尿常规 □ 生化全项 □ 离子测试 □ 感染性疾病筛查，凝血功能，X 线胸片，心电图，泌尿系 B 超，膀胱镜、病理	**长期医嘱** □ 泌尿外科疾病护理常规 □ 三级护理 □ 饮食 ◎普食 ◎糖尿病饮食 ◎低盐低脂饮食 ◎其他 □ 经尿道膀胱病损电切术术后护理常规 □ 一级/二级护理 □ 6 小时后恢复术前饮食 □ 酌情给予膀胱持续或间断冲洗 **临时医嘱** □ 血常规、尿常规 □ 肝肾功能、电解质、血糖、凝血功能、血型 □ 感染性疾病筛查 □ X 线胸片，心电图 □ 膀胱镜、病理 □ 手术医嘱 □ 准备术前预防用抗菌药物 □ 准备术中用三腔导尿管 □ 术后输液 □ 静脉使用抗菌药物 □ 酌情使用镇痛及止血药 □ 必要时应用抑制膀胱痉挛药物
病情变异记录	□ 无 □ 有，原因： 1. 2.	□ 无 □ 有，原因： 1. 2.
医师签名		

日期	住院第 2 天（术后第 1 天）	住院第 3 天（术后第 2 天，出院日）
主要诊疗工作	□ 观察病情 □ 复查相关化验 □ 上级医师查房 □ 完成病程记录 □ 嘱患者下地活动 □ 观察导尿管引流尿液情况	□ 观察病情 □ 上级医师查房 □ 完成病程记录 □ 观察导尿管引流尿液情况 □ 向患者及家属交代出院后注意事项 □ 酌情拔除导尿管或嘱患者返院拔除导尿管 □ 完成出院病程记录 □ 出院 □ 病理结果计划获取时间及获取方式告知患者 □ 定期复查
重点医嘱	**长期医嘱** □ 二级护理 □ 酌情停止膀胱持续冲洗 □ 酌情拔除导尿管 **临时医嘱** □ 尿常规 □ 酌情复查相关化验、检查	**长期医嘱** □ 二级护理 **临时医嘱** □ 酌情拔除导尿管或嘱患者返院拔除导尿管 **出院医嘱** □ 今日出院 □ 出院带药：膀胱灌注药（必要时）、抗菌药物、基础药
病情变异记录	□ 无 □ 有，原因： 1. 2.	□ 无 □ 有，原因： 1. 2.
医师签名		

（二）护士表单

腺性膀胱炎——经尿道膀胱病损电切术临床路径护士表单

适用对象：第一诊断为腺性膀胱炎（ICD-10：N30.809）

行经尿道膀胱病损电切术（ICD-9-CM-3：57.4901）

患者姓名：	性别： 年龄： 门诊号：	住院号：
住院日期： 年 月 日	出院日期： 年 月 日	标准住院日：≤2天

日期	住院前（门诊）	住院第1天（手术日）
健康宣教	□ 入院宣教 介绍主管医师、护士、环境、设施、住院权利、义务、制度 □ 术前宣教 □ 宣教疾病知识、术前准备及手术过程；告知术后可能出现的情况及应对方式等 □ 主管护士与患者沟通，了解并指导心理应对，告知家属等候区位置 □ 检查宣教	□ 术后当日宣教 □ 告知监护设备、管路功能及注意事项 □ 告知膀胱冲洗注意事项 □ 告知膀胱痉挛处理方法 □ 告知饮食、体位要求 □ 告知疼痛注意事项 □ 告知术后可能出现情况的应对方式 □ 给予患者及家属心理支持 □ 再次明确探视陪伴须知
护理处置	□ 核对患者，佩戴腕带 □ 建立入院护理病历 □ 卫生处置：剪指甲、沐浴，更换病号服 □ 协助医生完成术前检查化验 □ 术前准备 皮试、配血、备皮 □ 禁食、禁水	□ 送手术 □ 摘除患者各种活动物品；三方核对患者资料及带药；填写手术转运单与核对单，签字确认 □ 接手术 □ 核对患者资料，签字确认 □ 出现膀胱痉挛对症处理 □ 观察尿液颜色、性质、量 □ 留置导尿管护理 □ 观察冲洗情况及冲出液颜色、性质、量
基础护理	□ 三级护理 □ 晨晚间护理 □ 患者安全管理 □ 一级护理 □ 活动护理：协助床上活动 □ 术后饮食指导 □ 排泄护理 □ 患者安全管理	□ 二级护理 □ 晨晚间护理 □ 会阴擦洗 □ 协助床旁活动 □ 排泄护理 □ 患者安全管理

续 表

日期	住院前（门诊）	住院第 1 天（手术日）
专科护理	□ 护理查体 □ 病情观察，尿液色、质、量 □ 填写跌倒及压疮防范表 □ 填写疼痛评估表 □ 需要时，请家属陪伴 □ 遵医嘱完成相关检查 □ 心理护理 □ 病情观察，写护理记录，观察生命体征，皮肤情况，尿色、质、量，膀胱冲洗情况，评估疼痛是否有膀胱痉挛症状 □ 根据病情重新评估跌倒及压疮评估表 □ 遵医嘱予抗感染、止血静脉补液治疗	□ 病情观察 □ 观察饮水量，需要时记录尿量及尿液颜色、性质 □ 遵医嘱予抗感染、止血治疗 □ 疼痛评估，膀胱痉挛时，联系主管医师给予相关治疗 □ 心理护理
病情变异记录	□ 无 □ 有，原因： 1. 2.	□ 无 □ 有，原因： 1. 2.
护士签名		

日期	住院第 2 天（术后第 1 天）	住院第 3 天（术后第 2 天，出院日）
健康宣教	□ 术后宣教 □ 大量饮水的必要性 □ 饮食、活动指导 □ 复查患者对术前宣教内容的掌握程度 □ 疾病恢复期注意事项 □ 导尿管留置注意事项 □ 下床活动注意事项 □ 膀胱灌注注意事项	□ 出院宣教 □ 复查膀胱镜时间 □ 用药指导 □ 活动休息 □ 饮食指导 □ 指导办理出院手续 □ 出院后膀胱灌注方案及注意事项
护理处置	□ 遵医嘱完成相关检查 □ 观察尿液颜色、性质、量 □ 观察冲洗情况及冲出液颜色、性质、量 □ 出现膀胱痉挛对症处理 □ 留置导尿管护理	□ 办理出院手续 □ 书写出院小结
基础护理	□ 二级护理 □ 晨晚间护理 □ 会阴擦洗 □ 协助床旁活动 □ 排泄护理 □ 患者安全管理	□ 三级护理 □ 晨间护理 □ 患者安全管理
专科护理	□ 病情观察 □ 心理护理	□ 病情观察 □ 拔除导尿管后排尿情况 □ 心理护理
病情变异记录	□ 无　□ 有，原因： 1. 2.	□ 无　□ 有，原因： 1. 2.
护士签名		

（三）患者表单

腺性膀胱炎——经尿道膀胱病损电切术临床路径患者表单

适用对象：第一诊断为腺性膀胱炎（ICD-10：N30.809）
行经尿道膀胱病损电切术（ICD-9-CM-3：57.4901）

患者姓名：	性别：	年龄：	门诊号：	住院号：
住院日期：　　年　月　日	出院日期：　　年　月　日		标准住院日：≤2 天	

日期	住院前（门诊）	住院第 1 天（手术日）
医患配合	□ 配合询问病史、收集资料，请务必详细告知既往史、用药史、过敏史 □ 如服抗凝剂，请明确告知 □ 配合进行体格检查 □ 有任何不适请告知医师 □ 配合完善术前相关检查及化验 □ 医师向患者及家属介绍病情，手术谈话、术前签字 □ 麻醉师与患者进行手术前访视 □ 术后宣教 □ 饮食、活动指导等	□ 有任何不适告知医师 □ 配合会阴擦洗
护患配合	□ 配合测量体温、呼吸、脉搏、血压、体重 1 次 □ 配合完成入院护理评估（简单询问病史、过敏史、用药史） □ 接受入院宣教（环境介绍、权利、义务、病室规定、订餐制度、贵重物品保管等） □ 接受术前宣教 □ 接受皮试、配血，已备术中需要时用 □ 自行沐浴，加强会阴部清洁 □ 备好必要用物 □ 去下义齿、饰品等，贵重物品交家属保管 □ 有任何不适请告知护士 □ 清晨测量体温、脉搏、呼吸 □ 如手术时间较晚，配合输液 □ 送手术室前，协助完成核对，带齐影像资料，脱去衣服，上手术车 □ 返回病房后，协助完成核对，配合过病床 □ 配合术后吸氧、监护仪监测、输液、膀胱冲洗 □ 配合采取平卧位 □ 配合缓解疼痛	□ 配合定时测量生命体征，每日询问排便 □ 配合询问出入量 □ 接受输液、服药等治疗 □ 接受进食、进水、排便等生活护理 □ 配合活动，避免下肢深静脉血栓 □ 注意活动安全，避免坠床或跌倒 □ 配合执行探视及陪伴
饮食	□ 术前 12 小时禁食、禁水	□ 根据医嘱，由流食逐渐过渡到普食
排泄	□ 正常排尿、便	□ 保留尿管
活动	□ 正常活动	□ 冲洗期卧床休息，保护管路 □ 双下肢活动

日期	住院第 2 天（术后第 1 天）	住院第 3 天（术后第 2 天，出院日）
医患配合	□ 有任何不适请告知医师 □ 配合会阴擦洗	□ 接受出院前指导 □ 知道复查程序 □ 获取出院诊断书
护患配合	□ 配合定时测量生命体征，每日询问排便 □ 配合询问出入量 □ 接受输液、服药等治疗 □ 接受进食、进水、排便等生活护理 □ 配合活动，避免下肢深静脉血栓 □ 注意活动安全，避免坠床或跌倒 □ 配合执行探视及陪伴	□ 接受出院宣教 □ 办理出院手续 □ 获取出院带药 □ 知道服药方法、作用、注意事项 □ 若带导尿管出院，知道相关护理方法 □ 知道复印病历方法
饮食	□ 根据医嘱，正常饮食	□ 根据医嘱，正常饮食
排泄	□ 保留尿管	□ 保留尿管-正常排尿、便
活动	□ 下床活动 □ 注意保护尿管	□ 正常适度活动，避免疲劳

附：原表单（2016 年版）

腺性膀胱炎临床路径表单

适用对象：第一诊断为腺性膀胱炎（ICD-10：N30.809）
行经尿道膀胱病损电切术（ICD-9-CM-3：57.49001）

患者姓名：	性别：　　年龄：　　门诊号：	住院号：
住院日期：　　年　月　日	出院日期：　　年　月　日	标准住院日：≤2 天

日期	住院前（门诊）	住院第 1 天（手术日）	住院第 2 天（术后第 1 天）
主要诊疗工作	□ 开术前化验 □ 开术前检查 □ 开住院单 □ 通知住院处 □ 通知病房	□ 问病史，体格检查 □ 完成病历及上级医师查房 □ 完成医嘱 □ 补录门诊术前各项检查医嘱 □ 向患者及家属交代围术期注意事项 □ 签署手术知情同意书 □ 术前预防使用抗菌药物 □ 手术 □ 酌情术后 24 小时内膀胱灌注化疗 □ 术后酌情应用止血药物 □ 术后向患者及家属交代病情及注意事项 □ 完成术后病程记录及手术记录	□ 观察病情 □ 复查相关化验 □ 上级医师查房 □ 完成病程记录 □ 嘱患者下地活动 □ 观察导尿管引流尿液情况
重点医嘱	□ 血型、血常规、尿常规 □ 生化全项 □ 离子测试 □ 感染性疾病筛查，凝血功能 □ X 线胸片，心电图 □ 膀胱镜、病理	**长期医嘱** □ 泌尿外科疾病护理常规 □ 三级护理 □ 饮食 ◎普食 □ 经尿道膀胱黏膜电灼术术后护理常规 □ 一级~二级护理 □ 6 小时后恢复术前饮食 □ 酌情给予膀胱持续或间断冲洗 **临时医嘱** □ 血型、血常规、尿常规 □ 生化全项 □ 离子测试 □ 感染性疾病筛查，凝血功能 □ X 线胸片，心电图 □ 膀胱镜、病理 □ 手术医嘱 □ 酌情术后 24 小时内膀胱灌注化疗 □ 准备术前预防用抗菌药物 □ 输液 □ 准备术中用三腔导尿管 □ 术后必要时应用抑制膀胱痉挛药物	**长期医嘱** □ 二级护理 □ 酌情停止膀胱持续冲洗 □ 酌情拔除导尿管 **临时医嘱** □ 尿常规 □ 酌情复查相关化验、检查

续　表

日期	住院前（门诊）	住院第1天（手术日）	住院第2天（术后第1天）
主要护理工作		□ 入院介绍 □ 术前相关检查指导 □ 术前常规准备及注意事项 □ 麻醉后注意事项 □ 术后导尿管护理 □ 术后膀胱冲洗观察、指导 □ 术后饮食饮水注意事项 □ 术后活动指导	□ 术后导尿管护理 □ 术后膀胱冲洗观察 □ 术后饮食饮水注意事项 □ 术后膀胱痉挛护理指导 □ 遵医嘱定期复查 □ 拔除导尿管后排尿问题护理指导
病情变异记录	□ 无　□ 有，原因： 1. 2.	□ 无　□ 有，原因： 1. 2.	□ 无　□ 有，原因： 1. 2.
护士签名			
医师签名			

日期	住院第3天（术后第2天，出院日）	出院第1天（术后第3天）
主要诊疗工作	□ 观察病情 □ 上级医师查房 □ 完成病程记录 □ 观察导尿管引流尿液情况 □ 向患者及家属交代出院后注意事项 □ 酌情拔除导尿管或嘱患者返院拔除导尿管 □ 完成出院病程记录 □ 出院 □ 定期复查	□ 术后护士电话随访 □ 医生手机开机
重点医嘱	**长期医嘱** □ 二级护理 □ 酌情拔除导尿管 □ 或嘱患者返院拔除导尿管 **临时医嘱** **出院医嘱** □ 今日出院	
主要护理工作	□ 术后导尿管护理 □ 术后膀胱冲洗观察 □ 术后饮食饮水注意事项 □ 术后膀胱痉挛护理指导 □ 拔除导尿管后排尿问题护理指导 □ 拔除导尿管后排尿观察 □ 指导介绍出院手续 □ 遵医嘱定期复查 □ 膀胱灌注注意事项	
病情变异记录	□ 无 □ 有，原因： 1. 2.	
护士签名		
医师签名		

第二十一章

膀胱肿瘤——经尿道膀胱肿瘤电切术临床路径释义

一、膀胱肿瘤——经尿道膀胱肿瘤电切术编码

1. 原编码：

疾病名称及编码：膀胱肿瘤（ICD-10：C67，C79.1，D09.0，D30.3，D41.4）

手术操作名称及编码：经尿道膀胱肿瘤电切术（TURBT）（ICD-9-CM-3：57.4901）

2. 修改名称：

疾病名称及编码：膀胱恶性肿瘤（ICD-10：C67.0-C67.9）

　　　　　　　　继发性膀胱恶性肿瘤（ICD-10：C79.101）

　　　　　　　　膀胱原位癌（ICD-10：D09.0）

　　　　　　　　膀胱良性肿瘤（ICD-10：D30.3）

　　　　　　　　膀胱性质未定或动态未知肿瘤（ICD-10：D41.4）

手术操作及编码：经尿道膀胱肿瘤电切术（TURBT）（ICD-9-CM-3：57.4901）

二、临床路径检索方法

（C67.0-C67.9/C79.101/D09.0/D30.3/D41.4）伴 57.4901

三、膀胱肿瘤——经尿道膀胱肿瘤电切术临床路径标准住院流程

（一）适用对象

第一诊断为膀胱肿瘤（ICD-10：C67，C79.1，D09.0，D30.3，D41.4）。

行经尿道膀胱肿瘤电切术（TURBT）（ICD-9-CM-3：57.4901）。

> **释义**
>
> ■ 本路径适用第一诊断为膀胱肿瘤的患者，包含膀胱的原发性肿瘤和继发性肿瘤，可分为良性肿瘤和恶性肿瘤。膀胱肿瘤按来源可分为来源于上皮组织的肿瘤和来源于非上皮组织即间叶组织的肿瘤。上皮组织来源的良性膀胱肿瘤包括尿路上皮增生/不典型增生、乳头状瘤、息肉和腺瘤等。恶性肿瘤包括尿路上皮癌、鳞状细胞癌和腺细胞癌，还有较少见的小细胞癌、混合型癌、癌肉瘤及转移性癌。其中膀胱尿路上皮癌最为常见，占膀胱癌的90%以上。膀胱非上皮组织性肿瘤主要来源于肌肉、血管、淋巴、神经组织等。其中良性肿瘤包括平滑肌瘤、海绵状血管瘤、纤维瘤、嗜铬细胞瘤、脂肪瘤等。恶性肿瘤包括膀胱平滑肌肉瘤、恶性淋巴瘤、横纹肌肉瘤、恶性外周神经鞘瘤，黑色素瘤、纤维肉瘤等。
>
> ■ 本路径仅针对经尿道膀胱肿瘤电切手术（TURBT）为主要治疗手段的病例，包括第一次膀胱肿瘤电切可能不彻底，需要行膀胱肿瘤二次电切的病例。不包括术前影像学结果提示膀胱肿瘤浸润肌层，仅行经尿道膀胱肿瘤诊断性电切，术后再进行膀胱根治性切除、动脉化疗等病例。经尿道膀胱肿瘤切除的手段除传统的单极电切、双极等离子电切外，还可包括经尿道膀胱肿瘤激光切除术等。

（二）诊断依据

根据《中国泌尿外科疾病诊断治疗指南》（中华医学会泌尿外科学分会编著，人民卫生出版社，2007）。

1. 病史。
2. 体格检查。
3. 实验室检查、影像学检查及（或）内镜检查。

> **释义**
>
> ■病史：膀胱恶性肿瘤的临床表现多以血尿为主要表现，最典型的症状是间断无痛全程肉眼血尿，但也可表现为镜下血尿；其他症状还可表现为尿频、尿急、尿痛等膀胱刺激征，盆腔疼痛；其他症状还包括输尿管梗阻引起腰肋部疼痛、下肢水肿，肿瘤致膀胱出口梗阻引起排尿困难、尿潴留等，部分患者无任何症状，因检查其他疾病或体检时偶然发现。膀胱良性肿瘤多无明显临床表现，但也可有上述症状。
>
> ■需要仔细询问家族史、接触高危因素（如吸烟史、染料接触史）等。
>
> ■体格检查包括腹部触诊、直肠指诊、经阴道双合诊等，触及盆腔包块多为膀胱肿瘤局部进展的表现，体格检查在早期膀胱肿瘤中的诊断价值有限。
>
> ■实验室检查应有尿脱落细胞学检查，有条件的单位可开展尿液FISH检查及尿膀胱肿瘤标志物，如BTAstat、BTAtrak、FDP、ImmunoCyt等。对于术前有膀胱镜检及病理活检报告证实为膀胱肿瘤者，可酌情省略尿脱落细胞学及尿FISH等检查。
>
> ■影像检查包括泌尿系B超、静脉泌尿系造影、盆腔CT或MRI，MRI检查膀胱时，T_2加权像尿液呈高信号，正常逼尿肌呈低信号，而大多数膀胱肿瘤为中等信号。低信号的逼尿肌出现中断现象提示肌层浸润。因此，MRI有助于肿瘤分期，在分期方面，MRI优于CT。若肿瘤较大、多发或有上尿路积水存在，则需要酌情行CTU、MRU检查，如除外合并有上尿路肿瘤者，也可进入此路径。
>
> ■膀胱镜检查和病理活检是诊断膀胱癌的金标准。膀胱镜检查可以明确膀胱肿瘤的部位、大小、数目、形态等，同时可以对膀胱肿瘤和可疑病变进行活检以明确病理诊断。如有条件，可行软性膀胱镜检查、荧光膀胱镜检和窄谱光成像（NBI）膀胱镜检。术前若影像学提示膀胱肿瘤为单发、较小肿瘤或患者无法耐受局麻下膀胱镜检查者，可酌情于术前省略膀胱镜检查，直接行诊断性TURBT术。

（三）选择治疗方案的依据

根据《中国泌尿外科疾病诊断治疗指南》（中华医学会泌尿外科学分会编著，人民卫生出版社，2007）。

1. 适合经尿道膀胱肿瘤电切术（TURBT）。
2. 能够耐受手术。

> **释义**
>
> ■本路径适合根据术前CT/MRI等影像学检查及膀胱镜检查结果，估计膀胱肿瘤未浸润肌层，可通过TURBT术彻底切除肿瘤的患者。同时患者无严重心肺功能障碍、无严重凝血功能异常等疾病，可以耐受手术。随着外科手术技术和医疗器械的

发展，经尿道膀胱肿瘤电切术的治疗方法不断发展变化。各单位应根据自身条件及患者病变特点，合理选择常规单极电切手术、双极等离子电切除手术、经尿道膀胱肿瘤激光切除手术等安全、有效的治疗。有条件的单位可开展荧光引导下或 NBI 引导下的经尿道膀胱肿瘤切除术，有利于提高膀胱肿瘤的检出率。

（四）标准住院日

≤8 天。

释义

■ 标准住院日是推荐的最低要求，提倡缩短住院日。患者入院后，术前准备 1~3 天，在第 2~4 天实施手术，术后恢复 3~5 天出院，平均住院日应在 5~8 天。

（五）进入路径标准

1. 第一诊断必须符合 ICD-10：C67，C79.1，D09.0，D30.3，D41.4 膀胱肿瘤疾病编码。
2. 当患者合并其他疾病诊断，但住院期间无需特殊处理也不影响第一诊断临床路径实施时，可以进入路径。

释义

■ 进入本路径患者的第一诊断必须为膀胱肿瘤，至少需有泌尿系 B 超、盆腔 CT 或 MRI、膀胱镜检查之一，结果支持膀胱肿瘤诊断的患者才可进入本路径。初发或复发均可，二次电切也适合本路径。需术前评估膀胱肿瘤未浸润肌层，可通过单次或二次 TURBT 术切除干净的患者方可进入路径。如术前评估肿瘤已浸润肌层，膀胱肿瘤电切仅为诊断性，术后需行根治性膀胱切除或动脉介入化疗等后续治疗的患者不适合进入本路径。

■ 入院后常规检查发现以往没有发现的其他疾病或既往患有基础疾病，如高血压病、冠状动脉粥样硬化性心脏病、心律失常、糖尿病、慢性肝炎、慢性肾功能不全和泌尿系感染等，经系统评估，住院期间不需特殊治疗或仅需药物维持治疗者，不影响膀胱肿瘤路径实施时可进入路径。

（六）术前准备（术前评估）

≤3 天。

必需检查的项目：

1. 血常规、尿常规。
2. 电解质、肝肾功能、血型、凝血功能。
3. 感染性疾病筛查（乙型肝炎、丙型肝炎、艾滋病、梅毒等）。
4. X 线胸片、心电图。

释义

　　■上述前三项项目及心电图是术前的基本检查项目，如检查结果异常或与临床判断不符，必要时可增加检查频次。

　　■根据术前检查资料完善程度，入院后可完善泌尿系B超、静脉泌尿系造影、盆腔CT平扫加增强或MRI平扫加增强、尿脱落细胞学、尿FISH及膀胱镜检查。以确定膀胱肿瘤的诊断和评估膀胱肿瘤分期，进一步明确患者适合进入本路径。建议上述术前检查尽量在门诊完成。

　　■若膀胱肿瘤较大（≥3cm），或肿瘤多发，或为复发患者，临床怀疑有远处转移的可能性时，可行胸部CT检查以尽早发现肺转移灶，同时应行腹部B超检查，明确肝脏有无转移。行胸部CT检查的患者可不必再行X线胸片检查。当膀胱肿瘤多发，或B超发现有上尿路积水者，可行IVU或CTU/MRU检查，以明确上尿路有无肿瘤。

　　■当患者为高龄，活动能力差时，术前可行肺功能和心脏彩超检查以评估患者心肺功能能否耐受手术。

（七）预防性抗菌药物选择与使用时机

按照《抗菌药物临床应用指导原则》（卫医发〔2004〕285号）执行，并结合患者的病情决定抗菌药物的选择与使用时间。

释义

　　■按照《抗菌药物临床应用指导原则》，抗菌药品种可选用喹诺酮类或一、二代头孢类抗菌药物。

　　■抗菌药物可于术前30分钟至1小时预防使用1次。

（八）手术日

入院后≤3天。
1. 麻醉方式　腰麻或硬膜外麻醉或全身麻醉。
2. 手术方式　经尿道膀胱肿瘤电切术（TURBT）。
3. 术中用药　麻醉用药，必要时用抗菌药物。
4. 输血　必要时。

释义

　　■手术方式可根据所在医院的具体情况选用不同的手术器械，如选择常规单极电切手术、双极等离子电切手术、经尿道膀胱肿瘤激光切除手术、荧光电切镜或NBI电切镜引导下的TURBT术等安全、有效的治疗。

　　■对手术时间较长，超过3小时的患者术中可加用1次抗菌药物。必要时可选用止血药，如注射用尖吻蝮蛇血凝酶等。如术前患者血红蛋白<80g/L或术中出血量评估≥400ml，可酌情予以输血。

（九）术后住院恢复

≤5 天。

1. 必须复查的检查项目　血常规、尿常规；根据患者病情变化可选择相应的检查项目。

2. 术后抗菌药物应用　按照《抗菌药物临床应用指导原则》（卫医发〔2004〕285 号）执行。

> **释义**
>
> ■ 手术后当天或第 2 天早晨应复查血常规和尿常规。若存在手术时间较长、手术创面较大以及术后膀胱冲洗液较红等情况时，术后可根据病情选择行肝功能、肾功能、电解质等检查，必要时可增加检查频次。术后患者病情变化，可酌情选择相应的检查项目。
>
> ■ 可参照Ⅱ类切口术后抗菌药物应用原则实施，术后预防性抗菌药物使用时间为 24~48 小时。
>
> ■ 临床诊断膀胱癌患者，术后 24 小时内可根据术中情况予以膀胱即刻灌注化疗 1 次。对于中高危非肌层浸润性膀胱癌的患者，可在术后维持灌注方案中选择卡介苗，诱导非特异性免疫反应，增强抗肿瘤活性，降低肿瘤进展及复发风险。红色诺卡氏菌细胞壁骨架（N-CWS）可增强 NK 及巨噬细胞免疫活性，改善患者的生活质量和体质状态。
>
> ■ 根据术中情况酌情选择术后是否需要行膀胱冲洗，一般手术当日进行膀胱冲洗，若术后第 2 天膀胱冲洗液较清亮即予停止膀胱冲洗。
>
> ■ 术后当天由于麻醉禁食等，可予静脉输液营养支持，如静脉输注葡萄糖等。若患者出现膀胱痉挛、膀胱区疼痛等，可予 M 受体阻滞剂、解痉剂及镇痛剂等治疗。

（十）出院标准

1. 一般情况良好。

2. 拔除尿管。

> **释义**
>
> ■ 术后 3~5 天，患者尿管引流清亮，无明血尿，可予拔除尿管。若拔除尿管后，患者可自行排尿，且无明显肉眼血尿，可予出院。

（十一）变异及原因分析

1. 术中、术后出现并发症，需要进一步诊治，导致住院时间延长、费用增加。

2. 电切手术效果不满意，需进一步治疗（如膀胱全切、动脉化疗等）。

3. 术后原伴随疾病控制不佳，需请相关科室会诊，进一步诊治。

4. 住院后出现其他内、外科疾病需进一步明确诊断，可进入其他路径。

> **释义**
>
> ■ 术中如出现膀胱穿孔或可疑膀胱穿孔，需要延长导尿管拔除时间，或合并尿路感染需抗感染治疗，从而延长住院时间、增加住院费用，属轻微变异。

■严重变异导致患者退出此路径的情况有：①术中出现膀胱穿孔、严重出血、周围器官损伤等并发症，需要行开放手术（或腹腔镜手术）治疗的患者；②电切手术效果不理想，发现肿瘤多发无法完全切除，术后病理证实为T2期以上肿瘤或高级别肿瘤（G3），肿瘤基底部有肿瘤残留者，需要进一步治疗，如膀胱根治性切除、动脉化疗等；③术中因患者无法耐受手术（如严重药物过敏、严重麻醉意外、严重心血管意外、难以纠正的心律失常、脑血管意外、严重呼吸功能障碍等），需要中止手术或放弃手术的情况；④术后继发出血，需要进一步手术止血；⑤术后继发感染（如急性附睾炎、肺部感染等），需要进一步治疗的；⑥患者合并前列腺增生等尿道梗阻性疾病，拔除导尿管后无法自行排尿，可退出此临床路径继续住院治疗，或根据临床情况，患者带导尿管出院后门诊进一步治疗，此种情况可仍归属此路径内；⑦术后原伴发疾病控制不佳，如高血压并心功能不全，术后加重出现心力衰竭，需要请心血管科会诊，甚至转科治疗，需要退出路径。

■患者入选路径后，医师在检查及治疗过程中发现患者合并存在一些事前未预知的其他内、外科疾病，如发现合并其他系统肿瘤等，需要进一步检查明确诊断或进一步治疗，对本路径治疗可能产生影响，需要退出本路径或者是延长治疗时间、增加检查治疗费用等导致本路径变异。医师需在表单中明确说明。

■因患者方面的主观原因导致执行路径出现变异，如患者要求推迟手术时间或拒绝早期出院，要求延长住院时间的，也需要医师在表单中予以说明。

四、膀胱肿瘤——经尿道膀胱肿瘤电切术临床路径给药方案

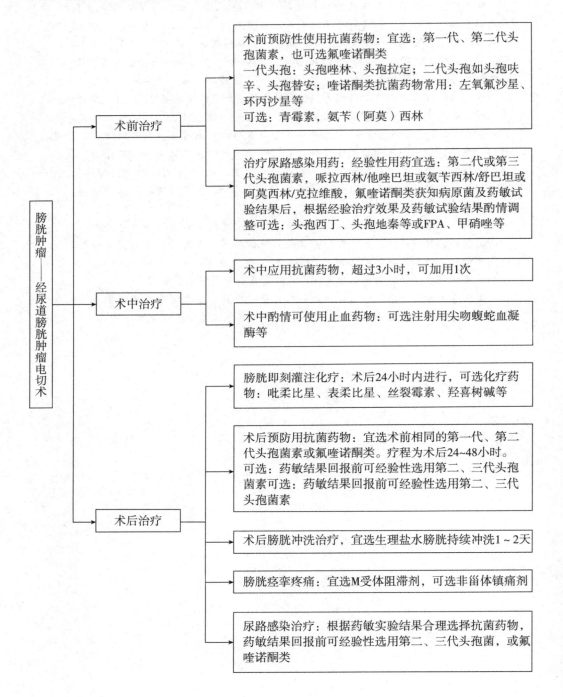

术前治疗 → 术前预防性使用抗菌药物：宜选：第一代、第二代头孢菌素，也可选氟喹诺酮类
一代头孢：头孢唑林、头孢拉定；二代头孢如头孢呋辛、头孢替安；喹诺酮类抗菌药物常用：左氧氟沙星、环丙沙星等
可选：青霉素，氨苄（阿莫）西林

治疗尿路感染用药：经验性用药宜选：第二代或第三代头孢菌素，哌拉西林/他唑巴坦或氨苄西林/舒巴坦或阿莫西林/克拉维酸，氟喹诺酮类获知病原菌及药敏试验结果后，根据经验治疗效果及药敏试验结果酌情调整可选：头孢西丁、头孢地秦等或FPA、甲硝唑等

术中治疗

术中应用抗菌药物，超过3小时，可加用1次

术中酌情可使用止血药物：可选注射用尖吻蝮蛇血凝酶等

术后治疗

膀胱即刻灌注化疗：术后24小时内进行，可选化疗药物：吡柔比星、表柔比星、丝裂霉素、羟喜树碱等

术后预防用抗菌药物：宜选术前相同的第一代、第二代头孢菌素或氟喹诺酮类。疗程为术后24~48小时。可选：药敏结果回报前可经验性选用第二、三代头孢菌素可选：药敏结果回报前可经验性选用第二、三代头孢菌素

术后膀胱冲洗治疗，宜选生理盐水膀胱持续冲洗1～2天

膀胱痉挛疼痛：宜选M受体阻滞剂，可选非甾体镇痛剂

尿路感染治疗：根据药敏实验结果合理选择抗菌药物，药敏结果回报前可经验性选用第二、三代头孢菌，或氟喹诺酮类

膀胱肿瘤——经尿道膀胱肿瘤电切术

【用药选择】

1. 膀胱经尿道癌手术属清洁-污染手术，术前预防性使用抗菌药物应在术前半小时至 1 小时静脉滴注给药。可选择第一代或第二代头孢菌素或氟喹诺酮类抗菌药物及磷霉素氨丁三醇散等。

2. 术后预防性使用抗菌药物仅限于术后 24~48 小时内。可选择第一代或第二代头孢菌素或氟喹诺酮类抗菌药物及磷霉素氨丁三醇散等。

3. 术后出现感染征象需使用抗菌药物时，在经验性用药的同时应尽快完成药敏实验，依据药敏实验结果选择合理抗菌药物使用。经验性用药可选择第二代或第三代头孢菌素类抗抗菌药物或喹诺酮类抗菌药物及磷霉素氨丁三醇散等。

4. 膀胱癌术后 24 小时内即刻灌注 1 次，药物可选吡柔比星、表柔比星、丝裂霉素或羟喜树碱等化疗药物。术后维持灌注药物可选卡介苗、吡柔比星、表柔比星、丝裂霉素等。

5. 术后膀胱痉挛疼痛治疗可选用 M 受体阻滞剂或非甾体镇痛剂。

【药学提示】

1. 头孢菌素类抗菌药物使用期间严禁饮酒，以免发生双硫仑样反应。

2. 头孢菌素类抗菌药物多数经肾脏排泄，中度以上肾功能不全患者应根据肾功能适当调整剂量；中度以上肝功能减退时，头孢哌酮、头孢曲松可能需要调整剂量。

3. 喹诺酮类大部分以原形经肾脏排泄，在体内代谢甚少，故肾功能不全者应根据肌酐清除率减量或延长给药时间。

4. 灌注化疗药物期间注意观察化疗药物的不良反应。

5. 老年男性患者应用 M 受体阻滞剂时，需重点关注 M 受体拮抗剂影响胃肠功能的不良反应。对于有膀胱出口梗阻的患者（如合并前列腺增生患者），需谨慎应用 M 受体拮抗剂，或联用 α 受体阻滞剂，以减少拔尿管后的尿潴留风险。

【注意事项】

1. 部分头孢菌素类抗菌药物在使用前必须皮试，皮试阴性者方可使用。喹诺酮类禁用于 18 岁以下青少年和儿童。

2. 对于术中有膀胱穿孔或可疑穿孔的患者，应避免术后即刻膀胱灌注化疗。

3. 术后即刻膀胱灌注治疗禁用卡介苗等免疫制剂。

五、推荐表单

(一) 医师表单

膀胱肿瘤——经尿道膀胱肿瘤电切术临床路径医师表单

适用对象：第一诊断为膀胱恶性肿瘤（ICD-10：C67.0-C67.9）/继发性膀胱恶性肿瘤（ICD-10：C79.101）/膀胱原位癌（ICD-10：D09.0）/膀胱良性肿瘤（ICD-10：D30.3）/膀胱性质未定或动态未知肿瘤（ICD-10：D41.4）

行经尿道膀胱肿瘤电切术（TURBT）（ICD-9-CM-3：57.4901）

患者姓名：		性别： 年龄： 门诊号：	住院号：
住院日期： 年 月 日		出院日期： 年 月 日	标准住院日：≤8 天

时间	住院第 1~2 天	住院第 3 天 （手术日）	住院第 4~5 天 （术后第 1~2 天）
主要诊疗工作	□ 询问病史，体格检查 □ 完成病历及上级医师查房 □ 完成医嘱 □ 向患者及家属交代围术期注意事项 □ 签署手术知情同意书	□ 术前预防使用抗菌药物 □ 实施手术 □ 术后标本送病理 □ 术后向患者及家属交代病情及注意事项 □ 完成术后病程记录及手术记录	□ 观察病情 □ 上级医师查房 □ 完成病程记录 □ 嘱患者下地活动，预防下肢静脉血栓 □ 嘱患者多饮水
重点医嘱	**长期医嘱** □ 泌尿外科疾病护理常规 □ 三级护理 □ 饮食 ◎普食 ◎糖尿病饮食 ◎其他 □ 基础用药（糖尿病、心脑血管疾病等） **临时医嘱** □ 血常规、尿常规 □ 肝肾功能、电解质、凝血功能、血型 □ 感染性疾病筛查 □ X 线胸片、心电图 □ 其他可选检查 IVU、CT、MRI 等 □ 手术医嘱 □ 准备术前预防用抗菌药物	**长期医嘱** □ TURBT 术后护理常规 □ 一级护理 □ 6 小时后恢复术前饮食 □ 6 小时后恢复基础用药 □ 尿管接无菌生理盐水冲洗 □ 静脉使用抗菌药物 □ 必要时使用抑制膀胱痉挛药 □ 必要时使用抑酸剂 **临时医嘱** □ 输液 □ 酌情 24 小时内膀胱灌注化疗药物 □ 酌情使用止血药	**长期医嘱** □ 二级护理 □ 停冲洗 □ 静脉使用抗菌药物 □ 必要时使用抑制膀胱痉挛药 **临时医嘱** □ 输液 □ 酌情使用止血药 □ 必要时使用抑酸剂 □ 酌情拔尿管 □ 复查血常规、尿常规
病情变异记录	□ 无 □ 有，原因： 1. 2.	□ 无 □ 有，原因： 1. 2.	□ 无 □ 有，原因： 1. 2.
医师签名			

时间	住院第 6~7 天（术后第 3~4 天）	住院第 8 天（出院日）
主要诊疗工作	□ 观察病情 □ 上级医师查房 □ 观察排尿情况 □ 完成病程记录	□ 观察病情 □ 观察排尿情况 □ 上级医师查房 □ 出院 □ 向患者及家属交代出院后注意事项 □ 完成出院病程记录 □ 病理结果告知患者 □ 出院后膀胱灌注 □ 定期复查
重点医嘱	**长期医嘱** □ 口服抗菌药物（必要时） □ 必要时继续使用抑制膀胱痉挛药 **临时医嘱** □ 酌情拔尿管 □ 酌情可出院	**出院医嘱** □ 今日出院 □ 出院带药：抗菌药物（必要时）、抑制膀胱痉挛药（必要时）、基础药
病情变异记录	□ 无　□ 有，原因： 1. 2.	□ 无　□ 有，原因： 1. 2.
医师签名		

(二) 护士表单

膀胱肿瘤——经尿道膀胱肿瘤电切术临床路径护士表单

适用对象：第一诊断为膀胱恶性肿瘤（ICD-10：C67.0-C67.9）/继发性膀胱恶性肿瘤
（ICD-10：C79.101）/膀胱原位癌（ICD-10：D09.0）/膀胱良性肿瘤（ICD-
10：D30.3）/膀胱性质未定或动态未知肿瘤（ICD-10：D41.4）
行经尿道膀胱肿瘤电切术（TURBT）（ICD-9-CM-3：57.4901）

患者姓名：	性别： 年龄： 门诊号：	住院号：
住院日期： 年 月 日	出院日期： 年 月 日	标准住院日：≤8 天

时间	住院第 1~2 天	住院第 3 天（手术当天）	住院第 4~5 天（术后 1~2）
健康宣教	□ 入院宣教 □ 介绍主管医师、护士 □ 介绍环境、设施 □ 介绍住院权利、义务、制度 □ 术前宣教 □ 宣教疾病知识、术前准备及手术过程 □ 告知准备物品、沐浴 □ 告知术后饮食、活动及探视注意事项 □ 告知术后可能出现的情况及应对方式 □ 主管护士与患者沟通，了解并指导心理应对 □ 告知家属等候区位置 □ 检查宣教	□ 术后当日宣教 □ 告知监护设备、管路功能及注意事项 □ 告知膀胱冲洗注意事项 □ 告知膀胱痉挛的处理方法 □ 告知饮食、体位要求 □ 告知疼痛注意事项 □ 告知术后可能出现情况的应对方式 □ 给予患者及家属心理支持 □ 再次明确探视陪伴须知	□ 术后宣教 □ 大量饮水的必要性 □ 饮食、活动指导 □ 复查患者对术前宣内容的掌握程度 □ 疾病恢复期注意事项 □ 导尿管留置注意事项 □ 下床活动注意事项 □ 膀胱灌注注意事项
护理处置	□ 核对患者，佩戴腕带 □ 建立入院护理病历 □ 卫生处置：剪指（趾）甲、沐浴，更换病号服 □ 协助医师完成术前检查化验 □ 术前准备 □ 皮试 □ 备皮 □ 禁食、禁水	□ 送手术 □ 确认特殊口服药的服用（如高血压、心脏病、抗癫痫药物等） □ 摘除患者各种活动物品 □ 核对患者资料及带药 □ 填写手术交接单，签字确认 □ 接手术 □ 核对患者及资料，签字确认 □ 出现膀胱痉挛对症处理 □ 观察尿液颜色、性质、量 □ 留置导尿管护理 □ 观察冲洗情况及冲出液颜色、性质、量	□ 遵医嘱完成相关检查 □ 观察尿液颜色、性质、量 □ 观察冲洗情况及冲出液颜色、性质、量 □ 出现膀胱痉挛对症处理 □ 留置导尿管护理
基础护理	□ 三级护理 □ 晨晚间护理 □ 患者安全管理	□ 一级护理 □ 活动护理：协助床上活动 □ 术后饮食指导 □ 排泄护理 □ 患者安全管理	□ 二级护理 □ 晨晚间护理 □ 会阴擦洗 □ 协助床旁活动 □ 排泄护理 □ 患者安全管理

续 表

时间	住院第 1~2 天	住院第 3 天（手术当天）	住院第 4~5 天（术后 1~2）
专科护理	□ 护理查体 □ 病情观察，尿液色、质、量 □ 填写跌倒及压疮防范表 □ 填写疼痛评估表 □ 需要时，请家属陪伴 □ 遵医嘱完成相关检查 □ 心理护理	□ 病情观察，写护理记录 □ 观察生命体征、皮肤情况、尿液色、质、量，膀胱冲洗情况、评估疼痛是否有膀胱痉挛症状 □ 根据病情重新评估跌倒及压疮评估表 □ 遵医嘱予抗感染、止血静脉补液治疗 □ 心理护理	□ 病情观察 □ 观察饮水量，需要时记录尿量及尿液颜色、性质、量 □ 遵医嘱予抗感染止血治疗 □ 疼痛评估，膀胱痉挛时，联系主管医师给予相关用药 □ 心理护理
病情变异记录	□ 无 □ 有，原因： 1. 2.	□ 无 □ 有，原因： 1. 2.	□ 无 □ 有，原因： 1. 2.
护士签名			

时间	住院第 6~7 天（术后第 3~4 天）	住院第 8 天（术后第 5 天）
健康宣教	□ 术后宣教 □ 药物作用及频率 □ 饮食、活动指导 □ 疾病恢复期注意事项 □ 拔导尿管后注意事项	□ 出院宣教 □ 复查膀胱镜时间 □ 用药指导 □ 活动休息 □ 饮食指导 □ 指导办理出院手续 □ 出院后膀胱灌注方案及注意事项
护理处置	□ 遵医嘱完成相关检查 □ 观察拔导尿管后排尿情况	□ 办理出院手续 □ 书写出院小结
基础护理	□ 三级护理 □ 晨晚间护理 □ 会阴擦洗 □ 饮食、饮水护理 □ 排泄护理 □ 患者安全管理	□ 三级护理 □ 晨间护理 □ 患者安全管理
专科护理	□ 病情观察 □ 饮水效果 □ 需要时记录尿量，观察尿液颜色、性质、量 □ 遵医嘱予抗感染止血治疗 □ 需要时，联系主管医师给予相关治疗及用药 □ 心理护理	□ 病情观察 □ 拔除导尿管后排尿的情况 □ 心理护理
病情变异记录	□ 无　□ 有，原因： 1. 2.	□ 无　□ 有，原因： 1. 2.
护士签名		

（三）患者表单

膀胱肿瘤——经尿道膀胱肿瘤电切术临床路径患者表单

适用对象：第一诊断为膀胱恶性肿瘤（ICD-10：C67.0-C67.9）/继发性膀胱恶性肿瘤
（ICD-10：C79.101）/膀胱原位癌（ICD-10：D09.0）/膀胱良性肿瘤（ICD-
10：D30.3）/膀胱性质未定或动态未知肿瘤（ICD-10：D41.4）
行经尿道膀胱肿瘤电切术（TURBT）（ICD-9-CM-3：57.4901）

患者姓名：	性别：　　年龄：　　门诊号：	住院号：
住院日期：　　年　月　日	出院日期：　　年　月　日	标准住院日：≤8 天

时间	入院	手术前	手术当天
医患配合	□ 配合询问病史、收集资料，请务必详细告知既往史、用药史、过敏史 □ 如服用抗凝剂，请明确告知 □ 配合进行体格检查 □ 有任何不适请告知医师	□ 配合询问病史、收集资料，请务必详细告知既往史、用药史、过敏史 □ 如服用抗凝剂，请明确告知 □ 配合进行体格检查 □ 有任何不适请告知医师 □ 配合完善术前相关检查、化验，如采血、留尿、心电图、X 线胸片、B 超检查等 □ 医师与患者及家属介绍病情及手术谈话、术前签字 □ 麻醉师与患者进行术前访视	□ 有任何不适请告知医师
护患配合	□ 配合测量体温、脉搏、呼吸、血压、体重 1 次 □ 配合完成入院护理评估（简单询问病史、过敏史、用药史） □ 接受入院宣教（环境介绍、权利、义务、病室规定、订餐制度、贵重物品保管等） □ 有任何不适请告知护士	□ 配合测量体温、脉搏、呼吸、询问排便 1 次 □ 接受术前宣教 □ 接受皮试、备皮等术前准备 □ 自行沐浴，加强会阴部清洁 □ 准备好必要用物 □ 取下义齿、饰品等，贵重物品交家属保管	□ 清晨测量体温、脉搏、呼吸 □ 如手术时间较晚，请配合输液 □ 送手术室前，协助完成核对，带齐影像资料，脱去衣物，上手术车 □ 返回病房后，协助完成核对，配合过病床 □ 配合术后吸氧、监护仪监测、输液、膀胱冲洗 □ 配合采取平卧位 □ 配合缓解疼痛 □ 有任何不适请告知护士
饮食	□ 正常普食	□ 术前 12h 禁食、禁水	□ 术后禁食、禁水（按麻醉要求）
排泄	□ 正常排尿、便	□ 正常排尿、便	□ 保留导尿管
活动	□ 正常活动	□ 正常活动	□ 冲洗期卧床休息，保护管路 □ 双下肢活动

时间	手术后	出院
医患配合	□ 配合会阴擦洗 □ 配合拔除尿管	□ 接受出院前指导 □ 知道复查程序 □ 获取出院诊断书
护患配合	□ 配合定时测量生命体征、每日询问大便 □ 配合询问出入量 □ 接受输液、服药等治疗 □ 配合保留尿管 □ 接受进食、进水、排便等生活护理 □ 配合活动，避免下肢深静脉血栓 □ 注意活动安全，避免坠床或跌倒 □ 配合执行探视及陪伴	□ 接受出院宣教 □ 办理出院手续 □ 获取出院带药 □ 知道服药方法、作用、注意事项 □ 知道照顾伤口方法 □ 知道复印病历方法
饮食	□ 根据医嘱，由流食逐渐过渡到普食	□ 根据医嘱，正常普食
排泄	□ 保留尿管-正常排便 □ 避免便秘	□ 正常排尿、便 □ 避免便秘
活动	□ 下床活动 □ 注意保护尿管，勿牵拉、脱出等	□ 正常适度活动，避免疲劳

附：原表单（2009 年版）

膀胱肿瘤临床路径表单

适用对象：第一诊断为第一诊断膀胱肿瘤（ICD-10：C67/C79.1/D09.0/D30.3/D41.4）
行经尿道膀胱肿瘤电切术（TURBT）（ICD-9-CM-3：57.4901）

患者姓名：	性别：　　年龄：　　门诊号：	住院号：
住院日期：　　年　月　日	出院日期：　　年　月　日	标准住院日：≤8 天

时间	住院第 1~2 天	住院第 3 天（手术日）	住院第 4~5 天（术后第 1~2 天）
主要诊疗工作	□ 询问病史，体格检查 □ 完成病历及上级医师查房 □ 完成医嘱 □ 向患者及家属交代围术期注意事项 □ 签署手术知情同意书	□ 术前预防使用抗菌药物 □ 实施手术 □ 术后标本送病理 □ 术后向患者及家属交代病情及注意事项 □ 完成术后病程记录及手术记录	□ 观察病情 □ 上级医师查房 □ 完成病程记录 □ 嘱患者下地活动，预防下肢静脉血栓 □ 嘱患者多饮水
重点医嘱	**长期医嘱** □ 泌尿外科疾病护理常规 □ 三级护理 □ 饮食 ◎普食 ◎糖尿病饮食◎其他 □ 基础用药（糖尿病、心脑血管疾病等） **临时医嘱** □ 血常规、尿常规 □ 肝肾功能、电解质、凝血功能、血型 □ 感染性疾病筛查 □ X 线胸片、心电图 □ 手术医嘱 □ 准备术前预防用抗菌药物 □ 备术中使用三腔导尿管	**长期医嘱** □ TURBT 术后护理常规 □ 一级护理 □ 6 小时后恢复术前饮食 □ 6 小时后恢复基础用药 □ 尿管接无菌盐水冲洗 **临时医嘱** □ 输液 □ 静脉使用抗菌药物 □ 必要时使用抑制膀胱痉挛药 □ 必要时使用抑酸剂 □ 酌情 24 小时内膀胱灌注化疗药物 □ 酌情使用止血药	**长期医嘱** □ 二级护理 □ 停冲洗 **临时医嘱** □ 输液 □ 静脉使用抗菌药物 □ 必要时使用抑制膀胱痉挛药 □ 酌情使用止血药 □ 必要时使用抑酸剂 □ 酌情拔尿管
主要护理工作	□ 入院介绍 □ 术前相关检查指导 □ 术前常规准备及注意事项 □ 术后所带导尿管及膀胱冲洗指导	□ 麻醉后注意事项及膀胱冲洗观察 □ 术后导尿管护理 □ 术后饮食饮水注意事项 □ 术后活动指导	□ 术后引流管护理 □ 术后饮食饮水注意事项 □ 术后膀胱痉挛护理指导
病情变异记录	□ 无　□ 有，原因： 1. 2.	□ 无　□ 有，原因： 1. 2.	□ 无　□ 有，原因： 1. 2.
护士签名			
医师签名			

时间	住院第 6~7 天（术后第 3~4 天）	住院第 8 天（出院日）
主要诊疗工作	□ 观察病情 □ 上级医师查房 □ 观察排尿情况 □ 完成病程记录	□ 观察病情 □ 观察排尿情况 □ 上级医师查房 □ 出院（电切深度较浅的患者） □ 向患者及家属交代出院后注意事项 □ 完成出院病程记录 □ 病理结果告知患者 □ 出院后膀胱灌注 □ 定期复查
重点医嘱	**长期医嘱** □ 口服抗菌药物 □ 必要时使用抑制膀胱痉挛药 **临时医嘱** □ 酌情拔导尿管	**出院医嘱** □ 口服抗菌药物 □ 今日出院 □ 出院带药：膀胱灌注药、抗菌药物、抑制膀胱痉挛药（必要时）、基础药
主要护理工作	□ 拔管后排尿问题护理指导 □ 饮食饮水指导 □ 活动指导	□ 指导介绍出院手续 □ 出院用药指导 □ 拔管后排尿观察 □ 遵医嘱定期复查 □ 膀胱灌注注意事项
病情变异记录	□ 无　□ 有，原因： 1. 2.	□ 无　□ 有，原因： 1. 2.
护士签名		
医师签名		

第二十二章

良性前列腺增生——经尿道前列腺电切术临床路径释义

一、良性前列腺增生——经尿道前列腺电切术编码

1. 原编码：

疾病名称及编码：良性前列腺增生（ICD-10：N40）

手术操作及编码：经尿道前列腺电切术（TURP）（ICD-9-CM-3：60.2901）

2. 修改编码：

疾病名称及编码：良性前列腺增生（ICD-10：N40）

手术操作及编码：经尿道前列腺电切术（TURP）（ICD-9-CM-3：60.2902）

二、临床路径检索方法

N40 伴 60.2902

三、良性前列腺增生——经尿道前列腺电切术临床路径标准住院流程

（一）适用对象

第一诊断为良性前列腺增生（ICD-10：N40）。

行经尿道前列腺电切术（TURP）（ICD-9-CM-3：60.2901）。

> **释义**
>
> ■ 良性前列腺增生（benign prostatic hyperplasia，BPH）是引起中老年男性排尿障碍原因中最常见的一种良性病。主要表现为下尿路症状为主的临床症状、解剖学上的前列腺增大、组织学上前列腺间质和腺体成分的增生以及尿动力学上的膀胱出口梗阻。
>
> ■ 本路径适用对象为术前临床诊断为良性前列腺增生的患者，如果患者术前符合前列腺穿刺活检的指征则不适合本路径，应先行前列腺穿刺活检。前列腺穿刺活检未发现前列腺癌的患者仍可进入本路径。此类患者的术后病理诊断仍可能为前列腺癌或其他诊断。
>
> ■ 良性前列腺增生治疗手段多种多样，本路径针对的是经尿道前列腺电切术（TURP）。如果患者不适合 TURP，而需采用其他治疗方式如药物治疗、耻骨上前列腺摘除术、各种激光治疗以及经尿道微波治疗、前列腺支架等均不适合本路径。

（二）诊断依据

根据《中国泌尿外科疾病诊断治疗指南》（中华医学会泌尿外科学分会编著，人民卫生出版社，2007）。

1. 病史及 IPSS、QOL 评分。

2. 体格检查。

3. 实验室检查及影像学检查。

释义

■ 良性前列腺增生患者病史上主要表现为下尿路症状。病史询问过程中需要了解下尿路症状的特点、持续时间及其伴随症状，有无手术史、外伤史，既往性传播疾病、糖尿病、神经系统疾病等。这些情况的了解有利于对前列腺增生症状的严重程度进行初步评估，同时有利于前列腺增生与尿道外伤、尿道炎症等所致尿道狭窄以及神经源性膀胱的鉴别。国际前列腺症状评分（I-PSS）是目前国际公认的判断良性前列腺增生患者症状严重程度的最佳指标，对患者下尿路症状严重程度进行了量化的评价。I-PSS评分总分0~35分，其中轻度症状为0~7分，中度症状为8~19分，重度症状为20~35分。生活质量评分（QOL）总分0~6分，是了解患者对其目前下尿路症状水平伴随其一生的主观感受，其主要关心的是BPH患者受下尿路症状困扰的程度及是否能够忍受，因此又叫困扰评分。以上两种评分尽管不能完全概括下尿路症状对BPH患者生活质量的影响，但是它们提供了医师与患者之间交流的平台，能够使医师很好地了解患者的疾病状态。

■ 体格检查包括外生殖器检查、直肠指诊及局部神经系统检查。外生殖器检查需除外尿道外口狭窄或畸形所致的排尿障碍。直肠指诊非常重要，可以了解前列腺的大小、形态、质地、有无结节及压痛、中央沟是否变浅或消失以及肛门括约肌张力情况。对是否存在前列腺癌有参考意义。但对前列腺体积的判断不够精确，目前经腹超声或经直肠超声检查可以更精确描述前列腺的形态和体积。

■ 实验室及影像学检查主要包括尿常规、血清PSA、超声及尿流率检查。目的在于评估患者有无合并尿路感染、有无前列腺癌可能、了解前列腺的体积和形态等；最大尿流率可以初步判断梗阻的严重程度，说其"初步判断"是因为尿流率本身不能区分梗阻与逼尿肌收缩力减低，必要时可行尿动力学检查。根据初始评估的结果，部分患者可以选择性的进行排尿日记、血肌酐、静脉尿路造影、尿道造影、尿动力学及膀胱镜检查。排尿日记有利于区分夜尿次数增多的原因是否为夜间多尿或饮水过量，膀胱出口梗阻导致肾积水时可致肾功能不全；静脉尿路造影已少用，如果反复镜下或肉眼血尿时可行CTU；如果怀疑尿道狭窄可行尿道造影，如果怀疑膀胱或尿道内占位性病变应行膀胱尿道镜检查。

（三）选择治疗方案的依据

根据《中国泌尿外科疾病诊断治疗指南》（中华医学会泌尿外科学分会编著，人民卫生出版社，2007）。

1. 适合经尿道前列腺电切术（TURP）。
2. 能够耐受手术。

释义

■ 对于BPH患者，可以等待观察、药物治疗、手术治疗等，治疗方法的选择按照不同患者的病情、可能的治疗效果及并发症、患者的社会经济条件以及术者对治疗方法的掌握情况综合考虑。对于需要手术治疗者，目前TURP仍是良性前列腺增生治疗的金标准。主要适用于治疗前列腺体积在80ml以下的BPH患者，技术熟练的术者可适当放宽对前列腺体积的限制。前列腺体积过大、TURP手术时间延长，电切综合征的发生风险明显增加。另外需要输血的概率为 2%~5%，术后并发症的发生率：尿失禁 1%~2.2%，逆向射精 65%~70%，膀胱颈挛缩 4%，尿道狭窄 3.8%。这些情况患者和术者术前都需要了解，以选择合适的治疗。如果体积过大或术者 TURP 的经验不足，应选择开放手术，不应勉强进入本路径。也可根据实际情况选择其他治疗方式如各种激光治疗以及经尿道微波治疗、前列腺支架等。

■ 患者一般情况良好，无绝对手术禁忌证。TURP 虽然是微创手术，但是对心肺功能有较高的要求，特别是前列腺体积较大者。严重心肺功能不良、不稳定心绞痛、近期心肌梗死、脑血管意外以及其他情况，如肝肾功能不全、凝血功能障碍、下肢活动情况不能满足膀胱截石位等均为 TURP 的手术禁忌。

（四）标准住院日

≤10 天。

> **释义**
>
> ■ 良性前列腺增生患者住院后术前准备时间为 ≤3 天，术后 3~5 天出院。总住院时间不超过 10 天均符合临床路径要求。如果能够在入院前对预约时间长的检查，如心肺功能的评估在门诊完成，某些抗凝药物如阿司匹林等停止与替代在门诊提前实施，入院后其他术前检查与评估程序的合理优化，术中恰当的操作与彻底的、有效的止血均有利于减少住院日，从而达到路径要求的标准住院日。不过 10 天的标准住院日不是绝对的，如果没有其他原因，仅住院日超过 1~3 天不影响纳入本路径。

（五）进入路径标准

1. 第一诊断必须符合 ICD-10：N40 良性前列腺增生疾病编码。
2. 当患者同时具有其他疾病诊断，但在住院期间不需要特殊处理也不影响第一诊断的临床路径流程实施时，可以进入路径。

> **释义**
>
> ■ 适应证：具有中-重度 LUTS 并已明显影响生活质量的 BPH 患者，尤其是药物治疗效果不佳或拒绝接受药物治疗的患者。当 BPH 导致以下并发症时，建议采用手术治疗：①反复尿潴留（至少在一次拔管后不能排尿或两次尿潴留）；②反复血尿，药物治疗无效；③反复泌尿系感染；④膀胱结石；⑤继发性上尿路积水（伴或不伴肾功能损害）。BPH 患者合并腹股沟疝、严重的痔疮或脱肛，临床判断不能排除下尿路梗阻难以达到治疗效果者，伴有反复性尿路感染或渐进的膀胱功能障碍的膀胱憩室。■ 经入院常规检查发现以往所没有发现的疾病，而该疾病的可能对患者健康影响更为严重，或者该疾病可能影响手术实施、提高手术和麻醉风险、影响预后，则应优先考虑治疗该种疾病，暂不宜进入路径。例如高血压、糖尿病、心功能不全、肝肾功能不全及凝血功能障碍等。

■ 若既往患有上述疾病，经合理治疗后达到稳定，抑或目前尚需要持续用药，经评估无手术及麻醉禁忌，则可进入路径。但可能会增加医疗费用，延长住院时间。

（六）术前准备（术前评估）

≤3 天。

必需检查的项目：

1. 血常规、尿常规。
2. 电解质、肝肾功能、血型、凝血功能。
3. 感染性疾病筛查（乙型肝炎、丙型肝炎、艾滋病、梅毒等）。
4. X 线胸片、心电图。

> **释义**
>
> ■ 必查项目是确保手术治疗安全、有效开展的基础，在术前必须完成。根据实际情况进行血气分析、肺功能、心脏彩超。相关人员应认真分析检查结果，以便及时发现异常情况并采取对应处置。
>
> ■ 为缩短患者术前等待时间，检查项目可以在患者入院前于门诊完成。

（七）预防性抗菌药物选择与使用时机

按照《抗菌药物临床应用指导原则》（卫医发〔2004〕285 号）执行，并结合患者的病情决定抗菌药物的选择与使用时间。

> **释义**
>
> ■ TURP 手术是清洁-污染类手术，虽然是经尿道手术，没有体表切口，但腔内创面应属于Ⅱ类切口范畴。因此应适当预防性应用抗菌药物，通常选择青霉素类，或一代头孢菌素，或二代头孢菌素，或喹诺酮类抗菌药物。一般术前 30 分钟至 2 小时静脉输注。
>
> ■ BPH 术前尿路感染的发生率为 8%~24%，而对于术前合并尿路感染者，术前应控制感染。

（八）手术日

入院第≤3 天。

1. 麻醉方式　腰麻、硬膜外麻醉或全身麻醉。
2. 手术方式　经尿道前列腺电切术（TURP）。
3. 术中用药　麻醉用药，必要时用抗菌药物。
4. 输血　必要时。

> 释义
>
> ■ 本路径规定的 TURP 手术是在腰麻或硬膜外麻醉下进行，也可在全身麻醉下进行。不同麻醉方式术中出血量无显著性差异。但手术过程中除常规麻醉监测参数外，还须注意氧饱和度、心电、电解质等变化，了解有无 TUR 综合征。
>
> ■ 手术方式按本路径规定是 TURP，适合前列腺体积在 80ml 以下的 BPH 患者，若术者技术熟练，可适当放宽前列腺体积的限制。非 TURP 的其他治疗方式不包含在本路径中。
>
> ■ 对手术时间较长的患者，术中可加用一次抗菌药物。必要时可选用适当的止血药。手术是否输血依照术中出血量而定。TURP 输血概率为 2%~5%。

（九）术后住院恢复

≤7 天。

1. 必须复查的检查项目　血常规、尿常规；根据患者病情变化可选择相应的检查项目。
2. 术后抗菌药物应用　按照《抗菌药物临床应用指导原则》（卫医发〔2004〕285 号）执行。

> 释义
>
> ■ 术后根据出血情况持续膀胱冲洗 12~24 小时，及早下床活动。可根据患者恢复情况做必须复查的检查项目，并根据病情变化增加检查的频次和其他检查项目，而并不仅局限于路径中的项目，如电解质、肾功能等，了解有无稀释性低钠血症等，并及时纠正。如有心绞痛等主诉需查心电图、心肌酶谱等，如有下肢水肿、疼痛查下肢深静脉彩超等，明确有无下肢深静脉血栓形成，预防肺栓塞。
>
> ■ 术后可继续静脉应用抗菌药物，使用时间一般不超过 48 小时，合并尿路感染者，术后酌情延长用药时间（静脉或口服）。还可行尿道口的护理，如用苯扎溴铵溶液（0.10%）擦拭，以减少经导尿管逆行感染。

（十）出院标准

1. 一般情况良好。
2. 拔除导尿管后，排尿通畅。
3. 耻骨上造瘘口无漏尿。

> 释义
>
> ■ 主治医师应在患者出院前，通过复查的各项检查并结合患者全身恢复情况以及拔除导尿管后排尿状况决定患者是否能出院。膀胱造瘘管可根据膀胱功能状态、残余尿量、肾积水有无等，决定拔除与否及时机。

> ■ 患者拔除尿管后排尿通畅、无明显尿失禁或排尿困难者可按时出院。如果出现严重尿失禁或显著排尿困难甚至尿潴留以及严重血尿者应暂缓出院，予以适当处理。患者出院前应予适当健康教育并交代相关注意事项，特别需要注意迟发性出血可能，如果发生且严重，需及时返院或在当地医院专科处理。

（十一）变异及原因分析

1. 术中、术后出现并发症，需要进一步诊治，导致住院时间延长、费用增加。
2. 术后出现排尿功能异常，需要进一步诊治，导致住院时间延长、费用增加。
3. 术后原伴随疾病控制不佳，需请相关科室会诊，进一步诊治。
4. 住院后出现其他内、外科疾病需进一步明确诊断，可进入其他路径。

释义

> ■ TURP 术中术后可能出现的主要并发症有 TUR 综合征、出血、尿路感染等，经积极处理，可按路径规定时间出院或略延长，费用轻度增加，属轻微变异。如上述并发症严重需大量输血、膀胱填塞、再次手术止血、重症监护治疗，显著增加住院时间和费用，以及术中出现直肠穿孔等均属重大变异。
>
> ■ 术后排尿异常需进一步诊治者主要包括尿失禁、排尿困难、尿潴留等，如果拔导尿管后短暂出现，经处理按期或延长出院，或因膀胱逼尿肌收缩功能受损需继续保留导尿管出院者均属轻微变异；如因括约肌损伤完全尿失禁、前列腺组织残留过多尿潴留需再次手术等属重大变异。
>
> ■ 伴随疾病如高血压、糖尿病、心肺疾患以及其他内、外科疾病需会诊，但未影响手术或术后仅延长 1~2 天出院属轻微变异，如伴发疾病影响 TURP 手术，或术后需相关专科进一步诊治者，属重大变异。
>
> 轻微变异继续按本路径处理，重大变异需退出本路径。

四、良性前列腺增生——经尿道前列腺电切术临床路径给药方案

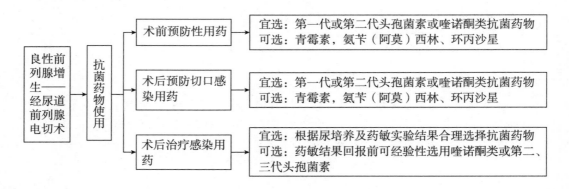

【用药选择】

1. 良性前列腺增生症行 TURP 手术属清洁-污染手术，术前预防性使用抗菌药物一般术前 30 分钟静脉输注，可选择第一代或第二代头孢菌素，或喹诺酮类抗菌药物，或青霉素类抗菌药物。术前存在尿路感染者应根据尿培养及药敏结果合理治疗后方可手术。

2. 术后预防性使用抗菌药物，总用药时间不超过 48 小时内。可选择第一代或第二代头孢菌素、喹诺酮类抗菌药物，或青霉素类抗菌药物。

3. 术后出现感染征象需使用抗菌药物时，在经验性用药的同时应尽快完成药敏实验，依据药敏实验结果选择合理抗菌药物使用。经验性用药可选择喹诺酮类抗菌药物、第二代或第三代头孢菌素类抗菌药物。

【药学提示】

1. 头孢菌素类抗菌药物使用期间严禁饮酒，以免发生双硫仑样反应。

2. 头孢菌素类抗菌药物多数经肾脏排泄，中度以上肾功能不全患者应根据肾功能适当调整剂量；中度以上肝功能减退时，头孢哌酮、头孢曲松可能需要调整剂量。

3. 注意药物的相互作用。

【注意事项】

头孢菌素类及青霉素类抗菌药物在使用前必须皮试，皮试阴性者方可使用。环丙沙星使用时注意静脉炎反应。

五、推荐表单

(一) 医师表单

良性前列腺增生——经尿道前列腺电切术临床路径医师表单

适用对象：第一诊断为良性前列腺增生（ICD-10：N40）

行经尿道前列腺电切术（TURP）（ICD-9-CM-3：60.2902）

患者姓名：		性别： 年龄： 门诊号：	住院号：
住院日期： 年 月 日		出院日期： 年 月 日	标准住院日：≤10 天

时间	住院第 1~2 天	住院第 3 天（手术日）	住院第 4~6 天（术后第 1~3 天）
主要诊疗工作	□ 询问病史，体格检查 □ 完成病历及上级医师查房 □ 安排相关检查 □ 汇总检查结果 □ 完成术前评估和术前准备 □ 术前讨论，确定手术方案 □ 完成术前小结，相关查房记录 □ 向患者及家属交代围术期注意事项 □ 签署手术知情同意书、输血同意书、自费协议书等	□ 术前预防用抗菌药物 □ 手术 □ 术后标本送病理 □ 术后向患者及家属交代病情及术后注意事项 □ 完成术后病程记录及手术记录	□ 观察病情 □ 上级医师查房 □ 完成病程记录 □ 嘱患者下地活动，预防下肢静脉血栓 □ 嘱患者多饮水 □ 嘱患者保持大便通畅 □ 导尿管水囊放水（必要时） □ 安排相关复查并分析结果
重点医嘱	**长期医嘱** □ 泌尿外科疾病护理常规 □ 三级护理 □ 饮食基础用药（糖尿病、心脑血管疾病等） **临时医嘱** □ 血常规、尿常规、尿培养 □ 肝肾功能、电解质、血型 □ 感染筛查、凝血功能 □ X 线胸片，心电图 □ 手术医嘱 □ 常规备血 400ml □ 准备术中预防用抗菌药物 □ 备术中使用三腔导尿管	**长期医嘱** □ TURP 术后护理常规 □ 一级护理 □ 6 小时后恢复术前饮食 □ 6 小时后恢复基础用药 □ 导尿管或及造瘘管接无菌盐水冲洗 **临时医嘱** □ 输液 □ 抗菌药物 □ 必要时使用抑制膀胱痉挛药 □ 酌情使用止血药 □ 必要时使用抑酸剂	**长期医嘱** □ 二级护理 □ 停冲洗 **临时医嘱** □ 输液 □ 抗菌药物 □ 必要时使用抑制膀胱痉挛药 □ 酌情使用止血药 □ 必要时使用抑酸剂 □ 血常规、尿常规 □ 肝肾功能、电解质
病情变异记录	□ 无 □ 有，原因： 1. 2.	□ 无 □ 有，原因： 1. 2.	□ 无 □ 有，原因： 1. 2.
医师签名			

时间	住院第 7~8 天（术后第 4~5 天）	住院第 9~10 天（出院日）
主要诊疗工作	□ 观察病情 □ 拔除导尿管 □ 观察排尿情况 □ 完成病程记录	□ 观察病情 □ 观察排尿情况 □ 上级医师查房 □ 出院 □ 向患者及家属交代出院后注意事项 □ 完成出院病程记录 □ 病理结果告知患者
重点医嘱	**长期医嘱** □ 必要时使用抑制膀胱痉挛药 □ 酌情拔导尿管 **临时医嘱** □ 停输液及抗菌药物医嘱 □ 拔除导尿管	**出院医嘱** □ 今日出院 □ 如果有耻骨上造瘘，伤口换药 □ 出院带药：抑制膀胱痉挛药（必要时）、基础药 □ 定期复查
病情变异记录	□ 无　□ 有，原因： 1. 2.	□ 无　□ 有，原因： 1. 2.
医师签名		

（二）护士表单

良性前列腺增生——经尿道前列腺电切术临床路径护士表单

适用对象：第一诊断为良性前列腺增生（ICD-10：N40）

行经尿道前列腺电切术（TURP）（ICD-9-CM-3：60.2902）

患者姓名：	性别： 年龄： 门诊号：	住院号：
住院日期： 年 月 日	出院日期： 年 月 日	标准住院日：≤10 天

时间	住院第 1~2 天	住院第 3 天（手术日）	住院第 4~6 天（术后 1~3 天）
健康宣教	□ 入院宣教 □ 介绍主管医师、护士 □ 介绍环境、设施 □ 介绍住院注意事项 □ 术前宣教 □ 宣教疾病知识、术前准备及手术过程 □ 告知准备物品、沐浴 □ 告知术后饮食、活动及探视注意事项 □ 告知术后可能出现的情况及应对方式 □ 主管护士与患者沟通，了解并指导心理应对 □ 告知家属等候区位置	□ 术后当日宣教 □ 告知监护设备、管路功能 □ 及注意事项 □ 告知膀胱冲洗注意事项 □ 告知膀胱痉挛的处理方法 □ 告知饮食、体位要求 □ 告知疼痛注意事项 □ 告知术后可能出现情况的应对方式 □ 给予患者及家属心理支持 □ 再次明确探视陪伴须知	□ 术后宣教 □ 大量饮水的重要性 □ 药物作用及频率 □ 饮食、活动指导 □ 复查患者对术前宣教内容的掌握程度 □ 疾病恢复期注意事项 □ 下床活动注意事项 □ 导尿管留置期的注意事项
护理处置	□ 核对患者，佩戴腕带 □ 建立入院护理病历 □ 卫生处置：剪指（趾）甲、沐浴，更换病号服 □ 协助医师完成术前检查化验 □ 术前准备 □ 配血 □ 药物灌肠 □ 禁食、禁水	□ 送手术 □ 摘除患者各种活动物品 □ 核对患者资料及带药 □ 填写手术交接单，签字确认 □ 接手术 □ 核对患者及资料，签字确认 □ 出现膀胱痉挛对症处理 □ 观察尿液颜色、性质、量 □ 留置导尿管护理 □ 观察冲洗情况及冲出液颜色、性质、量	□ 遵医嘱完成相关检查 □ 观察尿液颜色、性质、量 □ 观察冲洗情况及冲出液颜色、性质、量 □ 出现膀胱痉挛对症处理 □ 留置导尿管护理
基础护理	□ 三级护理 □ 晨晚间护理 □ 患者安全管理	□ 特级护理 □ 卧位护理：协助床上移动 □ 排泄护理 □ 患者安全管理	□ 一级护理 □ 晨晚间护理 □ 会阴擦洗 □ 协助床旁活动 □ 排泄护理 □ 患者安全管理

时间	住院第 1~2 天	住院第 3 天（手术日）	住院第 4~6 天（术后 1~3 天）
专科护理	□ 护理查体 □ 需要时，填写跌倒及压疮防范表 □ 遵医嘱完成相关检查 □ 需要时，请家属陪伴 □ 心理护理	□ 病情观察，写特护记录 □ 评估生命体征、皮肤情况、观察膀胱冲出液性质及量 □ 膀胱痉挛时，联系主管医师给予相关治疗及用药 □ 遵医嘱予抗感染治疗 □ 心理护理	□ 病情观察，写护理记录 □ 观察饮水量，准确记录尿量及尿液颜色、性质、量 □ 遵医嘱予抗感染治疗 □ 膀胱痉挛时，联系主管医师给予相关治疗及用药 □ 心理护理
病情变异记录	□ 无　□ 有，原因： 1. 2.	□ 无　□ 有，原因： 1. 2.	□ 无　□ 有，原因： 1. 2.
护士签名			

时间	住院第 7~8 天（术后第 4~5 天）	住院第 9~10 天（出院日）
健康宣教	□ 术后宣教 □ 药物作用及频率 □ 饮食、活动指导 □ 复查患者对术前宣教内容的掌握程度 □ 疾病恢复期注意事项 □ 拔导尿管后注意事项 □ 下床活动注意事项	□ 出院宣教 □ 复查时间 □ 服药方法 □ 活动休息 □ 指导饮食 □ 指导办理出院手续
护理处置	□ 遵医嘱完成相关检查	□ 办理出院手续 □ 书写出院小结
基础护理	□ 二级护理 □ 晨晚间护理 □ 会阴擦洗 □ 协助下地活动 □ 排泄护理 □ 患者安全管理	□ 二级护理 □ 晨间护理 □ 协助床旁活动 □ 患者安全管理
专科护理	□ 病情观察 □ 饮水效果 □ 尿液的颜色、性质、量 □ 遵医嘱予抗感染治疗 □ 膀胱痉挛时，联系主管医师给予相关治疗及用药 □ 心理护理	□ 病情观察 □ 拔除导尿管后排尿情况 □ 心理护理
病情变异记录	□ 无　□ 有，原因： 1. 2.	□ 无　□ 有，原因： 1. 2.
护士签名		

（三）患者表单

良性前列腺增生——经尿道前列腺电切术临床路径患者表单

适用对象：第一诊断为良性前列腺增生（ICD-10：N40）

行经尿道前列腺电切术（TURP）（ICD-9-CM-3：60.2902）

患者姓名：	性别：　　年龄：　　门诊号：	住院号：
住院日期：　　年　月　日	出院日期：　　年　月　日	标准住院日：≤10 天

时间	入院	手术前	手术当天
医患配合	□ 配合询问病史、收集资料，请务必详细告知既往史、用药史、过敏史 □ 如服用抗凝剂，目前所服用的所有药物请明确告知 □ 配合进行体格检查 □ 有任何不适请告知医师	□ 配合完善术前相关检查、化验，如采血、留尿、心电图、X 线胸片、B 超、尿动力学检查 □ 医师与患者及家属介绍病情及手术谈话、术前签字 □ 麻醉师与患者进行术前访视	□ 有任何不适请告知医师
护患配合	□ 配合测量体温、脉搏、呼吸、血压、体重 1 次 □ 配合完成入院护理评估（简单询问病史、过敏史、用药史） □ 接受入院宣教（环境介绍、病室规定、订餐制度、贵重物品保管等） □ 有任何不适请告知护士	□ 配合测量体温、脉搏、呼吸、询问排便 1 次 □ 接受术前宣教 □ 接受配血，以备术中需要时用 □ 接受药物灌肠 □ 自行沐浴，加强会阴部清洁 □ 准备好必要用物 □ 取下义齿、饰品等，贵重物品交家属保管	□ 清晨测量体温、脉搏、呼吸 □ 如手术时间较晚，请配合输液 □ 送手术室前，协助完成核对，带齐影像资料，脱去衣物，上手术车 □ 返回病房后，协助完成核对，配合过病床 □ 配合术后吸氧、监测、输液、膀胱冲洗 □ 配合采取平卧位 □ 配合缓解疼痛 □ 有任何不适请告知护士
饮食	□ 正常普食	□ 术前 12 小时禁食、禁水	□ 手术当日禁食水
排泄	□ 正常排尿、便	□ 正常排尿、便	□ 保留导尿管
活动	□ 正常活动	□ 正常活动	□ 冲洗期卧床休息，保护管路 □ 双下肢活动

时间	手术后	出院
医患 配合	□ 配合会阴擦洗 □ 出院前一天配合拔除导尿管	□ 接受出院前指导 □ 知道复查程序 □ 获取出院诊断书
护 患 配 合	□ 配合定时测量生命体征、每日询问排便 □ 配合询问出入量 □ 接受输液、服药等治疗 □ 配合保留尿管 □ 接受进食、进水、排便等生活护理 □ 配合活动，避免下肢深静脉血栓 □ 注意活动安全，避免坠床或跌倒 □ 配合执行探视及陪伴	□ 接受出院宣教 □ 办理出院手续 □ 获取出院带药 □ 知道服药方法、作用、注意事项 □ 知道照顾伤口方法 □ 知道复印病历方法
饮食	□ 根据医嘱，由流食逐渐过渡到普食	□ 根据医嘱，正常普食
排泄	□ 保留导尿管-正常排便 □ 避免便秘	□ 正常排尿、便 □ 避免便秘
活动	□ 根据医嘱下床活动 □ 注意保护导尿管，勿牵拉、脱出等	□ 正常适度活动，避免疲劳

附：原表单（2009 年版）

良性前列腺增生临床路径表单

适用对象：第一诊断为良性前列腺增生（ICD-10：N40）

行经尿道前列腺电切术（TURP）（ICD-9-CM-3：60. 2901）

患者姓名：	性别： 年龄： 门诊号：	住院号：
住院日期： 年 月 日	出院日期： 年 月 日	标准住院日：≤10 天

时间	住院第 1~2 天	住院第 3 天（手术日）	住院第 4~6 天（术后第 1~3 天）
主要诊疗工作	□ 询问病史，体格检查 □ 完成病历及上级医师查房 □ 完成医嘱 □ 向患者及家属交代围术期注意事项 □ 签署手术知情同意书、输血同意书	□ 术前预防用抗菌药物 □ 手术 □ 术后标本送病理 □ 术后向患者及家属交代病情及注意事项 □ 完成术后病程记录及手术记录	□ 观察病情 □ 上级医师查房 □ 完成病程记录 □ 嘱患者下地活动，预防下肢静脉血栓 □ 嘱患者多饮水 □ 嘱患者保持排便通畅 □ 导尿管水囊放水（必要时）
重点医嘱	**长期医嘱** □ 泌尿外科疾病护理常规 □ 三级护理 □ 饮食基础用药（糖尿病、心脑血管疾病等） **临时医嘱** □ 血常规、尿常规 □ 肝肾功能、电解质、血型 □ 感染筛查、凝血功能 □ X 线胸片，心电图 □ 手术医嘱 □ 常规备血 400ml □ 准备术中预防用抗菌药物 □ 备术中使用三腔导尿管	**长期医嘱** □ TURP 术后护理常规 □ 一级护理 □ 6 小时后恢复术前饮食 □ 6 小时后恢复基础用药 □ 导尿管或及造瘘管接无菌盐水冲洗 **临时医嘱** □ 输液 □ 抗菌药物 □ 必要时使用抑制膀胱痉挛药 □ 酌情使用止血药 □ 必要时使用抑酸剂	**长期医嘱** □ 二级护理 □ 停冲洗 □ 如有耻骨上造瘘，酌情术后第 1 天下午拔出 **临时医嘱** □ 输液 □ 抗菌药物 □ 必要时使用抑制膀胱痉挛药 □ 酌情使用止血药 □ 必要时使用抑酸剂
主要护理工作	□ 入院介绍 □ 术前相关检查指导 □ 术前常规准备注意事项 □ 术后所带导尿管及膀胱冲洗指导	□ 麻醉术后及膀胱冲洗注意事项 □ 术后引流管注意事项 □ 术后饮食饮水指导 □ 术后活动指导	□ 术后引流管注意事项 □ 术后饮食饮水指导 □ 术后活动指导 □ 术后排尿问题（膀胱痉挛）指导
病情变异记录	□ 无 □ 有，原因： 1. 2.	□ 无 □ 有，原因： 1. 2.	□ 无 □ 有，原因： 1. 2.
护士签名			
医师签名			

时间	时间住院第 7~8 天（术后第 4~5 天）	住院第 9~10 天（出院日）
主要诊疗工作	□ 观察病情 □ 观察排尿情况 □ 完成病程记录	□ 观察病情 □ 观察排尿情况 □ 上级医师查房 □ 出院 □ 向患者及家属交代出院后注意事项 □ 完成出院病程记录 □ 病理结果告知患者
重点医嘱	**长期医嘱** □ 口服抗菌药物 □ 必要时使用抑制膀胱痉挛药 □ 酌情拔导尿管	**出院医嘱** □ 今日出院 □ 耻骨上造瘘伤口换药 □ 出院带药：抗菌药物、抑制膀胱痉挛药 　（必要时）、基础药 □ 定期复查
主要护理工作	□ 拔管后排尿问题护理指导 □ 饮食饮水指导 □ 活动指导	□ 指导患者办理出院 □ 出院后活动饮食指导 □ 用药指导 □ 嘱出现发热、血尿急诊就诊 □ 遵医嘱定期复查
病情变异记录	□ 无　□ 有，原因： 1. 2.	□ 无　□ 有，原因： 1. 2.
护士签名		
医师签名		

第二十三章
前列腺穿刺活检临床路径释义

一、前列腺穿刺活检编码

疾病名称及编码：PSA 升高（ICD-10：R77.8/Z03.103）

前列腺占位性病变（ICD-10：N42.901）

手术操作名称及编码：前列腺穿刺活检（B 超引导下前列腺穿刺活检）（ICD-9-CM-3：60.11）

二、临床路径检索方法

（R77.8/Z03.103/ N42.901）伴 60.11 伴 88.7502

三、前列腺穿刺活检临床路径标准住院流程

（一）适用对象

第一诊断为 PSA 升高待查，或者前列腺占位性病变待查。

拟行 B 超引导下前列腺穿刺活检进一步明确诊断（是否为前列腺癌）。

> **释义**
>
> ■ 本路径适用对象为临床上怀疑前列腺癌的患者。前列腺穿刺活检仍然是确诊前列腺癌的金标准，对临床上因筛查 PSA 升高，影像学或直肠指诊怀疑前列腺占位的患者确诊前列腺癌适用于此路径。

（二）操作适应证

根据《2014 版中国泌尿外科疾病诊断治疗指南》（人民卫生出版社，2013）。

1. 直肠指诊发现前列腺结节，任何 PSA 值。

2. B 超、CT 或 MRI 发现异常影像（占位性），任何 PSA 值。

3. PSA>10ng/ml，任何 f/t PSA 和 PSAD 值。

4. PSA 4~10ng/ml，f/t PSA 异常或 PSAD 值异常。

> **释义**
>
> ■ PSA 是 PCa 诊断、疗效评价及随访中应用最为广泛的血清标志物。因此，国内专家共识是对 50 岁以上有下尿路症状的男性常规进行 PSA 和 DRE 检查，对于有前列腺癌家族史的男性人群，应该从 45 岁开始定期检查，对 DRE 异常、影像学异常或有临床征象（如骨痛、骨折等）等的男性应进行 PSA 检查。当 PSA>10ng/ml 或 PSA 4~10ng/ml，f/t PSA 异常或 PSAD 值异常时建议行前列腺穿刺。f/t PSA 异常是指 f/tPSA<0.16；PSAD 值异常是指 PSA 密度>0.15。

（三）临床路径标准住院日

≤5 天。

> **释义**
>
> ■ 标准住院日是推荐的最低要求，提倡缩短住院日。对于需住院的患者，需提前入院行术前准备，通常手术日为入院第 2~3 天，如穿刺过程无严重并发症，术后恢复 1~3 天可予出院。当患者全身情况良好，局麻经直肠径路或经会阴前列腺系统穿刺活检可门诊进行或日间 24 小时出院。

（四）进入路径标准

1. 诊断符合 PSA 升高待查或者前列腺占位性病变待查，具有上述适应证。
2. 当患者合并其他疾病，但住院期间不需要特殊处理也不影响第一诊断的临床路径流程实施时，可以进入路径。
3. 停用口服抗凝药物 1 周，低分子肝素停用 24 小时。

> **释义**
>
> ■ 本路径适用对象为 PSA 升高待查或者前列腺占位性病变待查的患者。如伴发或可疑前列腺脓肿，建议先治疗原发病，不进入本路径；如合并全身疾病但住院期间不需要特殊处理，并且可耐受穿刺的患者，也可以进入本路径。需提前停用抗凝药物患者，如有停药禁忌，建议传科会诊。

（五）术前准备

≤3 天。

1. 术前必需检查的项目
（1）血常规、尿常规。
（2）电解质、肝功能测定，肾功能测定，血糖测定，血蛋白测定，血型。
（3）凝血功能测定、感染筛查。
（4）PSA 测定。
（5）心电图。
2. 根据患者病情可选择的检查项目：超声心动图、血气分析、全身核素骨扫描等。

> **释义**
>
> ■ 心电图、血常规、尿常规、凝血和生化检查、感染性疾病筛查等是常规检查，每个进入路径的患者均需完成，医务人员应认真分析检查结果，以便及时发现异常情况并采取相应措施。
>
> ■ 高龄患者或心肺功能异常患者，根据病情增加超声心动图、血气分析等，怀疑骨转移者行全身核素骨扫描为缩短患者术前等待时间，检查项目可以在患者入院前于门诊完成。

（六）抗菌药物选择与使用时间

依据《2014 版中国泌尿外科疾病诊断治疗指南》（人民卫生出版社，2013）：前列腺穿刺术前通常需要预防性口服抗菌药物 3 天，并进行肠道准备。建议使用喹诺酮类药物和甘油灌肠剂，必要时加用抗厌氧菌药物（如甲硝唑等）。

> **释义**
>
> ■ 依据《前列腺穿刺中国专家共识》（中华泌尿外科杂志，2016 年 4 期）建议经直肠超声引导下前列腺穿刺活检术之前，应常规口服或静脉预防性应用抗菌药物，喹诺酮类抗菌药物是首选，穿刺术后的严重感染多与喹诺酮类药物耐药有关。经会阴前列腺穿刺前不需要预防性应用抗菌药物。经直肠前列腺穿刺活检前清洁肠道是常规操作如灌肠，建议穿刺前碘伏清洁肠道。

（七）穿刺操作日

入院≤3 天。
1. 麻醉方式　无或表面麻醉。
2. 操作方式　经直肠或经会阴 B 超引导下前列腺穿刺活检术。
3. 术中用药　麻醉用药等。
4. 输血　必要时。输血前需行血型鉴定、抗体筛选和交叉合血。

> **释义**
>
> ■ 本路径规定的经直肠或经会阴 B 超引导下前列腺穿刺活检术一般采用局麻或表面麻醉，部分患者根据需要也可以采用静脉全麻等麻醉方式，是否输血依据患者的术前血红蛋白及出血量情况而定。

（八）术后住院恢复

≤2 天。
1. 根据患者病情变化可选择相应的检查项目。
2. 术后抗菌药物用药　按照《抗菌药物临床应用指导原则》（卫医发〔2004〕285 号）执行，建议使用喹诺酮类药物。如可疑感染，需做相应的微生物学检查，必要时做药敏试验。

> **释义**
>
> ■ 前列腺穿刺活检术后根据患者病情变化可选择相应的检查项目，术后常规使用抗菌药物，预防性口服抗菌药物 3 天，建议使用喹诺酮类药物。

（九）出院标准

1. 一般情况良好，可有少量血尿和（或）血便。
2. 无脓尿、脓血便，无发热。

> **释义**
>
> ■ 穿刺活检术后无严重并发症可以考虑出院。如果出现明显的血尿和（或）血便或发热等需要继续留院治疗的情况，超出了路径所规定的时间，应先处理并发症，符合出院条件再准许患者出院。

（十）变异及原因分析

1. 术中、术后出现并发症，需要进一步诊治，导致住院时间延长、费用增加。
2. 术后原伴随疾病控制不佳，需请相关科室会诊和治疗，进一步诊治。
3. 住院后出现其他内、外科疾病需进一步明确诊断，可进入其他路径。

> **释义**
>
> ■ 住院后患者出现特殊情况，如感冒、发热等不宜穿刺活检，需要等病情好转后才可穿刺活检。
>
> ■ 如穿刺活检出现明显的血尿和（或）血便或发热等并发症需要继续留院治疗导致住院时间延长，费用增加出现变异，需在表单中说明。
>
> ■ 患者伴随有其他疾病，如心脑血管疾病，不能立即穿刺活检，需要相关科室会诊协助处理，延长住院时间并增加费用。若穿刺前后出现其他内、外科情况需进一步明确诊断及治疗，可进入其他路径。

四、前列腺穿刺活检临床路径给药方案

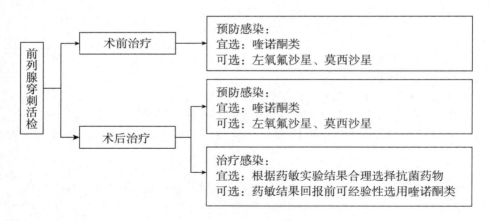

【用药选择】

1. 经直肠前列腺穿刺活检—污染手术，建议经直肠超声引导下前列腺穿刺活检之前，应常规口服或静脉预防性应用抗菌药物，可选择喹诺酮类抗菌药物。
2. 穿刺术后预防性口服抗菌药物 3 天，可选择喹诺酮类抗菌药物。
3. 术后出现感染征象需使用抗菌药物，依据药敏实验结果合理选择抗菌药物。经验性用药可选用喹诺酮类抗菌药物。

【药学提示】

1. 喹诺酮类大部分以原形经肾脏排泄，在体内代谢甚少，故肾功能不全者应根据肌酐清除率减量或延长给药时间。

2. 使用头孢菌素期间严禁饮酒，以免发生双硫仑样反应。

【注意事项】

使用头孢菌素类抗菌药物须皮试阴性后使用。

五、推荐表单

(一) 医师表单

前列腺穿刺活检医师表单

适用对象：第一诊断为 PSA 升高（ICD-10：R77.8/Z03.103）/前列腺占位性病变（ICD-10：N42.901）

行前列腺穿刺活检（B 超引导下前列腺穿刺活检）（ICD-9-CM-3：60.11）

患者姓名：		性别： 年龄： 门诊号：	住院号：
住院日期： 年 月 日		出院日期： 年 月 日	标准住院日：≤5 天

时间	住院第 1~3 天	住院第 3 天（操作日）	住院第 4~5 天（出院日）
主要诊疗工作	□ 询问病史，体格检查 □ 完成病历及上级医师查房 □ 完成医嘱 □ 向患者及家属交代围术期注意事项 □ 开 3 天口服抗菌药物	□ 签署穿刺知情同意书、输血同意书 □ 穿刺前 1 小时使用甘油灌肠剂 □ B 超引导下前列腺穿刺 □ 术后标本送病理 □ 术后向患者及家属交代病情及注意事项 □ 完成术后病程记录及手术记录	□ 观察病情 □ 上级医师查房 □ 完成病程记录 □ 嘱患者多饮水，进软食，以减轻血尿、血便
重点医嘱	**长期医嘱** □ 泌尿外科疾病护理常规 □ 三级护理 □ 饮食 ◎普食 ◎糖尿病饮食 ◎其他 □ 基础用药（糖尿病、心脑血管疾病等，无口服抗凝药，必要时予以低分子肝素抗凝，穿刺前 24 小时停用） □ 测血压 **临时医嘱** □ 血常规、尿常规 □ 肝肾功能、电解质、血糖、血蛋白、血型 □ 感染性疾病筛查、凝血功能 □ 血 PSA □ 心电图 □ 手术医嘱	**长期医嘱** □ B 超引导下前列腺穿刺术后护理常规 □ 三级护理 □ 维持术前饮食 □ 维持基础用药（无抗凝药物） **临时医嘱** □ 抗菌药物 □ 必要时用止血药 □ 必要时用 α 受体阻断剂	**出院医嘱** □ 今日出院 □ 出院带药：基础药，酌情使用抗菌药物
病情变异记录	□ 无 □ 有，原因： 1. 2.	□ 无 □ 有，原因： 1. 2.	□ 无 □ 有，原因： 1. 2.
医师签名			

（二）护士表单

前列腺穿刺活检护士表单

适用对象：第一诊断为 PSA 升高（ICD-10：R77.8/Z03.103）/前列腺占位性病变（ICD-10：N42.901）

行前列腺穿刺活检（B 超引导下前列腺穿刺活检）（ICD-9-CM-3：60.11）

患者姓名：	性别：　　年龄：　　门诊号：	住院号：
住院日期：　　年　月　日	出院日期：　　年　月　日	标准住院日：≤5 天

时间	住院第 1~3 天	住院第 3 天（操作日）	住院第 4~5 天（出院日）
健康宣教	□ 入院宣教 □ 介绍主管医生、护士 □ 介绍环境、设施 □ 介绍住院注意事项	□ 术后当日宣教 □ 主管护士与患者沟通，了解并指导心理应对 □ 宣教疾病知识、用药知识及特殊检查操作过程 □ 告知检查及操作前后饮食、活动及探视注意事项及应对方式	□ 出院宣教 □ 观察病情 □ 带药服用方法 □ 定时复查
护理处置	□ 核对患者、佩戴腕带 □ 建立入院护理病历 □ 卫生处置：剪指甲、洗澡、更换病号服	□ 协助医生完成各项检查化验 □ 术前准备 □ 遵医嘱正确使用抗菌药物	□ 办理出院手续 □ 书写出院小结
基础护理	□ 三级护理 □ 晨晚间护理 □ 患者安全管理	□ 三级护理 □ 晨晚间护理 □ 患者安全管理	□ 三级护理 □ 晨晚间护理 □ 患者安全管理
专科护理	□ 护理查体 □ 需要时填写跌倒及压疮防范表 □ 需要时请家属陪伴 □ 心理护理	□ 遵医嘱完成相关检查 □ 心理护理 □ 提供并发症征象的依据	□ 病情观察：评估患者生命体征 □ 心理护理 □ 遵医嘱正确预防感染
病情变异记录	□ 无　□ 有，原因： 1. 2.	□ 无　□ 有，原因： 1. 2.	□ 无　□ 有，原因： 1. 2.
护士签名			

(三) 患者表单

前列腺穿刺活检患者表单

适用对象：第一诊断为 PSA 升高 （ICD-10：R77.8/Z03.103）/前列腺占位性病变 （ICD-10：N42.901）

行前列腺穿刺活检 （B 超引导下前列腺穿刺活检）（ICD-9-CM-3：60.11）

患者姓名：			性别：	年龄：	门诊号：	住院号：

住院日期：	年 月 日	出院日期：	年 月 日	标准住院日：≤5 天

时间	住院第 1~3 天	住院第 3 天 （操作日）	住院第 4~5 天 （出院日）
医患配合	□ 配合询问病史、收集资料，请务必详细告知既往史、用药史、过敏史 □ 配合进行体格检查 □ 有任何不适告知医生	□ 配合完善相关检查、化验，如采血 □ 医生向患者及家属介绍病情，如有异常检查结果需进一步检查 □ 配合用药及治疗 □ 有任何不适告知医生	□ 接受出院前指导 □ 知道复查程序 □ 获取出院诊断书
护理配合	□ 配合测量体温、脉搏、呼吸、血压 □ 配合完成入院护理评估单 （简单询问病史、过敏史、用药史） □ 接受入院宣教 （环境介绍、病室规定、订餐制度、贵重物品保管等） □ 有任何不适告知护士	□ 配合测量体温、脉搏、呼吸，询问每日排便情况 □ 接受相关化验检查宣教，正确留取标本，配合检查 □ 有任何不适告知护士 □ 接受输液、服药治疗 □ 注意活动安全，避免坠床或跌倒 □ 配合执行探视及陪伴 □ 接受疾病及用药等相关知识	□ 接受出院宣教 □ 办理出院手续 □ 获取出院带药 □ 知道服药方法、作用、注意事项 □ 知道复印病历方法
基础护理	□ 三级护理 □ 晨晚间护理 □ 患者安全管理	□ 三级护理 □ 晨晚间护理 □ 患者安全管理	□ 三级护理 □ 晨晚间护理 □ 患者安全管理
饮食	□ 正常普食	□ 正常普食	□ 正常普食
排泄	□ 正常排尿、便	□ 正常排尿、便	□ 正常排尿、便
活动	□ 适量活动	□ 适量活动	□ 适量活动

附：原表单（2016 年版）

前列腺穿刺活检临床路径表单

适用对象：第一诊断 PSA 升高待查，或者前列腺占位性病变待查

B 超引导下前列腺穿刺活检以进一步明确诊断（是否为前列腺癌）

患者姓名：	性别：　　年龄：　　门诊号：	住院号：
住院日期：　　年　月　日	出院日期：　　年　月　日	标准住院日：≤5 天

时间	住院第 1~3 天	住院第 3 天（操作日）	住院第 4~5 天（术后第 1 天）
主要诊疗工作	□ 询问病史，体格检查 □ 完成病历及上级医师查房 □ 完成医嘱 □ 向患者及家属交代围术期注意事项 □ 开 3 天口服抗菌药物	□ 签署穿刺知情同意书、输血同意书 □ 穿刺前 1 小时使用甘油灌肠剂 □ B 超引导下前列腺穿刺 □ 术后标本送病理 □ 术后向患者及家属交代病情及注意事项 □ 完成术后病程记录及手术记录	□ 观察病情 □ 上级医师查房 □ 完成病程记录 □ 嘱患者多饮水，进软食，以减轻血尿、血便
重点医嘱	长期医嘱 □ 泌尿外科疾病护理常规 □ 三级护理 □ 饮食 ◎普食 ◎糖尿病饮食 ◎其他 □ 基础用药（糖尿病、心脑血管疾病等，无口服抗凝药，必要时予以低分子肝素抗凝，穿刺前 24 小时停用） □ 测血压 临时医嘱 □ 血常规、尿常规 □ 肝肾功能、电解质、血糖、血蛋白、血型 □ 感染性疾病筛查、凝血功能 □ 血 PSA □ 心电图 □ 手术医嘱	长期医嘱 □ B 超引导下前列腺穿刺术后护理常规 □ 三级护理 □ 维持术前饮食 □ 维持基础用药（无抗凝药物） 临时医嘱 □ 抗菌药物 □ 必要时用止血药 □ 必要时用 α 受体阻断剂	长期医嘱 □ 三级护理 □ 维持术前饮食 □ 维持基础用药（无抗凝药物） 临时医嘱 □ 抗菌药物
主要护理工作	□ 入院介绍 □ 相关检查指导 □ 术前常规准备及注意事项	□ 穿刺前 1 小时给患者用甘油灌肠剂 □ 穿刺后护理指导 □ 穿刺后生活指导 □ 穿刺后活动指导	□ 穿刺后护理指导 □ 穿刺后生活指导 □ 穿刺后活动指导

续 表

时间	住院第 1~3 天	住院第 3 天（操作日）	住院第 4~5 天（术后第 1 天）
病情 变异 记录	□无 □有，原因： 1. 2.	□无 □有，原因： 1. 2.	□无 □有，原因： 1. 2.
护士 签名			
医师 签名			

第二十四章
前列腺癌——开放前列腺癌根治术临床路径释义

一、前列腺癌——开放前列腺癌根治术编码

疾病名称及编码：前列腺癌（ICD-10：C61）。

手术操作名称及编码：开放前列腺癌根治术（ICD-9-CM-3：60.5）。

二、临床路径检索方法

C61 伴 60.5

三、前列腺癌——开放前列腺癌根治术临床路径标准住院流程

（一）适用对象

第一诊断为前列腺癌（ICD-10：C61）。

行开放前列腺癌根治术（ICD-9-CM-3：60.5）。

> 释义
>
> ■ 本路径适用对象为临床诊断为前列腺癌。
>
> ■ 前列腺癌的手术治疗方法多种，包括腹腔镜前列腺癌根治术，机器人辅助腹腔镜前列腺癌根治术等。本路径针对的是开放前列腺癌根治术，其他治疗方式见另外的路径指南。

（二）诊断依据

根据《2014 版中国泌尿外科疾病诊断治疗指南》（人民卫生出版社，2014）。

1. 病史。

2. 体格检查。

3. 实验室检查及影像学检查，包括总前列腺特异性抗原（TPSA）和游离前列腺特异性抗原（FPSA）等相关肿瘤标志物测定。

4. 前列腺穿刺活检及病理检查。

> 释义
>
> ■ 早期前列腺癌通常没有症状，但肿瘤阻塞尿道或侵犯膀胱颈时，则会发生下尿路症状，严重者可能出现急性尿潴留、血尿、尿失禁。骨转移时会引起骨骼疼痛、病理性骨折、贫血、脊髓压迫等症状，甚至导致下肢瘫痪。

■ 直肠指检联合前列腺特异性抗原（PSA）检查是目前公认的早期发现前列腺癌最佳的初筛方法。最初可疑前列腺癌通常由直肠指检或 PSA 检查后再决定是否进行前列腺活检。病理诊断是前列腺癌诊断的金标准。临床上大多数前列腺癌患者通过前列腺系统性穿刺或靶向穿刺活检取得组织，经病理学诊断得以确诊。少数患者是在前列腺增生手术后病理组织中偶然发现前列腺癌。

■ 实验室检查是作为对患者术前一般状况、肝肾功能以及预后判定的评价指标。经直肠超声检查（TRUS）诊断前列腺癌的特异性较低，其最主要的作用是引导进行前列腺的系统性穿刺活检。电子计算机断层扫描（CT）检查的目的主要是协助临床医师进行肿瘤的临床分期。磁共振成像（MRI）检查可以显示前列腺包膜的完整性、是否侵犯前列腺周围组织及器官，在临床分期上有较重要的作用，磁共振波谱学检查（MRS）检查对于前列腺癌的诊断具有一定价值。全身核素骨显像检查（ECT）较常规 X 线片提前 3~6 个月发现骨转移灶，敏感性较高但特异性较差。

（三）选择治疗方案的依据

1. 适合行开放前列腺癌根治术。
2. 能够耐受手术。

> **释义**
>
> ■ 开放前列腺癌根治术适用于可能治愈的前列腺癌。手术适应证要考虑肿瘤的临床分期、患者预期寿命和总体健康状况。根据《2014 版中国泌尿外科疾病诊断治疗指南》，手术适应证包括：
>
> （1）临床分期：①T1-T2c 期：推荐行根治术；②T3a 期：对于术后证实为 pT3a 期的患者，可根据情况行辅助内分泌治疗或辅助放疗；③T3 或 T4 期：严格筛选后（如肿瘤未侵犯尿道括约肌或未与盆壁固定，肿瘤体积相对较小），可行根治术并辅以综合治疗。④N1 期：对于淋巴结阳性患者，经筛选后可行根治术，术后给予辅助治疗。
>
> （2）预期寿命：预期寿命≥10 年者可选择根治术。
>
> ■ 预期寿命不足 10 年、患有严重出血倾向或血液凝固性疾病、严重的心血管疾病和肺功能不全及骨转移或其他远处转移的患者不适合本路径。

（四）临床路径标准住院日

≤17 天。

> **释义**
>
> ■ 患者入院后，常规实验室及完善影像学检查等准备 1~3 天，术后恢复 8~14 天，总住院时间小于 17 天的均符合本路径要求。标准住院日是推荐的最低要求，如术后无严重并发症，患者恢复良好，术后恢复时间可缩短。

（五）进入路径标准

1. 第一诊断必须符合 ICD-10：C61 前列腺癌疾病编码。

2. 当患者合并其他疾病，但住院期间不需要特殊处理也不影响第一诊断的临床路径流程实施时，可以进入路径。

> **释义**
>
> ■ 本路径适用对象为临床诊断为前列腺癌，适合行前列腺癌根治术并排除手术禁忌证。
>
> ■ 患者如果合并高血压、糖尿病、冠心病等其他慢性疾病，需要术前对症治疗时，如果不影响麻醉和手术，不影响术前准备的时间，可进入本路径。上述慢性疾病如果需要经治疗稳定后才能手术，术前准备过程先进入其他相应内科疾病的诊疗路径。

（六）术前准备

≤3 天。

1. 必需检查的项目

（1）血常规、尿常规、便常规+隐血试验。

（2）电解质、肝功能测定、肾功能测定、血型、凝血功能。

（3）感染性疾病筛查（乙型肝炎、丙型肝炎、艾滋病、梅毒等）。

（4）X 线胸片、心电图。

（5）相关影像学检查。

（6）放射核素骨扫描。

2. 根据患者病情可选择的检查项目 超声心动图、心功能测定〔如 B 型钠尿肽（BNP）测定、B 型钠尿肽前体（PRO-BNP）测定等〕、肺功能、血气分析等。

> **释义**
>
> ■ 术前还应进行盆腔增强 CT 或盆腔 MRI 检查明确有无盆腔淋巴结转移及浸润情况。
>
> ■ 必查项目是确保手术治疗安全、有效开展的基础，术前必须完成。
>
> ■ 高龄患者或有心肺功能异常患者，术前根据病情增加心脏彩超、肺功能、血气分析等检查。
>
> ■ 为缩短患者住院等待时间，检查项目可以在患者入院前于门诊完成。

（七）抗菌药物选择与使用时间

按照《抗菌药物临床应用指导原则》（卫医发〔2004〕285 号）执行，并结合患者的病情决定抗菌药物的选择与使用时间。建议使用第一、二代头孢菌素，环丙沙星。如可疑感染，需做相应的微生物学检查，必要时做药敏试验。

> **释义**
>
> ■ 参考国家卫计委《抗菌药物临床应用指导原则（2015年版）》，开放前列腺癌根治手术切口属于Ⅱ类，术后可常规应用抗菌药物预防感染，一般选择二代头孢，或氟喹诺酮类抗菌药物，预防性应用抗菌药物时间一般为24小时，必要时延长至48小时。

（八）手术日

入院≤3天。

1. 麻醉方式　全身麻醉和（或）硬膜外麻醉。
2. 手术方式　开放前列腺癌根治术。
3. 术中用药　麻醉用药等。
4. 输血　必要时。输血前需行血型鉴定、抗体筛选和交叉配型。

> **释义**
>
> ■ 本路径规定的开放前列腺癌根治术均是在全身麻醉下实施。
>
> ■ 术中应用抗菌药物参考《抗菌药物临床应用指导原则》执行。手术时间超过3小时可于术中加用一次抗菌药物。
>
> ■ 手术是否输血依照术中出血量而定，可根据医院条件采用自体血回输系统，必要时输异体血。

（九）术后住院恢复

≤14天。

1. 必须复查的检查项目　血常规、尿常规、TPSA和FPSA等肿瘤标志物测定。
2. 根据患者病情变化可选择相应的检查项目。
3. 术后抗菌药物用药　按照《抗菌药物临床应用指导原则》（卫医发〔2004〕285号）执行，建议使用第一、二代头孢菌素，环丙沙星。如可疑感染，需做相应的微生物学检查，必要时做药敏试验。

> **释义**
>
> ■ 术后可根据患者恢复情况做必须复查的检查项目，包括血常规、尿常规、电解质及肝肾功能。术后2周复查PSA。同时可根据病情变化增加检查项目以及频次。
>
> ■ 开放前列腺癌根治手术切口属于Ⅱ类，术后可常规应用抗菌药物预防感染，一般选择二代头孢或氟喹诺酮类抗菌药物，时间为术后24小时，必要时延长至48小时。

（十）出院标准

1. 一般情况良好。
2. 切口无感染。

释义

■ 主管医师应在出院前，通过复查的各项检查并结合患者生命体征及术后恢复情况决定是否出院。如果出现术后感染、出血、尿漏等需要继续留院治疗的情况，超出了路径所规定的时间，应先处理并发症，达到出院条件后再准许患者出院。

（十一）变异及原因分析

1. 术中、术后出现并发症，需要进一步诊治，导致住院时间延长、费用增加。
2. 术后原伴随疾病控制不佳，需请相关科室会诊和治疗，进一步诊治。
3. 住院后出现其他内、外科疾病需进一步明确诊断，可进入其他路径。
4. 曾行前列腺放疗或经尿道电切手术的患者不进入本路径。

释义

■ 开放前列腺癌根治术可能发生出血、感染、盆腔血管及脏器损伤（直肠、髂血管、输尿管开口）、肺栓塞、肾衰竭、肝衰竭、尿瘘等并发症，部分并发症会导致住院时间延长、费用增加出现变异。需在表单中说明。

■ 如术前需做严格肠道准备，住院时间可能适当延长不超过1天。

■ 患者伴随有其他疾病，如心脑血管疾病，不能立即进行手术治疗的可能需请相关科室会诊调整后进行手术，延长住院时间并增加费用。若手术前后出现其他内、外科情况需要进一步明确诊断及治疗，可进入其他路径。

■ 因患者方面的主观原因导致执行路径出现变异，也需要在表单中予以说明。

四、前列腺癌——开放前列腺癌根治术临床路径给药方案

【用药选择】

1. 前列腺癌手术属清洁-污染手术，术前预防性使用抗菌药物应在皮肤切开前0.5~1小时内或麻醉开始时给药，在输注完毕后开始手术。抗菌药物的有效覆盖时间应包括整个手术过程，如手术时间超过3小时或超过所用药物半衰期的2倍以上，或成人出血量超过1500ml，术中应追加1次。可选择第一代或第二代头孢菌素或氟喹诺酮类抗菌药物。

2. 术后预防性使用抗菌药物仅限于术后48小时内。可选择第一代或第二代头孢菌素或氟喹诺酮类抗菌药物。

3. 术后出现感染征象需使用抗菌药物时，在经验性用药的同时应尽快完成药敏实验，依据药敏实验结果选择合理抗菌药物使用。经验性用药可选择第二代或第三代头孢菌素类抗菌药物。

【药学提示】

1. 头孢菌素类抗菌药物使用期间严禁饮酒，以免发生双硫仑样反应。

2. 头孢菌素类抗菌药物多数经肾脏排泄，中度以上肾功能不全患者应根据肾功能适当调整剂量；中度以上肝功能减退时，头孢哌酮、头孢曲松可能需要调整剂量。

【注意事项】

头孢菌素类及青霉素类抗菌药物在使用前必须皮试，皮试阴性者方可使用。但对于两者都过敏的患者，可考虑应用氟喹诺酮类抗菌药物，如环丙沙星。

五、推荐表单

（一）医师表单

前列腺癌——开放前列腺癌根治术临床路径医师表单

适用对象：第一诊断为前列腺癌（ICD-10：C61）

行开放前列腺癌根治术（ICD-9-CM-3：60.5）

患者姓名：	性别： 年龄： 门诊号：	住院号：
住院日期： 年 月 日	出院日期： 年 月 日	标准住院日：≤17天

时间	住院第1~3天	住院第2~4天（手术日）	住院第3~5天（术后第1天）
主要诊疗工作	□ 询问病史，体格检查 □ 完成病历及上级医师查房 □ 完成医嘱 □ 向患者及家属交代围术期注意事项 □ 签署手术知情同意书、输血同意书	□ 术前预防使用抗菌药物 □ 实施手术 □ 术后标本送病理 □ 术后向患者及家属交代病情及注意事项 □ 完成术后病程记录及手术记录	□ 观察病情 □ 上级医师查房 □ 完成病程记录 □ 嘱患者可以下地活动，以预防下肢静脉血栓
重点医嘱	**长期医嘱** □ 泌尿外科疾病护理常规 □ 三级护理 □ 饮食 ◎普食 ◎糖尿病饮食 ◎其他 □ 基础用药（糖尿病、心脑血管疾病等） **临时医嘱** □ 血常规、尿常规、便常规+隐血试验 □ 肝肾功能、电解质、血型 □ 感染性疾病筛查、凝血功能 □ X线胸片、心电图 □ 手术医嘱 □ 常规备血 □ 准备术中预防用抗菌药物 □ 必要时留置胃管	**长期医嘱** □ 开放前列腺癌根治术后护理常规 □ 一级护理 □ 禁食 □ 6小时后恢复部分基础用药（心脑血管药） □ 切口引流管接无菌袋 □ 留置尿管接无菌袋 **临时医嘱** □ 输液 □ 抗菌药物 □ 必要时用抑酸剂	**长期医嘱** □ 一级护理 □ 禁食 □ 留置尿管并接无菌袋 **临时医嘱** □ 输液 □ 抗菌药物 □ 更换敷料 □ 必要时用抑酸剂
病情变异记录	□ 无 □ 有，原因： 1. 2.	□ 无 □ 有，原因： 1. 2.	□ 无 □ 有，原因： 1. 2.
医师签名			

时间	住院第6天（术后第2天）	住院第7天（术后第3天）	住院第8天（术后第4天）
主要诊疗工作	□ 观察病情 □ 观察引流量、切品情况 □ 完成病程记录	□ 观察病情 □ 观察切口情况、切口情况 □ 完成病程记录	□ 观察病情 □ 完成病程记录
重点医嘱	**长期医嘱** □ 二级护理 □ 留置尿管并接无菌袋 **临时医嘱** □ 输液 □ 抗菌药物 □ 必要时用抑酸剂	**长期医嘱** □ 二级护理 □ 半流食 □ 可拔切口引流管 □ 切口换药 □ 恢复其他基础用药 □ 酌情使用抗菌药物 **临时医嘱** □ 输液 □ 抗菌药物	**长期医嘱** □ 二级护理 □ 普食 □ 留置尿管并接无菌袋 **临时医嘱** □ 酌情复查化验项目
病情变异情况	□ 无　□ 有，原因： 1. 2.	□ 无　□ 有，原因： 1. 2.	□ 无　□ 有，原因： 1. 2.
医师签名			

时间	住院第 9~11 天（术后第 5~7 天）	住院第 12 天（术后第 8 天，出院日）
主要诊疗工作	□ 观察病情 □ 观察伤口情况 □ 完成病程记录	□ 观察病情 □ 上级医师查房 □ 出院 □ 向患者及家属交代出院后注意事项 □ 完成出院病程记录 □ 病理结果出来后告知患者 □ 根据病理结果决定是否辅助治疗 □ 定期复查
重点医嘱	**长期医嘱** □ 伤口拆线（术后第 7 天） **临时医嘱** □ 复查肾功能	**出院医嘱** □ 今日出院 □ 出院带药：基础药
病情变异情况	□ 无　□ 有，原因： 1. 2.	□ 无　□ 有，原因： 1. 2.
医师签名		

（二）护士表单

前列腺癌——开放前列腺癌根治术临床路径护士表单

适用对象：第一诊断为前列腺癌（ICD-10：C61）

行开放前列腺癌根治术（ICD-9-CM-3：60.5）

患者姓名：	性别： 年龄： 门诊号：	住院号：
住院日期： 年 月 日	出院日期： 年 月 日	标准住院日：≤17 天

时间	住院第 1 天	住院第 2~3 天
健康宣教	□ 入院宣教 □ 介绍主管医师、护士 □ 介绍环境、设施 □ 介绍住院注意事项	□ 术前宣教 □ 宣教疾病知识、术前准备及手术过程 □ 告知准备物品、沐浴 □ 告知术后饮食、活动及探视注意事项 □ 告知术后可能出现的情况及应对方式 □ 主管护士与患者沟通，了解并指导心理应对 □ 告知家属等候区位置 □ 告知提肛肌锻炼方法
护理处置	□ 核对患者，佩戴腕带 □ 建立入院护理病历 □ 卫生处置：剪指（趾）甲、沐浴，更换病号服	□ 协助医师完成术前检查化验 □ 术前准备 □ 配血 □ 抗菌药物皮试 □ 备皮手术区域 □ 禁食、禁水 □ 灌肠
基础护理	□ 三级护理 □ 晨晚间护理 □ 患者安全管理	□ 三级护理 □ 晨晚间护理 □ 患者安全管理
专科护理	□ 护理查体 □ 需要时，填写跌倒及压疮防范表 □ 需要时，请家属陪伴 □ 心理护理	□ 遵医嘱完成相关检查 □ 心理护理
病情变异记录	□ 无 □ 有，原因： 1. 2.	□ 无 □ 有，原因： 1. 2.
护士签名		

时间	住院第 2~4 天（手术日）	住院第 3~5 天（术后第 1 天）
健康宣教	□ 术后当日宣教 □ 告知监护设备、管路功能及注意事项 □ 告知饮食、体位要求 □ 告知疼痛注意事项 □ 告知术后可能出现情况的应对方式 □ 给予患者及家属心理支持 □ 再次明确探视陪伴须知	□ 术后宣教 □ 药物作用及频率 □ 饮食、活动指导 □ 复查患者对术前宣教内容的掌握程度 □ 疾病恢复期注意事项 □ 下床活动注意事项
护理处置	□ 药物灌肠 1 次 □ 送手术 □ 摘除患者各种活动物品 □ 核对患者资料及带药 □ 填写手术交接单，签字确认 □ 接手术 □ 核对患者及资料，签字确认	□ 遵医嘱完成相关检查
基础护理	□ 特级护理 □ 卧位护理：协助翻身、床上移动、预防压疮 □ 排泄护理 □ 患者安全管理	□ 特级/一级护理（根据患者病情和生活自理能力确定护理级别） □ 晨晚间护理 □ 协助翻身、床上移动、预防压疮 □ 排泄护理 □ 床上温水擦浴 □ 协助更衣 □ 患者安全管理
专科护理	□ 病情观察，写特护记录 □ q2h 评估生命体征、意识、体征、肢体活动、皮肤情况、伤口敷料、尿量及引流液性质及量、出入量 □ 遵医嘱予抗感染、镇痛治疗 □ 心理护理	□ 病情观察，写护理记录 □ 评估生命体征、肢体活动、皮肤情况、伤口敷料、尿量及引流液量性质 □ 遵医嘱予抗感染及镇痛治疗 □ 需要时，联系主管医师给予相关治疗及用药 □ 心理护理
病情变异记录	□ 无　□ 有，原因： 1. 2.	□ 无　□ 有，原因： 1. 2.
护士签名		

时间	住院第 6~12 天（术后第 2~3 天）	住院第 6~12 天（术后第 4~6 天）	住院第 6~12 天（术后第 7~8 天）
健康宣教	□ 术后宣教 □ 药物作用及频率 □ 饮食、活动指导 □ 复查患者对术前宣教内容的掌握程度 □ 疾病恢复期注意事项 □ 下床活动注意事项	□ 术后宣教 □ 药物作用及频率 □ 饮食、活动指导 □ 复查患者对术前宣教内容的掌握程度 □ 疾病恢复期注意事项 □ 下床活动注意事项	□ 出院宣教 □ 复查时间 □ 服药方法 □ 活动休息 □ 指导饮食 □ 指导办理出院手续
护理处置	□ 遵医嘱完成相关检查	□ 遵医嘱完成相关检查	□ 办理出院手续 □ 书写出院小结
基础护理	□ 一级护理 □（根据患者病情和生活自理能力确定护理级别） □ 晨晚间护理 □ 协助进食、进水 □ 协助翻身、床上移动、预防压疮 □ 排泄护理 □ 床上温水擦浴 □ 协助更衣 □ 患者安全管理	□ 一级/二级护理 □（根据患者病情和生活自理能力确定护理级别） □ 晨晚间护理 □ 协助进食、进水 □ 协助或指导床旁移动 □ 排泄护理 □ 床上温水擦浴 □ 协助更衣 □ 患者安全管理	□ 二级护理 □ 晨晚间护理 □ 协助或指导进食、进水 □ 协助或指导床旁活动 □ 患者安全管理
专科护理	□ 病情观察，写护理记录、评估生命体征、肢体活动、皮肤情况、伤口敷料、尿量及引流液量性质 □ 遵医嘱予抗感染及补液治疗 □ 需要时，联系主管医师给予相关治疗及用药 □ 心理护理	□ 病情观察，写护理记录 □ 评估生命体征、肢体活动、皮肤情况、伤口敷料、尿量及引流液量性质 □ 遵医嘱予补液等治疗 □ 需要时，联系主管医师给予相关治疗及用药 □ 心理护理	□ 病情观察 □ 评估生命体征及尿量情况 □ 心理护理
病情变异记录	□ 无 □ 有，原因： 1. 2.	□ 无 □ 有，原因： 1. 2.	□ 无 □ 有，原因： 1. 2.
护士签名			

（三）患者表单

前列腺癌——开放前列腺癌根治术临床路径患者表单

适用对象：第一诊断为前列腺癌（ICD-10：C61）

行开放前列腺癌根治术（ICD-9-CM-3：60.5）

患者姓名：		性别：　　年龄：　　门诊号：	住院号：
住院日期：　　年　月　日		出院日期：　　年　月　日	标准住院日：≤17 天

时间	入院	手术前	手术当天
医患配合	□ 配合询问病史、收集资料，请务必详细告知既往史、用药史、过敏史 □ 如服用抗凝剂，请明确告知 □ 配合进行体格检查 □ 有任何不适请告知医师	□ 配合完善术前相关检查、化验，如采血、留尿、心电图、X 线胸片、B 超、CT、ECT、心脏彩超、肺功能等 □ 医师与患者及家属介绍病情及手术谈话、术前签字 □ 麻醉师与患者进行术前访视	□ 如病情需要，配合术后转入监护病房 □ 配合评估手术效果 □ 配合行尿管牵引及膀胱冲洗 □ 需要时，配合抽血查肾功 □ 有任何不适请告知医师
护患配合	□ 配合测量体温、脉搏、呼吸、血压、体重 1 次 □ 配合完成入院护理评估（简单询问病史、过敏史、用药史） □ 接受入院宣教（环境介绍、病室规定、订餐制度、贵重物品保管等） □ 有任何不适请告知护士	□ 配合测量体温、脉搏、呼吸、询问排便 1 次 □ 接受术前宣教 □ 接受配血，以备术中需要时用 □ 接受剃除手术区域毛发 □ 自行沐浴 □ 准备好必要用物，吸水管、纸巾等 □ 取下义齿、饰品等，贵重物品交家属保管 □ 配合护士行灌肠等操作	□ 清晨测量体温、脉搏、呼吸、血压 1 次 □ 接受药物灌肠 1 次 □ 送手术室前，协助完成核对，带齐影像资料，脱去衣物，上手术车 □ 返回病房后，协助完成核对，配合上病床 □ 配合检查意识、肢体活动，询问出入量 □ 配合术后吸氧、监护仪监测、输液、排尿用导尿管、盆腔用引流管 □ 遵医嘱采取正确体位 □ 配合缓解疼痛 □ 有任何不适请告知护士
饮食	□ 正常普食	□ 术前 12 小时禁食、禁水	□ 麻醉清醒前禁食、禁水 □ 麻醉清醒后未排气前禁食、禁水
排泄	□ 正常排尿、便	□ 正常排尿、便	□ 保留尿管
活动	□ 正常活动	□ 正常活动	□ 根据医嘱平卧位或半卧位 □ 卧床休息，保护管路 □ 双下肢活动

时间	手术后	出院
医患配合	□ 配合抽血检查肝肾功能 □ 需要时，配合伤口换药 □ 配合拔除引流管、尿管 □ 配合伤口拆线	□ 接受出院前指导 □ 知道复查程序 □ 知道后续治疗措施 □ 获取出院诊断书
护患配合	□ 配合定时测量生命体征、每日询问排便 □ 配合抽血检查肾功，询问出入量 □ 接受输液、服药等治疗 □ 配合夹闭导尿管，锻炼膀胱功能 □ 接受进食、进水、排便等生活护理 □ 配合活动，预防皮肤压力伤 □ 注意活动安全，避免坠床或跌倒 □ 配合执行探视及陪伴	□ 接受出院宣教 □ 办理出院手续 □ 获取出院带药 □ 知道服药方法、作用、注意事项 □ 知道照顾伤口方法 □ 知道复印病历方法 □ 知道拔除导尿管的时间及要求
饮食	□ 根据医嘱，由流食逐渐过渡到普食	□ 根据医嘱，正常普食
排泄	□ 保留导尿管-正常排尿、便 □ 避免便秘	□ 正常排尿、便 □ 避免便秘
活动	□ 根据医嘱，半坐位，床边或下床活动 □ 注意保护管路，勿牵拉、脱出等	□ 正常适度活动，避免疲劳

附：原表单（2009 年版）

前列腺癌临床路径表单

适用对象：第一诊断为前列腺癌（ICD-10：C61）
　　　　　行开放前列腺癌根治术（ICD-9-CM-3：60.5）

患者姓名：	性别：　　年龄：　　门诊号：	住院号：
住院日期：　　年　月　日	出院日期：　　年　月　日	标准住院日：≤17 天

时间	住院第 1~3 天	住院第 2~4 天（手术日）	住院第 3~5 天 （术后第 1 天）
主要诊疗工作	□ 询问病史、体格检查 □ 完成病历及上级医师查房 □ 完成医嘱 □ 向患者及家属交代围术期注意事项 □ 签署手术知情同意书、输血同意书	□ 术前预防使用抗菌药物 □ 实施手术 □ 术后标本送病理 □ 术后向患者及家属交代病情及注意事项 □ 完成术后病程记录及手术记录	□ 观察病情 □ 上级医师查房 □ 完成病程记录 □ 嘱患者可以下地活动，以预防下肢静脉血栓
重点医嘱	**长期医嘱** □ 泌尿外科疾病护理常规 □ 三级护理 □ 饮食 ◎普食 ◎糖尿病饮食 ◎其他 □ 基础用药（糖尿病、心脑血管疾病等） **临时医嘱** □ 血常规、尿常规、便常规+隐血试验 □ 肝肾功能、电解质、血型 □ 感染性疾病筛查、凝血功能 □ X 线胸片、心电图 □ 手术医嘱 □ 常规备血 □ 准备术中预防用抗菌药物 □ 必要时留置胃管	**长期医嘱** □ 开放前列腺癌根治术后护理常规 □ 一级护理 □ 禁食 □ 6 小时后恢复部分基础用药（心脑血管药） □ 切口引流管接无菌袋 □ 留置尿管接无菌袋 **临时医嘱** □ 输液 □ 抗菌药物 □ 必要时用抑酸剂	**长期医嘱** □ 一级护理 □ 禁食 □ 留置尿管并接无菌袋 **临时医嘱** □ 输液 □ 抗菌药物 □ 更换敷料 □ 必要时用抑酸剂
主要护理工作	□ 入院介绍 □ 相关检查指导 □ 术前常规准备及注意事项	□ 麻醉后护理指导及病情观察 □ 术后引流管护理指导 □ 术后生活指导 □ 术后活动指导	□ 术后病情观察 □ 麻醉后饮食原则 □ 术后生活指导 □ 术后活动指导
病情变异记录	□ 无　□ 有，原因： 1. 2.	□ 无　□ 有，原因： 1. 2.	□ 无　□ 有，原因： 1. 2.
护士签名			
医师签名			

时间	住院第 6 天（术后第 2 天）	住院第 7 天（术后第 3 天）	住院第 8 天（术后第 4 天）
主要诊疗工作	□ 观察病情 □ 观察引流量 □ 完成病程记录	□ 观察病情 □ 观察切口情况 □ 完成病程记录	□ 观察病情 □ 完成病程记录
重点医嘱	**长期医嘱** □ 二级护理 □ 留置尿管并接无菌袋 **临时医嘱** □ 输液 □ 抗菌药物 □ 必要时用抑酸剂	**长期医嘱** □ 二级护理 □ 半流食 □ 可拔切口引流管 □ 切口换药 □ 恢复其他基础用药 □ 酌情使用抗菌药物 **临时医嘱** □ 输液 □ 抗菌药物	**长期医嘱** □ 二级护理 □ 普食 □ 留置尿管并接无菌袋 **临时医嘱** □ 酌情复查化验项目
主要护理工作	□ 术后病情观察 □ 术后饮食指导 □ 术后活动指导 □ 用药指导	□ 术后病情观察 □ 用药指导 □ 术后活动指导 □ 术后饮食指导	□ 术后病情观察 □ 用药指导 □ 术后活动指导 □ 术后饮食指导
病情变异情况	□ 无　□ 有，原因： 1. 2.	□ 无　□ 有，原因： 1. 2.	□ 无　□ 有，原因： 1. 2.
护士签名			
医师签名			

时间	住院第 9~11 天（术后第 5~7 天）	住院第 12 天（术后第 8 天，出院日）
主要诊疗工作	□ 观察病情 □ 观察伤口情况 □ 完成病程记录	□ 观察病情 □ 上级医师查房 □ 出院 □ 向患者及家属交代出院后注意事项 □ 完成出院病程记录 □ 病理结果出来后告知患者 □ 根据病理结果决定是否辅助治疗 □ 定期复查
重点医嘱	**长期医嘱** □ 伤口拆线（术后第 7 天） **临时医嘱** □ 复查肾功能	**出院医嘱** □ 今日出院 □ 出院带药：基础药
主要护理工作	□ 术后病情观察 □ 用药指导 □ 术后活动指导 □ 术后饮食指导	□ 指导办理出院手续 □ 出院带药指导 □ 出院后活动饮食注意事项 □ 遵医嘱按时复查
病情变异情况	□ 无　□ 有，原因： 1. 2.	□ 无　□ 有，原因： 1. 2.
护士签名		
医师签名		

第二十五章
尿潴留日间手术临床路径释义

一、尿潴留日间手术编码

1. 原编码：

疾病名称及编码：尿潴留（ICD-10：R33.x00）

手术操作名称及编码：膀胱造口术（ICD-9-CM-3：57.21001）

耻骨上膀胱造口导尿管插入术（ICD-9-CM-3：57.18001）

经皮耻骨上膀胱造口导尿管插入术（ICD-9-CM-3：57.17002）

膀胱穿刺抽吸术（ICD-9-CM-3：57.11001）

B超引导下耻骨上膀胱造口导尿管插入术（ICD-9-CM-3：57.17001）

2. 修改编码：

疾病名称及编码：尿潴留（ICD-10：R33）

手术操作名称及编码：膀胱造口术（ICD-9-CM-3：57.21）

耻骨上膀胱造口导尿管插入术（ICD-9-CM-3：57.18）

经皮耻骨上膀胱造口导尿管插入术（ICD-9-CM-3：57.17）

膀胱穿刺抽吸术（ICD-9-CM-3：57.11）

B超引导下耻骨上膀胱造口导尿管插入术（ICD-9-CM-3：57.17）

膀胱B超检查（ICD-9-CM-3：88.7504）

二、临床路径检索方法

R33伴（57.21/57.18/57.17/57.11）伴88.7504

三、尿潴留日间手术临床路径标准住院流程

（一）适用对象

第一诊断为尿潴留（ICD-10：R33.x00）。

行膀胱造口术（ICD-9-CM-3：57.21001）或行耻骨上膀胱造口导尿管插入术（ICD-9-CM-3：57.18001）或行经皮耻骨上膀胱造口导尿管插入术（ICD-9-CM-3：57.17002）行膀胱穿刺抽吸术（ICD-9-CM-3：57.11001）或行B超引导下耻骨上膀胱造口导尿管插入术（ICD-9-CM-3：57.17001）。

> 释义
>
> ■ 本路径适用对象为诊断为尿潴留的患者。尿潴留病因很多可分为机械性和动力性梗阻两类，其中以机械性梗阻病变最多见，如良性前列腺增生、前列腺肿瘤；膀胱颈梗阻病变如膀胱颈挛缩；各种原因引起的尿道狭窄、肿瘤和尿道结石。动力性梗阻尿潴留系排尿动力障碍所致，最常见的原因为中枢和周围神经系统病变，如

脊髓或马尾损伤、肿瘤，糖尿病等，造成神经源性膀胱功能障碍引起。本路径针对经耻骨上膀胱穿刺造瘘或造口术，其他治疗方式间其他的路径指南。

（二）诊断依据

根据《临床诊疗指南·泌尿外科分册》（中华医学会编著，人民卫生出版社，2006）。
1. 病史。
2. 体征。

释义

- 目前使用的是《外科学》（第 8 版）（陈孝平，汪建平主编. 北京：人民卫生出版社，2014）
- 急性尿潴留发病突然，膀胱内充满尿液不能排出，胀痛难忍，辗转不安，有时尿道溢出部分尿液，但不能减轻下腹疼痛。
- 需要询问既往史、外伤手术史等。
- 体检时耻骨上区常可见到半球形膨隆，用手按压有明显尿意，叩诊为浊音。

（三）选择治疗方案的依据

根据《临床技术操作规范·泌尿外科分册》（中华医学会编著，人民军医出版社，2005）。
1. 符合手术适应证。
2. 能够耐受手术。

释义

- 目前使用的是《外科学》（第 8 版）（陈孝平，汪建平主编. 北京：人民卫生出版社，2014）。
- 急性尿潴留患者不能插入导尿管时，可采用粗针头耻骨上膀胱穿刺的方法吸出尿液，可暂时缓解患者的痛苦。有膀胱穿刺造瘘器械可在局麻下直接或者超声引导下行耻骨上膀胱穿刺造瘘，持续引流尿液。若无膀胱穿刺造瘘器械，可行手术耻骨上膀胱造瘘术。

（四）标准住院日

≤3 天。

释义

- 患者入院后，当天手术，术后 1~3 天出院。

（五）进入路径标准

1. 第一诊断必须符合尿潴留疾病编码。

2. 当患者合并其他疾病，但住院期间不需要特殊处理也不影响第一诊断的临床路径流程实施时，可以进入路径。

> 释义

> ■ 本路径适用对象为临床诊断为尿潴留的患者。如患者已留置导尿管，不进入本路径，合并其他疾病，但住院期间不需要特殊处理，并且可耐受手术的患者，也可进入本路径。

（六）术前准备（入院前）

术前必须检查的项目：

1. 血型、血常规、尿常规。

2. 凝血功能。

3. 感染性疾病筛查（乙型肝炎、丙型肝炎、艾滋病、梅毒等）。

4. 肝功能、肾功能、血糖、离子。

5. X 线胸片，心电图。

> 释义

> ■ 上述前三项检查项目及心电图是术前。

（七）预防性抗菌药物选择与使用时机

按照《抗菌药物临床应用指导原则》（卫医发〔2004〕285 号）执行，并结合患者的病情决定抗菌药物的选择与使用时间。建议使用第一、二代头孢菌素，环丙沙星。

> 释义

> ■ 耻骨上膀胱穿刺造瘘术是清洁-污染手术，属 II 类切口范畴。因此，应适当预防性应用抗菌药物，通常选择青霉素类、第一代头孢菌素或第二代头孢菌素或喹诺酮类抗菌药物。一般术前 30 分钟静脉输入。

（八）手术日

入院当天。

1. 麻醉方式　局部麻醉或静脉麻醉。

2. 手术方式　膀胱造口术（ICD-9-CM-3：57.21001）或耻骨上膀胱造口导尿管插入术（ICD-9-CM-3：57.18001）或经皮耻骨上膀胱造口导尿管插入术（ICD-9-CM-3：57.17002）膀胱穿刺抽吸术（ICD-9-CM-3：57.11001）或 B 超引导下耻骨上膀胱造口导尿管插入术（ICD-9-CM-3：57.17001）。

3. 术中用药　麻醉用药，抗菌药物等。

4. 输血 必要时。

> **释义**
>
> ■ 本路径规定的手术是在局麻下进行，老年患者或不能耐受局麻手术的患者也可在静脉麻醉下进行。手术是否需要输血按照术中出血量而定。

（九）术后住院恢复

≤3 天。

1. 根据患者病情变化可选择相应的检查项目。
2. 术后根据情况用药

（1）术后抗菌药物：按照《抗菌药物临床应用指导原则》（卫医发〔2004〕285 号）执行，建议使用第一、二代头孢菌素，环丙沙星。

（2）镇痛药物。

> **释义**
>
> ■ 血常规、尿常规、电解质等是术后常规检查项目。术后用药参见三（七）及释义。通常还可应用镇痛药对症处理术后疼痛。

（十）出院标准

1. 一般情况良好。
2. 伤口无异常。

> **释义**
>
> ■ 主管医师应在出院前，通过各项检查并结合患者恢复情况决定是否能出院。如果出现术后感染、出血、肾功能不全等需要继续留院治疗的情况，超出了路径规定的时间，应先处理并发症，符合出院条件在准许患者出院。

（十一）变异及原因分析——需导致退出日间手术路径

1. 术中、术后出现并发症，需要进一步诊治，导致住院时间延长、费用增加。
2. 术后原伴随疾病控制不佳，需请相关科室会诊，进一步诊治。
3. 住院后出现其他内、外科疾病需进一步明确诊断。

> **释义**
>
> ■ 耻骨上膀胱穿刺造瘘术可能发生出血、感染、甚至肠道损伤等并发症，部分并发症可导致住院时间延长、费用增加。出现变异，需在表单中说明。

　　■ 患者伴有其他疾病，如心脑血管疾病，不能立即进行手术治疗，可能需请相关科室会诊调整后进行手术，延长住院时间并增加费用。若手术前出现其他内、外科情况需要进一步明确诊断及治疗，可进入其他路径。

　　■ 因患者方面的主观原因导致执行路径出现变异，也需要在表单中予以说明。

四、尿潴留日间手术临床路径给药方案

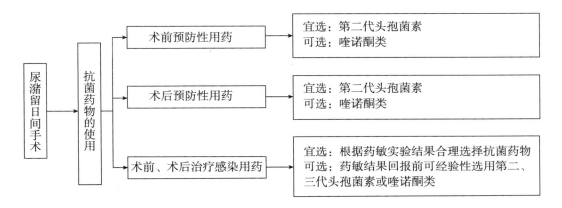

【用药选择】

1. 尿潴留手术属于清洁-污染手术，术前预防性使用抗菌药物应在术前半小时静脉滴注给药。可选择第二代头孢菌素或者喹诺酮类抗菌药物。

2. 术后预防性使用抗菌药物仅限于术后48小时内。可选择第二代头孢菌素、喹诺酮类抗菌药物及磷霉素类。

3. 术前、术后出现感染征象需使用抗菌药物时，在经验性用药的同时应尽快完成药敏实验，依据药敏实验结果合理抗菌药物使用。经验性用药可选择第二、三代头孢菌素类抗菌药物或者喹诺酮类抗菌药物及磷霉素类。

【要学提示】

1. 头孢菌素类抗菌药物使用期间严禁烟酒，以免发生双硫仑样反应。

2. 头孢菌素类抗菌药物多数经肾脏排泄，中度以上肾功能不全患者应根据肾功能适当调整剂量；中度以上肝功能减退时，头孢哌酮、头孢曲松可能需要调整剂量。

3. 喹诺酮类大部分以原形经肾脏排泄，在体内代谢甚少，故肾功能不全者应根据肌酐清除率减量或延长给药时间。

【注意事项】

头孢菌素类抗菌药物在使用前必须皮试，皮试阴性者才可使用。喹诺酮类禁用于18岁以下青少年和儿童。

五、推荐表单

（一）医师表单

尿潴留日间手术临床路径医师表单

适用对象：第一诊断为尿潴留（ICD-10：R33）

行膀胱造口术（ICD-9-CM-3：57.21）/耻骨上膀胱造口导尿管插入术（ICD-9-CM-3：57.18）/经皮耻骨上膀胱造口导尿管插入术（ICD-9-CM-3：57.17）/膀胱穿刺抽吸术（ICD-9-CM-3：57.11）/B超引导下耻骨上膀胱造口导尿管插入术（ICD-9-CM-3：57.17）/膀胱B超检查（ICD-9-CM-3：88.7504）

患者姓名：	性别： 年龄： 门诊号：	住院号：
住院日期： 年 月 日	出院日期： 年 月 日	标准住院日：≤3天

日期	住院第1天 （手术日）	住院第2~3天 （术后第1~2天）	住院第4天 （术后第3天，出院日）
主要诊疗工作	□ 问病史，体格检查 □ 完成病历及上级医师查房 □ 完成医嘱 □ 补录门诊术前各项检查医嘱 □ 向患者及家属交代围术期注意事项 □ 签署手术知情同意书 □ 术前预防使用抗菌药物 □ 手术 □ 术后向患者及家属交代病情及注意事项 □ 完成术后病程记录及手术记录	□ 观察病情 □ 上级医师查房 □ 完成病程记录 □ 嘱患者下地活动 □ 观察伤口情况，伤口换药 □ 观察尿液引流情况	□ 观察病情 □ 上级医师查房 □ 完成病程记录 □ 嘱患者下地活动 □ 观察伤口情况，伤口换药 □ 观察尿液引流情况向患者及家属交代出院后注意事项 □ 完成出院病程记录 □ 出院 □ 定期复查
重点医嘱	**长期医嘱** □ 术前 □ 泌尿外科疾病护理常规 □ 三级护理 □ 饮食（普食、糖尿病饮食、其他） □ 基础用药（糖尿病、心脑血管疾病等） □ 术后 □ 尿潴留术后护理常规 □ 一级护理 □ 6小时后恢复术前饮食（普食、糖尿病饮食、其他） □ 6小时后恢复术前基础用药 □ 造瘘管护理、记尿量 **临时医嘱** □ 术前 □ 术前常规检查（补齐门诊未做检查） □ 手术医嘱 □ 准备术前预防用抗菌药物 □ 术后 □ 输液 □ 静脉使用抗菌药物 □ 必要时使用抗酸剂 □ 必要时使用抑制膀胱痉挛药	**长期医嘱** □ 二级护理 **临时医嘱** □ 输液 □ 静脉使用抗菌药物 □ 必要时使用抗酸剂 □ 必要时使用抑制膀胱痉挛药	**出院医嘱** □ 口服抗菌药物 □ 今日出院 □ 出院带药：抗菌药物、抑制膀胱痉挛药物（必要时）、基础药

日期	住院第 1 天 （手术日）	住院第 2~3 天 （术后第 1~2 天）	住院第 4 天 （术后第 3 天，出院日）
病情 变异 记录	□无　□有，原因： 1. 2.	□无　□有，原因： 1. 2.	□无　□有，原因： 1. 2.
医师 签名			

（二）护士表单

尿潴留日间手术临床路径护士表单

适用对象：第一诊断为尿潴留（ICD-10：R33）

行膀胱造口术（ICD-9-CM-3：57.21）/耻骨上膀胱造口导尿管插入术（ICD-9-CM-3：57.18）/经皮耻骨上膀胱造口导尿管插入术（ICD-9-CM-3：57.17）/膀胱穿刺抽吸术（ICD-9-CM-3：57.11）/B超引导下耻骨上膀胱造口导尿管插入术（ICD-9-CM-3：57.17）/膀胱B超检查（ICD-9-CM-3：88.7504）

患者姓名：		性别： 年龄： 门诊号：	住院号：
住院日期： 年 月 日		出院日期： 年 月 日	标准住院日：≤3 天

日期	住院第 1 天（手术日）	住院第 2~3 天 （术后第 1~2 天）	住院第 4 天 （术后第 3 天，出院日）
健康宣教	□ 入院宣教　介绍主管医师、护士、环境、设施、住院权利、义务、制度 □ 术前宣教 □ 宣教疾病知识、术前准备及手术过程；告知术后可能出现的情况及应对方式等 □ 检查宣教 □ 术后当日宣教　告知监护设备、管路功能及注意事项；告知膀胱痉挛处理方法；告知饮食及活动及探视注意事项；给予患者及家属心理支持等	□ 术后宣教 □ 饮食、活动指导 □ 复查患者对术前宣教内容的掌握程度 □ 疾病恢复期注意事项 □ 造瘘管留置注意事项 □ 下床活动注意事项	□ 出院宣教 □ 复查时间 □ 用药指导 □ 活动休息 □ 饮食指导 □ 指导办理出院手续
护理处置	□ 核对患者，佩戴腕带 □ 建立入院护理病历 □ 卫生处置：剪指甲、沐浴，更换病号服 □ 协助医生完成术前检查化验 □ 术前准备　皮试、配血、备皮 □ 禁食、禁水 □ 送手术 □ 摘除患者各种活动物品；三方核对患者资料及带药；填写手术转运单与核对单，签字确认 □ 接手术 □ 核对患者资料，签字确认 □ 出现膀胱痉挛对症处理 □ 观察尿液颜色、性质、量 □ 造瘘管护理	□ 遵医嘱完成相关检查 □ 观察尿液颜色、性质、量 □ 出现膀胱痉挛对症处理 □ 造瘘管护理	□ 办理出院手续 □ 书写出院小结
基础护理	□ 三级护理 □ 晨晚间护理 □ 患者安全管理 □ 一级护理 □ 活动护理：协助床上活动 □ 术后议事指导 □ 排泄护理 □ 患者安全管理	□ 二级护理 □ 晨晚间护理 □ 会阴擦洗 □ 协助床旁活动 □ 排泄护理 □ 患者安全管理	□ 二级护理 □ 晨晚间护理 □ 会阴擦洗 □ 协助床旁活动 □ 排泄护理 □ 患者安全管理

续 表

日期	住院第 1 天（手术日）	住院第 2~3 天 （术后第 1~2 天）	住院第 4 天 （术后第 3 天，出院日）
专科护理	□ 护理查体 □ 病情观察，尿液色、质、量 □ 填写跌倒及压疮防范表 □ 填写疼痛评估表 □ 需要时，请家属陪伴 □ 遵医嘱完成相关检查 □ 心理护理 □ 病情观察，写护理记录 □ 根据病情重新评估跌倒及压疮评估表 □ 遵医嘱予抗感染、止血静脉补液治疗	□ 病情观察 □ 遵医嘱予抗感染、止血治疗 □ 疼痛评估，膀胱痉挛时，联系主管医师给予相关治疗 □ 心理护理	□ 病情观察 □ 心理护理
病情变异记录	□ 无 □ 有，原因： 1、 2、	□ 无 □ 有，原因： 1、 2、	□ 无 □ 有，原因： 1、 2、
护士签名			

（三）患者表单

尿潴留日间手术临床路径患者表单

适用对象：第一诊断为尿潴留（ICD-10：R33）

行膀胱造口术（ICD-9-CM-3：57.21）/耻骨上膀胱造口导尿管插入术（ICD-9-CM-3：57.18）/经皮耻骨上膀胱造口导尿管插入术（ICD-9-CM-3：57.17）/膀胱穿刺抽吸术（ICD-9-CM-3：57.11）/B超引导下耻骨上膀胱造口导尿管插入术（ICD-9-CM-3：57.17）/膀胱B超检查（ICD-9-CM-3：88.7504）

患者姓名：		性别：	年龄：	门诊号：	住院号：
住院日期： 年 月 日		出院日期： 年 月 日			标准住院日：≤3天

日期	入院及手术当天	手术后	出院
患者配合	□ 配合询问病史、收集资料，请务必详细告知既往史、用药史、过敏史 □ 如服抗凝剂，请明确告知 □ 配合进行体格检查 □ 有任何不适请告知医师 □ 配合完善术前相关检查 □ 医师向患者及家属介绍病情，手术谈话、术前签字 □ 麻醉师与患者进行手术前访视 □ 术后宣教 □ 饮食、活动指导 □ 复查患者对术前宣教内容的掌握程度 □ 疾病恢复期注意事项 □ 造瘘管留置注意事项 □ 下床活动注意事项	□ 有任何不适请告知医师	□ 接受出院前指导 □ 了解复查程序 □ 获取出院诊断书
护患配合	□ 配合测量体温、呼吸、脉搏、血压、体重1次 □ 配合完成入院护理评估（简单询问病史、过敏史、用药史） □ 接受入院宣教（环境介绍、权利、义务、病室规定、订餐制度、贵重物品保管等） □ 接受术前宣教 □ 接受皮试、配血，已备术中需要时用 □ 自行沐浴，加强会阴部清洁 □ 备好必要用物 □ 去下义齿、饰品等，贵重物品交家属保管 □ 有任何不适请告知护士 □ 清晨测量体温、脉搏、呼吸 □ 如手术时间较晚，配合输液 □ 送手术室前，协助完成核对，带齐影像资料，脱去衣服，上手术车 □ 返回病房后，协助完成核对，配合过病床 □ 配合术后吸氧、监护仪监测、输液、膀胱冲洗 □ 配合采取平卧位 □ 配合缓解疼痛	□ 配合定时测量生命体征，每日询问排便 □ 配合询问出入量 □ 接受输液、服药等治疗 □ 配合膀胱造瘘管 □ 接受进食、进水、排便等生活护理 □ 配合活动，避免下肢深静脉血栓 □ 注意活动安全，避免坠床或跌倒 □ 配合执行探视及陪伴	□ 接受出院宣教 □ 办理出院手续 □ 获取出院带药 □ 了解服药方法、作用、注意事项 □ 了解照顾切口方法 □ 了解复印病历方法

续　表

日期	入院及手术当天	手术后	出院
饮食	□ 术前 12 小时禁食、禁水	□ 根据医嘱，由流食逐渐过渡到普食	□ 根据医嘱，正常饮食
排泄	□ 正常排尿、便	□ 保留造瘘管 □ 正常排便，避免便秘	□ 保留造瘘管 □ 正常排便，避免便秘
活动	□ 正常活动	□ 下床活动 □ 注意保护造瘘管、勿牵拉、脱出等	□ 下床活动 □ 注意保护造瘘管、勿牵拉、脱出等

附：原表单（2016 年版）

尿潴留临床路径表单

适用对象：第一诊断为尿潴留（ICD-10：R33.x00）
行耻骨上膀胱造口导尿管插入术

患者姓名：	性别： 年龄： 门诊号：	住院号：
住院日期： 年 月 日	出院日期： 年 月 日	标准住院日：≤3 天

日期	住院前（门诊）	住院第 1 天（手术日）	住院第 2 天（术后第 1 天）
主要诊疗工作	□ 开术前化验 □ 开术前检查 □ 开住院单 □ 通知住院处 □ 通知病房	□ 问病史，体格检查 □ 完成病历及上级医师查房 □ 完成医嘱 □ 补录门诊术前各项检查医嘱 □ 向患者及家属交代围术期注意事项 □ 签署手术知情同意书 □ 术前预防使用抗菌药物 □ 手术 □ 术后向患者及家属交代病情及注意事项 □ 完成术后病程记录及手术记录	□ 观察病情 □ 上级医师查房 □ 完成病程记录 □ 嘱患者下地活动 □ 观察伤口情况，伤口换药 □ 向患者及家属交代出院后注意事项 □ 定期复查
重点医嘱	□ 血型、血常规、尿常规 □ 感染性疾病筛查，凝血功能 □ 肝肾功能、血糖、离子测试 □ X 线胸片，心电图	**长期医嘱** □ 泌尿外科疾病护理常规 □ 三级护理 □ 饮食 ◎普食 □ 膀胱穿刺造瘘术后护理常规 □ 三级护理 □ 术后即可恢复术前饮食 **临时医嘱** □ 血型、血常规、尿常规 □ 感染性疾病筛查，凝血功能 □ 肝肾功能、血糖、离子测试 □ X 线胸片，心电图 □ 手术医嘱 □ 准备术前预防用抗菌药物 □ 输液	**长期医嘱** □ 三级护理 **临时医嘱**
主要护理工作		□ 入院介绍 □ 术前相关检查指导 □ 术前常规准备及注意事项 □ 麻醉后注意事项 □ 术后引流管护理 □ 术后饮食饮水注意事项 □ 术后活动指导	□ 术后饮食饮水注意事项 □ 遵医嘱定期复查

日期	住院前（门诊）	住院第 1 天（手术日）	住院第 2 天（术后第 1 天）
病情 变异 记录	□ 无　□ 有，原因： 1. 2.	□ 无　□ 有，原因： 1. 2.	□ 无　□ 有，原因： 1. 2.
护士 签名			
医师 签名			

日期	住院第3天（术后第2天，出院日）	出院第1天（术后第2天）
主要诊疗工作	□ 观察病情 □ 上级医师查房 □ 完成病程记录 □ 嘱患者下地活动 □ 观察伤口情况，伤口换药 □ 向患者及家属交代出院后注意事项 □ 完成出院病程记录 □ 出院 □ 定期复查	□ 术后护士电话随访 □ 医生手机开机
重点医嘱	**长期医嘱** □ 三级护理 **临时医嘱** **出院医嘱** □ 今日出院	
主要护理工作		
病情变异记录		
护士签名		
医师签名		

第二十六章

压力性尿失禁——经阴道闭孔尿道中段悬吊术临床路径释义

一、压力性尿失禁——经阴道闭孔尿道中段悬吊术编码

疾病名称及编码：压力性尿失禁（ICD-10：N39.3）

手术名称操作及编码：经阴道闭孔尿道中段悬吊术（ICD-9-CM-3：59.7903）

二、临床路径检索方法

N39.3 伴 59.7903

三、压力性尿失禁——经阴道闭孔尿道中段悬吊术临床路径标准住院流程

（一）适用对象

第一诊断为压力性尿失禁，行经阴道闭孔尿道中段悬吊术，无其他需要治疗疾病。

> **释义**
>
> ■ 本路径适用对象为临床诊断为压力性尿失禁的患者。
>
> ■ 压力性尿失禁的手术治疗方法多种，包括经阴道闭孔尿道中段吊带术或经阴道耻骨后尿道中段吊带术等。本路径针对的是经阴道闭孔尿道中段悬吊术，其他治疗方式见另外的路径指南。

（二）诊断依据

根据《中国泌尿外科疾病诊断治疗指南》（中华医学会泌尿外科学分会编著，人民卫生出版社，2007 年）。

1. 病史。
2. 临床症状与诊断。
3. 尿动力学。

> **释义**
>
> ■ 最新版为《2014 中国泌尿外科疾病诊断治疗指南》（人民卫生出版社，2014 年）。
>
> ■ 病史：一般存在有与腹压增加有关的尿失禁症状：即在大笑、咳嗽、喷嚏、跳跃或行走等各种腹压增加状态下，尿液漏出；且停止腹部加压动作后漏尿可随即停止；亦可有泌尿系其他症状如血尿、排尿困难、尿路刺激征及夜尿等症状，或下腹、腰部不适等。
>
> ■ 压力性尿失禁的诊断主要依靠病史及体格检查，影像学检查一般无特殊。
>
> ■ 尿动力学检查：当腹压增加时漏尿，伴有排尿困难或尿频、尿急等膀胱过度活动症状时需要进行尿动力学检查，内容包括：①膀胱压力-容积测定；②腹压漏尿点压测定；③压力-流率测定；④尿道压力描记。有剩余尿及排尿困难表现的患者，还需接受影像尿动力学检查。

（三）进入路径标准

1. 第一诊断为压力性尿失禁，手术名称为经阴道闭孔尿道中段悬吊术，年龄上能耐受手术。
2. 当患者合并其他疾病诊断，但住院期间无需特殊处理并且不影响第一诊断临床路径实施时，可以进入路径。

> **释义**
>
> ■ 最新版为《2014 中国泌尿外科疾病诊断治疗指南》（人民卫生出版社，2014年）
>
> ■ 本路径针对经阴道闭孔尿道中段悬吊术治疗尿失禁，其主要适用于非手术治疗效果不佳或不能坚持，不能耐受，预期效果不佳的患者；或中重度压力性尿失禁严重影响生活质量的患者。
>
> ■ 伴有盆腔脏器脱垂等盆底功能病变需行盆底重建者，同时存在压力性尿失禁时也应行手术治疗。
>
> ■ 由于患者存有禁忌证如心、肺功能严重不全等的不适合本路径。

（四）标准住院日

标准住院日是 4~8 天，住院第 1~6 日手术

> **释义**
>
> ■ 患者入院后，常规实验室及完善辅助检查等准备 1~5 天，术后恢复 1~2 天，总住院时间小于 8 天的均符合本路径要求。若无其他明显应退出本路径的变异，仅在住院日数上有小的出入，并不影响纳入路径。

（五）住院期间的检查项目。

1. 必需的检查项目：
正位胸片
心电图
病房血常规+血型（五分类）
病区尿常规+流式沉渣+比重
粪常规（含隐血）
生化全套 B
免疫四项 A［HIV 免费］
凝血功能常规检查
2. 根据患者病情进行的检查项目：
尿培养及鉴定（含真菌）
（女）肿瘤系列（含 SCC）
泌尿系（肾输尿管膀胱）
妇科（子宫附件）
腹部（肝胆脾胰）
泌尿系（肾输尿管膀胱前列腺）

心超：心脏彩超+TDI+左心功能+室壁运动
肺功能 A1 系列（7 项）

> **释义**
>
> ■ 必查项目是确保手术治疗安全、有效开展的基础，术前必需完成。根据病情需要，可选择性完成尿流动力学或影像尿动力学等检查。
> ■ 高龄患者或有心肺功能异常患者，术前根据病情增加心脏彩超、肺功能、血气分析及肿瘤标志物等检查。
> ■ 为缩短患者住院等待时间，检查项目可以在患者入院前于门诊完成。

（六）治疗方案的选择

经阴道闭孔尿道中段悬吊术。

> **释义**
>
> ■ 经阴道闭孔尿道中段悬吊术疗效稳定，被高度推荐为尿失禁初次手术的术式，其中 TVT-O 或 TOT 因创伤小，住院时间短，并发症少而优势更加明显。

（七）预防性抗菌药物选择与使用时机

按照《抗菌药物临床应用指导原则》（卫医发〔2004〕285 号）执行，并结合患者的病情决定抗菌药物的选择与使用时间。

> **释义**
>
> ■ 经阴道闭孔尿道中段悬吊术手术切口属于 II 类，一般预防使用抗菌药物，术前一天碘伏阴道擦洗后给予甲硝唑两片阴道置入，术晨阴道置入甲硝唑两片数次。之后术中、术后追加一次静脉抗生素（二代头孢）；后改为口服二代头孢抗生素。

（八）手术日。住院第 1~6 日手术

1. 麻醉方式　腰麻或硬膜外麻醉或全麻。
2. 手术方式　经阴道闭孔尿道中段悬吊术。
3. 术中用药　麻醉用药，必要时用抗菌药物。
4. 输血　必要时。

> **释义**
>
> ■ 本路径规定的经阴道闭孔尿道中段悬吊术是根据病人情况在腰麻或硬膜外麻醉或全麻下实施。
> ■ 术中应用抗生素参考《抗菌药物临床应用指导原则》执行。
> ■ 手术极少需要输血，是否输血依照术中出血量而定。

（九）术后恢复。术后 3 天左右出院

1. 必须复查的检查项目　血常规、尿常规；根据患者病情变化可选择相应的检查项目。
2. 术后抗菌药物应用　按照《抗菌药物临床应用指导原则》（卫医发〔2004〕285 号）执行。

> **释义**
>
> ■ 术后可根据患者恢复情况做必须复查的检查项目，包括血尿常规、肝肾功能等。同时可根据病情变化增加检查项目以及频次。
>
> ■ 经阴道闭孔尿道中段悬吊术手术切口属于Ⅱ类，一般预防使用抗菌药物在术后 24 小时内停掉，术后若确需使用时，要严格掌握适应证、药物选择、用药起始与持续时间。总预防用药时间一般不超过 24 小时，个别情况可延长至 48 小时。

（十）出院标准

1. 尿失禁消失。
2. 排尿通畅。
3. 切口愈合良好。

> **释义**
>
> ■ 主管医师应在出院前，通过患者的临床症状改善情况及复查的各项检查并结合患者恢复情况决定是否能出院。如果出现术后感染、出血等需要继续留院治疗的情况，超出了路径所规定的时间，应先处理并发症并符合出院条件后再准许患者出院。

（十一）变异及原因分析

1. 术中、术后出现并发症，需要进一步诊治，导致住院时间延长、费用增加。
2. 手术效果不满意，需进一步治疗（如无法排尿等）。
3. 术后原伴随疾病控制不佳，需请相关科室会诊，进一步诊治。
4. 住院后出现其他内、外科疾病需进一步明确诊断，可进入其他路径。

> **释义**
>
> ■ 变异是指入选临床路径的患者未能按路径完成医疗行为或达到预期的医疗质量控制目标。
>
> ■ 经阴道闭孔尿道中段悬吊术可能发生出血、感染及术后可能会出现会阴部不适，吊带异物反应；术后仍有可能出现控尿障碍，如尿失禁及排尿困难等并发症，部分并发症会导致住院时间延长、费用增加出现变异。需在表单中说明。
>
> ■ 患者伴随有其他疾病，如心脑血管疾病，不能立即进行手术治疗的可能需请相关科室会诊调整后进行手术，延长住院时间并增加费用。若手术前后出现其他内、外科情况需要进一步明确诊断及治疗，可进入其他路径。
>
> ■ 因患者方面的主观原因导致执行路径出现变异，也需要在表单中予以说明。

　　■ 因医院设备故障、节假日等原因导致手术推迟或住院时间延长出现变异，需在表单中说明。

四、压力性尿失禁——经阴道闭孔尿道中段悬吊术临床路径给药方案

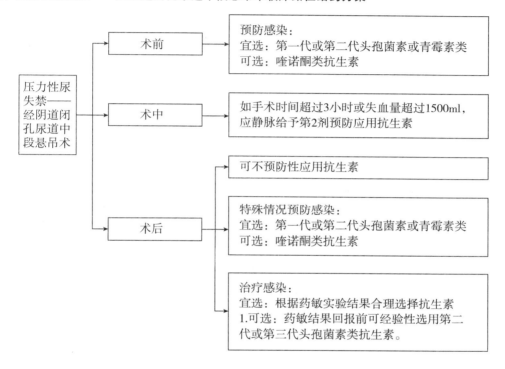

【用药选择】

1. 经阴道闭孔尿道中段悬吊术属可能污染的手术，术前预防性使用抗生素应在术前半小时至 2 小时或麻醉开始时静脉滴注给药。如手术时间超过 3 小时或失血量超过 1500ml，应手术中给予第 2 剂。应选择第一代或第二代头孢菌素或青霉素类抗生素，如患者青霉素和（或）头孢菌素过敏［包括既往过敏史和（或）皮试阳性］则可选择喹诺酮类抗生素。

2. 术后可不预防性使用抗生素。总预防用药时间一般不宜超过术后 24 小时。在个别情况下，比如出血量多等特殊情况，术后预防性使用抗生素可适当延长至 48 小时。

3. 术后出现感染征象需使用抗生素时，在经验性用药的同时应尽快完成细菌培养及药敏实验，依据药敏实验结果选择合理抗生素使用。经验性用药可选择第二代或第三代头孢菌素类抗生素。

【药学提示】

1. 头孢菌素类抗生素使用期间严禁饮酒，以免发生双硫仑样反应。

2. 头孢菌素类抗生素多数经肾脏排泄，中度以上肾功能不全患者应根据肾功能适当调整剂量；中度以上肝功能减退时，头孢哌酮、头孢曲松可能需要调整剂量。

【注意事项】

头孢菌素类及青霉素类抗生素在使用前必须皮试，皮试阴性者方可使用。

五、推荐表单

（一）医师表单

压力性尿失禁——经阴道闭孔尿道中段悬吊术临床路径医师表单

适用对象：第一诊断为压力性尿失禁（ICD-10：N39.300）

行经阴道闭孔尿道中段悬吊术

患者姓名：		性别： 年龄： 门诊号：	住院号：
住院日期： 年 月 日		出院日期： 年 月 日	标准住院日 ≤8 天

时间	住院第 1~2 天	住院第 3 天 （手术日）	住院第 4 天 （术后第 1 天）
主要诊疗工作	□ 询问病史，体格检查（包括棉签试验、压力诱发实验、双合诊、膀胱颈抬举试验） □ 完成病历及上级医师查房 □ 完成医嘱 □ 向患者及家属交代围术期注意事项 □ 签署手术知情同意书	□ 术前预防使用抗菌药物 □ 实施手术 □ 术后向患者及家属交待病情及注意事项 □ 完成术后病程记录及手术记录	□ 观察排尿情况 □ 上级医师查房 □ 完成病程记录 □ 嘱患者正常适度活动，避免便秘，咳嗽，鼓肚子，避免过度牵拉腹股沟，以免发生吊带移位
重点医嘱	**长期医嘱：** □ 泌尿外科疾病护理常规 □ 三级护理 □ 饮食◎普食◎糖尿病饮食◎其他 □ 基础用药（糖尿病、心脑血管疾病等） □ 测血压 **临时医嘱：** □ 血常规、尿常规、粪便常规+隐血试验 □ 肝肾功能、电解质、血型 □ 感染性疾病筛查、凝血功能 □ 胸片、心电图 □ 手术医嘱 □ 准备术中预防用抗菌药物 □ 术前阴道冲洗、阴道置入甲硝唑	**长期医嘱：** □ 吊带术后护理常规 □ 二级护理 □ 普食（6小时后） □ 6小时后恢复部分基础用药（心脑血管药） □ 留置尿管并接无菌袋 **临时医嘱：** □ 输液 □ 静脉输注抗菌药物	**长期医嘱：** □ 三级护理 □ 普食 **临时医嘱：** □ 口服抗菌药物 □ 更换腹股沟敷料 □ 可拔尿管 □ 拔除阴道纱布（沿阴道后壁拔除） □ 酌情复查化验项目
病情变异记录	□ 无□ 有，原因： 1. 2.	□ 无□ 有，原因： 1. 2.	□ 无□ 有，原因： 1. 2.
医师签名			

时间	住院第 5 天 （术后第 2 天，出院日）
主要诊疗工作	□ 观察病情 □ 上级医师查房 □ 出院 □ 向患者及家属交代出院后注意事项 □ 完成出院病程记录 □ 定期复查
重点医嘱	**出院医嘱：** □ 今日出院 □ 出院带药：基础药，碘伏，棉签
病情变异记录	□ 无　□ 有，原因： 1. 2.
医师签名	

（二）护士表单

压力性尿失禁——经阴道闭孔尿道中段悬吊术临床路径护士表单

适用对象：第一诊断为压力性尿失禁（ICD-10：N39.300）

　　　　　行经阴道闭孔尿道中段悬吊术

患者姓名：	性别：　年龄：　门诊号：	住院号：
住院日期：　　年　月　　日	出院日期：　　年　月　　日	标准住院日 ≤8 天

时间	住院第 1 天	住院第 2 天	住院第 3 天（手术当天）
健康宣教	□ 入院宣教 □ 介绍主管医师、护士 □ 介绍环境、设施 □ 介绍住院注意事项	□ 术前宣教 □ 宣教疾病知识、术前准备及手术过程 □ 告知准备物品、沐浴 □ 告知术后饮食、活动及探视注意事项 □ 告知术后可能出现的情况及应对方式 □ 主管护士与患者沟通，了解并指导心理应对 □ 告知家属等候区位置	□ 术后当日宣教 □ 告知监护设备、管路功能 □ 及注意事项 □ 告知饮食、体位要求 □ 告知疼痛注意事项 □ 告知术后可能出现情况的 □ 应对方式 □ 给予患者及家属心理支持 □ 再次明确探视陪伴须知
护理处置	□ 核对患者，佩戴腕带 □ 建立入院护理病历 □ 卫生处置：剪指（趾）甲、沐浴，更换病号服	□ 协助医师完成术前检查化验 □ 术前准备 □ 抗菌药物皮试 □ 备皮手术区域 □ 禁食禁水 □ 阴道冲洗、阴道置入甲硝唑	□ 甘油灌肠剂灌肠 1 次 □ 送手术 □ 摘除患者各种活动物品 □ 核对患者资料及带药 □ 填写手术交接单，签字确认 □ 接手术 □ 核对患者及资料，签字确认
基础护理	□ 三级护理 □ 晨晚间护理 □ 患者安全管理	□ 三级护理 □ 晨晚间护理 □ 患者安全管理	□ 二级护理 □ 每 2 小时巡视 □ 晨晚间护理 □ 患者安全管理
专科护理	□ 护理查体 □ 需要时，填写跌倒及压疮防范表 □ 需要时，请家属陪伴 □ 心理护理	□ 遵医嘱完成相关检查 □ 心理护理	□ 病情观察，伤口敷料、尿量情况 □ 遵医嘱予抗感染、镇痛治疗 □ 心理护理
病情变异记录	□ 无　□ 有，原因： 1. 2.	□ 无　□ 有，原因： 1. 2.	□ 无　□ 有，原因： 1. 2.
护士签名			

时间	时间住院第 4 天 （术后第 1 天）	住院第 5 天 （术后第 2 天）
健康宣教	□ 术后宣教 □ 药物作用及频率 □ 饮食、活动指导 □ 复查患者对术前宣教内容的掌握程度 □ 疾病恢复期注意事项 □ 拔尿管后注意事项 □ 下床活动注意事项	□ 出院宣教 □ 复查时间 □ 服药方法 □ 活动休息 □ 指导饮食 □ 指导办理出院手续
护理处置	□ 遵医嘱完成相关检查	□ 办理出院手续书写出院小结
基础护理	□ 二级/三级护理 （根据患者病情和生活自理能力确定护理级别） □ 晨晚间护理 □ 患者安全管理	□ 三级护理 □ 晨晚间护理 □ 患者安全管理
专科护理	□ 病情观察 □ 遵医嘱予抗感染及镇痛治疗 □ 需要时，联系主管医师给予相关治疗及用药 □ 心理护理	□ 病情观察 □ 心理护理
重点医嘱	□ 详见医嘱执行单	□ 详见医嘱执行单
病情变异记录	□ 无 □ 有，原因： 1. 2.	□ 无 □ 有，原因： 1. 2.
护士签名		

（三）患者表单

压力性尿失禁——经阴道闭孔尿道中段悬吊术临床路径患者表单

适用对象：第一诊断为压力性尿失禁（ICD-10：N39.300）

行经阴道闭孔尿道中段悬吊术

患者姓名：	性别： 年龄： 门诊号：	住院号：
住院日期： 年 月 日	出院日期： 年 月 日	标准住院日 ≤8 天

时间	住院第 1 天	住院第 2 天	住院第 3 天 （手术当天）
医患配合	□ 配合询问病史、收集资料，请务必详细告知既往史、用药史、过敏史 □ 如服用抗凝剂，请明确告知 □ 配合进行体格检查 □ 有任何不适请告知医师	□ 配合完善术前相关检查、化验，如采血、留尿、心电图、X 线胸片 □ 医师与患者及家属介绍病情及手术谈话、术前签字 □ 麻醉师与患者进行术前访视	□ 如病情需要，配合术后转入监护病房 □ 配合评估手术效果 □ 有任何不适请告知医师
护患配合	□ 配合测量体温、脉搏、呼吸、血压、体重 1 次 □ 配合完成入院护理评估（简单询问病史、过敏史、用药史） □ 接受入院宣教（环境介绍、病室规定、订餐制度、贵重物品保管等） □ 有任何不适请告知护士	□ 配合测量体温、脉搏、呼吸、询问排便 1 次 □ 接受术前宣教 □ 接受剃除手术区域毛发，阴道冲洗 □ 自行沐浴 □ 准备好必要用物，吸水管、纸巾等 □ 取下义齿、饰品等，贵重物品交家属保管	□ 清晨测量体温、脉搏、呼吸、血压 1 次 □ 接受药物灌肠 1 次 □ 送手术室前，协助完成核对，脱去衣物，上手术车 □ 返回病房后，协助完成核对，配合上病床 □ 配合检查意识、肢体活动，询问出入量 □ 配合术后吸氧、监护仪监测、输液、排尿用导尿管 □ 遵医嘱采取正确体位 □ 配合缓解疼痛 □ 有任何不适请告知护士
饮食	□ 正常普食	□ 术前 12 小时禁食禁水	□ 麻醉清醒前禁食禁水
排泄	□ 正常排尿便	□ 正常排尿便	□ 保留尿管
活动	□ 正常活动	□ 正常活动	□ 根据医嘱平卧位 □ 卧床休息，保护管路 □ 双下肢活动

时间	时间住院第 4 天 （术后第 1 天）	住院第 5 天 （术后第 2 天）
医患 配合	□ 配合抽血检查血常规、血生化情况 □ 需要时，配合伤口换药 □ 配合拔除阴道纱布、尿管	□ 接受出院前指导 □ 知道复查程序 □ 获取出院诊断书
护 患 配 合	□ 配合定时测量生命体征、每日询问排便 □ 配合抽血检查血常规、血生化 □ 接受输液、服药等治疗 □ 注意活动安全，避免坠床或跌倒 □ 配合执行探视及陪伴	□ 接受出院宣教 □ 办理出院手续 □ 获取出院带药 □ 知道服药方法、作用、注意事项 □ 知道照顾伤口方法 □ 知道复印病历方法
饮食	□ 根据医嘱，正常普食	□ 根据医嘱，正常普食
排泄	□ 保留导尿管-正常排尿便 □ 避免便秘	□ 正常排尿便 □ 避免便秘
活动	□ 根据医嘱，正常适度活动，避免便秘、咳嗽、鼓 　肚子，避免过度牵拉腹股沟，以免发生吊带移位 □ 注意保护管路，勿牵拉、脱出等	□ 正常适度活动，避免便秘、咳嗽、鼓肚 　子，避免过度牵拉腹股沟，以免发生吊带 　移位

附：原表单（2016 年版）

尿失禁临床路径表单

适用对象：第一诊断为压力性尿失禁（ICD-10：N39.300）
行经阴道闭孔尿道中段悬吊术

患者姓名：	性别：　年龄：　门诊号：	住院号：
住院日期：　　年　月　日	出院日期：　　年　月　日	标准住院日 ≤8 天

时间	住院第 1 天	住院第 2 天 （术前日）	住院第 3 天 （手术日）
诊疗工作	□ 询问病史，体格检查 □ 完成病历及上级医师查房 □ 完成医嘱	□ 术前准备 □ 向患者及家属交代围手术期注意事项 □ 签署手术知情同意书	□ 术前预防使用抗菌药物 □ 实施手术 □ 术后向患者及家属交待病情及注意事项 □ 完成术后病程记录及手术记录
重点医嘱	长期医嘱： □ 泌尿外科疾病护理常规 □ 三级护理 □ 普食 □ 测血压（bid） □ 基础用药（糖尿病、心脑血管疾病等） 临时医嘱： □ 胸片 □ 心电图 □ 血常规 □ 乙肝五项 □ 粪常规 □ 生化全套 □ 感染三项 □ 凝血功能常规检查 □ 血型 □ 尿常规	长期医嘱： □ 泌尿外科疾病护理常规 □ 三级护理 □ 普食 □ 测血压（bid） □ 基础用药（糖尿病、心脑血管疾病等） 临时医嘱： □ 手术医嘱 □ 准备术中预防用抗菌药物 □ 阴道放置甲硝唑，阴道冲洗	长期医嘱： □ 吊带术后护理常规 □ 二级护理 □ 普食（6 小时后） □ 测血压（bid） □ 6 小时后恢复部分基础用药（心脑血管药） □ 留置尿管并接无菌袋 临时医嘱： □ 输液 □ 静脉输注抗菌药物
护理工作	□ 入院介绍 □ 相关检查指导	□ 术前常规准备及注意事项	□ 麻醉后护理指导及病情观察 □ 术后引流管护理指导 □ 术后生活指导 □ 术后活动指导
变异	□ 无□ 有，原因：	□ 无□ 有，原因：	□ 无□ 有，原因：
护士签名			
医师签名			

时间	住院第 4 天 （手术后第 1 天）	住院第 5 天 （术后第 2 天，出院日）
诊疗工作	□ 观察病情 □ 上级医师查房 □ 完成病程记录 □ 嘱患者正常适度活动，避免便秘，咳嗽，鼓肚子， 　避免过度牵拉腹股沟，以免发生吊带移位	□ 观察病情 □ 上级医师查房 □ 出院 □ 向患者及家属交代出院后注意事项 □ 完成出院病程记录 □ 定期复查
重点医嘱	长期医嘱： □ 三级护理 □ 普食 □ 测血压（bid） 临时医嘱： □ 口服抗菌药物 □ 更换腹股沟敷料 □ 可拔尿管 □ 拔除阴道纱布（沿阴道后壁拔除） □ 酌情复查化验项目	长期医嘱： □ 三级护理 □ 普食 临时医嘱： □ 今日出院 □ 出院带药：基础药，碘伏，棉签
护理工作	□ 术后病情观察 □ 用药指导 □ 术后活动指导 □ 术后饮食指导	□ 指导办理出院手续 □ 出院带药指导 □ 出院后活动饮食注意事项 □ 遵医嘱按时复查
变异	□ 无□ 有，原因：	□ 无□ 有，原因：
护士签名		
医师签名		

第二十七章

包茎或包皮过长——包皮环切术临床路径释义

一、包茎或包皮过长——包皮环切术编码

1. 原编码：

疾病名称及编码：包茎（ICD-10：N47. x01）

包皮过长（ICD-10：N47. x01）

手术操作名称及编码：包皮环切术（ICD-9-CM-64.0001）

2. 修改编码：

疾病名称及编码：包茎（ICD-10：N47）

包皮过长（ICD-10：N47）

手术操作名称及编码：包皮环切术（ICD-9-CM-64.0）

二、临床路径检索方法

N47 伴 64.0

三、包茎或包皮过长——包皮环切术临床路径标准住院流程

（一）适用对象

第一诊断为包茎或包皮过长（ICD-10：N47. x01）。

行包皮环切术（ICD-9-CM-3：64.0001）。

> **释义**
>
> ■ 包茎（phimosis）泛指包皮不能上翻至冠状沟以上，使阴茎头无法完全显露的一种状态。
>
> ■ 包皮过长（redundant prepuce）包皮覆盖于全部阴茎头和尿道口，但仍可上翻的状态。
>
> ■ 包皮嵌顿（paraphimosis）包皮上翻至阴茎头后方，如未及时复位，包皮环将阻碍静脉及淋巴循环引起水肿，致使包皮不能复位而形成的嵌顿，是包茎或包皮过长的并发症。
>
> ■ 本路径是适用于包茎或包皮过长需行包皮环切术的患者。

（二）诊断依据

根据《临床诊疗指南·泌尿外科分册》（中华医学会编著，人民卫生出版社，2006）。

1. 病史。

2. 体征。

释义

■ 包茎和包皮过长的诊断主要依靠体格检查。

■ 若包皮口狭小或包皮与阴茎头粘连，无法翻开包皮完全显露阴茎头者，可诊断为包茎。

■ 生理性包茎与病理性包茎在治疗上存在很大差别，因此需要仔细鉴别两种包茎。通常情况下，生理性包茎仅存在自幼包皮翻转障碍，不存在疼痛、排尿困难及局部或泌尿系感染；轻轻翻开包皮口时，包皮口有皱褶，健康红润。而病理性包茎通常伴有局部的疼痛、炎症、出血或排尿困难、泌尿系感染等，包皮开口狭小，开口处包皮呈白色、纤维化改变。

■ 包皮过长者，阴茎在疲软及勃起状态下，阴茎头被包皮完全覆盖不能显露，但能够手法上翻包皮至冠状沟，显露阴茎头。

■ 隐匿性阴茎患者常因肥胖，局部脂肪垫堆积，阴茎被隐藏在脂肪垫中，后推脂肪垫，翻转包皮可显露阴茎头。

（三）选择治疗方案的依据

根据《临床技术操作规范·泌尿外科分册》（中华医学会编著，人民军医出版社，2005）。
1. 符合手术适应证。
2. 能够耐受手术。

释义

■ 对于包茎或包皮过长的患者，其治疗方法的选择需根据患者年龄，包茎类型、严重程度、病因及是否存在尿路畸形、并发症等选择具体治疗方式。治疗方法包括等待观察、药物治疗、包皮口扩张、手法翻转或复位、手术治疗等。其中手术治疗包括包皮环切术或包皮成形手术。

■ 包皮环切术的适应证有：病理性包茎，生理性包茎合并反复的包皮龟头炎、反复尿路感染等。另外，生理性包茎合并排尿时包皮腔膨大并不是包皮环切术的绝对适应证。包皮过长，包皮口过小者；包皮囊内或冠状沟积存包皮垢，或常伴发炎症感染者。嵌顿性包茎，经复位水肿消退，炎症控制后择期行包皮环切术。

■ 包皮环切术的禁忌证：凝血机制障碍，局部急性感染期，阴茎的先天性异常，如先天性尿道下裂、先天性阴茎下弯、隐匿性阴茎等。

■ 包皮成形术是通过手术方式使包皮口增宽，既能使包皮翻起显露阴茎头，又能最大限度地保留包皮组织，因此也增加了包茎复发的概率。包皮成形术包括包皮背侧切开术、侧侧切开术、包皮局部切除术以及比较复杂的包皮背侧切开成形术（纵切横缝）、Y-V成形术、T-V成形术等。

（四）标准住院日

≤1天。

> **释义**
>
> ■ 术前准备在入院前完成。患者入院后当日手术当日出院，或对于需要观察的患者可术后第 1 天出院。

（五）进入路径标准

1. 第一诊断必须符合包茎和包皮过长的疾病编码。
2. 当患者合并其他疾病，但住院期间不需要特殊处理也不影响第一诊断的临床路径流程实施时，可以进入路径。

> **释义**
>
> ■ 本路径适用对象为临床诊断包茎或包皮过长，适合行包皮环切或包皮成形术并排除手术禁忌证。
>
> ■ 经入院常规检查发现以往所没有发现的疾病，而该疾病可能对患者健康影响更为严重，或者该疾病可能影响手术实施、增加手术和麻醉的风险、影响预后，则应优先考虑治疗该种疾病，暂不宜进入路径，例如高血压、糖尿病、心功能不全、肝肾功能不全及凝血功能障碍等。
>
> ■ 若既往患有上述疾病，经合理治疗后病情稳定，抑或目前需要持续用药，经评估无手术及麻醉禁忌，则可进入路径，但可能会增加医疗费用，延长住院时间。

（六）术前准备（入院前）

术前必需检查的项目：

1. 血常规、尿常规。
2. 凝血功能。
3. 感染性疾病筛查（乙型肝炎、丙型肝炎、艾滋病、梅毒等）。
4. X 线胸片，心电图。

> **释义**
>
> ■ 为缩短患者术前等待时间，检查项目可以在门诊完成。
>
> ■ 由于是日间手术，应在入院前交代患者自行清洗外阴部及包皮腔，常规备皮。

（七）预防性抗菌药物选择与使用时机

按照《抗菌药物临床应用指导原则》（卫医发〔2004〕285 号）执行，并结合患者的病情决定抗菌药物的选择与使用时间。建议使用第一、二代头孢菌素，环丙沙星。

> **释义**
>
> ■ 包茎或包皮过长手术是Ⅱ类切口（清洁-污染手术），因此应适当预防性应用抗菌药物，通常选择第一、二代头孢菌素或喹诺酮类抗菌药物。

　　■ 有循证医学证据的第一代头孢菌素主要为头孢唑林，第二代头孢菌素主要为头孢呋辛。

　　■ 我国大肠埃希菌对氟喹诺酮类耐药率高，预防应用需严加限制。

　　■ 氟喹诺酮类药物避免用于 18 岁以下未成年儿童。

（八）手术日

入院当天。

1. 麻醉方式　局部麻醉。
2. 手术方式　包皮环切术。
3. 术中用药　麻醉用药，抗菌药物等。
4. 输血　必要时。

释义

　　■ 抗菌药物的给药方法：静脉输注应在皮肤、黏膜切开前 0.5～1 小时内或麻醉开始时给药，在输注完毕后开始手术，保证手术部位暴露时局部组织中抗菌药物已达到足以杀灭手术过程中沾染细菌的药物浓度。氟喹诺酮类等由于需输注较长时间，应在手术前 1～2 小时开始给药。

　　■ 手术出血量一般较少，极少需输血治疗。

（九）术后住院恢复

≤1 天。

1. 根据患者病情变化可选择相应的检查项目。
2. 术后根据情况用药

（1）术后抗菌药物：按照《抗菌药物临床应用指导原则》（卫医发〔2004〕285 号）执行，建议使用第一、二代头孢菌素，环丙沙星。

（2）镇痛药物。

释义

　　■ 术后可根据患者恢复情况复查必需的检查项目。

　　■ 预防性应用抗菌药物时间不超过 24 小时，必要时可延长至 48 小时。

　　■ 合并尿路感染者，术后酌情延长用药时间。

（十）出院标准

1. 一般情况良好。
2. 伤口无异常。

> **释义**
> ■ 主治医师应在出院前了解患者切口情况，判断患者是否可出院。

（十一）变异及原因分析——需导致退出日间手术路径

1. 术中、术后出现并发症，需要进一步诊治，导致住院时间延长、费用增加。
2. 术后原伴随疾病控制不佳，需请相关科室会诊，进一步诊治。
3. 住院后出现其他内、外科疾病需进一步明确诊断。

> **释义**
> ■ 包茎或包皮过长手术并发症主要包括出血、感染、刀口裂开、包皮粘连、包皮切除过多或过少及包皮狭窄、尿瘘等。经积极处理，可按路径规定时间出院或略延长，费用轻度增加，属轻微变异。
> ■ 伴随疾病如高血压、糖尿病、心肺疾患以及其他内、外科疾病需会诊，但未影响手术或术后仅延长1~2天出院属轻微变异。如伴发疾病影响手术，或术后需相关专科进一步诊治者，属重大变异。重大变异需退出本路径。

四、包茎或包皮过长——包皮环切术临床路径给药方案

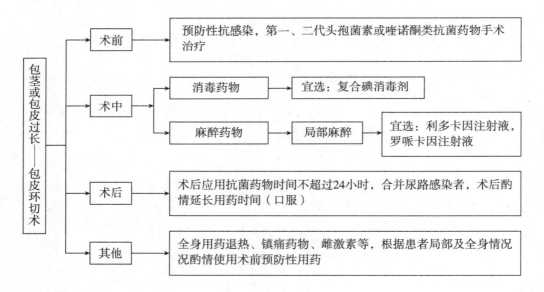

【用药选择】

1. 包茎或包皮过长手术是Ⅱ类切口（清洁-污染手术），因此应适当预防性应用抗菌药物，通常选择第一、二代头孢菌素或喹诺酮类抗菌药物。
2. 有循证医学证据的第一代头孢菌素主要为头孢唑林，第二代头孢菌素主要为头孢呋辛。
3. 我国大肠埃希菌对氟喹诺酮类耐药率高，预防应用需严加限制。

【药学提示】

1. 注意药物等相互作用。

2. 氟喹诺酮类药物避免用于 18 岁以下未成年儿童。

3. 喹诺酮类抗菌药物大部分以原形经肾脏排泄，在体内代谢甚少，故肾功能不全者应根据肌酐清除率减量或延长给药时间。

五、推荐表单

（一）医师表单

包茎或包皮过长——包皮环切术临床路径表单

适用对象：第一诊断为包茎或包皮过长（ICD-10：N47. x01）
  行包皮环切术

患者姓名：	性别： 年龄： 门诊号：	住院号：
住院日期： 年 月 日	出院日期： 年 月 日	标准住院日：≤1 天

日期	住院前（门诊）	住院第 1 天（手术日）
主要诊疗工作	□ 问病史，体格检查 □ 开术前化验 □ 开术前检查 □ 开住院单 □ 通知住院处 □ 通知病房	□ 问病史，体格检查 □ 完成病历及上级医师查房 □ 完成医嘱 □ 补录门诊术前各项检查医嘱 □ 向患者及家属交代围术期注意事项 □ 签署手术知情同意书 □ 术前预防使用抗菌药物 □ 手术 □ 术后向患者及家属交代病情及注意事项 □ 完成术后病程记录及手术记录
重点医嘱	□ 血常规、尿常规 □ 感染性疾病筛查，凝血功能 □ X 线胸片，心电图	**长期医嘱** □ 泌尿外科疾病护理常规 □ 三级护理 □ 饮食 ◎普食 □ 包皮环切术后护理常规 □ 三级护理 □ 术后即可恢复术前饮食 **临时医嘱** □ 血常规、尿常规 □ 感染性疾病筛查，凝血功能 □ X 线胸片，心电图 □ 手术医嘱 □ 准备术前预防用抗菌药物 □ 输液
病情变异记录	□ 无 □ 有，原因： 1. 2.	□ 无 □ 有，原因： 1. 2.
医师签名		

日期	住院第 2 天（术后第 1 天，出院日）	出院第 1 天（术后第 2 天）
主要诊疗工作	□ 观察病情 □ 上级医师查房 □ 完成病程记录 □ 嘱患者下地活动 □ 观察伤口情况，伤口换药 □ 向患者及家属交代出院后注意事项 □ 嘱患者回院拆线 □ 完成出院病程记录 □ 出院 □ 定期复查	□ 医生手机开机
重点医嘱	**长期医嘱** □ 三级护理 **临时医嘱** **出院医嘱** □ 今日出院	
病情变异记录	□ 无　□ 有，原因： 1. 2.	
医师签名		

（二）护士表单

包茎或包皮过长——包皮环切术临床路径护士表单

适用对象：第一诊断为包茎或包皮过长（ICD-10：N47.x01）
　　　　　行包皮环切术

患者姓名：	性别：　　年龄：　　门诊号：	住院号：
住院日期：　　年　月　日	出院日期：　　年　月　日	标准住院日：≤1 天

日期	住院前（门诊）	住院第 1 天（手术日）
健康宣教	□ 入院介绍 □ 术前相关检查指导 □ 术前常规准备及注意事项 □ 告知检查及操作前后饮食、活动及探视注意事项及应对方式	□ 麻醉后注意事项 □ 术后饮食饮水注意事项 □ 术后活动指导
护理处置		□ 核对患者、佩戴腕带 □ 建立入院护理病历 □ 卫生处置 □ 随时观察患者病情变化 □ 遵医嘱正确使用药物
基础护理		□ 三级护理 □ 晨晚间护理 □ 患者安全管理
专科护理		□ 护理查体 □ 需要时请家属陪伴 □ 心理护理 □ 遵医嘱完成相关检查 □ 必要时吸氧 □ 遵医嘱正确给药 □ 提供并发症征象的依据
病情变异记录	□ 无　□ 有，原因： 1. 2.	□ 无　□ 有，原因： 1. 2.
护士签名		

日期	住院第 2 天（术后第 1 天，出院日）	出院第 1 天（术后第 2 天）
健康宣教	□ 指导介绍出院手续 □ 遵医嘱定期复查	
护理处置	□ 办理出院手续 □ 书写出院小结	□ 术后护士电话随访
基础护理	□ 三级护理 □ 晨晚间护理 □ 患者安全管理	
专科护理	□ 病情观察	
病情变异记录	□ 无　□ 有，原因： 1. 2.	
护士签名		

（三）患者表单

包茎或包皮过长——包皮环切术临床路径患者表单

适用对象：第一诊断为包茎或包皮过长（ICD-10：N47.x01）

行包皮环切术

患者姓名：	性别：	年龄：	门诊号：	住院号：
住院日期： 年 月 日	出院日期： 年 月 日		标准住院日：≤1 天	

日期	住院前（门诊）	住院第1天（手术日）
医患配合	□ 配合询问病史、收集资料，请务必详细告知既往史、用药史、过敏史 □ 配合进行体格检查 □ 有任何不适告知医师 □ 配合完善相关检查、化验，如采血、留尿、心电图、X 线胸片等 □ 医师与患者及家属介绍病情，如有异常检查结果需进一步检查	□ 配合询问病史、收集资料，请务必详细告知既往史、用药史、过敏史 □ 配合进行体格检查 □ 有任何不适告知医师 □ 配合完善相关检查、化验，如采血、留尿、心电图、X 线胸片等 □ 医师与患者及家属介绍病情，如有异常检查结果需进一步检查 □ 配合用药及治疗 □ 配合医师调整用药 □ 有任何不适告知医师
护患配合	□ 接受相关化验检查宣教，正确留取标本，配合检查	□ 配合测量体温、脉搏、呼吸、血压、血氧饱和度、体重 □ 配合完成入院护理评估单（简单询问病史、过敏史、用药史） □ 接受入院宣教（环境介绍、病室规定、订餐制度、贵重物品保管等） □ 有任何不适告知护士 □ 接受相关化验检查宣教，正确留取标本，配合检查 □ 接受输液、服药治疗 □ 注意活动安全 □ 接受疾病及用药等相关知识指导
饮食	□ 正常普食	□ 正常普食
排泄	□ 正常排尿、便	□ 正常排尿、便
活动	□ 正常活动	□ 适量活动

日期	住院第2天（术后第1天，出院日）	出院第1天（术后第2天）
医患配合	□ 接受出院前指导 □ 了解复查程序 □ 获取出院诊断书	□ 不适随诊
护患配合	□ 接受出院宣教 □ 办理出院手续 □ 获取出院带药 □ 了解服药方法、作用、注意事项 □ 了解复印病历方法	□ 配合护士电话随访
饮食	□ 正常普食	□ 正常普食
排泄	□ 正常排尿、便	□ 正常排尿、便
活动	□ 适量活动	□ 适量活动

附：原表单（2016 年版）

包皮过长临床路径表单

适用对象：第一诊断为包皮过长（ICD-10：N47. x01）
行包皮环切术

患者姓名：		性别：	年龄：	门诊号：	住院号：
住院日期：	年　月　日	出院日期：	年　月　日	标准住院日：≤1 天	

日期	住院前（门诊）	住院第 1 天（手术日）
主要诊疗工作	□ 开术前化验 □ 开术前检查 □ 开住院单 □ 通知住院处 □ 通知病房	□ 问病史，体格检查 □ 完成病历及上级医师查房 □ 完成医嘱 □ 补录门诊术前各项检查医嘱 □ 向患者及家属交代围术期注意事项 □ 签署手术知情同意书 □ 术前预防使用抗菌药物 □ 手术 □ 术后向患者及家属交代病情及注意事项 □ 完成术后病程记录及手术记录
重点医嘱	□ 血常规、尿常规 □ 感染性疾病筛查，凝血功能 □ X 线胸片，心电图	**长期医嘱** □ 泌尿外科疾病护理常规 □ 三级护理 □ 饮食 ◎普食 □ 包皮环切术后护理常规 □ 三级护理 □ 术后即可恢复术前饮食 **临时医嘱** □ 血常规、尿常规 □ 感染性疾病筛查，凝血功能 □ X 线胸片，心电图 □ 手术医嘱 □ 准备术前预防用抗菌药物 □ 输液
主要护理工作		□ 入院介绍 □ 术前相关检查指导 □ 术前常规准备及注意事项 □ 麻醉后注意事项 □ 术后引流管护理 □ 术后饮食饮水注意事项 □ 术后活动指导
病情变异记录	□ 无　□ 有，原因： 1. 2.	□ 无　□ 有，原因： 1. 2.
护士签名		
医师签名		

日期	住院第 2 天（术后第 1 天，出院日）	出院第 1 天（术后第 2 天）
主要诊疗工作	□ 观察病情 □ 上级医师查房 □ 完成病程记录 □ 嘱患者下地活动 □ 观察伤口情况，伤口换药 □ 向患者及家属交代出院后注意事项 □ 嘱患者回院拆线 □ 完成出院病程记录 □ 出院 □ 定期复查	□ 术后护士电话随访 □ 医生手机开机
重点医嘱	**长期医嘱** □ 三级护理 **临时医嘱** **出院医嘱** □ 今日出院	
主要护理工作	□ 术后饮食饮水注意事项 □ 指导介绍出院手续 □ 遵医嘱定期复查	
病情变异记录	□ 无　□ 有，原因： 1. 2.	
护士签名		
医师签名		

第二十八章

阴茎癌——阴茎部分切除术临床路径释义

一、阴茎癌——阴茎部分切除术编码

疾病名称及编码：阴茎癌（ICD-10：C60）

手术操作名称及编码：阴茎部分切除术（ICD-9-CM-3：64.2）

二、临床路径检索方法

C60 伴 64.2

三、阴茎癌——阴茎部分切除术临床路径标准住院流程

（一）适用对象

第一诊断为阴茎癌（ICD-10：C60）。

行阴茎部分切除术（ICD-9-CM-3：64.31）。

> **释义**
> ■ 本路径适用对象为临床诊断为阴茎癌。
> ■ 阴茎癌的手术治疗方式有多种，主要包括阴茎部分切除术、阴茎全切除术以及保留阴茎的手术，本路径针对的是阴茎部分切除术。

（二）诊断依据

根据《中国泌尿外科疾病诊断治疗指南》（中华医学会泌尿外科分会编著，人民卫生出版社，2014）。

1. 病史　包皮过长、包茎、阴茎肿物等。

2. 体格检查　阴茎肿物。

3. 实验室检查及影像学检查。

4. 病理检查　阴茎肿物活检。

> **释义**
> ■ 目前使用的《中国泌尿外科疾病诊断治疗指南》（2014 版）。
> ■ 合并包茎或包皮过长的阴茎肿物应高度怀疑阴茎癌。
> ■ 阴茎癌在形态上分为原位癌、乳头状癌和浸润癌三种，应注意鉴别。
> ■ 仔细的查体有助于判断阴茎肿瘤是否侵犯到阴茎海绵体。
> ■ 影像学检查因具体情况而异，建议行腹股沟区超声评估是否出现淋巴结转移。
> ■ 阴茎肿物活检为术前确诊的最佳方式，活检时避免切取坏死组织。

（三）进入路径标准

1. 第一诊断必须符合 ICD-10：C60。

2. 当患者同时具有其他疾病诊断，但在住院期间不需要特殊处理也不影响第一诊断的临床路径流程实施时，可以进入路径。

> **释义**
>
> ■ 本路径适用对象为临床诊断为阴茎癌。
>
> ■ 患者如果合并高血压、糖尿病、冠心病等其他慢性疾病，需要术前对症治疗时，如果不影响麻醉和手术，不影响术前准备的时间，可进入本路径。上述慢性疾病如果需要经治疗稳定后才能手术，术前准备过程先进入其他相应内科疾病的诊疗路径。

（四）标准住院日

≤7 天。

> **释义**
>
> ■ 患者入院后，常规实验室、完善影像学检查、活检病理及抗炎治疗等准备 2~3 天，术后恢复 3~4 天，总住院时间不超过 7 天的均符合本路径要求。

（五）住院期间的检查项目

1. 必需的检查项目　血常规、尿常规；电解质、肝肾功能、血型、凝血功能；感染性疾病筛查（乙型肝炎、丙型肝炎、艾滋病、梅毒等）；X 线胸片、心电图；阴茎肿物活检病理。

2. 根据患者病情进行的检查项目　血气分析、超声心动、泌尿系 B 超、泌尿系 CT 等。腹股沟区超声、盆腔 CT、阴茎肿物超声或 MRI 等。

> **释义**
>
> ■ 必查项目是确保手术治疗安全、有效开展的基础，术前必需完成。
>
> ■ 阴茎癌的淋巴结转移首先至腹股沟淋巴结，且不会出现跳跃转移，因此术前应行腹股沟淋巴结超声。

（六）治疗方案的选择

根据《中国泌尿外科疾病诊断治疗指南》（中华医学会泌尿外科分会编著，人民卫生出版社，2014）。

1. 适合阴茎部分切除术。

2. 能够耐受手术。

> **释义**
>
> ■ 目前使用的《中国泌尿外科疾病诊断治疗指南》(2014 版)。
>
> ■ 阴茎部分切除术适合 T2 期及分化差的 T1 期阴茎癌,要求保留的阴茎长度大于 3cm,以保证站立排尿。
>
> ■ 由于患者年龄、实验室检查异常或存在禁忌证,如心、肺功能不全等的不适合本路径。

(七) 预防性抗菌药物选择与使用时机

按照《抗菌药物临床应用指导原则》(卫医发〔2015〕43 号)执行,并结合患者病情决定抗菌药物的选择与使用时间。

> **释义**
>
> ■ 阴茎癌常破溃、感染,因此建议破溃、感染的患者入院后即给予抗炎治疗,药物一般选择二代头孢静脉滴注,同时配合稀释的高锰酸钾溶液 (1:5000~10000) 浸泡患处。术中及术后继续应用至出院,出院后给予口服头孢二代抗菌药物至拔除导尿管。对于未破溃、感染的患者,可按照 Ⅱ 类手术切口处理。

(八) 手术日

入院≤3 天。
1. 麻醉方式　腰麻、硬膜外麻醉或全身麻醉。
2. 手术方式　阴茎部分切除术。
3. 术中冷冻病理。
4. 术中药物　麻醉用药,必要时抗菌药物。
5. 输血　必要时。

> **释义**
>
> ■ 术中应用抗菌药物参考《抗菌药物临床应用指导原则》执行。
>
> ■ 建议术中行快速冰冻病理,可保证在充分切除肿瘤的前提下,最大限度的保留残留阴茎长度。
>
> ■ 手术是否输血依照术中出血量而定,本手术术中出血可控,一般不需输血。

(九) 术后恢复

≤4 天。
1. 必须复查的检查项目　血常规、电解质;根据患者病情变化可以选择相应检查项目。
2. 术后抗菌药物　按照《抗菌药物临床应用指导原则》(卫医发〔2015〕43 号)执行。

釋义

■ 术后可根据患者恢复情况做必须复查的检查项目，包括血尿常规及电解质。同时可根据病情变化增加检查项目以及频次。

■ 阴茎部分切除手术切口属于Ⅱ～Ⅲ类，术中、术后可建议应用抗菌药物预防或控制感染，一般选择二代头孢。

（十）出院标准

1. 一般情况良好。
2. 伤口无明显渗出。

釋义

■ 主管医师应在出院前，通过复查的各项检查并结合患者恢复情况决定是否能出院。如果出现术后感染、出血、刀口愈合不良等需要继续留院治疗的情况，超出了路径所规定的时间，应先处理并发症并符合出院条件后再准许患者出院。

（十一）变异及原因分析

1. 术中术后出现并发症，需要进一步诊治，导致住院时间延长、费用增加。
2. 术后原伴随疾病控制不佳，需请相关科室会诊，进一步诊治。
3. 住院后出现其他内外科疾病需进一步明确诊断，可进入其他路径。

釋义

■ 阴茎部分切除术可能发生感染、出血、血肿以及刀口愈合不良等并发症，部分并发症会导致住院时间延长、费用增加出现变异。需在表单中说明。

■ 患者伴随有其他疾病，如心脑血管疾病，不能立即进行手术治疗的可能需请相关科室会诊调整后进行手术，延长住院时间并增加费用。若手术前后出现其他内、外科情况需要进一步明确诊断及治疗，可进入其他路径。

■ 因患者方面的主观原因导致执行路径出现变异，也需要在表单中予以说明。

四、阴茎癌——阴茎部分切除术临床路径给药方案

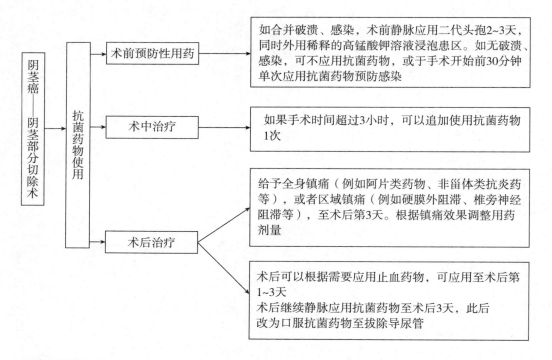

【用药选择】

阴茎部分切除术手术切口属于Ⅱ～Ⅲ类，应视是否合并破溃、感染区别应用抗菌药物。

【药学提示】

1. 头孢菌素类抗菌药物　使用期间严禁饮酒，以免发生双硫仑样反应。

2. 头孢菌素类抗菌药物　多数经肾脏排泄，中度以上肾功能不全患者应根据肾功能适当调整剂量；中度以上肝功能减退时，头孢哌酮、头孢曲松可能需要调整剂量。

3. 镇痛药物　术后可给予全身镇痛（例如阿片类药物、非甾体类抗炎药等），或者区域镇痛（例如硬膜外阻滞、椎旁神经阻滞等），至术后第 3 天。根据镇痛效果调整用药剂量。全身镇痛可能出现中枢神经系统抑制、恶心呕吐、呼吸抑制等不良反应；硬膜外阻滞可能出现低血压、全脊髓麻醉、脊髓损伤、麻醉药中毒等不良反应。

4. 止血药物　术中术后可以根据需要应用止血药物，可应用至术后第 1～3 天。

【注意事项】

头孢菌素类及青霉素类抗菌药物在使用前必须皮试，皮试阴性者方可使用。

五、推荐表单

（一）医生表单

阴茎癌——阴茎部分切除术临床路径医师表单

适用对象：第一诊断为阴茎癌（ICD-10：C60）
行阴茎部分切除术（ICD-9-CM-3：64.2）

患者姓名：	性别： 年龄： 门诊号：	住院号：
住院日期： 年 月 日	出院日期： 年 月 日	标准住院日：≤7天

时间	住院第1~2天	住院第3天（手术日）	住院第4~5天（术后1~2天）
诊疗工作	□ 询问病史，体格检查 □ 完成病史及上级医师查房 □ 完成医嘱 □ 向患者及家属交代围术期注意事项 □ 签署手术知情同意书、输血同意书	□ 术前预防应用抗菌药物 □ 手术 □ 术中冷冻病理 □ 术后向患者及家属交代病情及注意事项 □ 完成术后病程记录及手术记录	□ 观察病情 □ 上级医师查房 □ 完成病程记录 □ 嘱患者下地活动，预防下肢静脉血栓 □ 嘱患者多饮水 □ 嘱患者保留尿管
重点医嘱	**长期医嘱** □ 泌尿外科疾病护理常规 □ 三级护理 □ 饮食基础用药（糖尿病、心脑血管疾病等） **临时医嘱** □ 血常规、尿常规 □ 肝肾功能、电解质、血型 □ 感染筛查、凝血功能 □ X线胸片、心电图 □ 可能需要完善的检查 □ 手术医嘱、备术中抗菌药物	**长期医嘱** □ 阴茎部分切除术后护理常规 □ 一级护理 □ 6小时后恢复术前饮食用药 □ 保留导尿 **临时医嘱** □ 输液 □ 抗菌药物 □ 酌情使用止血药物	**长期医嘱** □ 二级护理 □ 保留导尿 □ 饮食基础用药（糖尿病、心脑血管疾病等） **临时医嘱** □ 输液 □ 抗菌药物 □ 酌情使用止血药物
护理工作	□ 入院介绍 □ 术前相关检查指导 □ 术前常规准备注意事项	□ 麻醉术后注意事项 □ 术后尿管注意事项 □ 术后饮食饮水活动指导	□ 术后尿管注意事项 □ 术后饮食饮水指导 □ 术后活动指导
病情变异记录	□ 无 □ 有，原因： 1. 2.	□ 无 □ 有，原因： 1. 2.	□ 无 □ 有，原因： 1. 2.
护士签名			
医师签名			

（二）护士表单

阴茎癌——阴茎部分切除术临床路径护士表单

适用对象：第一诊断为阴茎癌（ICD-10：C60）
行阴茎部分切除术（ICD-9-CM-3：64.2）

患者姓名：	性别： 年龄： 门诊号：	住院号：
住院日期： 年 月 日	出院日期： 年 月 日	标准住院日：≤7天

时间	住院第 1 天	住院第 2 天	住院第 3 天（手术当天）
健康宣教	□ 入院宣教 □ 介绍主管医师、护士 □ 介绍环境、设施 □ 介绍住院注意事项	□ 术前宣教 □ 宣教疾病知识、术前准备及手术过程 □ 告知准备物品、沐浴 □ 告知术后饮食、活动及探视注意事项 □ 告知术后可能出现的情况及应对方式 □ 主管护士与患者沟通，了解并指导心理应对 □ 告知家属等候区位置	□ 术后当日宣教 □ 告知监护设备、管路功能及注意事项 □ 告知饮食、体位要求 □ 告知疼痛注意事项 □ 告知术后可能出现情况的应对方式 □ 给予患者及家属心理支持 □ 再次明确探视陪伴须知
护理处置	□ 核对患者，佩戴腕带 □ 建立入院护理病历 □ 卫生处置：剪指（趾）甲、沐浴，更换病号服	□ 协助医师完成术前检查化验 □ 术前准备 □ 抗菌药物皮试 □ 备皮手术区域 □ 禁食、禁水	□ 药物灌肠 1 次 □ 送手术 □ 摘除患者各种活动物品 □ 核对患者资料及带药 □ 填写手术交接单，签字确认 □ 接手术 □ 核对患者及资料，签字确认
基础护理	□ 三级护理 □ 晨晚间护理 □ 患者安全管理	□ 三级护理 □ 晨晚间护理 □ 患者安全管理	□ 特级护理 □ 卧位护理：协助翻身、床上移动、预防压疮 □ 排泄护理 □ 患者安全管理 □ 风险评估
专科护理	□ 入院评估，护理查体 □ 需要时，填写跌倒及压疮防范表 □ 需要时，请家属陪伴 □ 心理护理	□ 遵医嘱完成相关检查 □ 心理护理	□ 病情观察，写特护记录 □ 根据病情变化监测生命体征、意识、体征、肢体活动、皮肤情况、伤口敷料、尿量及引流液性质及量、出入量 □ 遵医嘱予抗感染、镇痛治疗 □ 心理护理
病情变异记录	□ 无 □ 有，原因： 1. 2.	□ 无 □ 有，原因： 1. 2.	□ 无 □ 有，原因： 1. 2.
护士签名			

时间	住院第 4 天（术后第 1 天）	住院第 5~7 天（术后第 2~4 天）
健康宣教	□ 术后宣教 □ 药物作用及频率 □ 饮食、活动指导 □ 复查患者对术前宣教内容的掌握程度 □ 疾病恢复期注意事项 □ 拔尿管后注意事项 □ 下床活动注意事项	□ 出院宣教 □ 复查时间 □ 服药方法 □ 活动休息 □ 指导饮食 □ 指导办理出院手续
护理处置	□ 遵医嘱完成相关检查 □ 会阴擦洗，一日两次 □ 夹闭导尿管，锻炼膀胱功能	□ 办理出院手续 □ 书写出院小结
基础护理	□ 特级/一级护理 □ （根据患者病情和生活自理能力确定护理级别） □ 晨晚间护理 □ 协助翻身、床上移动、预防压疮 □ 排泄护理 □ 床上温水擦浴 □ 协助更衣 □ 患者安全管理	□ 二级护理 □ 晨晚间护理 □ 排气后协助或指导进食、进水 □ 协助或指导床旁活动 □ 患者安全管理
专科护理	□ 病情观察，写特护记录 □ 随时或每小时评估生命体征、肢体活动、皮肤情况、伤口敷料、尿量及引流液量性质 □ 遵医嘱予抗感染及止痛治疗 □ 需要时，联系主管医师给予相关治疗及用药 □ 心理护理	□ 病情观察 □ 评估生命体征及尿量情况 □ 心理护理
病情变异记录	□ 无　□ 有，原因： 1. 2.	□ 无　□ 有，原因： 1. 2.
护士签名		

（三）患者表单

阴茎癌——阴茎部分切除术临床路径患者表单

适用对象：第一诊断为阴茎癌（ICD-10：C60）

行阴茎部分切除术（ICD-9-CM-3：64.2）

患者姓名：	性别： 年龄： 门诊号：	住院号：
住院日期： 年 月 日	出院日期： 年 月 日	标准住院日：≤7 天

时间	入院	手术前	手术当天
医患配合	□ 配合询问病史、收集资料，请务必详细告知既往史、用药史、过敏史 □ 如服用抗凝剂，请明确告知 □ 配合进行体格检查 □ 有任何不适请告知医师	□ 配合完善术前相关检查、化验，如采血、留尿、心电图、X 线胸片等 □ 医师与患者及家属介绍病情及手术谈话、术前签字 □ 麻醉师与患者进行术前访视	□ 如病情需要，配合术后转入监护病房 □ 配合评估手术效果 □ 有任何不适请告知医师
护患配合	□ 配合测量体温、脉搏、呼吸、血压、体重 1 次 □ 配合完成入院护理评估（简单询问病史、过敏史、用药史） □ 接受入院宣教（环境介绍、病室规定、订餐制度、贵重物品保管等） □ 有任何不适请告知护士	□ 配合测量体温、脉搏、呼吸、询问排便 1 次 □ 接受术前宣教 □ 接受配血，以备术中需要时用 □ 接受剃除手术区域毛发 □ 自行沐浴 □ 准备好必要用物，吸水管、纸巾等 □ 取下义齿、饰品等，贵重物品交家属保管	□ 清晨测量体温、脉搏、呼吸、血压 1 次 □ 接受药物灌肠 1 次 □ 送手术室前，协助完成核对，带齐影像资料，脱去衣物，上手术车 □ 返回病房后，协助完成核对，配合上病床 □ 配合检查意识、肢体活动，询问出入量 □ 配合术后吸氧、监护仪监测、输液、排尿用导尿管、肾区有引流管 □ 遵医嘱采取正确体位 □ 配合缓解疼痛 □ 有任何不适请告知护士
饮食	□ 正常普食	□ 术前 12 小时禁食、禁水	□ 麻醉清醒前禁食、禁水 □ 麻醉清醒后行留置饮食
排泄	□ 正常排尿、便	□ 正常排尿、便	□ 保留尿管
活动	□ 正常活动	□ 正常活动	□ 根据医嘱平卧位或半卧位 □ 接受鼓励下床活动 □ 双下肢活动

时间	手术后	出院
医患配合	□ 配合会阴擦洗 □ 需要时，配合伤口换药	□ 接受出院前指导 □ 接受指导了解复查程序 □ 获取出院诊断书
护患配合	□ 配合定时测量生命体征 □ 接受输液、服药等治疗 □ 配合夹闭导尿管，锻炼膀胱功能 □ 接受进食、进水、排便等生活护理 □ 配合活动，预防皮肤压力伤 □ 注意活动安全，避免坠床或跌倒 □ 配合执行探视及陪伴制度	□ 接受出院宣教 □ 办理出院手续 □ 获取出院带药 □ 接受指导了解服药方法、注意事项 □ 接受掌握指导照顾伤口方法 □ 接受掌握指导复印病历方法
饮食	□ 根据医嘱，由流食逐渐过渡到普食	□ 根据医嘱，正常普食
排泄	□ 保留导尿管 □ 避免便秘	□ 留置导尿管，术后1周拔除。拔除后密切观察排尿情况变化 □ 避免便秘
活动	□ 根据医嘱，半坐位，床边或下床活动 □ 注意保护管路，勿牵拉、脱出等	□ 正常适度活动，避免疲劳

附：原表单（2016 年版）

阴茎癌临床路径表单

适用对象：第一诊断为阴茎癌（ICD-10：C60）
行阴茎部分切除术（ICD-9-CM-3：64.2）

患者姓名：	性别：　　年龄：　　门诊号：	住院号：
住院日期：　　年　月　日	出院日期：　　年　月　日	标准住院日：≤7 天

时间	住院第 1~2 天	住院第 3 天（手术日）	住院第 4~5 天（术后 1~2 天）
诊疗工作	□ 询问病史，体格检查 □ 完成病史及上级医师查房 □ 完成医嘱 □ 向患者及家属交代围手术期注意事项 □ 签署手术知情同意书、输血同意书	□ 术前预防应用抗菌药物 □ 手术 □ 术中冰冻病理 □ 术后向患者及家属交代病情及注意事项 □ 完成术后病程记录及手术记录	□ 观察病情 □ 上级医师查房 □ 完成病程记录 □ 嘱患者下地活动，预防下肢静脉血栓 □ 嘱患者多饮水 □ 嘱患者保留尿管
重点医嘱	**长期医嘱** □ 泌尿外科疾病护理常规 □ 三级护理 □ 饮食基础用药（糖尿病、心脑血管疾病等） **临时医嘱** □ 血常规、尿常规 □ 肝肾功能、电解质、血型 □ 感染筛查、凝血功能 □ X 线胸片、心电图 □ 可能需要完善的检查 □ 手术医嘱、备术中抗菌药物	**长期医嘱** □ 阴茎部分切除术后护理常规 □ 一级护理 □ 6 小时后恢复术前饮食用药 □ 保留导尿 **临时医嘱** □ 输液 □ 抗菌药物 □ 酌情使用止血药物	**长期医嘱** □ 二级护理 □ 保留导尿 □ 饮食基础用药（糖尿病、心脑血管疾病等） **临时医嘱** □ 输液 □ 抗菌药物 □ 酌情使用止血药物
护理工作	□ 入院介绍 □ 术前相关检查指导 □ 术前常规准备注意事项	□ 麻醉术后注意事项 □ 术后尿管注意事项 □ 术后饮食饮水活动指导	□ 术后尿管注意事项 □ 术后饮食饮水指导 □ 术后活动指导
病情变异记录	□ 无　□ 有，原因： 1. 2.	□ 无　□ 有，原因： 1. 2.	□ 无　□ 有，原因： 1. 2.
护士签名			
医师签名			

时间	住院第 6 天（术后第 3 天）	住院第 7 天（术后第 4 天，出院日）
诊疗工作	□ 观察病情 □ 完成病程记录	□ 观察病情 □ 上级医师查房 □ 出院 □ 向患者及家属交代出院后注意事项 □ 完成出院病程记录 □ 病理结果告知患者
重点医嘱	**长期医嘱** □ 口服抗菌药物 □ 三级护理 □ 保留导尿 □ 临时医嘱	**出院医嘱** □ 今日出院 □ 保留导尿 2~4 周 □ 出院带药 □ 定期复查
护理工作	□ 术后活动指导 □ 术后尿管注意事项 □ 术后饮食饮水指导	□ 指导患者办理出院 □ 出院饮食活动指导 □ 用药指导 □ 遵医嘱定期复查
病情变异记录	□ 无　□ 有，原因： 1. 2.	□ 无　□ 有，原因： 1. 2.
护士签名		
医师签名		

第二十九章

阴茎部尿道下裂——阴茎伸直术和尿道下裂成形术临床路径释义

一、阴茎部尿道下裂——阴茎伸直术和尿道下裂成形术编码

1. 原编码：

疾病名称及编码：阴茎部尿道下裂（ICD-10：Q54.100）

手术名称及编码：阴茎伸直术和尿道下裂成形术（ICD-9-CM-3：58.4501）

2. 修改编码：

疾病名称及编码：阴茎部尿道下裂（ICD-10：Q54.1）

手术名称及编码：阴茎伸直术和尿道下裂成形术（ICD-9-CM-3：58.45）

二、临床路径检索方法

Q54.1 伴 58.45

三、阴茎部尿道下裂——阴茎伸直术和尿道下裂成形术临床路径标准住院流程

（一）适用对象

第一诊断为阴茎部尿道下裂（ICD-10：Q54.100）。

行阴茎伸直术和尿道成形术（ICD-9-CM-3：58.4501）。

> **释义**
>
> ■ 本路径适用对象为诊断为阴茎体型的尿道下裂患者，临床表现为异位尿道开口，阴茎体向腹侧弯曲以及包皮的异常分布。隐匿性阴茎、会阴型尿道下裂、尿道上裂、埋藏阴茎、小阴茎、46XY DSD 以及外生殖器对雄激素不敏感综合征等，不能诊断为阴茎体型尿道下裂，不适用于此路径。

（二）诊断依据

根据《临床诊疗指南 小儿外科学分册》（中华医学会编著，人民卫生出版社，），《临床技术操作规范 小儿外科学分册》（中华医学会编著，人民军医出版社，）。

典型的尿道下裂外观：尿道开口位置异常位于阴茎体部、包皮分布于背侧、阴茎下弯畸形。

> **释义**
>
> ■ 临床表现为①尿道开口位置异常位于阴茎体部，尿道口可出现在正常尿道口近端至阴茎体部尿道的任何部位；②阴茎下弯畸形，即阴茎向腹侧弯曲，不能正常排尿和性生活；③包皮分布于背侧，阴茎头腹侧包皮因未能在中线融合，故呈 V 形缺损，包皮系带缺如，全部包皮转至阴茎头背侧呈帽状堆积。

（三）治疗方案的选择

根据《临床诊疗指南 小儿外科学分册》（中华医学会编著，人民卫生出版社，2005），《临床技术操作规范 小儿外科学分册》（中华医学会编著，人民军医出版社，2012）。

阴茎伸直术和尿道成形术。

> 释义
>
> ■ 本路径适用对象为临床诊断为阴茎体型尿道下裂的患者，若合并全身疾病但住院期间不需要特殊处理，并且可耐受手术的患者，也可以进入本路径。

（四）标准住院日

≤10 天。

> 释义
>
> ■ 标准住院日是推荐的最低要求，提倡缩短住院日。儿童以及成年人均需麻醉下手术，需提前入院行术前准备及麻醉科会诊，通常手术日为入院第 2~3 天，如手术无严重并发症，术后恢复 3~6 天可予出院。

（五）进入路径标准

1. 第一诊断必须符合 ICD-10：Q54 尿道下裂疾病编码。
2. 无需使用游离移植物的尿道下裂患儿，可以进入路径。
3. 已排除隐睾、性别畸形，可进行 I 期手术矫治的患儿，进入路径。
4. 当患者同时具有其他疾病诊断，但在住院期间不需要特殊处理也不影响第一诊断的临床路径实施时，可以进入路径。

> 释义
>
> ■ 本路径适用对象为临床诊断为阴茎体型尿道下裂的患者，若合并全身疾病但住院期间不需要特殊处理，并且可耐受手术的患者，可以进入本路径；当合并可触及隐睾、腹股沟疝以及交通性鞘膜积液，可耐受手术一并处理的患者，也可以进入本路径。

（六）术前准备

1~2 天。

1. 必需的检查项目

（1）实验室检查：血常规、尿常规、肝肾功能、电解质、凝血功能、感染性疾病筛查、微生物送检。

（2）心电图、X 线胸片（正位）。

2. 根据病情选择的项目

（1）C 反应蛋白。

（2）泌尿生殖系统超声。

（3）超声心动图（心电图异常者）。

> **释义**
>
> ■ 血常规、凝血功能是常规检查，每个进入路径的患者均需完成。肝肾功能，生化六项，血糖。尿常规与 X 线胸片。心电图以及超声心动图是评估有无基础疾病以及其他脏器畸形，关系到围术期的特殊处理，可能会影响到住院时间、费用以及治疗预后。泌尿生殖系统超声用于评估是否合并隐睾、腹股沟疝以及交通性鞘膜积液，关系到手术期间的特殊处理。感染性疾病筛查的筛查主要用于排除可能的传染源，如乙型肝炎、丙型肝炎、艾滋病、梅毒等。这些患者的手术操作需要特殊处理。为缩短患者术前等待时间，检查项目可以在患者入院前于门诊完成。

（七）预防性抗菌药物选择与使用时机

按照《2015 年抗菌药物临床应用指导原则》，结合患者病情，可选用第一、二代头孢菌素，在术前 0.5~2 小时内给药，预防使用时间不超过 24 小时，必要时延长至 48 小时。

> **释义**
>
> ■ 鉴于 2015 年《抗菌药物临床应用管理办法》，路径中抗生素使用应按照新的管理规范执行，结合患者病情，可选用第一、二代头孢菌素，在术前 0.5~2 小时内给药，预防使用时间不超过 24 小时，必要时延长至 48 小时，48 小时后可考虑酌情使用口服抗菌药物。

（八）手术日

入院 2~3 天。

1. 麻醉方式 气管插管全身麻醉，或静脉复合麻醉。
2. 手术方式 阴茎伸直术和尿道成形术。
3. 术中用药 麻醉常规用药。
4. 输血 通常无需输血。

> **释义**
>
> ■ 麻醉方式为气管插管全身麻醉，或静脉复合麻醉，此类手术为外生殖器会阴部手术，不使用植入物，缝线为术中唯一耗品，用以缝合尿道以及皮肤组织。

（九）术后住院恢复

3~6 天。

1. 术后需要复查的项目 根据患者病情决定。
2. 术后用药 手术预防使用抗菌药物时间不超过 24 小时；如患者术后有明确感染指征，应结合患者情况、感染部位，选择敏感抗菌药物进行治疗用药。

释义

■ 术后创面是否出血、感染、皮肤是否坏死以及尿外渗情况是术后评价手术效果的主要指标之一，术后抗菌药物使用不超过 24 小时，根据患者情况酌情使用口服/静脉抗菌药物。

（十）出院标准

1. 一般情况良好。
2. 没有需要住院处理的并发症。

释义

■ 术后伤口干净、愈合良好，创面无出血、感染，皮肤无缺血，以及无明显包皮水肿和尿外渗，无严重并发症或合并症的患者，可以考虑出院。

（十一）变异及原因分析

1. 住院治疗期间，发现染色体异常，合并两性畸形患儿，进入其他路径。
2. 围术期并发症等造成住院日延长和费用增加。
3. 术后有尿道瘘、皮肤缺血、创面感染等并发症，进入其他路径。
4. 如包皮材料不足，不能满足术中尿道再造需求，需用唇/颊黏膜等其他移植物替代者。

释义

■ 手术缝合后由于术后勃起可能有再次出血风险，保守加压包扎无效时，需再次手术止血。合并感染、尿外渗等致组织水肿严重，皮肤缺血乃至尿道瘘形成，可能需要住院观察，导致住院时间延长。

四、阴茎部尿道下裂——阴茎伸直术和尿道下裂成形术临床路径给药方案

【用药选择】

1. 手术注意局部会阴部的消毒应用 5%聚维酮碘消毒液可以起到有效的灭菌作用。
2. 手术后常规应用广谱抗菌药物起到预防感染、控制炎症反应的作用。
3. 全身麻醉术后，部分患者会出现发热、呕吐等不适症状，予退热、止吐等对症处理。

五、推荐表单

（一）医师表单

阴茎部尿道下裂——阴茎伸直术和尿道下裂成形术临床路径医师表单

适用对象：第一诊断为阴茎部尿道下裂（ICD-10：Q54.1）

行阴茎伸直术和尿道下裂成形术（ICD-9-CM-3：58.45）

患者姓名：	性别： 年龄： 门诊号：	住院号：
住院日期： 年 月 日	出院日期： 年 月 日	标准住院日：≤10 天

时间	住院第 1 天	住院第 2~3 天（手术日）	住院第 3~4 天（术后第 1 天）
主要诊疗工作	□ 询问病史与体格检查 □ 完成病历书写 □ 常规相关检查 □ 上级医师查房与手术前评估 □ 向患者监护人交代病情，签署手术知情同意书、手术麻醉知情同意书	□ 早晨再次术前评估 □ 手术（阴茎伸直术+尿道成形术） □ 上级医师查房	□ 上级医师查房，对手术进行评估 □ 注意有无手术后并发症（阴茎血供、血肿等）、导尿通畅情况
重点医嘱	**长期医嘱** □ 小儿外科护理常规 □ 二级护理 □ 普食 **临时医嘱** □ 血常规、凝血功能、肝肾功能、感染性疾病筛查 □ 心电图、X 线胸片（正位） □ 术前禁食 □ 术前灌肠 □ 术前禁食水 6~8 小时	**长期医嘱** □ 今日行阴茎伸直术和尿道下裂尿道成形术 □ 小儿外科护理常规 □ 一级护理 □ 禁食 6 小时后半流食 □ 导尿管护理 □ 留置导尿接无菌袋 □ 镇静剂（必要时） □ 膀胱舒张药物（必要时）	**长期医嘱** □ 小儿外科护理常规 □ 二级护理 □ 普食 □ 导尿管护理 □ 留置导尿接无菌袋
病情变异记录	□ 无 □ 有，原因： 1. 2.	□ 无 □ 有，原因： 1. 2.	□ 无 □ 有，原因： 1. 2.
医师签名			

时间	住院第4或5天（术后第2天）	住院第5或6天（术后第3天）
主要诊疗工作	□ 上级医师查房，对手术进行评估 □ 注意有无术后并发症、导尿通畅情况	□ 上级医师查房，对手术进行评估 □ 注意有无手术后并发症、导尿通畅情况 □ 拆除阴茎敷料，观察阴茎皮肤、阴囊情况（有无缺血、血肿、感染等）
重点医嘱	**长期医嘱** □ 二级护理 □ 普食 □ 导尿管护理 □ 留置导尿接无菌袋 **临时医嘱** □ 复查血常规、尿常规（必要时） □ 复查电解质（必要时） □ 抗菌药物	**长期医嘱** □ 二级护理 □ 普食 □ 导尿管护理 □ 留置导尿接无菌袋 **临时医嘱** □ 口服抗菌药物
病情变异记录	□ 无　□ 有，原因： 1. 2.	□ 无　□ 有，原因： 1. 2.
医师签名		

时间	住院第 6~8 天（术后 4~5 天）	住院第 9~10 天（出院日）
主要 诊疗 工作	□ 上级医师查房，对手术进行评估 □ 注意有无术后并发症、导尿通畅情况	□ 观察阴茎皮肤、阴囊情况（有无缺血、血肿、感染等） □ 向家长交代出院后注意事项，预约复诊日期 □ 完成出院小结
重 点 医 嘱	**长期医嘱** □ 二级护理 □ 普食 □ 导尿管护理 □ 留置导尿接无菌袋 **临时医嘱** □ 外用消毒药 □ 创面护理指导	**出院医嘱** □ 导尿管护理 □ 留置导尿接无菌袋 □ 嘱门诊复查时间，术后 2~3 周门诊拔除导尿管
病情 变异 记录	□ 无　□ 有，原因： 1. 2.	□ 无　□ 有，原因： 1. 2.
医师 签名		

（二）护士表单

阴茎部尿道下裂——阴茎伸直术和尿道下裂成形术临床路径护士表单

适用对象：第一诊断为阴茎部尿道下裂（ICD-10：Q54.1）

行阴茎伸直术和尿道下裂成形术（ICD-9-CM-3：58.45）

患者姓名：		性别：　　年龄：　　门诊号：		住院号：
住院日期：　　年　月　日		出院日期：　　年　月　日		标准住院日：≤10 天

时间	住院第 1 天	住院第 2~3 天（手术日）
健康宣教	□ 入院宣教 介绍主管医师、护士；介绍环境、设施；介绍住院注意事项 □ 术前宣教 宣教疾病知识、术前准备及手术过程；告知准备物品、洗澡；告知术后饮食、活动及探视注意事项；告知术后可能出现的情况及应对方式 □ 主管护士与患者沟通，了解并指导心理应对 □ 告知家属等候区位置	□ 术后当日宣教 告知术后注意事项；告知术后饮食、活动及探视注意事项；告知术后可能出现情况的应对方式 □ 给予患者及家属心理支持 □ 再次明确探视陪伴须知
护理处置	□ 核对患者，佩戴腕带 □ 建立入院护理病历 □ 卫生处置：剪指（趾）甲、洗澡，更换病号服 □ 未成年人需陪住 1 人 □ 协助医生完成术前检查化验 □ 术前准备 未成年者禁食、禁水 □ 卫生处置：洗头、洗澡	□ 送手术 □ 摘除患者各种活动物品 □ 核对患者资料及带药 □ 填写手术交接单，签字确认 □ 接手术 □ 核对患者及资料，签字确认
基础护理	□ 三级护理 □ 晨晚间护理 □ 患者安全管理	□ 二级护理 □ 晨晚间护理 □ 患者安全管理
专科护理	□ 护理查体 □ 需要时，填写跌倒及压疮防范表 □ 需要时，请家属陪伴 □ 会阴部伤口清理 □ 心理护理	□ 病情观察，观察会阴部伤口敷料以及导尿管引流情况变化 □ 测量患者生命体征变化 □ 全身麻醉患者遵医嘱予静脉补液 □ 心理护理
重点医嘱	□ 详见医嘱执行单	□ 详见医嘱执行单
病情变异记录	□ 无　□ 有，原因： 1. 2	□ 无　□ 有，原因： 1. 2
护士签名		

时间	住院第 4~6 天	住院第 7~10 天（出院日）
健康宣教	□ 术后宣教 □ 会阴部伤口以及导尿管引流 □ 饮食、活动指导 □ 复查患者对术前宣教内容的掌握程度	□ 出院宣教 □ 复查时间 □ 药物使用方法与频率 □ 活动休息 □ 指导饮食 □ 指导办理出院手续
护理处置	□ 协助完成相关检查	□ 协助完成相关检查
基础护理	□ 二级护理 □ 晨晚间护理 □ 患者安全管理	□ 二级护理 □ 晨晚间护理 □ 患者安全管理
专科护理	□ 病情观察，观察会阴部伤口情况变化 □ 遵医嘱药物治疗 □ 心理护理	□ 病情观察，观察会阴部伤口情况变化 □ 遵医嘱药物治疗 □ 心理护理
重点医嘱	□ 详见医嘱执行单	□ 详见医嘱执行单
病情变异记录	□ 无　□ 有，原因： 1. 2	□ 无　□ 有，原因： 1. 2
护士签名		

（三）患者表单

阴茎部尿道下裂——阴茎伸直术和尿道下裂成形术临床路径患者表单

适用对象：第一诊断为阴茎部尿道下裂（ICD-10：Q54.1）

行阴茎伸直术和尿道下裂成形术（ICD-9-CM-3：58.45）

患者姓名：	性别：　　年龄：　　门诊号：	住院号：
住院日期：　　年　月　日	出院日期：　　年　月　日	标准住院日：≤10 天

时间	入院	手术前	手术当天
医患配合	□ 配合询问病史、收集资料，请务必详细告知既往史、用药史、过敏史 □ 配合进行体格检查 □ 有任何不适请告知医师	□ 配合完善术前相关检查、化验，如采血、留尿、心电图、X 线胸片 □ 医生与患者及家属介绍病情及手术 谈话、术前签字 □ 麻醉师与患者进行术前访视	□ 配合评估手术效果 □ 有任何不适请告知医生
护患配合	□ 配合测量体温、脉搏、呼吸、血压、体重 1 次 □ 配合完成入院护理评估（简单询问病 史、过敏史、用药史） □ 接受入院宣教（环境介绍、病室规定、订餐制度、贵重物品保管等） □ 有任何不适告知护士	□ 配合测量体温、脉搏、呼吸、询问 排便 1 次 □ 接受术前宣教 □ 自行沐浴，加强头部清洁，剪指甲 □ 准备好必要用物，敷料 □ 取下饰品等，贵重物品交家属保管	□ 清晨测量体温、脉搏、呼吸、送手术室前，协助完成核对，带齐资料和术中带药 □ 返回病房后，协助完成核对，配合血压测量 □ 配合检查意识 □ 配合术后输液 □ 遵医嘱采取正确体位 □ 配合缓解疼痛 □ 有任何不适请告知护士
饮食	□ 正常普食	□ 全身麻醉者术前 6~12 小时禁食、禁水	□ 全身麻醉者麻醉清醒前禁食、禁水 □ 全身麻醉者麻醉清醒后，根据医嘱试饮水，无恶心呕吐进少量流食
排泄	□ 正常排尿、便	□ 正常排尿、便	□ 正常排尿、便
活动	□ 正常活动	□ 正常活动	□ 全身麻醉完全清醒后可正常活动

时间	术后	出院
医患配合	□ 配合检查会阴部情况 □ 配合会阴部伤口换药	□ 接受出院前指导 □ 知道复查程序 □ 获取出院诊断书 □ 预约复诊日期
护患配合	□ 配合定时测量体温、脉搏、呼吸，每日询问排便 □ 注意活动安全，避免坠床或跌倒 □ 配合执行探视及陪伴	□ 接受出院宣教 □ 办理出院手续 □ 获取出院带药 □ 知道用药频率、方法和药物保存注意事项 □ 知道复印病历方法
饮食	□ 正常普食	□ 正常普食
排泄	□ 正常排尿、便 □ 避免便秘	□ 正常排尿、便 □ 避免便秘
活动	□ 正常活动	□ 正常活动

附：原表单（2016 年版）

阴茎部尿道下裂临床路径表单

适用对象：第一诊断为阴茎部尿道下裂（ICD-10：Q54.100）

行阴茎直伸术和尿道下裂尿道成形术（ICD-9-CM-3：58.4501）

患者姓名：	性别：　　年龄：　　门诊号：	住院号：
住院日期：　　年　月　日	出院日期：　　年　月　日	标准住院日：20 天

时间	住院第 1 天	住院第 2-3 天（手术日）	住院第 3-4 天（术后第 1 天）
主要诊疗工作	□ 询问病史与体格检查 □ 完成病历书写 □ 常规相关检查 □ 上级医师查房与手术前评估 □ 向患者监护人交代病情，签署手术知情同意书、手术麻醉知情同意书	□ 早晨再次术前评估 □ 手术（阴茎伸直+尿道成形术） □ 上级医师查房	□ 上级医师查房，对手术进行评估 □ 注意有无手术后并发症（龟头血供、血肿等）、导尿通畅情况
重点医嘱	**长期医嘱** □ 小儿外科护理常规 □ 二级护理 □ 普食 **临时医嘱** □ 血常规、凝血功能、肝肾功能、感染性疾病筛查 □ 心电图、X 线胸片（正位） □ 术前禁食 □ 术前灌肠 □ 术前禁食水 6~8 小时	**长期医嘱** □ 今日行阴茎直伸术和尿道下裂尿道成形术 □ 小儿外科护理常规 □ 一级护理 □ 禁食 6 小时后半流食 □ 导尿管护理 □ 留置导尿接无菌袋 □ 镇静剂（必要时） □ 膀胱舒张药物（必要时）	**长期医嘱** □ 小儿外科护理常规 □ 二级护理 □ 普食 □ 导尿管护理 □ 留置导尿接无菌袋
主要护理工作	□ 入院宣教：介绍病房环境、设施和设备、安全教育 □ 入院护理评估 □ 静脉采血 □ 指导患者家长带患者到相关科室进行心电图、X 线胸片等检查	□ 观察患儿情况 □ 手术后生活护理 □ 夜间巡视 □ 抗菌药物	□ 观察患儿情况 □ 手术后生活护理 □ 夜间巡视 □ 抗菌药物
病情变异记录	□ 无　□ 有，原因： 1. 2.	□ 无　□ 有，原因： 1. 2.	□ 无　□ 有，原因： 1. 2.
护士签名			
医师签名			

时间	住院第 4 或 5 天（术后第 2 天）	住院第 5 或 6 天（术后第 3 天）
主要诊疗工作	□ 上级医师查房，对手术进行评估 □ 注意有无术后并发症、导尿通畅情况	□ 上级医师查房，对手术进行评估 □ 注意有无手术后并发症、导尿通畅情况 □ 拆除阴茎敷料，观察阴茎皮肤、阴囊情况（有无缺血、血肿、感染等）
重点医嘱	**长期医嘱** □ 二级护理 □ 普食 □ 导尿管护理 □ 留置导尿接无菌袋 **临时医嘱** □ 复查血常规、尿常规（必要时） □ 复查电解质（必要时） □ 抗菌药物	**长期医嘱** □ 二级护理 □ 普食 □ 导尿管护理 □ 留置导尿接无菌袋 **临时医嘱** □ 口服抗菌药物
主要护理工作	□ 观察患儿情况 □ 手术后生活护理	□ 观察患儿情况 □ 手术后生活护理
病情变异记录	□ 无　□ 有，原因： 1. 2.	□ 无　□ 有，原因： 1. 2.
护士签名		
医师签名		

时间	住院第 6~8 天（术后 4~5 天）	住院第 9~10 天（出院日）
主要 诊疗 工作	□ 上级医师查房，对手术进行评估 □ 注意有无术后并发症、导尿通畅情况	□ 观察阴茎皮肤、阴囊情况（有无缺血、血肿、感染等） □ 向家长交代出院后注意事项，预约复诊日期 □ 完成出院小结
重 点 医 嘱	**长期医嘱** □ 二级护理 □ 普食 □ 导尿管护理 □ 留置导尿接无菌袋 **临时医嘱** □ 外用消毒药 □ 创面护理指导	**出院医嘱** □ 导尿管护理 □ 留置导尿接无菌袋 □ 嘱门诊复查时间，术后 2~3 周门诊拔除尿管
主要 护理 工作	□ 观察患儿情况 □ 手术后生活护理 □ 宣教、示范导尿管护理及注意事项	□ 指导家长办理出院手续等事项 □ 出院宣教
病情 变异 记录	□ 无 □ 有，原因： 1. 2.	□ 无 □ 有，原因： 1. 2.
护士 签名		
医师 签名		

第三十章

输精管绝育——双侧输精管结扎术临床路径释义

一、输精管绝育——双侧输精管结扎术编码

　　1. 原编码：

　　疾病名称及编码：绝育治疗

　　手术操作名称及编码：双侧输精管结扎术（ICD-9-CM-3：63.71001）

　　2. 修改编码：

　　疾病名称及编码：输精管绝育（ICD-10：Z30.203）

　　手术操作名称及编码：双侧输精管结扎术（ICD-9-CM-3：63.71）

二、临床路径检索方法

　　Z30.203 伴 63.71

三、输精管绝育——双侧输精管结扎术临床路径标准流程

　　（一）适用对象

　　第一诊断为绝育治疗。

　　行双侧输精管结扎术（ICD-9-CM-3：63.71001）。

> **释义**
>
> 　　■ 为实行计划生育，且经夫妇双方同意的已婚已育男子要求做输精管结扎术者均可进入本路径。

　　（二）诊断依据

　　根据《临床诊疗指南 泌尿外科分册》（中华医学会编著，人民卫生出版社，2006）。

　　1. 病史。

　　2. 体格检查。

> **释义**
>
> 　　■ 该术式主要针对已婚已育男子为达绝育目的而施行，一般无明显临床表现，体格检查时亦无明显阳性体征。

　　（三）选择治疗方案的依据

　　根据《临床技术操作规范 泌尿外科分册》（中华医学会编著，人民军医出版社，2005）。

　　1. 符合手术适应证。

　　2. 能够耐受手术，评估其心理状态，告知其精子库生育力保存。

> **释义**
>
> ■ 输精管结扎术适用于夫妇双方同意的已婚已育男子，但合并泌尿生殖系统有炎症、合并皮肤炎症或皮肤疾病时则不适合本路径。
>
> ■ 由于患者年龄、实验室检查或存在心肺功能不全、出凝血功能异常、精神异常等不适合本路径。

（四）标准住院日

1~2 天。

> **释义**
>
> ■ 患者入院当天行手术治疗，术后≤1 天出院。总的住院时间不超过 2 天均符合临床路径要求。

（五）进入路径标准

1. 第一诊断必须符合绝育治疗疾病编码。
2. 当患者合并其他疾病，但住院期间不需要特殊处理也不影响第一诊断的临床路径流程实施时，可以进入路径。

> **释义**
>
> ■ 为实行计划生育，且经夫妇双方同意的已婚已育男子要求做输精管结扎术者除了以下情况均可施行该手术：泌尿生殖系统有急性或慢性炎症者、阴囊皮肤炎症或皮肤病者、主诉有性功能障碍或神经官能综合征者、阴囊内有肿块者或合并出血性疾病及精神疾病者均不适合手术。
>
> ■ 经入院常规检查发现以往所没有发现的疾病，而该疾病可能对患者健康影响更为严重，或该疾病可能影响手术实施、增加手术和麻醉风险、影响预后，则应优先考虑治疗该种疾病，暂不宜进入临床路径，例如心肺功能不全、严重的高血压或糖尿病、肝功能不全及凝血功能障碍等。

（六）术前准备（入院前）

术前必需检查的项目：

1. 血常规、尿常规。
2. 凝血功能。
3. 感染性疾病筛查（乙型肝炎、丙型肝炎、艾滋病、梅毒等）。
4. X 线胸片，心电图（可选）。
5. 精液分析。
6. 血液生化（肝功能、肾功能、血糖）。

> **释义**
>
> ■ 为缩短患者术前等待时间，术前检查项目需在患者入院前于门诊完成。

（七）预防性抗菌药物选择与使用时机

按照《抗菌药物临床应用指导原则》（卫医发〔2004〕285 号）执行。

> **释义**
>
> ■ 输精管结扎手术是可疑污染切口，可以预防性应用抗菌药物。

（八）手术日

入院当天。

1. 麻醉方式　局部麻醉（推荐）或全身麻醉（可选）。
2. 手术方式　双侧输精管结扎术（ICD-9-CM-3：63.71001）。
3. 术中用药　麻醉用药等。

> **释义**
>
> ■ 本路径规定的输精管结扎手术推荐在局麻下进行，也可在全身麻醉下进行，但若行全身麻醉，则术中除常规麻醉监视参数外，还需注意氧饱和度、血电解质等变化。
>
> ■ 手术方式需同时行双侧输精管结扎术，尽量减少术后输精管再通而导致再生育情况。

（九）术后恢复

≤1 天。

1. 根据患者病情变化可选择相应的检查项目。
2. 术后根据情况用药
（1）镇痛药物。
（2）术后使用抗菌药物：按照《抗菌药物临床应用指导原则》（卫医发〔2004〕285 号）执行。

> **释义**
>
> ■ 术后可根据患者恢复情况复查必要的检查项目，并根据病情变化增加检查的频次和其他检查项目（并不局限于路径中的项目），如电解质、肾功能等。
>
> ■ 术后根据患者实际情况不用或选用适当口服抗菌药物，使用时间一般不超过 48 小时。

（十）出院标准

1. 一般情况良好。
2. 伤口无异常。

【释义】

■ 主治医师应在出院前，了解患者切口愈合情况，以判断患者是否可以出院。

■ 如果术后出现感染、出血等需要继续留院治疗的情况，超出了路径所规定的住院时间，应先处理并发症，符合出院条件后再准许患者出院。

（十一）变异及原因分析——需导致退出日间手术路径

1. 术中、术后出现并发症，需要进一步诊治，导致住院时间延长、费用增加。
2. 术后原伴随疾病控制不佳，需请相关科室会诊，进一步诊治。
3. 住院后出现其他内、外科疾病需进一步明确诊断。

【释义】

■ 输精管结扎手术术中、术后主要并发症有出血，血肿形成，精索血管损伤，感染，切口渗血，愈合不良等，经积极处理，可按路径规定时间出院或略延长，费用轻度增加，属轻微变异。如上述并发症严重，如阴囊出血、精索血管损伤等显著增加住院时间和费用，均属重大变异。

■ 伴随疾病如高血压、糖尿病、心肺疾患以及其他内、外科疾病需会诊，但未影响手术或术后仅延长 1~2 天出院属轻微变异。如伴发疾病影响手术，或术后需相关专科进一步诊治者，属重大变异。重大变异者需退出本路径。

■ 因患者方面的主观原因导致执行路径出现变异，需要在表单中予以说明。

四、输精管绝育——双侧输精管结扎术临床路径给药方案

【用药流程图】

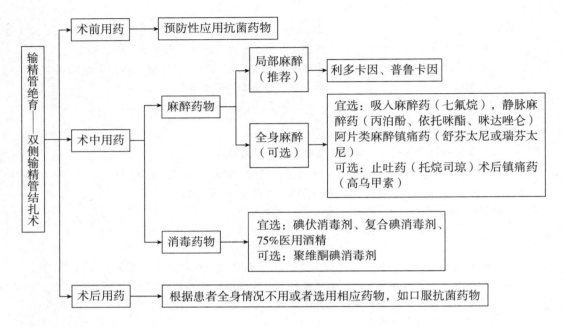

【用药选择】

1. 手术前可以预防性应用抗菌药物。

2. 手术后常规不用，或可选用适当抗菌药物。

3. 全身麻醉术后，部分患者会出现发热、呕吐等不适症状，予退热、止吐等对症处理。

【注意事项】

输精管结扎手术为阴囊根部切口局部手术，亦为可疑污染手术，一般不需要静脉应用抗生素等药物。

五、推荐表单

(一) 医师表单

输精管绝育——双侧输精管结扎术临床路径医师表单

适用对象：第一诊断为输精管绝育 (ICD-10：Z30.203)

　　　　　行双侧输精管结扎术 (ICD-9-CM-3：63.71)

患者姓名：		性别：	年龄：	门诊号：	住院号：
住院日期：	年　月　日	出院日期：	年　月　日	标准住院日：≤1 天	

时间	住院第 1 天 (手术日)	住院第 2 天 (术后第 1 天，出院日)
主要诊疗工作	□ 问病史，体格检查 □ 完成首次病程录 □ 完成病历及上级医师查房 □ 完成医嘱 □ 开化验单，完成术前评估 □ 上级医师查房，向患者及家属交代围术期注意事项 □ 签署手术知情同意书 □ 手术前再次确认患者姓名、性别、年龄及手术方案 □ 手术：有手术适应证，无禁忌证 □ 完成术后病程记录及手术记录 □ 术后向患者及家属交代病情及注意事项	□ 观察病情 □ 上级医师查房 □ 完成病程记录 □ 嘱患者下地活动 □ 观察伤口情况 □ 向患者及家属交代出院后注意事项 □ 完成出院病程记录 □ 出院 □ 定期复查
重点医嘱	**长期医嘱** □ 泌尿外科疾病护理常规 □ 三级护理 □ 饮食　◎普食 □ 双侧输精管结扎术后护理常规 □ 三级护理 □ 术后即可恢复术前饮食 **临时医嘱** □ 血型、血常规、尿常规 □ 感染性疾病筛查，凝血功能 □ 血液生化 (肝功能、肾功能、血糖) □ X 线胸片，心电图 (可选) □ 手术医嘱	**长期医嘱** □ 三级护理 **临时医嘱** **出院医嘱** □ 今日出院
病情变异记录	□ 无　□ 有，原因： 1. 2.	□ 无　□ 有，原因： 1. 2.
医师签名		

（二）护士表单

输精管绝育——双侧输精管结扎术临床路径护士表单

适用对象：第一诊断为输精管绝育（ICD-10：Z30.203）

行双侧输精管结扎术（ICD-9-CM-3：63.71）

患者姓名：	性别： 年龄： 门诊号：	住院号：
住院日期： 年 月 日	出院日期： 年 月 日	标准住院日：≤1 天

时间	住院第 1 天（手术日）	住院第 2 天（术后第 1 天，出院日）
健康宣教	□ 入院宣教，介绍主管医生、护士、入院住院事项及环境、设施 □ 术前宣教，宣传疾病知识、宣教疾病知识、术前准备及手术过程、告知准备物品、洗澡；告知术后饮食、活动及探视注意事项；告知术后可能出现的情况及应对方式 □ 主管护士与患者沟通，了解并指导心理应对 □ 术后当日宣教：告知术后注意事项；告知术后饮食、活动及探视注意事项；告知术后可能出现情况的应对方式 □ 给予患者及家属心理支持 □ 再次明确探视陪伴须知	□ 观察病情 □ 术后宣教：饮食、活动指导；复查患者对术前宣教内容的掌握情况 □ 出院宣教：复查时间、活动休息、饮食指导、指导办理出院手续
护理处置	□ 核对患者，佩戴腕带 □ 建立入院护理病历 □ 卫生处置：剪指（趾）甲、洗澡，更换病号服 □ 协助医生完成术前检查化验 □ 术前准备：卫生处置：洗头、洗澡 □ 送手术 □ 摘除患者各种活动物品 □ 核对患者资料及带药 □ 填写手术交接单，签字确认 □ 接手术 □ 核对患者及资料，签字确认	□ 协助完成相关检查 □ 办理出院手续
基础护理	□ 三级护理（术前） □ 晨晚间护理 □ 患者安全管理 □ 二级护理（术后）	□ 二级护理 □ 晨晚间护理 □ 患者安全管理
专科护理	□ 护理查体 □ 需要时，填写跌倒及压疮 □ 防范表 □ 需要时，请家属陪伴 □ 心理护理	□ 病情观察 □ 遵医嘱 □ 心理护理

时间	住院第 1 天（手术日）	住院第 2 天（术后第 1 天，出院日）
重点医嘱	□ 详见医嘱执行单	□ 详见医嘱执行单
病情变异记录	□ 无　□ 有，原因： 1. 2.	□ 无　□ 有，原因： 1. 2.
医师签名		

（三）患者表单

输精管绝育——双侧输精管结扎术临床路径患者表单

适用对象：第一诊断为输精管绝育（ICD-10：Z30.203）
　　　　　行双侧输精管结扎术（ICD-9-CM-3：63.71）

患者姓名：	性别： 年龄： 门诊号：	住院号：
住院日期： 年 月 日	出院日期： 年 月 日	标准住院日：≤1 天

时间	住院第 1 天（手术日）	住院第 2 天（术后第 1 天，出院日）
医患配合	□ 配合询问病史、收集资料，请务必详细告知既往史、用药史、过敏史 □ 如服用抗凝剂，请明确告知 □ 配合进行体格检查 □ 有任何不适请告知医师 □ 配合完善术前相关检查、化验，如采血、留尿、心电图、X 线胸片、眼科特殊检查 □ 医生与患者及家属介绍病情及手术谈话、术前签字 □ 麻醉师与患者进行术前访视 □ 配合评估手术效果 □ 有任何不适请告知医生	□ 配合伤口检查 □ 接受出院前指导 □ 了解复查程序 □ 获取出院诊断书 □ 预约复诊日期
护患配合	□ 配合测量体温、脉搏、呼吸、血压、体重 1 次 □ 配合完成入院护理评估（简单询问病史、过敏史、用药史） □ 接受入院宣教（环境介绍、病室规定、订餐制度、贵重物品保管等） □ 有任何不适请告知护士 □ 接受术前宣教 □ 自行沐浴，加强头部清洁，剪指甲 □ 准备好必要用物，吸水管 □ 取下义齿、饰品等，贵重物品交家属保管 □ 返回病房后，协助完成核对，配合过病床，配合血压测量 □ 配合术后输液（如必要） □ 遵医嘱采取正确体位 □ 配合缓解疼痛 □ 有任何不适请告知护士	□ 配合定时测量体温、脉搏、呼吸、每日询问排便 □ 注意活动安全，避免坠床或跌倒 □ 配合执行探视及陪伴 □ 接受出院宣教 □ 办理出院手续 □ 获取出院带药 □ 了解复印病历方法
饮食	□ 正常饮食 □ 若全身麻醉，术前 12 小时禁食水	□ 正常饮食
排泄	□ 正常排尿、便	□ 正常排尿、便
活动	□ 正常活动	□ 正常活动

附：原表单（2016 年版）

输精管结扎术临床路径表单

适用对象：第一诊断为绝育治疗

行双侧输精管结扎术（ICD-9-CM-3：63.71001）

患者姓名：	性别： 年龄： 门诊号：	住院号：
住院日期： 年 月 日	出院日期： 年 月 日	标准住院日：≤1 天

日期	住院前（门诊）	住院第 1 天（手术日）
主要诊疗工作	□ 开术前化验 □ 开术前检查 □ 开住院单 □ 通知住院处 □ 通知病房	□ 问病史，体格检查 □ 完成病历及上级医师查房 □ 完成医嘱 □ 补录门诊术前各项检查医嘱 □ 向患者及家属交代围手术期注意事项 □ 签署手术知情同意书 □ 手术 □ 术后向患者及家属交代病情及注意事项 □ 完成术后病程记录及手术记录
重点医嘱	□ 血型、血常规、尿常规 □ 感染性疾病筛查，凝血功能 □ X 线胸片，心电图（可选） □ 血液生化（肝功能、肾功能、血糖）	**长期医嘱：** □ 泌尿外科疾病护理常规 □ 三级护理 □ 饮食　◎普食 □ 双侧输精管结扎术后护理常规 □ 三级护理 □ 术后即可恢复术前饮食 **临时医嘱：** □ 血型、血常规、尿常规 □ 感染性疾病筛查，凝血功能 □ 血液生化（肝功能、肾功能、血糖） □ X 线胸片，心电图（可选） □ 手术医嘱
主要护理工作		□ 入院介绍 □ 术前相关检查指导 □ 术前常规准备及注意事项 □ 麻醉后注意事项 □ 术后引流管护理 □ 术后饮食饮水注意事项 □ 术后活动指导
病情变异记录	□ 无　□ 有，原因： 1. 2.	□ 无　□ 有，原因： 1. 2.
护士签名		
医师签名		

日期	住院第2天（术后第1天，出院日）	出院第1天（术后第2天）
主要诊疗工作	□ 观察病情 □ 上级医师查房 □ 完成病程记录 □ 嘱患者下地活动 □ 观察伤口情况 □ 向患者及家属交代出院后注意事项 □ 完成出院病程记录 □ 出院 □ 定期复查	□ 术后护士电话随访 □ 医生手机开机
重点医嘱	**长期医嘱：** □ 三级护理 **临时医嘱：** **出院医嘱** □ 今日出院	
主要护理工作	□ 术后饮食饮水注意事项 □ 指导介绍出院手续 □ 遵医嘱定期复查	
病情变异记录	□ 无　□ 有，原因： 1. 2.	
护士签名		
医师签名		

第三十一章

无精子症手术临床路径释义

一、无精子症手术编码

1. 原编码：

疾病名称及编码：无精子症

手术操作名称及编码：经皮睾丸活组织检查（ICD-9-CM-3：62.11001）

直视下睾丸活组织检查（ICD-9-CM-3：62.12001）

2. 修改编码：

疾病名称及编码：无精子症（ICD-10：N46.x01）

手术操作名称及编码：经皮睾丸活组织检查（ICD-9-CM-3：62.11）

直视下睾丸活组织检查（ICD-9-CM-3：62.12）

输精管附睾显微吻合术（ICD-9-CM-3：63.83）

输精管输精管显微吻合术（ICD-9-CM-3：63.82）

显微睾丸取精术（ICD-9-CM-3：62.11）

二、临床路径检索方法

N46.x01 伴（62.11/62.12/63.82/63.83）

三、无精子症临床路径标准住院流程

（一）适用对象

第一诊断为无精子症。

行经皮睾丸活组织检查（ICD-9-CM-3：62.11001）或行直视下睾丸活组织检查（ICD-9-CM-3：62.12001）或输精管附睾显微吻合术、输精管输精管显微吻合术、显微睾丸取精术。

> **释义**
>
> ■ 本路径适用对象为诊断为无精子症患者，包括既往有精子，现在检查发现精液中无精子的患者。但不包括偶然一次精液检查发现无精子而平素检查有精子的患者，也不包括精液中有极少量精子或通过精液离心检测后才能发现精子者。该类患者属于隐匿精子症，不进入此路径。

（二）诊断依据

根据《临床诊疗指南 泌尿外科分册》（中华医学会编著，人民卫生出版社，2005）。

1. 病史。
2. 体征。
3. 精液分析。
4. 性激素检查或 B 超检查。

> **释义**
>
> 　　病史：着重询问患者青春期发育情况、工作生活的环境、手术外伤史、感染史、药物服用史以及婚育史。
>
> 　　■ 体征：着重男性第二性征，包括胡须、腋毛以及外生殖器。注意检查睾丸、附睾和输精管有无结节、疼痛或缺如等。
>
> 　　■ 精液分析：需要至少3次精液常规分析，且通过精液离心（WHO推荐转速3000r/min，离心15分钟）后镜检未发现精子，同时排除不射精和逆行射精等才可诊断为无精子症。精液其他检测包括精浆生化（用于评估附属性腺功能）以及精液脱落细胞学检查等。
>
> 　　■ 性激素：除常规5项检测外，还包括抑制素B等检测。
>
> 　　■ B超检查：生殖系统超声包括阴囊超声及经直肠超声。阴囊超声主要检测双侧睾丸、附睾、精索静脉及近端输精管。如发现无精子症患者有双侧附睾细网状改变，考虑存在附睾或输精管的梗阻。经直肠超声主要检测前列腺、精囊、输精管和射精管。可发现的一系列表现包括，射精管囊肿、射精管扩张（宽度大于2mm）、射精管结石或钙化、精囊扩张（前后径大于15mm）以及精囊发育不良或不发育（前后径小于7mm）、输精管发育不全和前列腺钙化灶/不均质等。
>
> 　　■ 其他可选：遗传学检测，包括染色体核型分析、Y染色体微缺失检测。

（三）选择治疗方案的依据

根据《临床技术操作规范 泌尿外科分册》（中华医学会编著，人民军医出版社，2006）。

1. 符合手术适应证。
2. 能够耐受手术。

> **释义**
>
> 　　■ 根据无精子症的初步分型选择相应的治疗：对于明确为梗阻性无精子症患者，根据梗阻的原因、程度、部位、性质和范围选择输精管道再通手术。对于明确的非梗阻性无精子症患者，如一般情况较差，睾丸容积小于2ml、FSH水平明显升高等，可直接选择供精人工授精或领养。如治疗意愿较强烈患者，可实施睾丸细针穿刺取精术、睾丸活检取精术或显微睾丸取精术。

（四）标准住院日

1~5天。

> **释义**
>
> 　　■ 标准住院日是推荐的最低要求，提倡缩短住院日。睾丸细针穿刺取精术、睾丸活检取精术住院1天，局麻下进行手术。也可门诊手术。显微输精管附睾吻合术、显微输精管输精管吻合术、显微睾丸取精术，如无术后严重并发症，术后恢复1~3天可予以出院，一般情况良好患者也可日间24小时出院。

（五）进入路径标准

1. 第一诊断必须符合无精症疾病编码。
2. 当患者合并其他疾病，但住院期间不需要特殊处理也不影响第一诊断的临床路径流程实施时，可以进入路径。符合附睾梗阻性无精子症，实施显微输精管附睾吻合术。符合输精管梗阻性无精子症，实施显微输精管输精管吻合术。符合高促性无精子症者，可实施睾丸细针穿刺取精术、睾丸活检取精术或显微睾丸取精术。

> **释义**
>
> ■ 本路径适用对象为临床诊断为无精子症患者。如明确诊断为梗阻性无精子症患者，可直接实施显微输精管附睾吻合术或显微输精管输精管吻合术，而不进行睾丸细针穿刺取精术或睾丸活检术。合并其他全身疾病，但住院期间不需要特殊处理，并且可耐受手术的患者，也可以进入本路径。

（六）术前准备（入院前）

术前必需检查的项目：
1. 血常规、尿常规。
2. 凝血功能。
3. 感染性疾病筛查（乙型肝炎、丙型肝炎、艾滋病、梅毒等）。
4. X线胸片，心电图。
5. 精液分析。
6. 肝功能、肾功能、血糖。
7. 阴囊彩超。
8. 性激素测定。

> **释义**
>
> ■ 血常规、尿常规、凝血功能、感性性疾病筛查等是常规检查，每个进入路径的患者均需完成，肝肾功能、血糖、心电图、X线胸片主要是评估有无基础疾病，关系到围术期的特殊处理，可能会影响住院时间、费用以及治疗预后。感染性疾病的筛查主要用于排除可能的传染源，如乙型肝炎、丙型肝炎、艾滋病、梅毒等。这些患者的手术操作需要特殊处理。为缩短患者术前等待时间，检查项目可以在患者入院前于门诊完成。
>
> ■ 术前进行精液分析、阴囊彩超以及性激素测定主要用于无精子症的分型，明确是梗阻性无精子症还是高促性无精子症，进而选择治疗方案。

（七）预防性抗菌药物选择与使用时机

按照《抗菌药物临床应用指导原则》（卫医发〔2004〕285号）执行，并结合患者的病情决定抗菌药物的选择与使用时间。一般不必不使用抗菌药物。

> **释义**
>
> ■ 鉴于2012年8月1日起施行《抗菌药物临床应用管理办法》（卫生部令第84号），路径中抗生素使用应按照新的管理规范执行，本路径一般不使用抗生素。

（八）手术日

入院当天或术前准备后实施。

1. 麻醉方式　局部麻醉。若需要显微手术时，可选择全身麻醉。
2. 手术方式　经皮睾丸活组织检查（ICD-9-CM-3：62.11001）或直视下睾丸活组织检查（ICD-9-CM-3：62.12001）或显微输精管附睾吻合术、显微输精管输精管吻合术、显微睾丸取精术。
3. 术中用药　麻醉用药、镇痛药物等。

> **释义**
>
> ■ 麻醉方式包括局部麻醉和全身麻醉。经皮睾丸活组织检查或直视下睾丸活组织检查可选择局部麻醉，不能耐受局部麻醉手术的患者也可采取全身麻醉。显微输精管附睾吻合术、显微输精管输精管吻合术、显微睾丸取精术使用全身麻醉。根据患者实际情况，术后必要时使用镇疼药物。

（九）术后住院恢复

1~4天。

1. 根据患者病情变化可选择相应的检查项目。
2. 术后根据情况用药
（1）术后抗菌药物：按照《抗菌药物临床应用指导原则》（卫医发〔2004〕285号）执行。一般术后不必使用抗菌药物。
（2）镇痛药物。

> **释义**
>
> ■ 患者术后根据病情选择相应的检查项目，一般不进行术后常规检查。术后不常规使用抗生素。根据患者实际情况，必要时可使用镇痛药物。

（十）出院标准

1. 一般情况良好。
2. 伤口无异常。

释义

　　■ 术后伤口无感染，一般情况良好，无严重并发症或合并症患者，可以考虑出院。出院后进一步随访，包括睾丸组织病理情况以及术后输精管道再通情况。

（十一）变异及原因分析——需导致退出日间手术路径

1. 术中、术后出现并发症，如出血等，需要进一步诊治，导致住院时间延长、费用增加。
2. 术后原伴随疾病控制不佳，需请相关科室会诊，进一步诊治。
3. 住院后出现其他内、外科疾病需进一步明确诊断。

释义

　　■ 术中进行止血以及阴囊切口缝合过程中，如止血欠佳，可能导致术后阴囊血肿、切口出血、感染等严重情况，可能需要住院观察，导致住院时间延长以及费用增加。

　　■ 如术后原伴随疾病控制不佳，如心律失常等，需请相关科室会诊治疗。

　　■ 如住院后出现其他内、外科疾病，需要特殊处理，或患者无法耐受手术，则需先治疗相关疾病而延期手术。

四、无精子症手术临床路径给药方案

【用药选择】

1、手术前、术中及术后，不常规使用抗生素。
2、经皮睾丸活组织检查或直视下睾丸活组织检查在局部麻醉下手术，不能耐受局部麻醉手术的患者也可采取全身麻醉。显微输精管附睾吻合术、显微输精管输精管吻合术、显微睾丸取精术使用全身麻醉。
3、全身麻醉术后，部分患者会出现呕吐、疼痛等不适症状，予退热、镇痛等对症处理。

【药学提示】

无特殊。

【注意事项】

围术期，尤其是局部麻醉下进行的经皮睾丸活组织检查或直视下睾丸活组织检查，不必常规使用抗生素。

五、推荐表单

（一）医师表单

无精子症手术临床路径医师表单

适用对象：第一诊断为无精子症（ICD-10：N46.x01）

行经皮睾丸活组织检查（ICD-9-CM-3：62.11）/直视下睾丸活组织检查（ICD-9-CM-3：62.12）/输精管附睾显微吻合术（ICD-9-CM-3：63.83）/输精管输精管显微吻合术（ICD-9-CM-3：63.82）/显微睾丸取精术（ICD-9-CM-3：62.11）

患者姓名：	性别： 年龄： 门诊号：	住院号：
住院日期： 年 月 日	出院日期： 年 月 日	标准住院日：≤1

日期	住院前（门诊）	住院第1天（手术日）
主要诊疗工作	□ 开术前化验 □ 开术前检查 □ 开住院单 □ 通知住院处 □ 通知病房	□ 问病史，体格检查 □ 完成病历及上级医师查房 □ 完成医嘱 □ 补录门诊术前各项检查医嘱 □ 向患者及家属交代围术期注意事项 □ 签署手术知情同意书 □ 手术 □ 术后向患者及家属交代病情及注意事项 □ 完成术后病程记录及手术记录
重点医嘱	□ 血常规、尿常规 □ 感染性疾病筛查，凝血功能 □ X线胸片，心电图 □ 肝功能、肾功能、血糖、离子 □ 精液分析 □ 阴囊彩超 □ 性激素测定	**长期医嘱** □ 泌尿外科疾病护理常规 □ 三级护理 □ 饮食　◎普食 □ 睾丸活检术后护理常规 □ 三级护理 □ 术后即可恢复术前饮食 **临时医嘱** □ 血常规、尿常规 □ 感染性疾病筛查，凝血功能 □ 肝功能、肾功能、血糖、离子 □ 精液分析 □ X线胸片，心电图 □ 阴囊彩超 □ 手术医嘱 □ 准备术前预防用抗菌药物 □ 输液
病情变异记录	□ 无　□ 有，原因： 1. 2.	□ 无　□ 有，原因： 1. 2.
医师签名		

日期	住院第 2 天（术后第 1 天）	出院第 1 天（术后第 2 天）
主要诊疗工作	□ 观察病情 □ 上级医师查房 □ 完成病程记录 □ 嘱患者下地活动 □ 观察伤口情况，伤口换药 □ 向患者及家属交代出院后注意事项 □ 嘱患者回院拆线 □ 完成出院病程记录 □ 出院 □ 定期复查	□ 医生保持联系通畅
重点医嘱	**长期医嘱** □ 三级护理 **临时医嘱** **出院医嘱** □ 今日出院	
病情变异记录	□ 无　□ 有，原因： 1. 2.	
医师签名		

（二）护士表单

无精子症手术临床路径护士表单

适用对象：第一诊断为无精子症（ICD-10：N46.x01）

行经皮睾丸活组织检查（ICD-9-CM-3：62.11）/直视下睾丸活组织检查（ICD-9-CM-3：62.12）/输精管附睾显微吻合术（ICD-9-CM-3：63.83）/输精管输精管显微吻合术（ICD-9-CM-3：63.82）/显微睾丸取精术（ICD-9-CM-3：62.11）

患者姓名：	性别： 年龄： 门诊号：	住院号：
住院日期： 年 月 日	出院日期： 年 月 日	标准住院日：≤1 天

日期	住院第 1 天（手术日）	住院第 2 天（术后第 1 天）	出院第 1 天（术后第 2 天）
健康宣教	□ 入院宣教 □ 介绍主管医师、护士 □ 介绍环境、设施 □ 介绍住院注意事项 □ 术前宣教 □ 宣教疾病知识、术前准备及手术过程 □ 告知准备物品、洗澡 □ 告知术后饮食、活动及探视注意事项 □ 告知术后可能出现的情况及应对方式 □ 主管护士与患者沟通，了解并指导心理应对 □ 告知家属等候区位置 □ 术后当日宣教 □ 给予患者及家属心理支持 □ 再次明确探视陪伴须知	□ 术后宣教 □ 术后饮食饮水注意事项 □ 指导介绍出院手续 □ 遵医嘱定期复查	
护理处置	□ 核对患者，佩戴腕带 □ 建立入院护理病历 □ 卫生处置：剪指（趾）甲、洗澡，更换病号服 □ 未成年人需陪住 1 人 □ 协助医生完成术前检查化验 □ 全身麻醉好患者禁食、禁水 □ 送手术 □ 摘除患者各种活动物品 □ 核对患者资料及带药 □ 填写手术交接单，签字确认 □ 接手术 □ 核对患者及资料，签字确认	□ 协助完成相关检查：	
基础护理	□ 三级护理 □ 晨晚间护理 □ 患者安全管理	□ 三级护理 □ 晨晚间护理 □ 患者安全管理	□ 术后护士电话随访

日期	住院第1天（手术日）	住院第2天（术后第1天）	出院第1天（术后第2天）
专科护理	□ 协助完成相关检查 □ 病情观察，观察伤口渗血情况 □ 测量患者 TPR 变化 □ 全身麻醉患者遵医嘱予静脉补液 □ 心理护理	□ 病情观察，观察伤口渗血情况 □ 心理护理	
重点医嘱	□ 详见医嘱执行单	□ 详见医嘱执行单	
病情变异记录	□ 无　□ 有，原因： 1. 2.	□ 无　□ 有，原因： 1. 2.	
护士签名			

（三）患者表单

无精子症手术临床路径患者表单

适用对象：第一诊断为无精子症（ICD-10：N46.x01）

行经皮睾丸活组织检查（ICD-9-CM-3：62.11）/直视下睾丸活组织检查（ICD-9-CM-3：62.12）/输精管附睾显微吻合术（ICD-9-CM-3：63.83）/输精管输精管显微吻合术（ICD-9-CM-3：63.82）/显微睾丸取精术（ICD-9-CM-3：62.11）

患者姓名：		性别： 年龄： 门诊号：	住院号：
住院日期： 年 月 日		出院日期： 年 月 日	标准住院日：≤1 天

日期	住院前（门诊）	住院第 1 天（手术日）
医患配合	□ 术前检查	□ 配合询问病史、收集资料，请务必详细告知既往史、用药史、过敏史 □ 如服用抗凝剂，请明确告知 □ 合进行体格检查 □ 有任何不适请告知医师 □ 配合完善术前相关检查、化验，如采血、留尿、心电图、X 线胸片、特殊检查：阴囊超声 □ 医生与患者及家属介绍病情及手术谈话、术前签字 □ 配合评估手术效果 □ 有任何不适请告知医生 □ 麻醉师与患者进行术前访视
护患配合		□ 配合测量体温、脉搏、呼吸、血压、体重 1 次 □ 配合完成入院护理评估（简单询问病史、过敏史、用药史） □ 接受入院宣教（环境介绍、病室规定、订餐制度、贵重物品保管等） □ 送手术室前，协助完成核对，带齐影像资料和术中带药 □ 返回病房后，协助完成核对 □ 配合血压测量 □ 配合检查意识 □ 配合术后输液 □ 遵医嘱采取正确体位 □ 配合缓解疼痛 □ 有任何不适请告知护士
饮食	□ 全身麻醉者术前 12 小时禁食、禁水 □ 局麻+镇静（必要时）可正常饮食	□ 全身麻醉者麻醉清醒前禁食、禁水 □ 全身麻醉者麻醉清醒后，即可恢复术前饮食
排泄	□ 正常排尿、便	□ 正常排尿、便
活动	□ 正常活动	□ 全身麻醉完全清醒后可正常活动

日期	住院第 2 天（术后第 1 天）	出院第 1 天（术后第 2 天）
医患配合	□ 观察病情 □ 嘱患者下地活动 □ 观察伤口情况，伤口换药 □ 接受出院前指导 □ 向患者及家属交代出院后注意事项 □ 知道复查程序 □ 获取出院诊断书 □ 预约复诊日期	
护患配合	□ 配合定时测量体温、脉搏、呼吸 □ 注意活动安全，避免坠床或跌倒 □ 接受出院宣教 □ 办理出院手续 □ 获取出院带药 □ 知道用药频率、方法和保存注意事项 □ 知道复印病历方法	□ 术后护士电话随访
饮食	□ 正常普食	
排泄	□ 正常排尿、便 □ 避免便秘	
活动	□ 正常活动	

附：原表单（2016 年版）

无精症临床路径表单

适用对象：第一诊断为无精子症，明确为梗阻性或非梗阻性无精子症

行经皮睾丸活组织检查（ICD-9-CM-3：62.11001）或行直视下睾丸活组织检查

（ICD-9-CM-3：62.12001）

患者姓名：	性别： 年龄： 门诊号：	住院号：
住院日期： 年 月 日	出院日期： 年 月 日	标准住院日：≤1

日期	住院前（门诊）	住院第 1 天（手术日或准备后手术）
主要诊疗工作	□ 开术前化验 □ 开术前检查 □ 开住院单 □ 通知住院处 □ 通知病房	□ 问病史，体格检查 □ 完成病历及上级医师查房 □ 完成医嘱 □ 补录门诊术前各项检查医嘱 □ 向患者及家属交代围术期注意事项 □ 签署手术知情同意书 □ 手术 □ 术后向患者及家属交代病情及注意事项 □ 完成术后病程记录及手术记录
重点医嘱	□ 血常规、尿常规 □ 感染性疾病筛查，凝血功能 □ X 线胸片，心电图 □ 肝功、肾功、血糖、离子测试 □ 精液分析 □ 阴囊彩超 □ 性激素测定	**长期医嘱** □ 泌尿外科疾病护理常规 □ 三级护理 □ 饮食◎普食 □ 睾丸活检术后护理常规 □ 三级护理 □ 术后即可恢复术前饮食 **临时医嘱** □ 血常规、尿常规 □ 感染性疾病筛查，凝血功能 □ 肝功、肾功、血糖、离子测试 □ 精液分析 □ X 线胸片，心电图 □ 阴囊彩超 □ 手术医嘱 □ 准备术前预防用抗菌药物 □ 输液
主要护理工作		□ 入院介绍 □ 术前相关检查指导 □ 术前常规准备及注意事项 □ 麻醉后注意事项 □ 术后引流管护理 □ 术后饮食饮水注意事项 □ 术后活动指导

续　表

日期	住院前（门诊）	住院第 1 天（手术日或准备后手术）
病情 变异 记录	□ 无　□ 有，原因： 1. 2.	□ 无　□ 有，原因： 1. 2.
护士 签名		
医师 签名		

日期	住院第 2 天（术后第 1 天，出院日）	出院第 1 天（术后第 2 天）
主要诊疗工作	□ 观察病情 □ 上级医师查房 □ 完成病程记录 □ 嘱患者下地活动 □ 观察伤口情况，伤口换药 □ 向患者及家属交代出院后注意事项 □ 嘱患者回院拆线 □ 完成出院病程记录 □ 出院 □ 定期复查	□ 术后护士电话随访 □ 医生手机开机
重点医嘱	**长期医嘱** □ 三级护理 **临时医嘱** **出院医嘱** □ 今日出院	
主要护理工作	□ 术后饮食饮水注意事项 □ 指导介绍出院手续 □ 遵医嘱定期复查	
病情变异记录	□ 无　□ 有，原因： 1. 2.	
护士签名		
医师签名		

第三十二章

精索静脉曲张——精索静脉曲张结扎术等临床路径释义

一、精索静脉曲张手术编码

疾病名称及编码：精索静脉曲张（ICD-10：I86.101）

手术名称及编码：精索静脉曲张结扎术（ICD-9-CM-3：63.1x01）

　　　　　　　　腹腔镜精索静脉高位结扎术（ICD-9-CM-3：63.1x04）

二、临床路径检索方法

I86.101 伴 （63.1x01/63.1x04）

三、精索静脉曲张手术临床路径标准住院流程

（一）适用对象

第一诊断为精索静脉曲张 （ICD-10：I86.101）。

行精索静脉曲张结扎术 （ICD-9-CM-3：63.1001）或显微精索静脉结扎术或腹腔镜精索静脉高位结扎术。

> **释义**
>
> ■ 本路径适用对象为术前临床诊断为精索静脉曲张患者。

（二）诊断依据

根据《临床诊疗指南 泌尿外科分册》（中华医学会编著，人民卫生出版社，2005）。

1. 病史。

2. 彩色多普勒超声检查。

3. 精液常规。

> **释义**
>
> ■ 精索静脉曲张是指精索内静脉蔓状静脉丛的异常伸长、扩张和迂曲，分为原发性精索静脉曲张、亚临床型精索静脉曲张、继发性精索静脉曲张，是男性不育手术中最宜手术矫正的病因。多见于青壮年，发病率占正常男性人群的 10%～15%。精索静脉曲张 90% 发生于左侧。左侧发病率高与下列原因有关：①人体平时多取直立姿势，使精索静脉内血液必须克服重力自下而上回流；②静脉壁及邻近的结缔组织薄弱或提睾肌发育不全，削弱了精索内静脉周围的依托作用；③左侧精索内静脉的瓣膜缺损或关闭不全多于右侧；④左侧精索内静脉位于乙状结肠后面，易受肠道压

迫影响其通畅；⑤左精索静脉呈直角进入肾静脉，行程稍长，静水压力较高；⑥左肾静脉位于主动脉与肠系膜动脉之间，肾静脉受压可能影响精索内静脉回流，形成所谓近端钳夹现象；⑦右髂总动脉可能使左髂总静脉受压，影响左输精管静脉回流，形成所谓远端钳夹现象。精索静脉曲张可影响生育，是导致男性不育的主要原因之一。在成年男性中大约40%的原发性不育及80%继发性不育者患有精索静脉曲张。

■ 体格检查包括阴囊视诊和触诊，多数患者无自觉不适而在体检时被发现，或因不育症就诊时被查出。有症状者多表现为阴囊坠胀不适或坠痛，疼痛可向腹股沟区、下腹部放射，站立行走时加重，平卧休息后减轻。

■ 影像学检查包括彩色多普勒超声检查（推荐）、红外线阴囊测温法、精索静脉造影等。彩色多普勒超声检查可以准确判定精索内静脉中血液反流现象，具有无创伤、可重复性好、诊断准确等特点。

■ 实验室检查包括精液分析（推荐）、精子抗体检查等。精液分析主要包括精液量、总活力、向前运动、存活率、精子总数、精子浓度及精子形态等。精液如检出不成熟精子可确定睾丸功能异常。

■ 在精索静脉曲张的检查中，为了了解睾丸是否受损及是否具备手术指征，推荐行睾丸容积的测量。B超是测量睾丸大小最为准确的方法。

（三）选择治疗方案的依据

根据《临床技术操作规范 泌尿外科分册》（中华医学会编著，人民军医出版社，2005）。
1. 符合手术适应证。
2. 能够耐受手术。

> **释义**
>
> ■ 手术适应证：症状明显或已引起睾丸萎缩、精液质量下降及造成不育者应积极手术治疗，手术方式包括传统开放手术、腹腔镜手术及显微镜手术，显微镜精索静脉结扎术是治疗精索静脉曲张的首选方法。
>
> ■ 耐受手术：是指在术前对患者进行评估，详细询问病史，全面体格检查、必要的常规检查和特殊检查，以便发现问题，估计患者的手术耐受力，在术前予以纠正，术中和术后加以防治。

（四）标准住院日

2～4天。

> **释义**
>
> ■ 标准住院日是推荐的最低要求，提倡缩短住院日。需入院前于门诊完成术前检查准备及麻醉科会诊，通常手术日为入院当天，如手术无严重并发症，术后2～3天可予出院。总住院时间不超过4天均符合临床路径要求。

（五）进入路径标准

1. 第一诊断必须符合 ICD-10：I86.101 精索静脉曲张疾病编码。

2. 当患者合并其他疾病，但住院期间不需要特殊处理也不影响第一诊断的临床路径流程实施时，可以进入路径。

> **释义**
>
> 　　■精索静脉曲张不育者，存在精液检查异常，病史与体检未发现其他影响生育的疾病，内分泌检查正常，女方生育力检查无异常发现者，无论精索静脉曲张的轻重，只要精索静脉曲张诊断一旦确立，应及时手术。重度精索静脉曲张伴有明显症状者，如长时间站立后即感阴囊坠胀痛等，体检发现睾丸明显缩小，即使已有生育，患者有治疗愿望也可考虑手术。临床观察发现前列腺炎、精囊炎在精索静脉曲张患者中的发病率明显增加，为正常人的两倍，因此若上述两病同时存在，而且前列腺炎久治不愈者，可选择行精索静脉曲张手术。青少年期精索静脉曲张伴有睾丸容积缩小者应尽早手术治疗，有助于预防成年后不育。
>
> 　　■手术禁忌证：精索内静脉高位结扎禁忌证有腹腔感染和盆腔开放手术病史并广泛粘连者。
>
> 　　■经入院常规检查发现以往未发现的疾病，而该疾病可能对患者健康影响更为严重，或者该疾病可能影响手术实施、增加手术和麻醉风险、影响预后，则优先考虑治疗该种疾病，暂不宜进入本路径，例如高血压、糖尿病、心功能不全、肝肾功能不全及凝血功能障碍等。
>
> 　　■如既往患有上述疾病，经合理治疗后达到稳定，亦或目前尚需持续用药，经评估无手术及麻醉禁忌证，则可进入路径，但可能会增加医疗费用，延长住院时间。

（六）术前准备（入院前）

术前必需检查的项目：

1. 血常规、尿常规。

2. 电解质、肝肾功能、血型、凝血功能。

3. 感染性疾病筛查（乙型肝炎、丙型肝炎、艾滋病、梅毒等）。

4. X 线胸片，心电图。

> **释义**
>
> 　　■心电图、血常规、尿常规、凝血和生化检查、传染源筛查等是常规检查，每个进入路径的患者均需完成，肝肾功能、血糖、凝血功能、心电图、X 线胸片主要是评估有无基础疾病，关系到围术期的特殊处理。可能会影响到住院时间、费用以及治疗预后，传染性疾病的筛查主要用于排除可能的传染源如乙型肝炎、丙型肝炎、艾滋病、梅毒等。这些患者的手术操作需要特殊处理。
>
> 　　■为缩短患者术前等待时间，检查项目可以在患者入院前于门诊完成。

（七）预防性抗菌药物选择与使用时机

按照《抗菌药物临床应用指导原则》（卫医发〔2004〕285 号）执行，并结合患者的病情决定抗菌药物的选择与使用时间。一般不必不使用抗生素。

> **释义**
>
> ■ 鉴于 2012 年 8 月 1 日起施行《抗菌药物临床应用管理办法》（卫生部令第 84 号），路径中抗生素使用应按照新的管理规范执行。路径均不再全身（口服、静脉注射或肌内注射）使用抗生素，原则上以局部使用抗菌药物预防感染。
>
> ■ 精索静脉曲张手术是清洁类手术，应属于 I 类切口范畴，因此术中、术后均不建议应用抗菌药物。

（八）手术日

入院当天。

1. **麻醉方式** 全身麻醉。
2. **手术方式** 精索静脉高位结扎术、腹腔镜精索静脉高位结扎术或显微精索静脉结扎术。
3. **术中用药** 麻醉用药，镇痛药物等。

> **释义**
>
> ■ 本路径规定的精索静脉曲张手术是在全身麻醉下进行，手术过程中除常规麻醉监测参数外，还需注意氧饱和度、心电、电解质等变化。
>
> ■ 传统的精索静脉高位结扎术有两种：经腹股沟管精索内静脉高位结扎术和经腹膜后高位结扎术，各有利弊。
>
> ■ 腹腔镜精索静脉高位结扎术：与传统开放手术比较，它具有效果可靠、损伤小、并发症少、可同时实行双侧手术、恢复快、住院时间短等优点，主要适用于双侧经腹腔镜高位结扎术、肥胖、有腹股沟手术史及开放手术后复发者。但是腹腔镜手术将带来一些腹腔内并发症，例如肠管、膀胱和大血管损伤。
>
> ■ 显微镜下精索静脉高位结扎术：显微外科手术治疗精索静脉曲张具有复发率低、并发症少的优势，可显著改善精液质量，提高受孕率。其主要优点在于能够很容易结扎精索内除输精管静脉外的所有引流静脉，保留动脉、神经、淋巴管，因而明显减少了复发及睾丸鞘膜积液、睾丸萎缩等并发症的发生。因此，目前显微镜下精索静脉高位结扎术被认为是治疗精索静脉曲张的首选方法。

（九）术后住院恢复

2~3 天。

1. **必需复查的检查项目** 血常规、尿常规。
2. 根据患者病情变化可选择相应的检查项目。
3. 术后用药

（1）术后一般不使用抗菌药物：按照《抗菌药物临床应用指导原则》（卫医发〔2004〕285号）执行。

（2）镇痛或止血药物。

> **释义**
>
> ■ 术后可根据患者恢复情况，必须复查的项目，如血常规、尿常规，并根据病情变化增加检查的频次及其他的检查项目，如血气分析，而并不局限于路径中的项目。
>
> ■ 术后水肿会影响机体组织的功能恢复和伤口愈合，为减少睾丸间质水肿和炎细胞浸润，增加静脉张力和促进淋巴、静脉回流，必要时可使用静脉活性药物：黄酮类、香豆素类、七叶皂苷类，如迈之灵片等药物，以减轻术后水肿、疼痛等临床症状。

（十）出院标准

1. 一般情况良好。
2. 伤口无异常。

> **释义**
>
> ■ 阴囊水肿和睾丸鞘膜积液是手术后最常见的并发症，发病率为 3%~40%，可使用七叶皂苷类，如迈之灵片等药物治疗。睾丸萎缩的发病率为 0.2%，其他并发症还包括神经损伤，输精管损伤，急性附睾炎等。比较少见的并发症，如术后腰背部、睾丸疼痛，可能与精索本身的解剖结构、术中过率拉精索等有关。出院前，应根据切口愈合情况，以及阴囊水肿情况来判定患者是否可以出院。

（十一）变异及原因分析——需导致退出日间手术路径

1. 术中、术后出现并发症，需要进一步诊治，导致住院时间延长、费用增加。
2. 术后原伴随疾病控制不佳，需请相关科室会诊，进一步诊治。
3. 住院后出现其他内、外科疾病需进一步明确诊断。

> **释义**
>
> ■ 精索静脉曲张手术中、后主要并发症有出血、睾丸或精索、切口感染、阴囊水肿、睾丸鞘膜积液形成等，经积极处理，可按临床路径规定时间出院或略延长，费用轻度增加，属轻微变异，如上述并发症严重如睾丸萎缩、精索或输精管损伤、急性附睾炎、切口疝等显著增加住院时间和费用，均属于重大变异。
>
> ■ 住院后患者出现特殊情况，如感冒、发热等不宜手术疾病，需要等病情好转后才可手术治疗。
>
> ■ 伴随疾病如高血压、糖尿病、心脏疾患以及其他内、外科疾病需会诊，但未影响手术或术后仅延长 1~2 天出院属轻微变异，如伴发疾病影响手术，或术后需相关专科进一步诊治者，属重大变异。
>
> ■ 重大变异需退出本路径。

四、精索静脉曲张——精索静脉曲张结扎术等临床路径给药方案

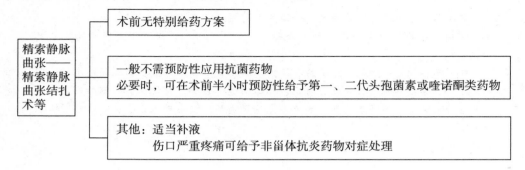

【用药选择】

1. 精索静脉曲张手术是清洁类手术,原则上可不必预防性应用抗生素。若考虑到患者存在感染风险,可在术前半小时可给一剂预防性抗生素,多选用第一、二代头孢菌素或喹诺酮类。

2. 术后一般不需要重复给药。

【药学提示】

1. 注意药物的相互作用。

2. 喹诺酮类药物大部分以原形经肾脏排泄,在体内代谢甚少,故肾功能不全者应根据肌酐清除率减量或延长给药时间。

3. 非甾体抗炎药物可明显缓解手术切口疼痛,可用于切口疼痛明显的患者。合并消化性溃疡和出血的患者禁用。

4. 七叶皂苷类如迈之灵片可减轻患者术后水肿、疼痛,无明显不良反应,如发生肠胃不适可对症治疗。

五、推荐表单

（一）医师表单

精索静脉曲张——精索静脉曲张结扎术等临床路径医师表单

适用对象：第一诊断为精索静脉曲张（ICD-10：I86.101）

行精索静脉曲张结扎术（ICD-9-CM-3：63.1x01）/腹腔镜精索静脉高位结扎术（ICD-9-CM-3：63.1x04）

患者姓名：	性别： 年龄： 门诊号：	住院号：
住院日期： 年 月 日	出院日期： 年 月 日	标准住院日≤5天

时间	住院第1-2天	住院第3天 （手术日）	住院第4天 （术后第一天）	住院第5天 （术后第2天，出院日）
主要诊疗工作	□ 问病史，体格检查 □ 完成病历及上级医师查房 □ 完成医嘱 □ 向患者及家属交代围术期注意事项 □ 签署手术知情同意书	□ 手术 □ 术后向患者及家属交代病情及注意事项 □ 完成术后病程记录及手术记录	□ 观察病情 □ 上级医师查房 □ 完成病程记录 □ 嘱患者下地活动	□ 观察病情 □ 上级医师查房 □ 观察切口情况，切口换药 □ 向患者及家属交代出院后注意事项 □ 嘱患者回院拆线 □ 完成出院病程记录 □ 出院 □ 定期复查
重点医嘱	**长期医嘱：** □ 泌尿外科疾病护理常规 □ 三级护理 □ 饮食普食 **临时医嘱：** □ 血常规、尿常规生化全项 □ 感染性疾病筛查、 □ 凝血功能 □ 胸片、心电图 □ 精液检查 □ 手术医嘱	**长期医嘱：** □ 精索静脉曲张结扎术后护理常规 □ 一级护理 □ 6小时后恢复术前饮食 **临时医嘱：** □ 输液	**长期医嘱：** □ 二级护理 **临时医嘱：** □ 输液	**出院医嘱** □ 今日出院
病情变异记录	□ 无 □ 有，原因 1. 2.	□ 无 □ 有，原因 1. 2.	□ 无 □ 有，原因 1. 2.	□ 无 □ 有，原因 1. 2.
医师签名				

（二）护士表单

精索静脉曲张——精索静脉曲张结扎术等临床路径护士表单

适用对象：第一诊断为精索静脉曲张（ICD-10：I86.101）
行精索静脉曲张结扎术（ICD-9-CM-3：63.1x01）/腹腔镜精索静脉高位结扎术
（ICD-9-CM-3：63.1x04）

患者姓名：		性别： 年龄： 门诊号：		住院号：
住院日期： 年 月 日		出院日期： 年 月 日		标准住院日≤5 天

时间	住院 1~2 天	住院第 3 天（手术日）	住院第 4 天（术后第一天）	住院第 5 天（术后第 2 天，出院日）
健康宣教	□ 入院介绍 □ 术前相关检查指导 □ 术前常规准备注意事项 □ 禁食、禁水 □ 告知检查及操作前后饮食、活动及探视注意事项及应对方式	□ 麻醉后注意事项 □ 术后引流管护理 □ 术后饮食饮水注意事项 □ 术后活动指导	□ 术后引流管护理 □ 术后饮食饮水注意事 □ 项术后膀胱痉挛护理指导	□ 指导介绍出院手续 □ 遵医嘱定期复查
护理处置	□ 核对患者，佩戴腕带 □ 建立入院护理病历 □ 卫生处置	□ 随时观察患者病情变化 □ 遵医嘱正确使用药物	□ 随时观察患者病情变化 □ 遵医嘱正确使用药物	□ 办理出院手续 □ 书写出院小结
基础护理	□三级护理 患者安全管理	□一级护理 晨晚间护理 患者安全管理	□二级护理 晨晚间护理 患者安全管理	□三级护理 晨晚间护理 患者安全管理
专科护理	□护理查体 □需要时请家属陪伴 □心理护理	□ 遵医嘱完成相关检查 □心理护理 □必要时吸氧 □遵医嘱正确给药 □提供并发症征象的依据	□ 遵医嘱完成相关检查 □心理护理 □必要时吸氧 □遵医嘱正确给药 □提供并发症征象的依据	□病情观察
病情变异纪录	□ 无 有，原因 1. 2.	□ 无 有，原因 1. 2.	□ 无 有，原因 1. 2.	□ 无 有，原因 1. 2.
护士签名				

（三）患者表单

精索静脉曲张——精索静脉曲张结扎术等临床路径患者表单

适用对象：第一诊断为精索静脉曲张（ICD-10：I86.101）

行精索静脉曲张结扎术（ICD-9-CM-3：63.1x01）/腹腔镜精索静脉高位结扎术

（ICD-9-CM-3：63.1x04）

患者姓名：		性别：　　年龄：　　门诊号：		住院号：
住院日期：　　年　月　日		出院日期：　　年　月　日		标准住院日≤5天

时间	入院	手术当天	手术后	出院
医患配合	□ 配合询问病史、收集资料，请务必详细告知既往史、用药史、过敏史 □ 配合进行体格检查 □ 有任何不适告知医师 □ 配合完善相关检查、化验，如采血、留尿、心电图、X线胸片等 □ 医师向患者及家属介绍病情，如有异常检查结果需进一步检查	□ 配合用药及治疗 □ 配合医师调整用药 □ 有任何不适告知医师	□ 配合用药及治疗 □ 配合医师调整用药 □ 有任何不适告知医师	□ 接受出院前指导 □ 知道复查程序 □ 获取出院诊断书
护患配合	□ 配合测量体温、脉搏、呼吸、血压、血氧、血氧饱和度、体重 □ 配合完成入院护理评估单（简单询问病史、过敏史、用药史） □ 接受入院宣教（环境介绍、病室规定、订餐制度、贵重物品） □ 有任何不适告知护士	□ 配合测量体温、脉搏、呼吸，询问每日排便情况 □ 接受相关化验、检查宣教、正确留取标本，配合检查 □ 有任何不适告知护士 □ 接受输液、服药治疗注意活动安全，避免坠床或跌倒 □ 配合执行探视及陪伴 □ 接受疾病及用药等相关知识指导	□ 配合测量体温、脉搏、呼吸，询问每日排便情况 □ 接受相关化验、检查宣教，正确留取标本，配合检查 □ 有任何不适告知护士 □ 接受输液、服药治疗 □ 注意活动安全。避免坠床或跌倒 □ 配合执行探视及陪伴 □ 接受疾病及用药等相关知识指导	□ 接受出院宣教 □ 办理出院手续 □ 获取出院带药 □ 了解服药方法、作用、注意事项 □ 知道复印病历方法
饮食	正常膳食	禁食	正常普食	正常普食
排泄	正常排尿便	正常排尿便	正常排尿便	正常排尿便
活动	正常活动	卧床休息	适量活动	适量活动

附：原表单（2016 年版）

精索静脉曲张临床路径表单

适用对象：第一诊断为精索静脉曲张（ICD-10：I86.101）
行精索静脉曲张结扎术（ICD-9-CM-3：63.1001）或显微精索静脉结扎术或腹腔镜精索静脉高位结扎术

患者姓名：		性别： 年龄： 门诊号：	住院号：
住院日期： 年 月 日		出院日期： 年 月 日	标准住院日：≤2 天

日期	住院前（门诊）	住院第 1 天（手术日）
主要诊疗工作	□ 开术前化验 □ 开术前检查 □ 开住院单 □ 通知住院处 □ 通知病房	□ 问病史，体格检查 □ 完成病历及上级医师查房 □ 完成医嘱 □ 向患者及家属交代围术期注意事项 □ 签署手术知情同意书 □ 手术 □ 术后向患者及家属交代病情及注意事项 □ 完成术后病程记录及手术记录
重点医嘱	□ 血常规、尿常规 □ 生化全项 □ 感染性疾病筛查，凝血功能 □ X 线胸片，心电图 □ 精液检查 □ 彩色多普勒超声检查	**长期医嘱** □ 泌尿外科疾病护理常规 □ 三级护理 □ 饮食 ◎普食 □ 精索静脉曲张高位结扎术后护理常规 □ 一级护理 □ 6 小时后恢复术前饮食 **临时医嘱** □ 血常规、尿常规 □ 生化全项 □ 感染性疾病筛查，凝血功能 □ X 线胸片，心电图 □ 精液检查 □ 彩色多普勒超声检查 □ 手术医嘱 □ 准备术前预防用抗菌药物 □ 输液
主要护理工作		□ 入院介绍 □ 术前相关检查指导 □ 术前常规准备及注意事项 □ 麻醉后注意事项 □ 术后引流管护理 □ 术后饮食饮水注意事项 □ 术后活动指导

续　表

日期	住院前（门诊）	住院第 1 天（手术日）
病情 变异 记录	□ 无　□ 有，原因： 1. 2.	□ 无　□ 有，原因： 1. 2.
护士 签名		
医师 签名		

日期	住院第 2 天（术后第 1 天）	住院第 3 天（术后第 2 天，出院日）
主要诊疗工作	□ 观察病情 □ 上级医师查房 □ 完成病程记录 □ 嘱患者下地活动 □ 观察伤口情况，伤口换药	□ 向患者及家属交代出院后注意事项 □ 嘱患者回院拆线 □ 完成出院病程记录 □ 出院 □ 定期复查 □ 术后护士电话随访 □ 医生手机开机
重点医嘱	**长期医嘱** □ 二级护理 **临时医嘱** □ 镇痛药物	**出院医嘱** □ 今日出院
主要护理工作	□ 术后引流管护理 □ 术后饮食饮水注意事项 □ 术后膀胱痉挛护理指导	□ 指导介绍出院手续 □ 遵医嘱定期复查
病情变异记录	□ 无　□ 有，原因： 1. 2.	
护士签名		
医师签名		

第三十三章

精索鞘膜积液——精索鞘膜翻转术/精索鞘膜切除术临床路径释义

一、精索鞘膜积液——精索鞘膜翻转术/精索鞘膜切除术编码

1. 原编码：

疾病名称及编码：精索鞘膜积液（ICD-10：N43.302）

手术操作名称及编码：精索鞘膜翻转术（ICD-9-CM-3：63.59）

精索鞘膜切除术（ICD-9-CM-3：63.1）

2. 修改编码：

疾病名称及编码：精索鞘膜积液（ICD-10：N43.302）

手术操作名称及编码：精索鞘膜积液切除术（ICD-9-CM-3：63.1x02）

精索鞘膜囊肿切除术（ICD-9-CM-3：63.3x02）

精索鞘膜翻转术（ICD-9-CM-3：63.59）

二、临床路径检索方法

N43.302 伴（63.1x0/63.3x02/63.59）

三、精索鞘膜积液——精索鞘膜翻转术/精索鞘膜切除术临床路径标准住院流程

（一）适用对象

第一诊断为精索鞘膜积液（ICD-10：N43.302）。

行精索鞘膜翻转术（ICD-9-CM-3：63.59）或精索鞘膜切除术（ICD-9-CM-3：63.1）。

> 释义

> ■ 本路径适用对象为诊断为精索鞘膜积液的患者，精索鞘膜的两端闭合，而中间的部分未闭合且有积液，囊内积液与腹腔和睾丸鞘膜腔都不相通，又称精索囊肿。睾丸鞘膜积液及睾丸、精索混合性鞘膜积液虽手术方式与该疾患类似，但并不等同于精索鞘膜积液，参考其他相关临床路径。交通性鞘膜积液（合并或不合并腹股沟疝）手术方式与该疾患不同，不适用于此路径。

> ■精索鞘膜积液的治疗方法多种，本路径针对的是精索鞘膜翻转术或精索鞘膜切除术，其他治疗方式见另外的路径指南。

（二）诊断依据

根据《临床诊疗指南 泌尿外科分册》（中华医学会编著，人民卫生出版社，2006）。

1. 病史。

2. 超声检查。

> **释义**
>
> ■ 病史：主要表现为阴囊内睾丸上方或腹股沟区的囊性肿块。少量鞘膜积液无不适症状，常在体检时偶然发现；积液量较多者常感到阴囊下垂、发胀等，并可能影响排尿、性生活及行走。查体时精索鞘膜积液与睾丸有明显分界，并不随平卧或被挤压而缩小，透光试验大多阳性，但如囊内出血、积脓等情况透光试验亦可为阴性。
>
> ■ B超：阴囊及腹股沟区 B 超可用于明确诊断。有助于鉴别鞘膜积液、精索静脉曲张、睾丸扭转等，同时对疑为睾丸肿瘤、急性睾丸附睾炎症等引起的继发性鞘膜积液有重要意义。

（三）选择治疗方案的依据

根据《临床技术操作规范 泌尿外科分册》（中华医学会编著，人民军医出版社，2005）。
1. 符合手术适应证。
2. 能够耐受手术。

> **释义**
>
> ■ 适应证：儿童经观察（2 岁以上）不减小，或成人鞘膜积液直径大于8cm。增大的鞘膜积液引起阴囊症状，影响日常生活亦应行手术治疗。禁忌证：伴有凝血机制异常，局部炎症或其他皮肤病未能控制者。

（四）标准住院日

≤7 天。

> **释义**
>
> ■ 标准住院日是推荐的最低要求，提倡缩短住院日。门诊行 B 超检查确诊后入院 1~3 天完善术前常规检查、宣教及术前准备，术后观察伤口、拔除伤口引流条，及伤口换药，历时 3 天。

（五）进入路径标准

1. 第一诊断必须符合 ICD-10：N43.302 精索鞘膜积液疾病编码。
2. 当患者合并其他疾病，但住院期间不需要特殊处理也不影响第一诊断的临床路径流程实施时，可以进入路径。

> **释义**
>
> ■ 本路径适用对象为临床诊断为精索鞘膜积液的患者。如精索鞘膜积液为继发性，继发于睾丸肿瘤、急性睾丸及附睾炎症，建议先治疗原发病，不进入本路径；合并全身疾病但住院期间不需要特殊处理，并且可耐受手术的患者，也可以进入本路径。

（六）术前准备

≤3 天。

1. 术前所必需检查的项目

（1）血常规、尿常规。

（2）电解质、肝肾功能、凝血功能。

（3）感染性疾病筛查（乙型肝炎、丙型肝炎、艾滋病、梅毒等）。

（4）X 线胸片、心电图。

2. 根据病情可选择精液检查等。

> **释义**
>
> ■血常规、尿常规、电解质、生化、凝血以及感染源筛查等是常规检查，每个进入路径的患者均需完成。生化、凝血、心电图、X 线胸片主要是评估有无基础性疾病，关系到围术期的特殊处理，可能会影响住院时间、费用以及治疗预后。传染性疾病筛查主要用于排除可能的传染源，如乙型肝炎、丙型肝炎、艾滋病、梅毒等。这些患者的手术操作需要特殊处理。为缩短患者术前等待时间，检查项目可以在患者入院前于门诊完成，入院后完善这些检查 1~2 天的时间亦已足够。
>
> ■如精索鞘膜积液体积巨大，B 超提示精索血管受压、睾丸缺血或萎缩，可行精液检查评估其对生育的影响。

（七）选择用药

按照《抗菌药物临床应用指导原则》（卫医发〔2004〕285 号）执行，并结合患者的病情决定抗菌药物的选择与使用时间。建议使用第一、二代头孢菌素，环丙沙星。

> **释义**
>
> ■路径中抗菌药物的使用按照《抗菌药物临床应用指导原则》（2015 版）要求实施，将一二代头孢菌素及环丙沙星列为预防用药。

（八）手术日

入院≤4 天。

1. 麻醉方式　根据患者具体情况决定。

2. 手术方式　精索鞘膜翻转术或精索鞘膜切除术。

3. 术中用药　麻醉用药，抗菌药物等。

4. 输血　必要时。

> **释义**
>
> ■麻醉方式对于成人首选椎管内麻醉，多用腰麻。但对于合并腰椎疾患的患者亦可能行全身麻醉。小儿首选静脉全身麻醉。

■ 手术方式包括精索鞘膜翻转术和精索鞘膜切除术。选择术式视实际情况而定：如术中鞘膜明显增厚，或裁剪鞘膜过多翻转后存在压迫精索可能性，考虑行鞘膜切除术；如鞘膜积液量不大、鞘膜无明显增厚的患者，考虑行鞘膜翻转术。

■ 手术整体并发症小于 0.3%，出血风险更小，多无需输血治疗。

（九）术后住院恢复

≤3 天。

1. 必需复查的检查项目　血常规、尿常规。

2. 根据患者病情变化可选择相应的检查项目。

3. 术后用药

（1）术后抗菌药物：按照《抗菌药物临床应用指导原则》（卫医发〔2004〕285 号）执行，建议使用第一、二代头孢菌素，环丙沙星。

（2）镇痛药物。

> **释义**
>
> ■ 术后复查血常规利于发现创面出血的可能。因术中或术后存在留置导尿的可能性，术后复查尿常规利于发现因导尿引起的泌尿系感染。
>
> ■ 术后应注意行阴囊托起，并着重观察伤口渗出情况。如出现阴囊肿大，必要时可行阴囊 B 超鉴别阴囊内血肿或肉膜囊水肿，以决定不同的处理方式。
>
> ■ 术后用药主要包括静脉或口服的抗菌药物，种类选择依照《抗菌药物临床应用指导原则》（2015 版）。针对可能出现的伤口疼痛，必要时可给予镇痛药物治疗。

（十）出院标准

1. 一般情况良好。

2. 伤口无异常。

> **释义**
>
> ■ 术后下地活动及饮食过渡可，无发热、活动性出血等并发症，伤口愈合良好、无渗血渗液，可准予出院休养。出院后仍应嘱患者定期换药，必要时给予拆线。

（十一）变异及原因分析

1. 术中、术后出现并发症，需要进一步诊治，导致住院时间延长、费用增加。

2. 术后原伴随疾病控制不佳，需请相关科室会诊，进一步诊治。

3. 住院后出现其他内、外科疾病需进一步明确诊断，可进入其他路径。

释义

■ 术中、术后出现创面出血、发热、伤口裂开等并发症，可能需要住院观察，导致住院时间延长。术后原伴随疾病控制不佳（如血压、血糖控制不佳、痛风发作、胆囊炎及阑尾炎发作等情况），需请相关科室会诊，必要时给予转科继续治疗。住院后发现其他疾患的，视对患者健康威胁程度决定处理的先后顺序，必要时请相关科室会诊协助进一步诊治，并可能进入其他疾患的临床路径。

四、精索鞘膜积液——精索鞘膜翻转术/精索鞘膜切除术临床路径给药方案

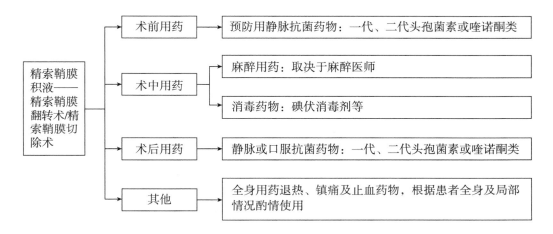

【用药选择】

手术前应用《抗菌药物临床应用指导原则》推荐的一代、二代头孢菌素及喹诺酮类抗菌药物。

术中根据椎管内麻醉及静脉全身麻醉麻醉选择用药不同。为减少对阴囊皮肤的刺激，首选的消毒制剂为碘伏消毒剂。

术后抗菌药物种类仍为术前应用的预防用抗菌药物。根据患者伤口渗血、阴囊进行性肿大等活动性出血迹象，必要时可给予血凝酶、维生素 K_1 等药物促进止血。针对发热对症退热治疗，并查找发热原因，必要时多次留取血常规、尿常规及相关培养。针对术后伤口疼痛，必要时给予镇痛药物治疗，可选择非甾体类抗炎类药物，症状较重时亦可考虑给予阿片类药物。

椎管内麻醉或全身静脉麻醉后，部分患者可出现恶心、呕吐、头晕等不适，可予止吐等对症处理。

小儿术前及术后应用抗菌药物首选头孢菌素类，术后镇痛及退热首选非甾体抗炎药。

【药学提示】

使用喹诺酮类抗菌药物，须注意患者肾功能情况，如患者肾功能不全，应谨慎使用。

【注意事项】

喹诺酮类抗菌药物禁用于小儿。

五、推荐表单

（一）医师表单

精索鞘膜积液——精索鞘膜翻转术/精索鞘膜切除术临床路径医师表单

适用对象：第一诊断为精索鞘膜积液（ICD-10：N43.302）

行精索鞘膜积液切除术（ICD-9-CM-3：63.1x02）/精索鞘膜囊肿切除术（ICD-9-CM-3：63.3x02）/精索鞘膜翻转术（ICD-9-CM-3：63.59）

患者姓名：		性别：	年龄：	门诊号：	住院号：
住院日期：	年　月　日	出院日期：	年　月　日		标准住院日：≤5天

日期	住院第1~3天	住院第4天（手术日）
主要诊疗工作	□ 问病史，体格检查 □ 完成病历及上级医师查房 □ 完成医嘱 □ 向患者及家属交代围术期注意事项 □ 签署手术知情同意书	□ 术前预防使用抗菌药物 □ 手术 □ 术后向患者及家属交代病情及注意事项 □ 完成术后病程记录及手术记录
重点医嘱	**长期医嘱** □ 泌尿外科疾病护理常规 □ 三级护理 □ 饮食　◎普食 ◎糖尿病饮食 ◎其他 □ 基础用药（糖尿病、心脑血管疾病等） **临时医嘱** □ 血常规、尿常规 □ 电解质、肝肾功能 □ 感染筛查，凝血功能 □ X线胸片、心电图 □ 手术医嘱 □ 准备术前预防用抗菌药物	**长期医嘱** □ 精索鞘膜积液术后护理常规 □ 一级护理 □ 6小时后恢复术前饮食 **临时医嘱** □ 输液
病情变异记录	□ 无　□ 有，原因： 1. 2.	□ 无　□ 有，原因： 1. 2.
医师签名		

日期	住院第 5 天（术后第 1 天）	住院第 7 天（术后第 3 天，出院日）
主要诊疗工作	□ 观察病情 □ 上级医师查房 □ 完成病程记录 □ 嘱患者下地活动	□ 观察病情 □ 上级医师查房 □ 观察伤口情况，伤口换药 □ 向患者及家属交代出院后注意事项 □ 完成出院病程记录 □ 出院 □ 定期复查
重点医嘱	**长期医嘱** □ 二级护理 □ 口服抗菌药物 □ 拔伤口引流条 **临时医嘱**	**出院医嘱** □ 今日出院
病情变异记录	□ 无　□ 有，原因： 1. 2.	□ 无　□ 有，原因： 1. 2.
医师签名		

（二）护士表单

精索鞘膜积液——精索鞘膜翻转术/精索鞘膜切除术临床路径护士表单

适用对象：第一诊断为精索鞘膜积液（ICD-10：N43.302）

行精索鞘膜积液切除术（ICD-9-CM-3：63.1x02）/精索鞘膜囊肿切除术（ICD-9-CM-3：63.3x02）/精索鞘膜翻转术（ICD-9-CM-3：63.59）

患者姓名：	性别： 年龄： 门诊号：	住院号：
住院日期： 年 月 日	出院日期： 年 月 日	标准住院日：≤5 天

日期	住院第 1~3 天	住院第 4 天（手术日）
健康宣教	□ 入院宣教 □ 介绍主管医师、护士 □ 介绍环境、设施 □ 介绍住院注意事项 □ 术前宣教：疾病知识、术前准备及手术过程告知准备的物品、洗澡；告知术后饮食、活动及探视注意事项；告知术后可能出现的情况及应对方式；告知家属等候区位置 □ 术前心理疏导	□ 术后当日宣教：告知术后注意事项；告知术后饮食、活动及探视注意事项；告知术后可能出现情况及应对方式；再次明确探视陪伴须知 □ 给予患者及家属心理支持
护理处置	□ 核对患者，佩戴腕带 □ 建立护理病历 □ 卫生处置：剪指甲、洗澡、更换病号服 □ 未成年人或老年人需陪住 1 人 □ 协助医生完成术前检查及检验 □ 术前准备 □ 术晨禁食水；会阴部备皮；必要时灌肠 □ 卫生处置：洗头、洗澡	□ 送手术 □ 摘除患者各种活动物品；填写核对患者资料及带药；填写手术交接单，签字确认 □ 接手术 □ 核对患者及资料，签字确认
基础护理	□ 三级护理 □ 晨晚间护理 □ 患者安全管理	□ 一级护理 □ 晨晚间护理 □ 患者安全管理
专科护理	□ 护理查体 □ 需要时，填写跌倒及压疮防范表 □ 需要时，请家属陪伴 □ 心理护理 □ 协助完成相关检查	□ 病情观察，观察伤口情况及阴囊有无肿大 □ 遵医嘱静脉输液 □ 心理护理
重点医嘱	□ 详见医嘱执行单	□ 详见医嘱执行单
病情变异记录	□ 无 □ 有，原因： 1. 2.	□ 无 □ 有，原因： 1. 2.
护士签名		

日期	住院第 5 天（术后第 1 天）	住院第 7 天（术后第 3 天，出院日）
健康宣教	□ 术后宣教：阴囊托起的方法；饮食、活动指导 □ 复查患者对术前宣教内容的掌握程度	□ 出院宣教：复查时间；伤口换药频率；活动休息；指导饮食 □ 指导办理出院手续
护理处置	□ 观察伤口有无渗血渗液，及时通知医生 □ 分发口服抗菌药物	□ 办理出院手续
基础护理	□ 二级护理 □ 晨晚间护理 □ 患者安全管理	□ 二级护理 □ 晨晚间护理 □ 患者安全管理
专科护理	□ 病情观察，观察伤口情况及阴囊有无肿大 □ 遵医嘱分发口服抗菌药物 □ 心理护理	□ 病情观察 □ 心理护理
重点医嘱	□ 详见医嘱执行单	□ 详见医嘱执行单
病情变异记录	□ 无　□ 有，原因： 1. 2.	□ 无　□ 有，原因： 1. 2.
护士签名		

（三）患者表单

精索鞘膜积液——精索鞘膜翻转术/精索鞘膜切除术临床路径患者表单

适用对象：第一诊断为精索鞘膜积液（ICD-10：N43.302）

行精索鞘膜积液切除术（ICD-9-CM-3：63.1x02）/精索鞘膜囊肿切除术（ICD-9-CM-3：63.3x02）/精索鞘膜翻转术（ICD-9-CM-3：63.59）

患者姓名：		性别：	年龄：	门诊号：	住院号：
住院日期： 年 月 日		出院日期： 年 月 日			标准住院日：≤5 天

日期	住院第 1~3 天	住院第 4 天（手术日）
医患配合	□ 配合询问病史、收集资料、请务必详细告知既往史、用药史及过敏史 □ 如服用抗凝或抗血小板药物，请明确告知 □ 配合进行体格检查 □ 有任何不适请告知医生 □ 配合完善术前相关检验、检查，如采血、留尿、心电图、X 线胸片等 □ 医生与患者及家属介绍病情及手术谈话、签字 □ 麻醉师与患者进行术前访视	□ 配合观察伤口及阴囊情况 □ 如有任何不适告知医生
护患配合	□ 配合测量体温、脉搏、呼吸、血压、体重 1 次 □ 配合完成入院护理评估（简单询问病史、过敏史、用药史） □ 接受入院宣教 □ 有任何不适请告知护士 □ 接受术前宣教 □ 自行沐浴，加强会阴部清洁 □ 准备好必要物品、吸水管 □ 取下义齿、饰品等，贵重物品交予家属保管	□ 清晨测量体温、脉搏、呼吸、血压，送手术室前，协助完成核对，带齐术中带药 □ 返回病房后，协助完成核对，配合过病床，配合心电监护佩戴 □ 配合术后输液 □ 遵医嘱采取正确的阴囊托起方法 □ 配合缓解疼痛 □ 有任何不适请告知护士
饮食	□ 正常普食 □ 术前 12 小时禁食、禁水	□ 椎管内麻醉者术后 6 小时可进食水 □ 静脉全身麻醉后根据排气情况恢复饮食
排泄	□ 正常排尿、便	□ 正常排尿、便
活动	□ 正常活动	□ 卧床，配合阴囊托起 24 小时

日期	住院第 5 天（术后第 1 天）	住院第 7 天（术后第 3 天，出院日）
医患配合	□ 配合观察伤口及阴囊情况 □ 配合医生伤口换药及拔除引流条	□ 接受出院前指导 □ 知道复查程序 □ 获取出院诊断书 □ 预约复诊时间
护患配合	□ 配合定时测量体温、脉搏、呼吸、血压，每日询问排便情况 □ 注意活动安全、避免坠床或跌倒 □ 配合执行探视及陪伴	□ 接受出院宣教 □ 办理出院手续 □ 获取出院带药 □ 知道复查时间、换药频率 □ 知道复印病历方法
饮食	□ 椎管内麻醉者正常进食 □ 静脉全身麻醉后根据排气情况恢复饮食	□ 正常普食
排泄	□ 正常排尿、便	□ 正常排尿、便
活动	□ 逐渐过渡到下地正常活动	□ 正常活动

附：原表单（2016 年版）

精索鞘膜积液临床路径表单

适用对象：第一诊断为精索鞘膜积液（ICD-10：N43.302）

行手术精索鞘膜翻转术（ICD-9-CM-3：63.59）或精索鞘膜切除术（ICD-9-CM-3：63.1）

患者姓名：	性别： 年龄： 门诊号：	住院号：
住院日期： 年 月 日	出院日期： 年 月 日	标准住院日：≤5 天

日期	住院第 1~3 天	住院第 4 天（手术日）
主要诊疗工作	□ 问病史，体格检查 □ 完成病历及上级医师查房 □ 完成医嘱 □ 向患者及家属交代围术期注意事项 □ 签署手术知情同意书	□ 术前预防使用抗菌药物 □ 手术 □ 术后向患者及家属交代病情及注意事项 □ 完成术后病程记录及手术记录
重点医嘱	**长期医嘱** □ 泌尿外科疾病护理常规 □ 三级护理 □ 饮食 ◎普食 ◎糖尿病饮食 ◎其他 □ 基础用药（糖尿病、心脑血管疾病等） **临时医嘱** □ 血常规、尿常规 □ 电解质、肝肾功能 □ 感染筛查，凝血功能 □ X 线胸片、心电图 □ 手术医嘱 □ 准备术前预防用抗菌药物	**长期医嘱** □ 精索或精索鞘膜积液术后护理常规 □ 一级护理 □ 6 小时后恢复术前饮食 **临时医嘱** □ 输液
主要护理工作	□ 入院介绍 □ 术前相关检查指导 □ 术前常规准备及注意事项	□ 麻醉后注意事项 □ 术后引流条护理 □ 术后饮食饮水注意事项 □ 术后活动指导
病情变异记录	□ 无 □ 有，原因： 1. 2.	□ 无 □ 有，原因： 1. 2.
护士签名		
医师签名		

日期	住院第 5 天（术后第 1 天）	住院第 7 天（术后第 3 天，出院日）
主要诊疗工作	□ 观察病情 □ 上级医师查房 □ 完成病程记录 □ 嘱患者下地活动	□ 观察病情 □ 上级医师查房 □ 观察伤口情况，伤口换药 □ 向患者及家属交代出院后注意事项 □ 完成出院病程记录 □ 出院 □ 定期复查
重点医嘱	**长期医嘱** □ 二级护理 □ 口服抗菌药物 □ 拔伤口引流条 **临时医嘱**	**出院医嘱** □ 今日出院
主要护理工作	□ 术后饮食、饮水注意事项	□ 指导介绍出院手续 □ 遵医嘱定期复查
病情变异记录	□ 无 □ 有，原因： 1. 2.	□ 无 □ 有，原因： 1. 2.
护士签名		
医师签名		

第三十四章

附睾肿物——附睾肿物切除术临床路径释义

一、附睾肿物——附睾肿物切除术编码

1. 原编码：

疾病名称及编码：附睾肿物（ICD-10：N50.903）

2. 修改编码：

疾病名称及编码：附睾精子肉芽肿（ICD-10：N45.901）

附睾囊肿（ICD-10：N50.803）

附睾肿物（ICD-10：N50.903）

手术操作名称及编码：附睾肿物切除术（ICD-9-CM-3：63.3x03）

二、临床路径检索方法

（N45.901/ N50.803/ N50.903）伴 63.3x03

三、附睾肿物——附睾肿物切除术临床路径标准住院流程

（一）适用对象

第一诊断为附睾肿物（ICD-10：N50.903）。

行附睾肿物切除术 。

> **释义**
>
> ■ 本路径适用对象为诊断为附睾肿物，包括阴囊内实质性肿块与液性囊肿，行附睾肿物切除术。但不包括附睾结核以及附睾炎导致附睾肿大的患者。

（二）诊断依据

根据《临床诊疗指南 泌尿外科分册》（中华医学会编著，人民卫生出版社，2006）。

1. 病史。

> **释义**
>
> ■ **病史**：着重询问患者外伤史、泌尿生殖系统感染史、睾丸附睾肿痛史、结核病史以及其他疾病史。
>
> ■ **体征**：进行阴囊体检可以触及附睾上的肿物。附睾囊肿表面光滑，为圆球形，可发生在附睾任何部位，质地软，无触痛。精子性肉芽肿一般好发于头部，肿物较硬，边界清，病程长。而慢性炎症可有较长时间的炎性疼痛过程，可有急性发作史和较明显的附睾压痛。附睾结核也以尾部多见，但常为双侧性，肿块不规则，与周围组织粘连，输精管有串珠样改变。需注意鉴别诊断。

> ■ 建议增加阴囊超声，因为在术前也要检查阴囊超声。阴囊超声可明确诊断附睾肿物，初步判断为实性结节还是囊性肿物。

（三）选择治疗方案的依据

根据《临床技术操作规范 泌尿外科分册》（中华医学会编著，人民军医出版社，2005）。
1. 符合手术适应证。
2. 能够耐受手术。

> 释义
>
> ■ 对于明确诊断为附睾肿物的患者，排除慢性附睾炎以及附睾结核，一般状态可以耐受手术，可行附睾肿物切除术。

（四）标准住院日

≤3 天。

> 释义
>
> ■ 标准住院日是推荐的最低要求，提倡缩短住院日。如无术后严重并发症，术后恢复 1~3 天可予以出院。一般情况良好患者也可日间 24 小时出院。

（五）进入路径标准

1. 第一诊断必须符合 ICD-10：N50.903 附睾肿物疾病编码。
2. 当患者合并其他疾病，但住院期间不需要特殊处理也不影响第一诊断的临床路径流程实施时，可以进入路径。

> 释义
>
> ■ 本路径适用对象为临床诊断为附睾肿物患者。合并其他全身疾病，但住院期间不需要特殊处理，并且可耐受手术的患者，也可以进入本路径。

（六）术前准备（入院前）

术前必需检查的项目：
1. 血常规、尿常规。
2. 凝血功能。
3. 感染性疾病筛查（乙型肝炎、丙型肝炎、艾滋病、梅毒等）。
4. 肝肾功能、血糖。
5. X 线胸片，心电图。

6. 阴囊彩超。

> **释义**
>
> ■ 血常规、尿常规、凝血功能、感性性疾病筛查等是常规检查，每个进入路径的患者均需完成，肝肾功能、血糖、心电图、X线胸片主要是评估有无基础疾病，关系到围术期的特殊处理，可能会影响住院时间、费用以及治疗预后。感染性疾病的筛查主要用于排除可能的传染源如乙型肝炎、丙型肝炎、艾滋病、梅毒等。这些患者的手术操作需要特殊处理。为缩短患者术前等待时间，检查项目可以在患者入院前于门诊完成。
>
> ■ 术前进行阴囊彩超，主要用于明确诊断，了解肿物大小，初步分析为实性结节还是囊性肿物。

（七）预防性抗菌药物选择与使用时机

按照《抗菌药物临床应用指导原则》（卫医发〔2004〕285号）执行，并结合患者的病情决定抗菌药物的选择与使用时间。建议使用第一、二代头孢菌素，环丙沙星。

> **释义**
>
> ■ 鉴于2012年8月1日起施行《抗菌药物临床应用管理办法》（卫生部令第84号），路径中抗生素使用应按照新的管理规范执行，原则上使用第一、二代头孢菌素，环丙沙星预防感染。

（八）手术日

入院当天。
1. 麻醉方式　局部麻醉或硬膜外麻醉。
2. 手术方式　附睾肿物切除术。
3. 术中用药　麻醉用药，抗菌药物等。
4. 输血　必要时。

> **释义**
>
> ■ 麻醉方式包括局部麻醉或硬膜外麻醉。患者肿物小、一般情况良好，可选择局部麻醉。不能耐受局部麻醉手术的患者也可采取硬膜外麻醉。术中使用抗菌药物预防感染。

（九）术后住院恢复

≤3天。
1. 根据患者病情变化可选择相应的检查项目。
2. 术后根据情况用药
（1）术后抗菌药物：按照《抗菌药物临床应用指导原则》（卫医发〔2004〕285号）执行，

建议使用第一、二代头孢菌素，环丙沙星。

（2）镇痛药物。

> **释义**
> ■ 患者术后根据病情选择相应的检查项目，一般不进行术后常规检查。术后抗菌药物使用第一、二代头孢菌素，环丙沙星。根据患者实际情况，必要时可使用镇痛药物。

（十）出院标准

1. 一般情况良好。
2. 伤口无异常。

> **释义**
> ■ 术后伤口无感染，一般情况良好，无严重并发症或合并症患者，可以考虑出院。出院后进一步随访，包括肿物组织病理情况以及伤口恢复情况。

（十一）变异及原因分析——需导致退出日间手术路径

1. 术中、术后出现并发症，需要进一步诊治，导致住院时间延长、费用增加。
2. 术后原伴随疾病控制不佳，需请相关科室会诊，进一步诊治。
3. 住院后出现其他内、外科疾病需进一步明确诊断。

> **释义**
> ■ 术中进行止血以及阴囊切口缝合过程中，如止血欠佳，可能导致术后附睾血肿、阴囊血肿、切口出血、感染等严重情况，可能需要住院观察，导致住院时间延长以及费用增加。
> ■ 如术后原伴随疾病控制不佳，如心律失常等，需请相关科室会诊治疗。
> ■ 如住院后出现其他内、外科疾病，需要特殊处理，或患者无法耐受手术，则需先治疗相关疾病而延期手术。

四、附睾肿物——附睾肿物切除术临床路径给药方案

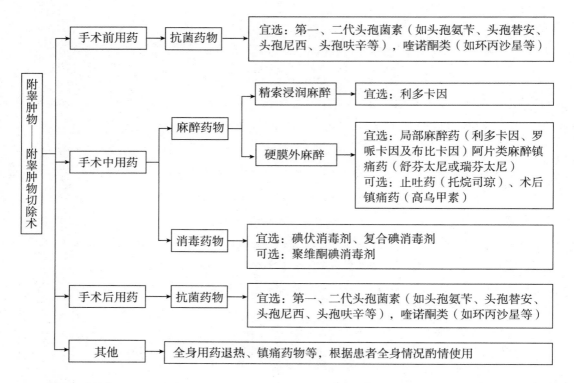

【用药选择】

1. 手术前使用第一、二代头孢菌素，环丙沙星预防感染。

2. 手术中及术后常规应用广谱抗菌药物，起到预防感染的作用。

3. 患者肿物小、一般情况良好，可选择局部麻醉。不能耐受局部麻醉手术的患者采取硬膜外麻醉。必要时可静脉应用神经安定镇痛药物。

4. 硬膜外麻醉术后，部分患者会出现呕吐、疼痛等不适症状，予退热、镇痛等对症处理。

【药学提示】

无特殊

【注意事项】

术后不常规使用镇痛药物。

五、推荐表单

（一）医师表单

附睾肿物——附睾肿物切除术临床路径医师表单

适用对象：第一诊断为附睾精子肉芽肿（ICD-10：N45.901）/附睾囊肿（ICD-10：N50.803）/附睾肿物（ICD-10：N50.903）

  行附睾肿物切除术（ICD-9-CM-3：63.3x03）

患者姓名：	性别： 年龄： 门诊号：	住院号：
住院日期： 年 月 日	出院日期： 年 月 日	标准住院日：≤3 天

日期	住院前（门诊）	住院第 1 天（手术日）
主要诊疗工作	□ 开术前化验 □ 开术前检查 □ 开住院单 □ 通知住院处 □ 通知病房	□ 问病史，体格检查 □ 完成病历及上级医师查房 □ 完成医嘱 □ 补录门诊术前各项检查医嘱 □ 向患者及家属交代围术期注意事项 □ 签署手术知情同意书 □ 术前预防使用抗菌药物 □ 手术 □ 术后向患者及家属交代病情及注意事项 □ 完成术后病程记录及手术记录
重点医嘱	□ 血型、血常规、尿常规 □ 感染性疾病筛查，凝血功能 □ 肝肾功能、血糖、离子测试 □ X 线胸片，心电图 □ 阴囊彩超	**长期医嘱** □ 泌尿外科疾病护理常规 □ 三级护理 □ 饮食 ◎普食 □ 附睾肿物术后护理常规 □ 三级护理 □ 术后即可恢复术前饮食 **临时医嘱** □ 血型、血常规、尿常规 □ 感染性疾病筛查，凝血功能 □ 肝肾功能、血糖、离子测试 □ X 线胸片，心电图 □ 阴囊彩超 □ 手术医嘱 □ 准备术前预防用抗菌药物 □ 输液
病情变异记录	□ 无 □ 有，原因： 1. 2.	□ 无 □ 有，原因： 1. 2.
医师签名		

日期	住院第 2 天（术后第 1 天）	住院第 3 天（术后第 2 天，出院日）	出院第 1 天（术后第 2 天）
主要诊疗工作	□ 观察病情 □ 上级医师查房 □ 完成病程记录 □ 嘱患者下地活动 □ 观察伤口情况，伤口换药 □ 向患者及家属交代出院后注意事项 □ 定期复查	□ 观察病情 □ 上级医师查房 □ 完成病程记录 □ 嘱患者下地活动 □ 观察伤口情况，伤口换药 □ 向患者及家属交代出院后注意事项 □ 完成出院病程记录 □ 出院 □ 定期复查	□ 医生手机开机
重点医嘱	**长期医嘱** □ 三级护理 **临时医嘱**	**长期医嘱** □ 三级护理 **临时医嘱** **出院医嘱** □ 今日出院	
病情变异记录	□ 无　□ 有，原因： 1. 2.	□ 无　□ 有，原因： 1. 2.	
医师签名			

（二）护士表单

附睾肿物——附睾肿物切除术临床路径护士表单

适用对象：第一诊断为附睾精子肉芽肿（ICD-10：N45.901）/附睾囊肿（ICD-10：N50.803）/附睾肿物（ICD-10：N50.903）

行附睾肿物切除术（ICD-9-CM-3：63.3x03）

患者姓名：		性别： 年龄： 门诊号：	住院号：
住院日期： 年 月 日		出院日期： 年 月 日	标准住院日：≤3天

日期	住院第1天（手术日）	住院第2天（术后第1天）
健康宣教	□ 入院宣教 □ 介绍主管医师、护士 □ 介绍环境、设施 □ 介绍住院注意事项 □ 术前宣教 □ 宣教疾病知识、术前准备及手术过程 □ 告知准备物品、沐浴 □ 告知术后饮食、活动及探视注意事项 □ 告知术后可能出现的情况及应对方式 □ 主管护士与患者沟通，了解并指导心理应对 □ 告知家属等候区位置 □ 术后当日宣教 □ 给予患者及家属心理支持 □ 再次明确探视陪伴须知	□ 术后宣教 □ 饮食、活动指导 □ 复查患者对术前宣教内容的掌握程度
护理处置	□ 核对患者，佩戴腕带 □ 建立入院护理病历 □ 卫生处置：剪指（趾）甲、洗澡，更换病号服 □ 未成年人需陪住1人 □ 协助医生完成术前检查化验 □ 全身麻醉好患者禁食、禁水 □ 送手术 □ 摘除患者各种活动物品 □ 核对患者资料及带药 □ 填写手术交接单，签字确认 □ 接手术 □ 核对患者及资料，签字确认	□ 协助完成相关检查
基础护理	□ 三级护理 □ 晨晚间护理 □ 患者安全管理	□ 三级护理 □ 晨晚间护理 □ 患者安全管理
专科护理	□ 协助完成相关检查 □ 病情观察，观察伤口渗血情况 □ 测量患者 TPR 变化 □ 全身麻醉患者遵医嘱予静脉补液 □ 心理护理	□ 病情观察，观察伤口渗血情况 □ 心理护理

续　表

日期	住院第 1 天（手术日）	住院第 2 天（术后第 1 天）
重点 医嘱	□ 详见医嘱执行单	□ 详见医嘱执行单
病情 变异 记录	□ 无　□ 有，原因： 1. 2.	□ 无　□ 有，原因： 1. 2.
护士 签名		

日期	住院第 3 天（术后第 2 天，出院日）	出院第 1 天（术后第 2 天）
健康宣教	□ 出院宣教 □ 复查时间 □ 活动休息 □ 指导饮食 □ 指导办理出院手续	
护理处置	□ 办理出院手续	
基础护理	□ 三级护理 □ 晨晚间护理 □ 患者安全管理	□ 术后护士电话随访
专科护理	□ 病情观察，观察伤口渗血情况 □ 心理护理	
重点医嘱	□ 详见医嘱执行单	
病情变异记录	□ 无　□ 有，原因： 1. 2.	
护士签名		

（三）患者表单

附睾肿物——附睾肿物切除术临床路径患者表单

适用对象：第一诊断为附睾精子肉芽肿（ICD－10：N45.901）/附睾囊肿（ICD－10：N50.803）/附睾肿物（ICD－10：N50.903）

行附睾肿物切除术（ICD-9-CM-3：63.3x03）

患者姓名：		性别： 年龄： 门诊号：	住院号：
住院日期： 年 月 日		出院日期： 年 月 日	标准住院日：≤3 天

日期	住院前（门诊）	住院第 1 天（手术日）	住院第 2 天（术后第 1 天）
医患配合	□ 完成术前检查	□ 配合询问病史、收集资料，请务必详细告知既往史、用药史、过敏史 □ 如服用抗凝剂，请明确告知 □ 合进行体格检查 □ 有任何不适请告知医师 □ 配合完善术前相关检查、化验，如采血、留尿、心电图、X 线胸片、特殊检查：阴囊超声 □ 医生与患者及家属介绍病情及手术谈话、术前签字 □ 配合评估手术效果 □ 有任何不适请告知医生 □ 麻醉师与患者进行术前访视	□ 观察病情 □ 嘱患者下地活动 □ 观察伤口情况，伤口换药 □ 向患者及家属交代出院后注意事项 □ 定期复查
护患配合		□ 配合测量体温、脉搏、呼吸、血压、体重 1 次 □ 配合完成入院护理评估（简单询问病史、过敏史、用药史） □ 接受入院宣教（环境介绍、病室规定、订餐制度、贵重物品保管等） □ 送手术室前，协助完成核对，带齐影像资料和术中带药 □ 返回病房后，协助完成核对 □ 配合血压测量 □ 配合检查意识 □ 配合术后输液 □ 遵医嘱采取正确体位 □ 配合缓解疼痛 □ 有任何不适请告知护士	□ 配合定时测量体温、脉搏、呼吸、每日询问排便 □ 注意活动安全，避免坠床或跌倒 □ 配合执行探视及陪伴
饮食	□ 全身麻醉者术前 12 小时禁食、禁水 □ 局麻+镇静（必要时）可正常饮食	□ 全身麻醉者麻醉清醒前禁食、禁水 □ 全身麻醉者麻醉清醒后，即可恢复术前饮食	□ 正常普食
排泄	□ 正常排尿、便	□ 正常排尿、便	□ 正常排尿、便 □ 避免便秘
活动	□ 正常活动	□ 全身麻醉完全清醒后可正常活动	□ 正常活动

日期	住院第 3 天（术后第 2 天，出院日）	出院第 1 天（术后第 2 天）
医患配合	□ 接受出院前指导 □ 知道复查程序 □ 获取出院诊断书 □ 预约复诊日期	
护患配合	□ 接受出院宣教 □ 办理出院手续 □ 获取出院带药 □ 知道用药频率、方法和保存注意事项 □ 知道复印病历方法	□ 术后护士电话随访
饮食	□ 正常普食	
排泄	□ 正常排尿、便 □ 避免便秘	
活动	□ 正常活动	

附：原表单（2016 年版）

附睾肿物临床路径表单

适用对象：第一诊断为附睾肿物（ICD-10：N50.903）
　　　　　行附睾肿物切除术

患者姓名：	性别：　　　年龄：　　　门诊号：	住院号：
住院日期：　　　年　　月　　日	出院日期：　　　年　　月　　日	标准住院日：≤3 天

日期	住院前（门诊）	住院第 1 天（手术日）	住院第 2 天（术后第 1 天）
主要诊疗工作	□ 开术前化验 □ 开术前检查 □ 开住院单 □ 通知住院处 □ 通知病房	□ 问病史，体格检查 □ 完成病历及上级医师查房 □ 完成医嘱 □ 补录门诊术前各项检查医嘱 □ 向患者及家属交代围术期注意事项 □ 签署手术知情同意书 □ 术前预防使用抗菌药物 □ 手术 □ 术后向患者及家属交代病情及注意事项 □ 完成术后病程记录及手术记录	□ 观察病情 □ 上级医师查房 □ 完成病程记录 □ 嘱患者下地活动 □ 观察伤口情况，伤口换药 □ 向患者及家属交代出院后注意事项 □ 定期复查
重点医嘱	□ 血型、血常规、尿常规 □ 感染性疾病筛查，凝血功能 □ 肝肾功能、血糖、离子测试 □ X 线胸片，心电图 □ 阴囊彩超	**长期医嘱** □ 泌尿外科疾病护理常规 □ 三级护理 □ 饮食　◎普食 □ 附睾肿物术后护理常规 □ 三级护理 □ 术后即可恢复术前饮食 **临时医嘱** □ 血型、血常规、尿常规 □ 感染性疾病筛查，凝血功能 □ 肝肾功能、血糖、离子测试 □ X 线胸片，心电图 □ 阴囊彩超 □ 手术医嘱 □ 准备术前预防用抗菌药物 □ 输液	**长期医嘱** □ 三级护理 **临时医嘱**
主要护理工作		□ 入院介绍 □ 术前相关检查指导 □ 术前常规准备及注意事项 □ 麻醉后注意事项 □ 术后引流管护理 □ 术后饮食饮水注意事项 □ 术后活动指导	□ 术后饮食饮水注意事项 □ 遵医嘱定期复查

续　表

日期	住院前（门诊）	住院第 1 天（手术日）	住院第 2 天（术后第 1 天）
病情 变异 记录	□ 无　□ 有，原因： 1. 2.	□ 无　□ 有，原因： 1. 2.	□ 无　□ 有，原因： 1. 2.
护士 签名			
医师 签名			

日期	住院第 3 天（术后第 2 天，出院日）	出院第 1 天（术后第 2 天）
主要诊疗工作	□ 观察病情 □ 上级医师查房 □ 完成病程记录 □ 嘱患者下地活动 □ 观察伤口情况，伤口换药 □ 向患者及家属交代出院后注意事项 □ 完成出院病程记录 □ 出院 □ 定期复查	□ 术后护士电话随访 □ 医生手机开机
重点医嘱	**长期医嘱** □ 三级护理 **临时医嘱** **出院医嘱** □ 今日出院	
主要护理工作	□ 术后饮食饮水注意事项 □ 指导介绍出院手续 □ 遵医嘱定期复查	
病情变异记录	□ 无　□ 有，原因： 1. 2.	
护士签名		
医师签名		

第三十五章

睾丸鞘膜积液（成人）——睾丸鞘膜翻转术临床路径释义

一、睾丸鞘膜积液（成人）——睾丸鞘膜翻转术编码

疾病名称及编码：睾丸鞘膜积液（成人）（ICD-10：N43.301）

手术操作名称及编码：睾丸鞘状突高位结扎术（ICD-9-CM-3：61.4901）

睾丸鞘膜翻转术（ICD-9-CM-3：61.4904）

二、临床路径检索方法

N43.301 伴（61.4901/61.4904）

三、睾丸鞘膜积液（成人）——睾丸鞘膜翻转术标准住院流程

（一）适用对象

第一诊断为睾丸膜积液。

行睾丸鞘膜翻转术。

> **释义**
>
> ■ 本路径适用对象为术前临床诊断为睾丸鞘膜积液的患者，但术后病理诊断可能为精索鞘膜积液、交通性鞘膜积液或混合型（精索及睾丸鞘膜积液同时存在，但不相通）或其他诊断。
>
> ■ 在正常情况下，睾丸鞘膜内含有少量液体，通过精索内静脉和淋巴系统以恒定的速度吸收，当鞘膜本身或睾丸、附睾等发生病变时，液体分泌和重吸收之间的平衡被打破，鞘膜囊内积聚的液体超过正常量而形成积液囊肿者，称为鞘膜积液。鞘状突闭合正常，睾丸固有鞘膜内有积液形成，称为睾丸鞘膜积液。
>
> ■ 睾丸鞘膜积液的治疗方法多种，本路径针对的是睾丸鞘膜翻转术，其他治疗方式见另外的路径指南。

（二）诊断依据

根据《中国泌尿外科疾病诊断治疗指南》（中华医学会泌尿外科学分会编著，人民卫生出版社，2014）。

1 病史。

2 体格检查。

3 实验室检查及影像学检查。

> **释义**
>
> ■ 该疾病主要表现为阴囊内或腹股沟区有一囊性肿块，少量鞘膜积液时并无不适症状，常在体格检查时偶然发现，积液量较多者常感阴囊下垂、发胀及精索牵引痛等。巨大睾丸鞘膜积液时，阴茎缩入包皮内，影响步行、劳动、排尿及性生活。交通性鞘膜积液时，平卧时积液流入腹腔，积液可缩小或消失。
>
> ■ 体格检查：包括阴囊视诊和触诊，常可见阴囊内或腹股沟区有一囊性肿块；睾丸鞘膜积液肿物位于阴囊内，多成卵圆形或梨形，皮肤可呈蓝色，触诊睾丸鞘膜积液质软，有弹性和囊性感，触不到睾丸和附睾。睾丸透光试验阳性，但在继发性炎症出血时可为阴性。
>
> ■ 实验室及辅助检查：主要依靠超声检查，有助于鉴别精索鞘膜积液、精索静脉曲张、睾丸扭转等。同时对疑为睾丸肿瘤等引起继发性睾丸鞘膜积液有重要意义。

（三）进入路径标准

1. 第一诊断必须符合睾丸鞘膜积液疾病编码。
2. 当患者合并其他疾病，但住院期间无需特殊处理也不影响第一诊断的临床路径流程实施时，可能进入路径。

> **释义**
>
> ■ 2 岁以上的患者有交通性鞘膜积液或者睾丸鞘膜积液较大，有临床症状影响生活质量的应予以手术治疗。非手术治疗适用于病程缓慢，积液少、张力小而且长期不增长，且无明显症状的患者。
>
> ■ 经入院常规检查发现以往所没有发现的疾病，而该疾病可能对患者健康影响更为严重，或该疾病可能影响手术实施、增加手术和麻醉风险、影响预后，则应优先考虑治疗该种疾病，暂不宜进入临床路径，例如心肺功能不全、严重的高血压或糖尿病、肝功能不全及凝血功能障碍等。
>
> ■ 若既往患者有上述疾病，经合理治疗后病情稳定，抑或目前需要持续用药，经评估无手术和麻醉禁忌，则可进入路径，但可能会增加医疗费用，延长住院时间。

（四）标准住院日

≤4 天。

> **释义**
>
> ■ 睾丸鞘膜积液患者住院后术前准备时间≤1 天，在第 2~3 天行手术治疗，术后 1~2 天出院。总的住院时间不超过 4 天均符合临床路径要求。

（五）住院期间的检查项目

1. 必需的检查项目

（1）血常规、尿常规。

（2）血型，凝血功能，生化检查。

（3）感染疾病筛查（乙型肝炎、丙型肝炎、艾滋病、梅毒）。

（4）心电图、X线胸片。

2. 根据患者病情进行的检查项目　阴囊彩超。

> **释义**
>
> ■ 必查项目是确保手术治疗安全、有效开展的基础，术前必须完成。根据实际情况进行血气分析、肺功能和心脏彩超检查。相关人员应认真分析检查结果，以便及时发现异常情况并采取对应治疗措施。
>
> ■ 为缩短患者术前等待时间，必要的检查项目可以在患者入院前于门诊完成。

（六）治疗方案的选择

1. 麻醉方式　硬膜外麻醉或全身麻醉。

2. 手术方式　睾丸鞘膜翻转术。

3. 术中用药　麻醉用药，抗菌药物。

> **释义**
>
> ■ 本路径规定的睾丸鞘膜积液手术是在全身麻醉下进行，也可在硬膜外麻醉下或腰麻下进行，不同麻醉方式术中出血量无显著差异。但手术过程中除常规麻醉监视参数外，还需注意氧饱和度、血电解质等变化。
>
> ■ 手术方式为睾丸鞘膜翻转术，若术中发现与腹腔相通的鞘膜积液，可根据术中情况行鞘膜囊颈高位结扎术。
>
> ■ 由麻醉医师根据手术的时间及麻醉方式选择不同麻醉药品。手术时间一般较短，一般不需要再次追加抗菌药物。

（七）预防性抗菌药物选择与使用时机

按照《抗菌药物临床应用指导原则》（卫医发〔2004〕285号）执行，并结合患者的病情决定抗菌药物的选择与使用时间。

> **释义**
>
> ■ 精索鞘膜积液手术是清洁类手术，但因行阴囊体表切口，且术中可能存在与腹腔相通的交通性鞘膜积液可能性，应属于Ⅱ类切口范畴。因此应适当预防性应用抗菌药物，通常选用第一、二代头孢菌素或喹诺酮类抗菌药物。一般术前30分钟静脉输注。

（八）手术日

≤2天。

> **释义**
>
> ■ 本临床路径手术日为入院≤2天，即在入院前或入院后2天内完成术前评估，并在入院当天或第2天行手术治疗。

（九）术后恢复

≤2天。

1. 复查的检查项目　根据患者病情变化可选择相应的检查项目。
2. 术后抗菌药物用药　按照《抗菌药物临床应用指导原则》（卫医发〔2004〕285号）执行。

> **释义**
>
> ■ 术后可根据患者恢复情况复查必要的检查项目，并根据病情变化增加检查的频次和其他检查项目（并不局限于路径中的项目），如电解质、肾功能等。
>
> ■ 术后可继续静脉应用抗菌药物，使用时间一般不超过48小时，合并尿路感染者，术后酌情延长用药时间。建议使用第一、二代头孢菌素，环丙沙星。

（十）出院标准

1. 一般状况良好。
2. 切口愈合良好。

> **释义**
>
> ■ 主治医师应在出院前，了解患者阴囊切口愈合情况，是否对合良好、有无感染征象，以判断患者是否可以出院。若伤口愈合良好，一般建议门诊拆线换药。

（十一）变异及原因分析

1. 术中、术后出现并发症，需要进一步诊治，导致住院时间延长、费用增加。
2. 术后原伴随疾病控制不佳，需请相关科室会诊，进一步诊治。
3. 住院后出现其他内、外科疾病需进一步明确诊断，可进入其他路径。

> **释义**
>
> ■ 睾丸鞘膜积液手术术中、术后主要并发症有出血，睾丸、精索或附睾损伤，尿路感染，切口渗血，愈合不良，阴囊水肿、血肿形成等。经积极处理，可按路径规定时间出院或略延长，费用轻度增加，属轻微变异。如上述并发症严重，如阴囊二次出血不易止血、精索或输精管损伤等显著增加住院时间和费用，均属重大变异。

　　■ 伴随疾病如高血压、糖尿病、心肺疾患以及其他内、外科疾病需会诊，但未影响手术或术后仅延长 1~2 天出院属轻微变异。如伴发疾病影响手术，或术后需相关专科进一步诊治者，属重大变异。

　　■ 重大变异者需退出本路径。

四、睾丸鞘膜积液（成人）——睾丸鞘膜翻转术临床路径给药方案

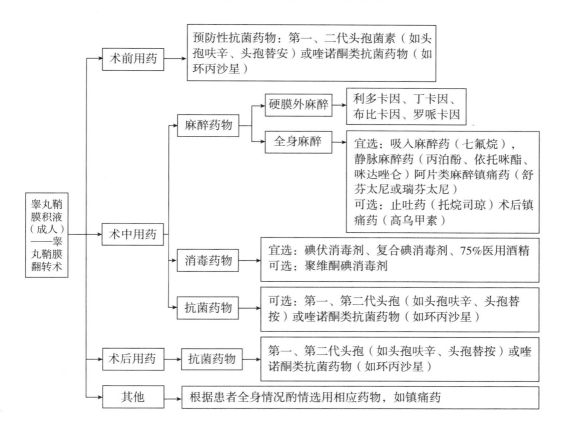

【用药选择】

1. 预防性应用抗菌药物，通常选用第一、二代头孢菌素或喹诺酮类抗菌药物。一般术前 30 分钟静脉输注。

2. 全身麻醉术后，部分患者会出现发热、呕吐、疼痛等不适症状，予退热、止吐、镇痛等对症处理。

3. 术后可继续静脉应用抗菌药物，使用时间一般不超过 48 小时，合并尿路感染者，术后酌情延长用药时间。

【药学提示】

1. 头孢菌素类抗菌药物使用期间严禁饮酒，以免发生双硫仑样反应。

2. 头孢菌素类抗菌药物多数经肾脏排泄，中度以上肾功能不全患者应根据肾功能适当调整

剂量；中度以上肝功能减退时，头孢哌酮、头孢曲松可能需要调整剂量。

【注意事项】

精索鞘膜积液手术是清洁类手术，但因行阴囊体表切口，且术中可能存在与腹腔相通的交通性鞘膜积液可能性，应属于Ⅱ类切口范畴。因此应适当预防性应用抗菌药物。

五、推荐表单

（一）医师表单

睾丸鞘膜积液（成人）——睾丸鞘膜翻转术临床路径医师表单

适用对象：第一诊断为睾丸鞘膜积液（成人）（ICD-10：N43.301）

行睾丸鞘状突高位结扎术（ICD-9-CM-3：61.4901）/睾丸鞘膜翻转术（ICD-9-CM-3：61.4904）

患者姓名：		性别：	年龄：	门诊号：	住院号：
住院日期：	年　月　日	出院日期：	年　月　日	标准住院日：≤4 天	

时间	住院第 1 天	住院第 1~2 天（手术日）
主要诊疗工作	□ 问病史，体格检查 □ 完成首次病程录 □ 完成病历及上级医师查房 □ 完成医嘱 □ 开化验单 □ 向患者及家属交代围术期注意事项 □ 签署手术知情同意书、输血同意书	□ 术前预防使用抗菌药物 □ 实施手术 □ 术后向患者及家属交代病情及注意事项 □ 完成术后病程记录及手术记录
重点医嘱	**长期医嘱** □ 泌尿科护理常规 □ 二级或三级护理 □ 饮食 **临时医嘱** □ 血型、血常规、尿常规 □ 感染性疾病筛查，凝血功能 □ 血液生化（肝肾功能、血糖） □ X 线胸片，心电图（可选） □ 手术医嘱 □ 准备术中预防用抗菌药物	**长期医嘱** □ 鞘膜囊高位术后护理常规 □ 一级护理 □ 禁食水 □ 去枕平卧位 **临时医嘱** □ 输液
病情变异记录	□ 无　□ 有，原因： 1. 2.	□ 无　□ 有，原因： 1. 2.
医师签名		

时间	住院 2~3 天	住院第 3~4 天
主要诊疗工作	□ 观察病情 □ 上级医师查房 □ 完成病程记录 □ 嘱患者可以下地活动，以预防下肢静脉血栓	□ 观察病情 □ 完成病程记录 □ 上级医师查房 □ 出院 □ 向患者家属交代出院后注意事项 □ 完成出院病程记录 □ 定期复查
重点医嘱	**长期医嘱** □ 二级护理 □ 半流食 □ 自主体位 **临时医嘱** □ 输液 □ 抗菌药物 □ 更换敷料、拔除引流条	**出院医嘱** □ 今日出院 □ 出院带药：酌情使用抗菌药物中预防用抗菌药物
病情变异记录	□ 无　□ 有，原因： 1. 2.	□ 无　□ 有，原因： 1. 2.
医师签名		

（二）护士表单

睾丸鞘膜积液（成人）——睾丸鞘膜翻转术临床路径护士表单

适用对象：第一诊断为睾丸鞘膜积液（成人）（ICD-10：N43.301）

行睾丸鞘状突高位结扎术（ICD-9-CM-3：61.4901）/睾丸鞘膜翻转术（ICD-9-CM-3：61.4904）

患者姓名：		性别：	年龄：	门诊号：	住院号：
住院日期： 年 月 日		出院日期： 年 月 日			标准住院日：≤4 天

时间	住院第 1 天	住院第 1~2 天（手术日）
健康宣教	□ 入院宣教 □ 介绍主管医生、护士、入院住院事项及环境、设施 □ 术前宣教 □ 宣教疾病知识 □ 术前准备及手术过程；告知准备物品、洗澡；告知术后饮食、活动及探视注意事项 □ 告知术后可能出现的情况及应对方式 □ 主管护士与患者沟通，了解并指导心理应对	□ 术后当日宣教 □ 告知术后注意事项 □ 告知术后饮食、活动及探视注意事项 □ 告知术后可能出现情况的应对方式 □ 给予患者及家属心理支持 □ 再次明确探视陪伴须知
护理处置	□ 核对患者，佩戴腕带 □ 建立入院护理病历 □ 卫生处置：剪指（趾）甲、洗澡，更换病号服 □ 协助医生完成术前检查化验 □ 术前准备 □ 术前晚禁食、禁水 □ 卫生处置：洗头、沐浴	□ 送手术 □ 摘除患者各种活动物品 □ 核对患者资料及带药 □ 填写手术交接单，签字确认 □ 接手术 □ 核对患者及资料，签字确认
基础护理	□ 三级护理 □ 晨晚间护理 □ 患者安全管理	□ 三级护理 □ 晨晚间护理 □ 患者安全管理
专科护理	□ 护理查体 □ 需要时，填写跌倒及压疮防范表 □ 需要时，请家属陪伴 □ 心理护理	□ 病情观察 □ 测量患者生命体征 □ 全身麻醉患者遵医嘱予静脉补液 □ 心理护理
重点医嘱	□ 详见医嘱执行单	□ 详见医嘱执行单
病情变异记录	□ 无 □ 有，原因： 1. 2.	□ 无 □ 有，原因： 1. 2.
护士签名		

时间	住院 2~3 天	住院第 3~4 天（出院日）
健康宣教	□ 术后宣教 □ 饮食、活动指导 □ 复查患者对术前宣教内容的掌握情况	□ 出院宣教 □ 复查时间 □ 活动休息、饮食指导 □ 指导办理出院手续
护理处置	□ 病情观察 □ 遵医嘱予静脉补液	□ 办理出院手续
基础护理	□ 三级护理 □ 晨晚间护理 □ 患者安全管理	□ 二级护理 □ 晨晚间护理 □ 患者安全管理
专科护理	□ 病情观察 □ 测量患者生命体征 □ 全身麻醉患者遵医嘱予静脉补液 □ 心理护理	□ 观察病情 □ 心理护理
重点医嘱	□ 详见医嘱执行单	□ 详见医嘱执行单
病情变异记录	□ 无　□ 有，原因： 1. 2.	□ 无　□ 有，原因： 1. 2.
护士签名		

（三）患者表单

睾丸鞘膜积液（成人）——睾丸鞘膜翻转术临床路径患者表单

适用对象：第一诊断为睾丸鞘膜积液（成人）（ICD-10：N43.301）

行睾丸鞘状突高位结扎术（ICD-9-CM-3：61.4901）/睾丸鞘膜翻转术（ICD-9-CM-3：61.4904）

患者姓名：	性别：　　年龄：　　门诊号：	住院号：
住院日期：　　年　月　日	出院日期：　　年　月　日	标准住院日：≤4 天

时间	入院	手术前	手术当天
医患配合	□ 配合询问病史、收集资料，请务必详细告知既往史、用药史、过敏史 □ 如服用抗凝剂，请明确告知 □ 配合进行体格检查 □ 有任何不适请告知医师	□ 配合完善术前相关检查、化验，如采血、留尿、心电图、X线胸片 □ 医生与患者及家属介绍病情及手术谈话、术前签字 □ 麻醉师与患者进行术前访视	□ 配合评估手术效果 □ 有任何不适请告知医生
护患配合	□ 配合测量体温、脉搏、呼吸、血压、体重 1 次 □ 配合完成入院护理评估（简单询问病史、过敏史、用药史） □ 接受入院宣教（环境介绍、病室规定、订餐制度、贵重物品保管等） □ 有任何不适请告知护士	□ 配合测量体温、脉搏、呼吸、血压、体重 1 次 □ 接受术前宣教 □ 自行沐浴，加强头部清洁，剪指甲 □ 准备好必要用物，吸水管 □ 取下义齿、饰品等，贵重物品交家属保管	□ 清晨测量体温、脉搏、呼吸、 □ 送手术室前，协助完成核对，带齐影像资料和术中带药 □ 返回病房后，协助完成核对 □ 配合过病床，配合血压测量 □ 配合检查意识 □ 配合术后输液 □ 遵医嘱采取正确体位 □ 配合缓解疼痛 □ 有任何不适请告知护士
饮食	正常饮食	□ 全身麻醉者术前 12 小时禁食、禁水	□ 全身麻醉者麻醉清醒后，根据医嘱 □ 试饮水，无恶心呕吐进少量流食
排泄	□ 正常排尿、便	□ 正常排尿、便	□ 正常排尿、便，手术时间长术后长时间无法自行排尿者，可留置导尿管
活动	□ 正常活动	□ 正常活动	□ 全身麻醉完全清醒后可正常活动

时间	手术后	出院
医患配合	□ 配合局部伤口换药	□ 接受出院前指导 □ 知道复查程序 □ 获取出院诊断书 □ 预约复诊日期
护患配合	□ 配合定时测量体温、脉搏、呼吸、每日询问排便 □ 注意活动安全，避免坠床或跌倒 □ 配合执行探视及陪伴	□ 接受出院宣教 □ 办理出院手续 □ 获取出院带药 □ 知道复印病历方法
饮食	□ 正常普食	□ 正常普食
排泄	□ 正常排尿、便 □ 避免便秘	□ 正常排尿、便 □ 避免便秘
活动	□ 正常活动	□ 正常活动

附：原表单（2016 年版）

睾丸鞘膜积液（成人）临床路径表单

适用对象：第一诊断为睾丸鞘膜积液（ICD-10：N43.301）
　　　　　行睾丸鞘膜翻转术

患者姓名：	性别：　　年龄：　　门诊号：	住院号：
住院日期：　　年　月　日	出院日期：　　年　月　日	标准住院日：≤4 天

时间	住院第 1 天	住院第 2 天（手术日）
主要诊疗工作	□ 询问病史，体格检查 □ 完成病历及上级医师查房 □ 完成医嘱 □ 向患者及家属交代围术期注意事项 □ 签署手术知情同意书、输血同意书	□ 术前预防使用抗菌药物 □ 实施手术 □ 术后向患者及家属交代病情及注意事项 □ 完成术后病程记录及手术记录
重点医嘱	**长期医嘱** □ 泌尿外科护理常规 □ 三级护理 □ 饮食、普食、其他 □ 自主体位 **临时医嘱** □ 血尿常规，肝肾功能，电解质，血型 □ 感染筛查、凝血功能 □ X 线胸片、心电图 □ 手术医嘱 □ 准备术中预防用抗菌药物	**长期医嘱** □ 鞘膜囊高位术后护理常规 □ 一级护理 □ 禁食禁水 □ 去枕平卧位 **临时医嘱** □ 输液 □ 抗菌药物 □ 必要时用抑酸剂
主要护理工作	□ 入院介绍 □ 相关检查指导 □ 术前常规准备及注意事项	□ 麻醉后护理指导及病情观察 □ 术后生活指导 □ 术后活动指导
病情变异记录	□ 无　□ 有，原因： 1. 2.	□ 无　□ 有，原因： 1. 2.
护士签名		
医师签名		

时间	住院第 3 天（术后第 1 日）	住院第 4 天（出院日）
主要诊疗工作	□ 观察病情 □ 观察病情 □ 上级医师查房 □ 完成病程记录 □ 嘱患者可以下地活动，以预防下肢静脉血栓	□ 观察病情 □ 完成病程记录 □ 上级医师查房 □ 出院 □ 向患者家属交代出院后注意事项 □ 完成出院病程记录 □ 定期复查
重点医嘱	**长期医嘱** □ 二级护理 □ 半流食 □ 自主体位 **临时医嘱** □ 输液 □ 抗菌药物 □ 更换敷料、拔除引流条 □ 必要时用抑酸剂	**出院医嘱** □ 今日出院 □ 出院带药：基础药，酌情使用抗菌药物
主要护理工作	□ 术后观察病情 □ 麻醉后饮食原则 □ 术后生活指导 □ 术后活动指导	□ 指导办理出院手续 □ 出院带药指导 □ 出院后饮食活动注意事项 □ 遵医嘱按时复查
病情变异情况	□ 无　□ 有，原因： 1. 2.	□ 无　□ 有，原因： 1. 2.
护士签名		
医师签名		

第三十六章
急性睾丸炎——睾丸脓肿切开引流术等临床路径释义

一、急性睾丸炎——睾丸脓肿切开引流术编码

疾病名称及编码：急性睾丸炎伴有脓肿（ICD-10：N45.002）

急性睾丸炎不伴有脓肿（ICD-10：N45.906）

手术操作名称及编码：睾丸脓肿切开引流术（ICD-9-CM-3：62.0）

睾丸切开探查术（ICD-9-CM-3：62.0）

睾丸病损切除术（ICD-9-CM-3：62.2）

单侧睾丸切除术（ICD-9-CM-3：62.3）

双侧睾丸切除术（ICD-9-CM-3：62.4）

二、临床路径检索方法

N45002/N45.906 伴 62.0/62.2/62.3/62.4

三、急性睾丸炎——睾丸脓肿切开引流术临床路径标准住院流程

（一）适用对象

急性睾丸炎患者。

> **释义**
>
> ■ 本路径适用对象为临床诊断急性睾丸炎的患者，这类患者主要表现为睾丸突发疼痛以及由于睾丸急性炎症引起的睾丸肿胀。慢性睾丸炎主要表现为睾丸炎症与疼痛，通常不伴睾丸肿胀，病程超过6周，不适用于此路径。

（二）诊断依据

1. 睾丸肿痛，伴或不伴发热。
2. B 超呈睾丸炎表现，排除睾丸扭转。
3. 伴或不伴血 WBC 升高。

> **释义**
>
> ■ 急性睾丸炎分为急性细菌性睾丸炎、非细菌性睾丸炎以及非感染性睾丸炎。临床表现为突然出现的睾丸疼痛、常伴腹部不适、恶心及呕吐。上述症状出现之前，可能会有腮腺炎、尿路感染、性传播疾病等病史。体格检查患者常有发热、脓毒血症、患侧皮肤出现红斑和水肿、睾丸触诊时痛觉敏感等体征。对诊断有帮助的检查，包括血常规、尿液分析、尿液镜检、尿培养，如果怀疑患者有性传播疾病，应考虑做尿道拭子检查，阴囊超声对于急性睾丸炎的诊断和鉴别诊断具有重要的意义。

（三）进入路径标准

1. 睾丸炎症保守治疗。
2. 睾丸炎症继发脓肿或梗死，需要手术。

> **释义**
>
> ■ 本路径适用对象为临床诊断急性睾丸炎的患者。患者同时具有其他疾病影响第一诊断的临床路径流程实施时，均不适合进入临床路径。

（四）标准住院日

≤7 日。

> **释义**
>
> ■ 标准住院日是推荐的最低要求，提倡缩短。为缩短患者住院时间，检查项目可在患者入院前完成。

（五）住院期间的检查项目

1. 必需的检查项目
（1）血常规、尿常规。
（2）电解质、肝肾功能。
（3）X 线胸片、心电图。
（4）阴囊 B 超。
2. 根据患者病情进行的检查项目
（1）感染性疾病筛查（乙型肝炎、丙型肝炎、艾滋病、梅毒等）。
（2）凝血功能、血型。

> **释义**
>
> ■ 血常规、尿常规、电解质、肝肾功能、阴囊 B 超等是常规检查，每个进入路径的患者均需完成。X 线胸片、心电图主要是评估有无基础疾病，关系到围术期的特殊处理，可能会影响住院时间、费用以及治疗预后。对于睾丸炎症继发脓肿或梗死，需要手术的患者，需要进行感染性疾病筛查（乙型肝炎、丙型肝炎、艾滋病、梅毒等）以及凝血功能、血型的检查。
>
> ■ 尿常规检查发现白细胞计数升高，术前应使用抗菌药物控制泌尿系感染再行手术。
>
> ■ 为缩短患者术前等待时间，检查项目可以在入院前于门诊完成。

（六）治疗方案的选择

1. 保守抗炎治疗。
2. 脓肿切开引流、睾丸梗死切除手术治疗。

> **释义**
>
> ■ 急性睾丸炎治疗原则一般包括休息、阴囊抬高、补液、退热、抗炎和镇痛。对于感染性睾丸炎应当给予抗菌药物治疗，而对于腮腺炎病毒引起的睾丸炎没有特异性抗病毒药物治疗，需要上述的支持治疗。对于脓肿形成的患者，一旦发现应当行脓肿切开引流，若阴囊B超提示或术中发现睾丸梗死，应当行睾丸切除术。

（七）预防性抗菌药物选择与使用时机

按照《抗菌药物临床应用指导原则》（卫医发〔2015〕43号）执行。

> **释义**
>
> ■ 诊断为细菌性感染者方有指征应用抗菌药物，尽早查明感染病原，根据病原种类及药物敏感试验结果选用抗菌药物。对于临床诊断为细菌感染的患者，在未获知细菌培养及药敏结果前，应当经验性的使用抗菌药物，这种情况下，氟喹诺酮类药物可能是较好的选择。

（八）手术日（睾丸炎继发脓肿或睾丸梗死时）

1. 麻醉方式　腰麻、硬膜外麻醉或全身麻醉。
2. 手术方式　脓肿切开引流或睾丸探查、睾丸切除术。
3. 术中用药　麻醉用药，必要时用抗菌药物。

> **释义**
>
> ■ 本路径规定脓肿切开引流或睾丸探查、睾丸切除术麻醉方式包括腰麻、硬膜外麻醉或全身麻醉，抗菌药物的使用按照《抗菌药物临床应用指导原则》（卫医发〔2015〕43号）执行。

（九）术后住院恢复

≤5日。

> **释义**
>
> ■ 术后可根据患者恢复情况做必须复查的检查项目，并根据病情变化增加检查的频次和其他检查项目，而并不局限于路径中的项目，如血常规、尿常规、阴囊彩超等。术中若行脓肿切开引流术可进行分泌物的培养以更好地应用抗菌药物。

（十）出院标准

1. 一般情况良好。
2. 伤口引流条拔除，伤口愈合良好。

3. 体温、血常规正常。

> 释义
>
> ■ 主治医师应在出院前，通过复查的各项检查结果并结合患者全身恢复情况（如患者生命体征平稳，无感染、出血，血尿常规结果正常，伤口引流条拔除后愈合良好，无脓性分泌物）决定能否出院。

（十一）变异及原因分析

1. 术中、术后出现并发症，需要进一步诊治，导致住院时间延长、费用增加。
2. 住院后出现其他内、外科疾病需进一步明确诊断，可进入其他路径。

> 释义
>
> ■ 患者因伴随基础疾病需要进一步诊断和治疗；因各种原因需要其他治疗措施；术中因患者无法耐受手术，需要中止手术或放弃手术。
>
> 患者术后并发症会导致住院时间延长，费用增加出现变异，需在表单中说明。如继发出血，需要进一步止血；术后局部或全身感染控制不佳，需要进一步控制感染。
>
> 因患者方面的原因导致执行路径出现变异，也需要在表单中予以说明。

四、急性睾丸炎——睾丸脓肿切开引流术临床路径给药方案

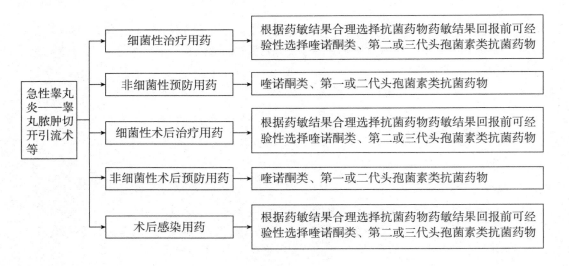

【用药选择】

1. 急性睾丸炎分为细菌性和非细菌性，根据《抗菌药物临床应用指导原则》（卫医发（2015）43 号），细菌性急性睾丸炎患者为治疗性用药，根据药敏结果合理选择抗菌药物，药敏结果回报前可经验性选择喹诺酮类、第二或三代头孢菌素类抗菌药物。非细菌性急性睾丸炎患者术前为预防性用药，优先选取喹诺酮类、第一或二代头孢菌素类抗菌药物，静脉输

液应在皮肤、黏膜切开前 0.5~1 小时内或麻醉开始时给药，在输注完毕后开始手术，喹诺酮类药物由于需输注较长时间，应在手术前 1~2 小时开始给药。

2. 细菌性急性睾丸炎患者术后应当继续抗感染治疗 1~2 周，根据药敏结果合理选择抗菌药物，药敏结果回报前可继续经验性选择喹诺酮类、第二或三代头孢菌素类抗菌药物。非细菌性急性睾丸炎患者术后为预防性使用抗菌药物，总用药时间不超过 72 小时。可选择喹诺酮类、第一或二代头孢菌素类抗菌药物。

3. 术后出现感染征象需使用抗菌药物时，在经验用药的同时应当尽快完成药敏实验，依据药敏结果选择合理抗菌药物使用。经验性用药可选择喹诺酮类、第二或三代头孢菌素类抗菌药物。

【药学提示】

1. 头孢菌素类抗菌药物使用期间严禁饮酒，以免发生双硫仑样反应。

2. 头孢菌素类抗菌药物多数经过肾脏排泄，中度以上肾功能不全患者应根据肾功能适当调整剂量；中度以上肝功能减退时，头孢哌酮、头孢曲松可能需要调整剂量。

3. 18 岁以下未成年患者避免使用氟喹诺酮类抗菌药物。

4. 注意药物相互作用。

【注意事项】

头孢菌素类抗菌药物在使用前必须皮试，皮试阴性者方可使用。环丙沙星使用时注意静脉炎反应。

五、推荐表单

(一) 医师表单

急性睾丸炎——睾丸脓肿切开引流术临床路径医师表单

适用对象：第一诊断为急性睾丸炎伴有脓肿（ICD-10：N45.002）/急性睾丸炎不伴有脓肿（ICD-10：N45.906）

行睾丸脓肿切开引流术（ICD-9-CM-3：62.0）/睾丸切开探查术（ICD-9-CM-3：62.0）/睾丸病损切除术（ICD-9-CM-3：62.2）/单侧睾丸切除术（ICD-9-CM-3：62.3）/双侧睾丸切除术（ICD-9-CM-3：62.4）

患者姓名：		性别：	年龄：	门诊号：	住院号：
住院日期： 年 月 日		出院日期： 年 月 日			标准住院日：≤7 天

时间	住院第 1~2 天	住院第 3~4 天
诊疗工作	□ 询问病史，体格检查 □ 完成病历及上级医师查房 □ 完成医嘱 □ 向患者及家属交代病情 □ 上级医师查房	□ 静脉抗炎治疗 □ 监测体温、血常规尿常规等指标变化 □ 必要时手术切开引流或梗死睾丸切除 □ 术前术后向患者及家属交代围术期注意事项 □ 签署手术知情同意书 □ 手术 □ 术后标本送病理 □ 完成术后病程记录及手术记录
重点医嘱	**长期医嘱** □ 泌尿外科疾病护理常规 □ 三级护理 □ 饮食基础用药（糖尿病、心脑血管疾病等） **临时医嘱** □ 血常规、尿常规 □ 肝肾功能、电解质 □ X 线胸片、心电图 □ 阴囊彩超	**长期医嘱** □ 泌尿外科疾病护理常规 □ 三级护理 □ 脓肿切开引流或梗死睾丸切除术后护理常规 □ 一级护理 □ 6 小时后恢复术前饮食 □ 6 小时后恢复基础用药 **临时医嘱** □ 输液 □ 抗菌药物
病情变异记录	□ 无 □ 有，原因： 1. 2.	□ 无 □ 有，原因： 1. 2.
医师签名		

时间	住院第 5~6 天	住院第＿7 天（出院日）
诊疗工作	□ 观察病情 □ 上级医师查房 □ 完成病程记录 □ 嘱患者下地活动，预防下肢静脉血栓 □ 检查伤口引流或伤口恢复情况	□ 观察病情 □ 观察伤口恢复情况 □ 上级医师查房 □ 出院 □ 向患者及家属交代出院后注意事项 □ 完成出院病程记录 □ 病理结果告知患者
重点医嘱	**长期医嘱** □ 二级护理 □ 复查阴囊 B 超 □ 根据引流情况酌情拔除伤口引流管 □ 口服抗菌药物 **临时医嘱** □ 输液 □ 抗菌药物	□ 今日出院 □ 伤口换药 □ 出院带药：抗菌药物、基础药物 □ 遵医嘱定期复查
病情变异记录	□ 无　□ 有，原因： 1. 2.	□ 无　□ 有，原因： 1. 2.
医师签名		

（二）护士表单

急性睾丸炎——睾丸脓肿切开引流术临床路径护士表单

适用对象：第一诊断为急性睾丸炎伴有脓肿（ICD-10：N45.002）/急性睾丸炎不伴有脓肿（ICD-10：N45.906）

行睾丸脓肿切开引流术（ICD-9-CM-3：62.0）/睾丸切开探查术（ICD-9-CM-3：62.0）/睾丸病损切除术（ICD-9-CM-3：62.2）/单侧睾丸切除术（ICD-9-CM-3：62.3）/双侧睾丸切除术（ICD-9-CM-3：62.4）

患者姓名：	性别： 年龄： 门诊号：	住院号：
住院日期： 年 月 日	出院日期： 年 月 日	标准住院日：≤7 天

时间	住院第 1~2 天	住院第 3~4 天
健康宣教	□ 入院宣教 □ 介绍主管医师、护士 □ 介绍环境、设施 □ 介绍住院注意事项 □ 告知检查及操作前后饮食、活动及探视注意事项及应对方式	□ 术前宣教 □ 麻醉后注意事项 □ 术后引流条护理 □ 术后饮食饮水注意 □ 告知术后可能出现情况的应对方式 □ 手术活动指导
护理处置	□ 核对患者，佩戴腕带 □ 建立入院护理病历 □ 卫生处置 □ 未成年人需陪住 1 人	□ 协助医生完成术前检查化验 □ 随时观察患者病情变化 □ 遵医嘱正确使用药物 □ 送手术核对患者资料、带药、填写手术交接单并签字确认 □ 接手术核对患者资料，签字确认
基础护理	□ 三级护理 □ 晨晚间护理 □ 患者安全管理	□ 一级护理 □ 晨晚间护理 □ 患者安全管理
专科护理	□ 护理查体 □ 需要时填写跌倒及压疮防范表 □ 需要时请家属陪伴 □ 心理护理	□ 遵医嘱完成相关检查 □ 心理护理 □ 必要时吸氧 □ 提供并发症征象的依据
重点医嘱	□ 详见医嘱执行单	□ 详见医嘱执行单
病情变异记录	□ 无 □ 有，原因： 1. 2.	□ 无 □ 有，原因： 1. 2.
护士签名		

时间	住院第 5~6 天	住院第 7 天（出院日）
健康宣教	□ 术后宣教 □ 术后引流条护理 □ 术后饮食饮水注意	□ 出院宣教 □ 指导介绍出院手续 □ 遵医嘱定期复查
护理处置	□ 协助医生完成术后检查化验 □ 随时观察患者病情变化 □ 遵医嘱正确使用药物	□ 办理出院手续 □ 书写出院小结 □ 协助医生完成术前检查化验
基础护理	□ 二级护理 □ 晨晚间护理 □ 患者安全管理	□ 三级护理 □ 晨晚间护理 □ 患者安全管理
专科护理	□ 遵医嘱完成相关检查 □ 心理护理 □ 必要时吸氧 □ 提供并发症征象的依据	□ 病情观察
重点医嘱	□ 详见医嘱执行单	□ 详见医嘱执行单
病情变异记录	□ 无 □ 有，原因： 1. 2.	□ 无 □ 有，原因： 1. 2.
护士签名		

（三）患者表单

急性睾丸炎——睾丸脓肿切开引流术临床路径患者表单

适用对象：第一诊断为急性睾丸炎伴有脓肿（ICD-10：N45.002）/急性睾丸炎不伴有脓肿（ICD-10：N45.906）

行睾丸脓肿切开引流术（ICD-9-CM-3：62.0）/睾丸切开探查术（ICD-9-CM-3：62.0）/睾丸病损切除术（ICD-9-CM-3：62.2）/单侧睾丸切除术（ICD-9-CM-3：62.3）/双侧睾丸切除术（ICD-9-CM-3：62.4）

患者姓名：		性别： 年龄： 门诊号：	住院号：
住院日期： 年 月 日		出院日期： 年 月 日	标准住院日：≤7天

时间	住院第1~2天	住院第3~4天
医患配合	□ 配合询问病史、收集资料、请务必详细告知既往史、用药史、过敏史 □ 如服用抗凝药，请告知 □ 配合进行体格检查 □ 配合完善相关检查 □ 有任何不适请告知医师	□ 配合完善相关检查 □ 配合用药及治疗 □ 医生与患者及家属介绍病情及手术谈话、术前签字 □ 麻醉师与患者进行术前访视 □ 有任何不适请告知医师
护患配合	□ 配合测量体温、脉搏、呼吸、血压、体重1次 □ 配合完成入院护理评估（简单询问病史、过敏史、用药史） □ 接受入院宣教（环境介绍、病室规定、订餐制度、贵重物品保管等） □ 接受相关化验检查宣教，正确留取标本，配合检查 □ 有任何不适请告知护士	□ 配合测量体温、脉搏、呼吸、询问排便1次 □ 接受术前宣教 □ 接受输液、服药治疗 □ 注意活动安全，避免坠床或跌伤 □ 协助完成核对，带齐术中带药 □ 配合检查意识 □ 配合缓解疼痛 □ 遵医嘱采取正确体位 □ 有任何不适请告知护士
饮食	□ 正常普食	□ 术前8小时禁食、禁水
排泄	□ 正常排尿、便	□ 正常排尿、便
活动	□ 正常活动	□ 卧床休息

时间	住院第 5~6 天	住院第 7 天（出院日）
医患配合	□ 配合评估手术效果 □ 配合用药及治疗 □ 有任何不适请告知医师 □ 配合伤口换药	□ 接受出院前指导 □ 了解复查程序 □ 获取出院诊断书 □ 预约复诊日期
护患配合	□ 配合测量体温、脉搏、呼吸、每日询问排便 □ 注意活动安全，避免坠床或跌伤 □ 配合执行探视及陪伴 □ 有任何不适请告知护士	□ 接受出院宣教 □ 办理出院手续 □ 获取出院带药 □ 了解服药方法、作用、注意事项 □ 了解复印病历方法
饮食	□ 正常普食	□ 正常普食
排泄	□ 正常排尿、便	□ 正常排尿、便
活动	□ 适量活动	□ 适量活动

附：原表单（2016 年版）

急性睾丸炎临床路径表单

适用对象：第一诊断为急性睾丸炎（ICD-10：N45.901）

行睾丸脓肿切开引流术（　　）或睾丸切除术（　　）

| 患者姓名： | 性别： | 年龄： | 门诊号： | 住院号： |
| 住院日期：　　年　　月　　日 | 出院日期：　　年　　月　　日 | 标准住院日：≤7 天 |

时间	住院第 1~2 天	住院第 3~4 天
诊疗工作	□ 询问病史，体格检查 □ 完成病历及上级医师查房 □ 完成医嘱 □ 向患者及家属交代病情	□ 静脉抗炎治疗 □ 监测体温、血常规尿常规等指标变化 □ 必要时手术切开引流或梗死睾丸切除 □ 术前术后向患者及家属交代围术期注意事项 □ 签署手术知情同意书 □ 手术 □ 术后标本送病理 □ 完成术后病程记录及手术记录
重点医嘱	**长期医嘱** □ 泌尿外科疾病护理常规 □ 三级护理 □ 饮食基础用药（糖尿病、心脑血管疾病等） **临时医嘱** □ 血常规、尿常规 □ 肝肾功能、电解质 □ X 线胸片、心电图 □ 阴囊彩超	**长期医嘱** □ 泌尿外科疾病护理常规 □ 三级护理 □ 脓肿切开引流或梗死睾丸切除术后护理常规 □ 一级护理 □ 6 小时后恢复术前饮食 □ 6 小时后恢复基础用药 **临时医嘱** □ 输液 □ 抗菌药物
护理工作	□ 入院介绍 □ 检查指导	□ 麻醉术后注意事项 □ 术后伤口注意事项 □ 术后饮食饮水指导 □ 术后活动指导
病情变异记录	□ 无　□ 有，原因： 1. 2.	□ 无　□ 有，原因： 1. 2.
护士签名		
医师签名		

时间	住院第 5~6 天	住院第 7 天（出院日）
诊疗工作	□ 观察病情 □ 上级医师查房 □ 完成病程记录 □ 嘱患者下地活动，预防下肢静脉血栓 □ 检查伤口引流或伤口恢复情况	□ 观察病情 □ 观察伤口恢复情况 □ 上级医师查房 □ 出院 □ 向患者及家属交代出院后注意事项 □ 完成出院病程记录 □ 病理结果告知患者
重点医嘱	**长期医嘱** □ 二级护理 □ 复查阴囊 B 超 □ 根据引流情况酌情拔除伤口引流管 □ 口服抗菌药物 □ 临时医嘱	**出院医嘱** □ 今日出院 □ 伤口换药 □ 出院带药：抗菌药物、基础药物 □ 遵医嘱定期复查
护理工作	□ 术后伤口注意事项 □ 术后饮食饮水指导 □ 术后活动指导	□ 指导患者办理出院 □ 出院后活动饮食指导 □ 用药指导 □ 嘱出现发热、疼痛等急诊就诊 □ 遵医嘱定期复查
病情变异	□ 无　□ 有，原因： 1. 2.	□ 无　□ 有，原因： 1. 2.
护士签名		
医师签名		

第三十七章

睾丸肿瘤——根治性睾丸切除术/睾丸部分切除术临床路径释义

一、根治性睾丸切除术/睾丸部分切除术编码

1. 原编码：

疾病名称及编码：睾丸肿瘤（ICD-10：D40.101）

手术操作名称及编码：根治性睾丸切除术或睾丸部分切除术（ICD-9-CM-3：62.3 004）

2. 修改编码：

疾病名称及编码：睾丸恶性肿瘤（ICD-10：C62）

　　　　　　　　睾丸继发恶性肿瘤（ICD-10：C79.817）

　　　　　　　　睾丸肿瘤（ICD-10：D40.101）

手术操作名称及编码：根治性睾丸切除术（ICD-9-CM-3：62.4）

　　　　　　　　　　睾丸部分切除术（ICD-9-CM-3：62.3）

二、临床路径检索方法

（C62/ C79.817/ D40.101）伴（62.3/62.4）

三、根治性睾丸切除术/睾丸部分切除术临床路径标准住院流程

（一）适用对象

第一诊断为睾丸肿瘤（ICD-10：D40.101）。

行根治性睾丸切除术或睾丸部分切除术（62.3 004）。

> **释义**
>
> ■ 睾丸肿瘤是年轻男性最常见的恶性肿瘤，在15~34岁的年轻男性中其发病率列所有肿瘤之首，包括原发性和继发性两类，其中睾丸肿瘤绝大多数都是原发的，继发性极为罕见，睾丸肿瘤几乎都是恶性的。诊断为睾丸肿瘤需要行根治性睾丸切除或者睾丸部分切除的患者，适用于此路径。如患者睾丸肿瘤诊断明确，因身体条件或其他原因不行手术的患者，不适用于此路径。

（二）诊断依据

根据《2014版中国泌尿外科疾病诊断治疗指南》（人民卫生出版社，2014），本组疾病包括生殖细胞肿瘤、性索/性腺间质肿瘤、其他非特异性间质肿瘤等。

1. 症状　触及睾丸肿块，可伴阴囊钝痛或者下腹坠胀不适，背痛或胁腹部疼痛，远处转移等相关表现，男性女乳症，少数男性表现为不育。

2. 体征　患处阴囊内单发无痛性睾丸肿块。

3. 影像学检查　B超，胸部X线，腹部和盆腔CT检查。

4. 血清肿瘤标志物检查　AFP、HCG、LDH等。

> **释义**
>
> ■ B超：阴囊超声探测是睾丸肿瘤检查首选，睾丸肿瘤的敏感度几乎为100%，可了解睾丸肿块的情况，肿瘤在睾丸外或睾丸内，对侧睾丸情况。还可以用于探测腹膜后有无转移肿瘤，肾区有无转移性淋巴结，或腹腔脏器有无转移；有助于肿瘤的分期和疗效的观察。对于高危患者，如睾丸萎缩或质地不均匀患者，可行阴囊B超随访。
>
> ■ 胸部X线：主要用于明确睾丸肿瘤有无肺部转移，可发现大于1cm的肺部转移灶。
>
> ■ 腹部及盆腔CT检查：可清楚显示肿瘤与周围组织的关系，确定有无转移灶，临床上被认为是观察腹膜后淋巴结转移的最佳检测方法，可检测到小于2cm的淋巴结。
>
> ■ 血清肿瘤标志物检查：通常50%~70%睾丸非精原细胞瘤患者血清AFP增高，因此该项检测主要揭示睾丸肿瘤中是否含有胚胎癌等非精原细胞成分。睾丸肿瘤内合体滋养层细胞可产生HCG，升高时应高度怀疑肿瘤内含有绒癌成分。LDH在睾丸肿瘤中特异性不高，但与肿瘤体积相关，在80%进展性睾丸肿瘤中升高。一般非精原细胞肿瘤可出现一到多种血清标志物升高比例可达90%，精原细胞肿瘤比例为30%，但是肿瘤标志物不升高患者亦不能除外睾丸肿瘤的可能性。

（三）进入路径标准

1. 第一诊断必须符合ICD-10：D40.101睾丸肿瘤编码。
2. 当患者合并其他疾病，但住院期间不需要特殊处理也不影响第一诊断的临床路径流程实施时，可以进入路径。

> **释义**
>
> ■ 本路径适用对象为临床诊断睾丸肿瘤需行根治性睾丸切除或者睾丸部分切除的患者。如睾丸肿瘤为继发，需要先行治疗原发疾病的患者，不适用于该路径，如原发疾病不需、不能或难以治疗，仅治疗睾丸肿瘤者，可适用于本路径。合并全身疾病但住院期间不需要特殊处理，且可耐受手术的患者也以进入本路径。

（四）标准住院日

7~10天。

> **释义**
>
> ■ 标准住院日是推荐的最低要求，提倡缩短。患者入院后，常规实验室检查及完善影像学检查等准备2~3天，术后恢复6~7天。总住院时间不超过10天的均符合路径要求，若无其他明显应退出本路径的变异，仅在住院日数上有较小的出入，并不影响纳入路径。

（五）住院期间的检查项目

1. 必需的检查项目

（1）血常规、大便常规、尿常规。

（2）生化全套、凝血功能、术前三项疾病筛查等。

（3）阴囊 B 超、心电图、胸部 X 线、腹部和盆腔 CT 检查。

（4）血清肿瘤标志物检查：AFP、HCG、LDH。

2. 根据患者病情选择进行的检查项目

（1）胸部 CT。

（2）肺功能、超声心动图、阿托品试验、盆腔 MRI 等。

> **释义**
>
> ■ 血常规、大便常规、尿常规、生化全套、凝血功能、心电图及术前三项疾病筛查等术前常规检查，术前必须完成，揭示有无基础疾病及手术禁忌证。必查项目是确保手术治疗安全、有效开展的基础。阴囊 B 超、胸部 X 线、腹部和盆腔 CT 检查揭示睾丸肿瘤病变情况，有无肺部转移可能、有无淋巴结肿大等。血清肿瘤标志物检查可为术前诊断提供参考。
>
> ■ 术前可根据患者有无心肺基础疾病进行肺功能、心脏彩超相应检查，如患者术前 X 线胸片提示可以转移病灶，可行肺部 CT 检查。相关人员应认真分析检查结果，以便及时发现异常情况并采取对应处置。
>
> ■ 为缩短患者术前等待时间，检查项目可以在患者入院前于门诊完成。

（六）治疗方案的选择

根据《2014 版中国泌尿外科疾病诊断治疗指南》（人民卫生出版社，2014）。

1. 根治性睾丸切除术 睾丸肿瘤，可疑患者在行根治性睾丸切除术时可进行术中冷冻活检。

2. 保留睾丸组织手术 双侧睾丸肿瘤或者孤立睾丸的肿瘤患者，如果睾酮水平正常并且肿瘤体积小于睾丸的 30%，必须在与患者及家属充分沟通后在严格适应证下进行。

> **释义**
>
> ■ 任何患者如果怀疑睾丸肿瘤均应进行经腹股沟途径探查，将睾丸及其周围筋膜完整拉出，确诊者在内环口处分离精索切除睾丸。如果诊断不能明确，可切取可疑部位睾丸组织冰冻活检。对于转移患者也可以在新辅助化疗病情稳定后进行上述根治性睾丸切除术。
>
> ■ 双侧睾丸肿瘤或者孤立睾丸的肿瘤患者，如果睾酮水平正常并且肿瘤体积小于睾丸的 30%，可考虑保留睾丸组织手术，但这种情况出现睾丸原位癌比率可高达 82%，这些患者术后都要进行辅助放射治疗。放疗后会导致不育症，孤立睾丸在放疗后出现间质细胞功能不足的危险性也会升高，对于有生育要求的患者可考虑延缓放射治疗。

（七）预防性抗菌药物选择与使用时机

按照《抗菌药物临床应用指导原则》（卫医发〔2004〕285 号）执行。患者常规放置皮片引流，可预防性应用抗菌药物 1~2 天。

释义

■ 路径中抗菌药物的应用应根据新的抗菌药物临床应用管理规范执行。经腹股沟探查和根治性睾丸切除术是清洁类手术，但因距离阴囊较近，应属于Ⅱ类切口范畴，而且术后应放置引流皮片，因此应适当预防性应用抗菌药物 1~2 天。

（八）手术日

入院 3~5 天。

1. 麻醉方式：全身麻醉。
2. 手术方式：根治性睾丸切除术或保留睾丸组织手术。
3. 术中用药：麻醉常规用药。
4. 手术内固定物：有。
5. 输血：根据术前血红蛋白状况及术中出血情况而定。
6. 病理：术后标本送病理学检查（视术中情况行术中冷冻病理检查）。
7. 已与放射科联系，若需行盆腔 MRI 的临床路径患者优先安排，确保能 5 日内手术。

释义

■ 本路径规定的睾丸肿瘤手术是在全身麻醉下进行的，如患者存在肺部疾病等不适宜全身麻醉情况下，也可以在硬膜外麻醉或腰麻下进行。不同麻醉方式术中出血量无显著差异。但手术过程中除常规麻醉检测参数外，还需注意氧饱和度、心电、电解质等变化。

■ 手术时间一般较短，一般不需要再次追加抗菌药物。但如果术中因粘连或等冰冻病理，导致手术时间超过 3 小时，可以再次追加 1 次抗菌药物。手术出血量较少，极少需输血治疗。如果术前诊断不能明确，术中可切取可疑部位睾丸组织冷冻活检。

（九）术后恢复

住院恢复 4~5 天。

1. 术后用药：患者术中常规放置皮片引流，可预防性应用抗菌药物 1~2 天。
抗菌药物：按照《抗菌药物临床应用指导原则》（卫医发〔2004〕285 号）执行。通常不需预防用抗菌药物。
2. 严密观察有无出血等并发症，并作相应处理。

释义

■ 术后严密观察局部有无出血，是否形成血肿，如出血较大血肿，可能需要二次手术清除血肿。术后可根据患者恢复情况复查必需的检查项目，并根据病情变化增加检查的频次和其他检查项目，而并不仅局限于路径中的项目，如电解质、肾功能、心肌酶、心电图等。

■ 术后应于 24~48 小时内拔除引流皮片，术后可继续静脉应用抗菌药物，使用时间一般不超过 48 小时，合并尿路感染者酌情延长用药时间（口服）

（十）出院标准

1. 伤口对和好无积血，无感染征象，拔除引流。
2. 没有需要住院处理的并发症和（或）合并症。

> **释义**
>
> ■ 根据患者切口愈合情况，以判断患者是否可出院，如无明显刀口感染、血肿形成及需要住院其他器官并发症：心肺并发症、下肢静脉血栓、泌尿道感染等，可考虑出院。一般出院后建议刀口继续换药、定期复查。如用可吸收线缝合切口，不用拆线。

（十一）变异及原因分析

1. 有影响手术的合并症，需要进行相关的诊断和治疗。
2. 检查发现睾丸肿瘤伴腹膜后淋巴结肿大，可疑转移者。

> **释义**
>
> ■ 睾丸肿瘤术中、术后主要并发症有出血、尿路感染、切口渗血、愈合不良、阴囊水肿、血肿形成等。经积极处理，可按路径规定时间出院或略延长，费用稍微增加，属轻微变异。如上述并发症加重，显著增加住院时间和费用，均属重大变异。
>
> ■ 伴随疾病如高血压、糖尿病、心肺疾患以及其他内外科疾病需要会诊，但未影响手术或术后仅延长 1~2 天出院属轻微变异。如伴发疾病影响手术，或术后需相关专科进一步诊治者，属重大变异。
>
> ■ 重大变异需退出本路径。

四、根治性睾丸切除术/睾丸部分切除术临床路径给药方案

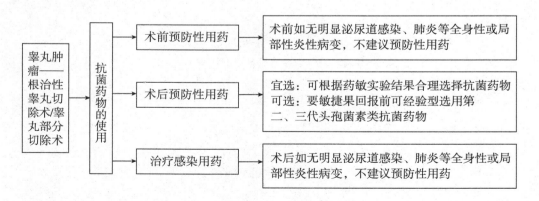

【用药选择】

睾丸肿瘤手术属于清洁手术，原则上术前不建议预防性使用抗菌药物，如考虑患者存在感染风险，可在术前半小时单词给予预防性抗菌药物，多选用第一、第二代头孢菌素或喹诺酮类抗菌药物。

【药学提示】

1. 注意药物的相互作用。

2. 喹诺酮类药物大部分已原形经肾脏排泄，在体内代谢较少，故肾功能不全者应根据肌酐清除率减量或延长给药时间。对于未成年患者，喹诺酮类药物不建议使用。

3. 非甾体抗炎药物可明显延缓手术切口疼痛，可用于切口疼痛明显患者。合并消化道溃疡及出血患者禁用。

五、推荐表单

（一）医师表单

睾丸肿瘤——根治性睾丸切除术/睾丸部分切除术临床路径医师表单

适用对象：第一诊断为睾丸恶性肿瘤（ICD-10：C62）/睾丸继发恶性肿瘤（ICD-10：C79.817）/睾丸肿瘤（ICD-10：D40.101）

行睾丸恶性肿瘤（ICD-10：C62）/睾丸继发恶性肿瘤（ICD-10：C79.817）/睾丸肿瘤（ICD-10：D40.101）

患者姓名：		性别：	年龄：	门诊号：	住院号：
住院日期：	年 月 日	出院日期：	年 月 日		标准住院日：5 天

日期	住院第 1~2 天	住院第 3 天（手术日）
主要 诊疗 工作	□ 问病史，体格检查 □ 完成病历及上级医师查房 □ 完成医嘱 □ 向患者及家属交代围术期注意事项 □ 签署手术知情同意书、输血同意书	□ 术前预防使用抗菌药物 □ 手术 □ 术后向患者及家属交代病情及注意事项 □ 完成术后病程记录及手术记录
重 点 医 嘱	**长期医嘱** □ 泌尿外科疾病护理常规 □ 三级护理 □ 饮食 ◎普食 ◎糖尿病饮食 ◎其他 □ 基础用药（糖尿病、心脑血管疾病等） **临时医嘱** □ 血常规、尿常规 □ 电解质、肝肾功能 □ 感染性疾病筛查 □ 凝血功能 □ X 线胸片，心电图、阴囊彩超、盆腔 CT □ 手术医嘱 □ 术前准备及预防用抗菌药物 □ AFP、HCG、LDH	**长期医嘱** □ 一级护理 □ 6 小时后恢复术前饮食 **临时医嘱** □ 输液
病情 变异 记录	□ 无 □ 有，原因： 1. 2.	□ 无 □ 有，原因： 1. 2.
医生 签名		

日期	住院第 4 天（术后第 1 天）	住院第 5 天（术后第 2 天，出院日）
主要诊疗工作	□ 观察病情、生命体征变化 □ 上级医师查房 □ 完成病程记录 □ 嘱患者下地活动	□ 观察病情、生命体征变化 □ 上级医师查房 □ 观察伤口情况，伤口换药 □ 向患者及家属交代出院后注意事项 □ 完成出院病程记录 □ 出院 □ 定期复查
重点医嘱	**长期医嘱** □ 二级护理 □ 拔伤口引流条	**出院医嘱** □ 今日出院
病情变异记录	□ 无　□ 有，原因： 1. 2.	□ 无　□ 有，原因： 1. 2.
医生签名		

（二）护士表单

睾丸肿瘤——根治性睾丸切除术/睾丸部分切除术临床路径护士表单

适用对象：第一诊断为睾丸恶性肿瘤（ICD-10：C62）/睾丸继发恶性肿瘤（ICD-10：C79.817）/睾丸肿瘤（ICD-10：D40.101）

行睾丸恶性肿瘤（ICD-10：C62）/睾丸继发恶性肿瘤（ICD-10：C79.817）/睾丸肿瘤（ICD-10：D40.101）

患者姓名：		性别：　　年龄：　　门诊号：	住院号：
住院日期：　　年　月　日		出院日期：　　年　月　日	标准住院日：5 天

时间	住院第 1 天	住院第 2 天	住院第 3 天（手术当天）
健康宣教	□ 入院宣教 □ 介绍主管医师、护士 □ 介绍环境、设施 □ 介绍住院注意事项	□ 术前宣教 □ 宣教疾病知识、术前准备及手术过程 □ 告知准备物品、洗澡 □ 告知术后饮食、活动及探视注意事项 □ 告知术后可能出现的情况及应对方式 □ 主管护士与患者沟通，了解并指导心理应对 □ 告知家属等候区位置	□ 术后当日宣教 □ 告知术后注意事项 □ 告知术后饮食、活动及探视注意事项 □ 告知术后可能出现情况的应对方式 □ 给予患者及家属心理支持 □ 再次明确探视陪伴须知
护理处置	□ 核对患者，佩戴腕带 □ 建立入院护理病历 □ 卫生处置：剪指（趾）甲、洗澡，更换病号服 □ 未成年人需陪住 1 人	□ 协助医生完成术前检查化验 □ 术前准备 □ 未成年者禁食、禁水 □ 冲洗结膜囊 □ 卫生处置：洗头、洗澡	□ 送手术 □ 摘除患者各种活动物品 □ 核对患者资料及带药 □ 填写手术交接单，签字确认 □ 接手术，核对患者及资料，签字确认
基础护理	□ 三级护理 □ 晨晚间护理 □ 患者安全管理	□ 三级护理 □ 晨晚间护理 □ 患者安全管理	□ 二级护理 □ 晨晚间护理 □ 患者安全管理
专科护理	□ 护理查体 □ 需要时，填写跌倒及压疮防范表 □ 需要时，请家属陪伴 □ 遵嘱抗菌药物眼药点术眼（4 次/日） □ 心理护理	□ 协助完成相关检查 □ 遵嘱抗菌药物眼药点术眼（4 次/日） □ 心理护理	□ 病情观察，观察术眼情况变化 □ 测量患者 TPR 变化 □ 全身麻醉患者遵医嘱予静脉补液 □ 心理护理
重点医嘱	□ 详见医嘱执行单	□ 详见医嘱执行单	□ 详见医嘱执行单
病情变异记录	□ 无　□ 有，原因： 1. 2.	□ 无　□ 有，原因： 1. 2.	□ 无　□ 有，原因： 1. 2.
护士签名			

时间	住院第 4 天（术后第 1 天）	住院第 5 天（出院日）
健康宣教	□ 术后宣教 □ 眼药作用及频率 □ 饮食、活动指导 □ 复查患者对术前宣教内容的掌握程度	□ 出院宣教 □ 复查时间 □ 眼药使用方法与频率 □ 活动休息 □ 指导饮食 □ 指导办理出院手续
护理处置	□ 协助完成相关检查	□ 办理出院手续
基础护理	□ 二级护理 □ 晨晚间护理 □ 患者安全管理	□ 二级护理 □ 晨晚间护理 □ 患者安全管理
专科护理	□ 病情观察，观察术眼情况变化 □ 遵医嘱眼药治疗 □ 心理护理	□ 病情观察 □ 遵医嘱眼药治疗 □ 心理护理
重点医嘱	□ 详见医嘱执行单	□ 详见医嘱执行单
病情变异记录	□ 无　□ 有，原因： 1. 2.	□ 无　□ 有，原因： 1. 2.
护士签名		

（三）患者表单

睾丸肿瘤——根治性睾丸切除术/睾丸部分切除术临床路径患者表单

适用对象：第一诊断为睾丸恶性肿瘤（ICD-10：C62）/睾丸继发恶性肿瘤（ICD-10：C79.817）/睾丸肿瘤（ICD-10：D40.101）

行睾丸恶性肿瘤（ICD-10：C62）/睾丸继发恶性肿瘤（ICD-10：C79.817）/睾丸肿瘤（ICD-10：D40.101）

患者姓名：	性别： 年龄： 门诊号：	住院号：
住院日期： 年 月 日	出院日期： 年 月 日	标准住院日：5 天

时间	入院	手术前	手术当天
医患配合	□ 配合询问病史、收集资料，请务必详细告知既往史、用药史、过敏史 □ 如服用抗凝剂，请明确告知 □ 配合进行体格检查 □ 有任何不适请告知医师	□ 配合完善术前相关检查、化验，如采血、留尿、心电图、X 线胸片、B 超、盆腔 CT 检查等 □ 医生与患者及家属介绍病情及手术谈话、术前签字 □ 麻醉师与患者进行术前访视	□ 配合评估手术效果 □ 有任何不适请告知医生
护患配合	□ 配合测量体温、脉搏、呼吸、血压、体重 1 次 □ 配合完成入院护理评估（简单询问病史、过敏史、用药史） □ 接受入院宣教（环境介绍、病室规定、订餐制度、贵重物品保管等） □ 有任何不适请告知护士	□ 配合测量体温、脉搏、呼吸、询问排便 1 次 □ 接受术前宣教 □ 自行沐浴，加强头部清洁，剪指甲 □ 准备好必要用物，吸水管 □ 取下义齿、饰品等，贵重物品交家属保管	□ 清晨测量体温、脉搏、呼吸、送手术室前，协助完成核对，带齐影像资料和术中带药 □ 返回病房后，协助完成核对，配合过病床，配合血压测量 □ 配合检查意识 □ 配合术后输液 □ 遵医嘱采取正确体位 □ 配合缓解疼痛 □ 有任何不适请告知护士
饮食	□ 正常普食	□ 全身麻醉者术前 12 小时禁食、禁水 □ 局麻+镇静（必要时）可正常饮食	□ 全身麻醉者麻醉清醒前禁食、禁水 □ 全身麻醉者麻醉清醒后，根据医嘱试饮水，无恶心呕吐进少量流食
排泄	□ 正常排尿、便	□ 正常排尿、便	□ 正常排尿、便
活动	□ 正常活动	□ 正常活动	□ 全身麻醉完全清醒后可正常活动

时间	手术后	出院
医患配合	□ 配合检查眼部情况 □ 配合眼部伤口换药	□ 接受出院前指导 □ 知道复查程序 □ 获取出院诊断书 □ 预约复诊日期
护患配合	□ 配合定时测量体温、脉搏、呼吸、每日询问排便 □ 注意活动安全，避免坠床或跌倒 □ 配合执行探视及陪伴	□ 接受出院宣教 □ 办理出院手续 □ 获取出院带药 □ 知道眼药频率、方法和眼药保存注意事项 □ 知道复印病历方法
饮食	□ 正常普食	□ 正常普食
排泄	□ 正常排尿、便 □ 避免便秘	□ 正常排尿、便 □ 避免便秘
活动	□ 正常活动	□ 正常活动

附：原表单（2016 年版）

睾丸肿瘤临床路径表单

适用对象：第一诊断为睾丸肿瘤（ICD-10：D40.101）
行根治性睾丸切除术或睾丸部分切除术（62.3 004）

| 患者姓名： | 性别： | 年龄： | 门诊号： | 住院号： |

| 住院日期： | 年 月 日 | 出院日期： | 年 月 日 | 标准住院日：5 天 |

日期	住院第 1~2 天	住院第 3 天（手术日）
主要 诊疗 工作	□ 问病史，体格检查 □ 完成病历及上级医师查房 □ 完成医嘱 □ 向患者及家属交代围手术期注意事项 □ 签署手术知情同意书、输血同意书	□ 术前预防使用抗菌药物 □ 手术 □ 术后向患者及家属交代病情及注意事项 □ 完成术后病程记录及手术记录
重 点 医 嘱	**长期医嘱** □ 泌尿外科疾病护理常规 □ 三级护理 □ 饮食 ◎普食 ◎糖尿病饮食 ◎其他 □ 基础用药（糖尿病、心脑血管疾病等） **临时医嘱** □ 血常规、尿常规 □ 电解质、肝肾功能 □ 感染性疾病筛查 □ 凝血功能 □ X 线胸片，心电图 □ 手术医嘱 □ 准备术前预防用抗菌药物 □ AFP、HCG	**长期医嘱** □ 一级护理 □ 6 小时后恢复术前饮食 **临时医嘱** □ 输液
主要 护理 工作	□ 入院介绍 □ 术前相关检查指导 □ 术前常规准备及注意事项	□ 麻醉后注意事项 □ 术后引流条护理 □ 术后饮食饮水注意事项 □ 术后活动指导
病情 变异 记录	□ 无 □ 有，原因： 1. 2.	□ 无 □ 有，原因： 1. 2.
护士 签名		
医生 签名		

日期	住院第 4 天（术后第 1 天）	住院第 5 天（术后第 2 天，出院日）
主要诊疗工作	□ 观察病情 □ 上级医师查房 □ 完成病程记录 □ 嘱患者下地活动	□ 观察病情 □ 上级医师查房 □ 观察伤口情况，伤口换药 □ 向患者及家属交代出院后注意事项 □ 完成出院病程记录 □ 出院 □ 定期复查
重点医嘱	**长期医嘱** □ 二级护理 □ 拔伤口引流条	**出院医嘱** □ 今日出院

参考文献

［1］中华医学会．临床技术操作规范·泌尿外科．北京：人民军医出版社，2008．

［2］中华医学会．临床诊疗指南·小儿外科分册．第1版．北京：人民卫生出版社，2004．

［3］中华人民共和国卫生部医政司，卫生部合理用药专家委员会．国家抗微生物治疗指南．北京：人民卫生出版社，2012．

［4］中华医学会小儿外科学分会内镜外科学组．腹腔镜肾盂输尿管连接部梗阻手术操作指南（2017版）．微创泌尿外科杂志，2017，6，（3），129-135．

［5］吴阶平．吴阶平泌尿外科学．山东：山东科学技术出版社，2004．

［6］郭应禄．男科学．北京：人民卫生出版社，2004．

［7］郭应禄，周利群．主译坎贝尔-沃尔什泌尿外科学．第1版．北京：北京大学医学出版社，2009．

［8］孙颖浩．临床路径释义·泌尿外科学分册．北京：中国协和医科大学出版社，2015．

［9］王晓峰，等．中国男科疾病诊断治疗指南（2013版）北京：人民卫生出版社，2013．

［10］叶章群，邓耀良，董诚．泌尿系结石．北京：人民卫生出版社，2003．

［11］那彦群，叶章群，孙颖浩，等．中国泌尿外科疾病诊断治疗指南（2014版）．北京：人民卫生出版社，2014．

［12］陈孝平，汪建平．外科学．北京：人民卫生出版社，2013．

［13］前列腺穿刺中国专家共识．中华泌尿外科杂志，2016，37（4）：241-244

［14］郭曲练．普外及泌尿外科手术麻醉．北京：人民卫生出版社，2011．

［15］郭振华，那彦群，等．实用泌尿外科学．第2版．北京：人民卫生出版社，2013．

［16］M受体拮抗剂临床应用专家共识专家组．M受体拮抗剂临床应用专家共识．中华泌尿外科杂志．2014.35（2）：81-86．

［17］中国抗菌药物临床应用指导原则（2015年版）（国卫办医发〔2015〕43号）．

［18］Roupret, M., et al., European Association of Urology Guidelines on Upper Urinary Tract Urothelial Cell Carcinoma: 2015 Update. Eur Urol, 2015.68（5）: p. 868-79.

附录 1

精索静脉曲张病案质量监控表单

1. 进入临床路径标准

疾病诊断：精索静脉曲张（ICD-10：I86.101）

手术操作：行精索静脉曲张结扎术（ICD-9-CM-3：63.1001）或显微精索静脉结扎术或腹腔镜精索静脉高位结扎术

2. 病案质量监控表

监控项目／监控重点／住院时间			评估要点	监控内容	分数	减分理由	备注
首页			主要诊断名称及编码	精索静脉曲张（ICD-10：I86.101）	5□ 4□ 3□ 1□ 0□		
			主要手术名称及编码	行精索静脉曲张结扎术（ICD-9-CM-3：63.1001）或显微精索静脉结扎术或腹腔镜精索静脉高位结扎术			
			其他诊断名称及编码	无遗漏，编码准确			
			其他项目	内容完整、准确、无遗漏	5□ 4□ 3□ 1□ 0□		
住院第1~2天	入院记录	现病史	主诉	简明扼要的提炼主要症状和体征	5□ 4□ 3□ 1□ 0□		
			主要症状	是否记录本病最主要的症状，并重点描述：阴囊局部持续或间歇坠胀不适或坠痛　疼痛可向腹股沟区、下腹部放射，站立行走时加重，平卧休息后减轻	5□ 4□ 3□ 1□ 0□		
			病情演变过程	是否描述主要症状的演变过程，如：疼痛加剧等	5□ 4□ 3□ 1□ 0□		

续　表

监控项目＼监控重点＼住院时间		评估要点		监控内容	分数	减分理由	备注
住院第1~2天	入院记录	现病史	其他伴随症状	是否记录伴随症状，如：后腰部、下腹部、腹股沟区放射性疼痛等。	5□ 4□ 3□ 1□ 0□		入院24小时内完成
			院外诊疗过程	是否记录诊断、治疗情况，如： 1. 做过何种检查，结果是否正常 2. 诊断过何种疾病 3. 用过何种治疗，效果如何	5□ 4□ 3□ 1□ 0□		
		既往史个人史家族史		是否按照病历书写规范记录，并重点记录： 1. 饮食习惯、环境因素、精神因素 2. 慢性疾病史 3. 家族中有无类似患者	5□ 4□ 3□ 1□ 0□		
		体格检查		是否按照病历书写规范记录，并记录重要体征，无遗漏，如：站立位和平卧位阴囊视诊和触诊 Valsalva 试验是否存在迂曲、扩张的静脉团；睾丸有无变小变软	5□ 4□ 3□ 1□ 0□		
		辅助检查		是否记录辅助检查结果，如：彩色多普勒超声、精液常规、精索静脉造影	5□ 4□ 3□ 1□ 0□		
	首次病程记录	病例特点		是否简明扼要，重点突出，无遗漏： 1. 年龄、特殊的生活习惯、嗜好、类似发作史等 2. 病情特点 3. 突出的症状和体征 4. 辅助检查结果 5. 其他疾病史	5□ 4□ 3□ 1□ 0□		入院8小时内完成
		初步诊断		第一诊断为：精索静脉曲张（ICD - 10：I86.101）	5□ 4□ 3□ 1□ 0□		

监控项目 监控重点 住院时间		评估要点	监控内容	分数	减分理由	备注
住院第 1~2 天	首次病程记录	诊断依据	是否充分、分析合理： 1. 病史 2. 彩色多普勒超声检查。 3. 精液常规	5□ 4□ 3□ 1□ 0□		入院 8 小时内完成
		鉴别诊断	是否根据病例特点与下列疾病鉴别： 阴囊血肿 鞘膜积液 精索囊肿	5□ 4□ 3□ 1□ 0□		
		诊疗计划	是否全面并具有个性化： 1. 完成必需的检查项目 （1）血常规、尿常规 （2）电解质、肝肾功能、血型、凝血功能 （3）感染性疾病筛查（乙肝、丙肝、艾滋病、梅毒等） （4）胸片、心电图 2. 评估是否可以手术 3. 术前准备 4. 手术方案：行精索静脉曲张结扎术或显微精索静脉结扎术或腹腔镜精索静脉高位结扎术 5. 对症治疗	5□ 4□ 3□ 1□ 0□		
	病程记录	住院医师查房记录	是否记录： 1. 目前症状及体征变化 2. 术前准备工作完成情况，包括检查、药物、配血、备皮、麻醉科会诊意见等。以及检查结果等对手术的影响分析 3. 请相应科室会诊情况 4. 对症治疗具体内容 5. 向患者或家属交代术前中和术后注意事项，签署手术知情同意书情况 6. 记录手术者术前查看患者的情况	5□ 4□ 3□ 1□ 0□		
		上级医师查房记录	是否记录： 1. 综合分析术前检查结果 2. 手术前评估及手术指征 3. 确定手术方案 4. 结合本病例提出手术风险及预防措施	5□ 4□ 3□ 1□ 0□		入院 48 小时内完成

续　表

监控项目 监控重点 住院时间		评估要点	监控内容	分数	减分 理由	备注
住院第 1~2 天	麻醉知情 同意书		是否记录： 1. 一般项目 2. 术前诊断 3. 拟行手术方式 4. 拟行麻醉方式 5. 患者基础疾病及可能对麻醉产生影响的特殊情况 6. 麻醉中拟行的有创操作和监测 7. 麻醉风险，麻醉中及麻醉后可能发生的并发症及应对措施 8. 患者签署意见并签名，如为家属或代理人要有授权委托书 9. 麻醉医师签字，并写明日期时间	5□ 4□ 3□ 1□ 0□		
	麻醉术前 访视记录	麻醉医师	是否记录： 1. 患者自然信息 2. 患者一般情况 3. 简要病史 4. 与麻醉相关的辅助检查结果 5. 拟行手术方式 6. 拟行麻醉方式 7. 麻醉适应证 8. 麻醉风险及预防措施和麻醉中需注意的问题 9. 术前麻醉医嘱 10. 麻醉医师签字，并写明日期时间	5□ 4□ 3□ 1□ 0□		
	输血知情 同意书		是否记录： 1. 一般项目 2. 输血指征 3. 拟输血成分 4. 输血前有关检查结果 5. 输血风险及可能产生的不良后果及应对措施 6. 患者签署意见并签名，如为家属或代理人要有授权书 7. 医师签名并填写日期	5□ 4□ 3□ 1□ 0□		

续　表

监控项目 / 监控重点 / 住院时间		评估要点	监控内容	分数	减分理由	备注
住院第 1~2 天	手术知情同意书		是否记录： 1. 术前诊断 2. 手术名称 3. 术式选择及有可能改变的术式 4. 术中、术后可能出现的并发症应对措施 5. 手术风险 6. 患者签署意见并签名，如为家属或代理人要有授权委托书 7. 经治医师和术者签名并填写日期	5□ 4□ 3□ 1□ 0□		
	术前小结	住院医师	是否记录： 1. 简要病情 2. 术前诊断及诊断依据 3. 手术指征 4. 拟行手术名称和方式 5. 拟行麻醉方式 6. 术前准备 7. 术中注意事项 8. 术后处置意见 9. 术者术前查看患者的情况 10. 治医师书写和术者签名确认	5□ 4□ 3□ 1□ 0□		
	术前讨论	住院医师	是否记录： 1. 讨论地点时间 2. 参加者及主持者的姓名、职称 3. 简要病情 4. 术前诊断及术前准备情况 5. 手术指征、手术方案、麻醉方式 6. 应注意事项、出现的意外和防范措施 7. 具体讨论意见和主持人小结 8. 记录者签名	5□ 4□ 3□ 1□ 0□		
住院第 3 天（手术日）	麻醉记录单	麻醉医师	是否记录： 1. 一般项目 2. 患者一般情况和术前特殊情况 3. 麻醉前用药及效果 4. 术前及术中疾病诊断 5. 手术方式及日期 6. 麻醉方式 7. 麻醉诱导及各项操作开始及结束时间 8. 麻醉期间用药名称、方式及剂量 7. 麻醉期间特殊或突发情况及处理 8. 术中出血量、输血量、输液量等 9. 手术起止时间 10. 麻醉医师签名	5□ 4□ 3□ 1□ 0□		

续　表

监控项目 监控重点 住院时间		评估要点	监控内容	分数	减分理由	备注
住院第3天 （手术日）	麻醉术后访视记录		是否记录： 1. 一般项目 2. 患者一般情况 3. 目前麻醉恢复情况，清醒时间 4. 术后医嘱、是否拔除气管插管等， 5. 如有特殊情况应详细记录， 6. 麻醉医师签字并填写日期	5□ 4□ 3□ 1□ 0□		麻醉后24小时内完成
	手术记录	术者书写	是否记录： 1. 一般项目 2. 手术日期 3. 术前及术中诊断 4. 手术名称 5. 手术医师术者及助手姓名 6. 护士姓名（分别记录器械护士及巡回护士） 7. 输血量、特殊成分输血、输液量 8. 麻醉方法 9. 手术经过：按照规定记录手术经过，详细描述窥镜插入是否顺利及手术方式 10. 术后患者去向：回病房、监护室或麻醉恢复室 11. 术者签名并记录日期	5□ 4□ 3□ 1□ 0□		术后24小时内完成
	手术安全核查记录		是否记录： 1. 手术安全核查记录单并且填写完整 2. 麻醉前、手术开始前、患者离开手术室前手术医师、麻醉医师和手术护士三方核对，并签字齐全	5□ 4□ 3□ 1□ 0□		
	手术清点记录		是否记录： 1. 一般项目 2. 术中所用各种器械和敷料数量的清点核对 3. 手术医师、巡回护士和手术器械护士签名	5□ 4□ 3□ 1□ 0□		
	术后首次病程记录	由参加手术者书写	是否记录： 1. 手术时间 2. 术中诊断 3. 麻醉方式 4. 手术简要经过 5. 术后处理措施 6. 术后患者一般情况 7. 术后医嘱及应当特别注意观察的事项	5□ 4□ 3□ 1□ 0□		术后8小时内完成

续　表

监控项目 / 监控重点 / 住院时间		评估要点	监控内容	分数	减分理由	备注
住院第 4 天（术后第 1 天）	病程记录	住院医师查房记录	是否记录、分析如下内容： 1. 生命体征，病情变化，尿袋引流量、饮食恢复情况和药物不良反应 2. 换药情况、拔除导尿管情况 3. 核查辅助检查结果是否有异常 4. 病情评估 5. 调整治疗分析 6. 上级医师意见执行情况 7. 术后注意事项宣教	5□ 4□ 3□ 1□ 0□		
		上级医师查房记录	是否记录： 1. 术后病情评估 2. 确定是否有术后并发症 3. 术后需要注意的事项 4. 术后治疗方案 5. 补充、更改诊断分析和确定诊断分析	5□ 4□ 3□ 1□ 0□		
住院第 5 天（术后第 2 日，出院日）	病程记录	住院医师查房记录	是否记录： 1. 目前症状及体征 2. 目前治疗情况 3. 化验检查指标正常与否 4. 向患者交待出院后注意事项	5□ 4□ 3□ 1□ 0□		
	出院记录		记录是否齐全，重要内容无遗漏，如： 1. 入院情况 2. 诊疗经过：麻醉、手术方式；术中特殊情况及处理；术后并发症等 3. 出院情况：症状体征、功能恢复及病理结果等 4. 出院医嘱：出院带药需写明药物名称、用量、服用方法，需要调整的药物要注明调整的方法；需要复查的辅助检查；出院后患者需要注意的事项；门诊复查时间及项目等	5□ 4□ 3□ 1□ 0□		
	特殊检查、特殊治疗同意书等医学文书		内容包括自然项目（另页书写时）、特殊检查、特殊治疗项目名称、目的、可能出现的并发症及风险、患者或家属签署是否同意检查或治疗、患者签名、医师签名等	5□ 4□ 3□ 1□ 0□		
	病危（重）通知书		自然项目（另页书写时）、目前诊断、病情危重情况，患方签名、医师签名并填写日期	5□ 4□ 3□ 1□ 0□		

续　表

监控项目 / 监控重点 / 住院时间		评估要点	监控内容	分数	减分理由	备注
医嘱	住院第1~2天	长期医嘱	1. 泌尿外科疾病护理常规 2. 三级护理 3. 饮食普食	5□ 4□ 3□ 1□ 0□		
		临时医嘱	1. 血常规、尿常规 2. 生化全项 3. 感染性疾病筛查、凝血功能 4. 胸片、心电图 5. 手术医嘱 6. 精液检查 7. 彩色多普勒超声检查 8. 准备术前预防用抗菌药物			
	手术日	长期医嘱	1. 精索静脉曲张结扎术后护理常规 2. 一级护理 3. 6小时后恢复术前饮食			
		临时医嘱	1. 输液 2. 镇痛药物			
	术后日	长期医嘱	二级护理			
		临时医嘱	1. 输液 2. 镇痛药物			
	出院日	出院医嘱	1. 出院带药（视病情而定） 2. 门诊随诊时间			
一般书写规范		各项内容	完整、准确、清晰、签字	5□ 4□ 3□ 1□ 0□		
变异情况		变异条件及原因	1. 术中、术后出现并发症，需要进一步诊治，导致住院时间延长、费用增加 2. 术后原伴随疾病控制不佳，需请相关科室会诊，进一步诊治 3. 住院后出现其他内、外科疾病需进一步明确诊断	5□ 4□ 3□ 1□ 0□		

附录 2

制定/修订《临床路径释义》的基本方法与程序

曾宪涛　蔡广研　陈香美　陈新石　葛立宏　高润霖　顾　晋　韩德民
贺大林　胡盛寿　黄晓军　霍　勇　李单青　林丽开　母义明　钱家鸣
任学群　申昆玲　石远凯　孙　琳　田　伟　王　杉　王行环　王宁利
王拥军　邢小平　徐英春　鱼　锋　张力伟　郑　捷　郎景和

中华人民共和国国家卫生和计划生育委员会采纳的临床路径（Clinical pathway）定义为针对某一疾病建立的一套标准化治疗模式与诊疗程序，以循证医学证据和指南为指导来促进治疗和疾病管理的方法，最终起到规范医疗行为，减少变异，降低成本，提高质量的作用。世界卫生组织（WHO）指出临床路径也应当是在循证医学方法指导下研发制定，其基本思路是结合诊疗实践的需求，提出关键问题，寻找每个关键问题的证据并给予评价，结合卫生经济学因素等，进行证据的整合，诊疗方案中的关键证据，通过专家委员会集体讨论，形成共识。可以看出，遵循循证医学是制定/修订临床路径的关键途径。

临床路径在我国已推行多年，但收效不甚理想。当前，在我国推广临床路径仍有一定难度，主要是因为缺少系统的方法论指导和医护人员循证医学理念薄弱[1]。此外，我国实施临床路径的医院数量少，地域分布不平衡，进入临床路径的病种数量相对较少，病种较单一；临床路径实施的持续时间较短[2]，各学科的临床路径实施情况也参差不齐。英国国家与卫生保健研究所（NICE）制定临床路径的循证方法学中明确指出要定期检索证据以确定是否有必要进行更新，要根据惯用流程和方法对临床路径进行更新。我国三级综合医院评审标准实施细则（2013年版）中亦指出"根据卫生部《临床技术操作规范》《临床诊疗指南》《临床

路径管理指导原则（试行）》和卫生部各病种临床路径，遵循循证医学原则，结合本院实际筛选病种，制定本院临床路径实施方案"。我国医疗资源、医疗领域人才分布不均衡[3]，并且临床路径存在修订不及时和篇幅限制的问题，因此依照国家卫生和计划生育委员会颁发的临床路径为蓝本，采用循证医学的思路与方法，进行临床路径的释义能够为有效推广普及临床路径、适时优化临床路径起到至关重要的作用。

基于上述实际情况，为规范《临床路径释义》制定/修订的基本方法与程序，本团队使用循证医学[4]的思路与方法，参考循证临床实践的制定/修订的方法[5]制定本共识。

一、总则

1. 使用对象：本《制定/修订<临床路径释义>的基本方法与程序》适用于临床路径释义制定/修订的领导者、临床路径的管理参加者、评审者、所有关注临床路径制定/修订者，以及实际制定临床路径实施方案的人员。

2. 临床路径释义的定义：临床路径释义应是以国家卫生和计划生育委员会颁发的临床路径为蓝本，克服其篇幅有限和不能及时更新的不足，结合最新的循证医学证据和更新的临床实践指南，对临床路径进行解读；同时在此基础上，制定出独立的医师表单、护士表单、患者表单、临床药师表单，从而达到推广和不

断优化临床路径的目的。

3. 制定/修订必须采用的方法：制定/修订临床路径释义必须使用循证医学的原理及方法，更要结合我国的国情，注重应用我国本土的医学资料，整个过程避免偏倚，符合便于临床使用的需求。所有进入临床路径释义的内容均应基于对现有证据通过循证评价形成的证据以及对各种可选的干预方式进行利弊评价之后提出的最优指导意见。

4. 最终形成释义的要求：通过提供明晰的制定/修订程序，保证制定/修订临床路径释义的流程化、标准化，保证所有发布释义的规范性、时效性、可信性、可用性和可及性。

5. 临床路径释义的管理：所有临床路径的释义工作均由卫生和计划生育委员会相关部门统一管理，并委托相关学会、出版社进行制定/修订，涉及申报、备案、撰写、表决、发布、试用反馈、实施后评价等环节。

二、制定/修订的程序及方法

1. 启动与规划：临床路径释义制定/修订前应得到国家相关管理部门的授权。被授权单位应对已有资源进行评估，并明确制定/修订的目的、资金来源、使用者、受益者及时间安排等问题。应组建统一的指导委员会，并按照学科领域组建制定/修订指导专家委员会，确定首席专家及所属学科领域各病种的组长、编写秘书等。

2. 组建编写工作组：指导委员会应由国家相关管理部门的领导、临床路径所涉及的各个学科领域的专家、医学相关行业学会的领导、卫生经济学领域专家、循证医学领域专家、期刊编辑与传播领域专家、出版社领导、病案管理专家、信息部门专家、医院管理者等构成。按照学科组建编写工作小组，编写小组由首席专家、组长、编写秘书等人员组成，首席专家应由该学科领域具有权威性与号召力的专家担任，负责总体的设计和指导，并具体领导工作的开展。应为首席专家配备 1~2 名编写秘书，负责整个制定/修订过程的联络工作。按照领域疾病具体病种来遴选组长，再由组长遴选参与制定/修订的专家及秘书。例如，以消化系统疾病的临床路径释义为例，选定首席专家及编写秘书后，再分别确定肝硬化腹水临

床路径释义、胆总管结石临床路径释义、胃十二指肠临床路径释义等的组长及组员。建议组员尽量是由具有丰富临床经验的年富力强的且具有较高编写水平及写作经验的一线临床专家组成。

3. 召开专题培训：制定/修订工作小组成立后，在开展释义制定/修订工作前，就流程及管理原则、意见征询反馈的流程、发布的注意事项、推广和实施后结局（效果）评价等方面，对工作小组全体成员进行专题培训。

4. 确定需要进行释义的位点：针对国家正式发布的临床路径，由各个专家组根据各级医疗机构的理解情况、需要进一步解释的知识点、当前相关临床研究及临床实践指南的进展进行讨论，确定需要进行释义的位点。

5. 证据的检索与重组：对于固定的知识点，如补充解释诊断的内容可以直接按照教科书、指南进行释义。诊断依据、治疗方案等内容，则需要检索行业指南、循证医学证据进行释义。与循证临床实践指南[5]类似，其证据检索是一个"从高到低"的逐级检索的过程。即从方法学质量高的证据向方法学质量低的证据的逐级检索。首先检索临床实践指南、系统评价/Meta 分析、卫生技术评估、卫生经济学研究。如果有指南、系统评价/Meta 分析则直接作为释义的证据。如果没有，则进一步检索是否有相关的随机对照试验（RCT），再通过 RCT 系统评价/Meta 分析的方法形成证据体作为证据。除临床大数据研究或因客观原因不能设计为 RCT 和诊断准确性试验外，不建议选择非随机对照试验作为释义的证据。

6. 证据的评价：若有质量较高、权威性较好的临床实践指南，则直接使用指南的内容；指南未涵盖的使用系统评价/Meta 分析、卫生技术评估及药物经济学研究证据作为补充。若无指南或指南未更新，则主要使用系统评价/Meta 分析、卫生技术评估及药物经济学研究作为证据。此处需注意系统评价/Meta 分析、卫生技术评估是否需要更新或重新制作，以及有无临床大数据研究的结果。需要采用 AGREE Ⅱ工具[5]对临床实践指南的方法学质量进行评估，使用 AMSTAR 工具或 ROBIS 工具评价系统评价/Meta 分析的方法学质量[6-7]，使用 Cochrane 风险偏倚评估工具评价 RCT 的

方法学质量[7]，采用 QUADAS-2 工具评价诊断准确性试验的方法学质量[8]，采用 NICE 清单、SIGN 清单或 CASP 清单评价药物经济学研究的方法学质量[9]。

证据质量等级及推荐级别建议采用 GRADE 方法学体系或牛津大学循证医学中心（Oxford Centre for Evidence-Based Medicine，OCEBM）制定推出的证据评价和推荐强度体系[5]进行评价，亦可由临床路径释义编写工作组依据 OCEBM 标准结合实际情况进行修订并采用修订的标准。为确保整体工作的一致性和完整性，对于质量较高、权威性较好的临床实践指南，若其采用的证据质量等级及推荐级别与释义工作组相同，则直接使用；若不同，则重新进行评价。应优先选用基于我国人群的研究作为证据；若非基于我国人群的研究，在进行证据评价和推荐分级时，应由编写专家组制定适用性评价的标准，并依此进行证据的适用性评价。

7. 利益冲突说明：WHO 对利益冲突的定义为："任何可能或被认为会影响到专家提供给 WHO 建议的客观性和独立性的利益，会潜在地破坏或对 WHO 工作起负面作用的情况。"因此，其就是可能被认为会影响专家履行职责的任何利益。

因此，参考国际经验并结合国内情况，所有参与制定/修订的专家都必须声明与《临床路径释义》有关的利益关系。对利益冲突的声明，需要做到编写工作组全体成员被要求公开主要经济利益冲突（如收受资金以与相关产业协商）和主要学术利益冲突（如与推荐意见密切相关的原始资料的发表）。主要经济利益冲突的操作定义包括咨询服务、顾问委员会成员以及类似产业。主要学术利益冲突的操作定义包括与推荐意见直接相关的原始研究和同行评议基金的来源（政府、非营利组织）。工作小组的负责人应无重大的利益冲突。《临床路径释义》制定/修订过程中认为应对一些重大的冲突进行管理，相关措施包括对相关人员要求更为频繁的对公开信息进行更新，并且取消与冲突有关的各项活动。有重大利益冲突的相关人员，将不参与就推荐意见方向或强度进行制定的终审会议，亦不对存在利益冲突的推荐意见进行投票，但可参与讨论并就证据的解释提供他们的意见。

8. 研发相关表单：因临床路径表单主要针对医师，而整个临床路径的活动是由医师、护师、患者、药师和检验医师共同完成的。因此，需要由医师、护师和方法学家共同制定/修订医师表单、护士表单和患者表单，由医师、药师和方法学家共同制定/修订临床药师表单。

9. 形成初稿：在上述基础上，按照具体疾病的情况形成初稿，再汇总全部初稿形成总稿。初稿汇总后，进行相互审阅，并按照审阅意见进行修改。

10. 发布/出版：修改完成，形成最终的文稿，通过网站进行分享，或集结成专著出版发行。

11. 更新：修订《临床路径释义》可借鉴医院管理的 PDSA 循环原理［计划（plan），实施（do），学习（study）和处置（action）］对证据进行不断的评估和修订。因此，发布/出版后，各个编写小组应关注研究进展、读者反馈信息，适时的进行《临床路径释义》的更新。更新/修订包括对知识点的增删、框架的调改等。

三、编制说明

在制/修订临床路径释义的同时，应起草《编制说明》，其内容应包括工作简况和制定/修订原则两大部分。

1. 工作简况：包括任务来源、经费来源、协作单位、主要工作过程、主要起草人及其所做工作等。

2. 制定/修订原则：包括以下内容：（1）文献检索策略、信息资源、检索内容及检索结果；（2）文献纳入、排除标准，论文质量评价表；（3）专家共识会议法的实施过程；（4）初稿征求意见的处理过程和依据：通过信函形式、发布平台、专家会议进行意见征询；（5）制/修订小组应认真研究反馈意见，完成意见汇总，并对征询意见稿进行修改、完善，形成终稿；（6）上一版临床路径释义发布后试行的结果：对改变临床实践及临床路径执行的情况，患者层次、实施者层次和组织者层次的评价，以及药物经济学评价等。

参考文献

[1] 于秋红，白水平，栾玉杰，等. 我国临床路径相关研究的文献回顾 [J]. 护理学杂志，2010，25 (12)：85-87. DOI: 10. 3870/hlxzz. 2010. 12. 085.

[2] 陶红兵，刘鹏珍，梁婧，等. 实施临床路径的医院概况及其成因分析 [J]. 中国医院管理，2010，30 (2)：28-30. DOI: 10. 3969/j. issn. 1001-5329. 2010. 02. 013.

[3] 彭明强. 临床路径的国内外研究进展 [J]. 中国循证医学杂志，2012，12 (6)：626-630. DOI: 10. 3969/j. issn. 1672-2531. 2010. 06. 003.

[4] 曾宪涛. 再谈循证医学 [J]. 武警医学，2016，27 (7)：649-654. DOI: 10. 3969/j. issn. 1004-3594. 2016. 07. 001.

[5] 王行环. 循证临床实践指南的研发与评价 [M]. 北京：中国协和医科大学出版社，2016：1-188.

[6] Whiting P, Savović J, Higgins JP, et al. RO-BIS: A new tool to assess risk of bias in systematic reviews was developed [J]. J Clin Epidemiol, 2016, 69：225-234. DOI: 10. 1016/j. jclinepi. 2015. 06. 005.

[7] 曾宪涛，任学群. 应用 STATA 做 Meta 分析 [M]. 北京：中国协和医科大学出版社，2017：17-24.

[8] 邬兰，张永，曾宪涛. QUADAS-2 在诊断准确性研究的质量评价工具中的应用 [J]. 湖北医药学院学报，2013，32 (3)：201-208. DOI: 10. 10. 7543/J. ISSN. 1006-9674. 2013. 03. 004.

[9] 桂裕亮，韩晟，曾宪涛，等. 卫生经济学评价研究方法学治疗评价工具简介 [J]. 河南大学学报 (医学版)，2017，36 (2)：129-132. DOI: 10. 15991/j. cnki. 41-1361/r. 2017. 02. 010.

DOI：10. 3760/cma. j. issn. 0376-2491. 2017. 40. 004

基金项目：国家重点研发计划专项基金 （2016YFC0106300）

作者单位：430071 武汉大学中南医院泌尿外科循证与转化医学中心 （曾宪涛、王行环）；解放军总医院肾内科 （蔡广研、陈香美），内分泌科 （母义明）；《中华医学杂志》编辑部 （陈新石）；北京大学口腔医学院 （葛立宏）；中国医学科学院阜外医院 （高润霖、胡盛寿）；北京大学首钢医院 （顾晋）；首都医科大学附属北京同仁医院耳鼻咽喉头颈外科 （韩德民），眼中心 （王宁利）；西安交通大学第一附属医院泌尿外科 （贺大林）；北京大学人民医院血液科 （黄晓军），胃肠外科 （王杉）；北京大学第一医院心血管内科 （霍勇）；中国医学科学院北京协和医院胸外科 （李单青），消化内科 （钱家鸣），内分泌科 （邢小平），检验科 （徐英春），妇产科 （郎景和）；中国协和医科大学出版社临床规范诊疗编辑部 （林丽开）；河南大学淮河医院普通外科 （任学群）；首都医科大学附属北京儿童医院 （申昆玲、孙琳）；中国医学科学院肿瘤医院 （石远凯）；北京积水潭医院脊柱外科 （田伟、鱼锋）；首都医科大学附属北京天坛医院 （王拥军、张力伟）；上海交通大学医学院附属瑞金医院皮肤科 （郑捷）

通信作者：郎景和，Email：langjh@hotmil. com